U0267193

临床心血管疾病药物治疗案例分析

主 编 李德爱 曾和松 郭晓纲

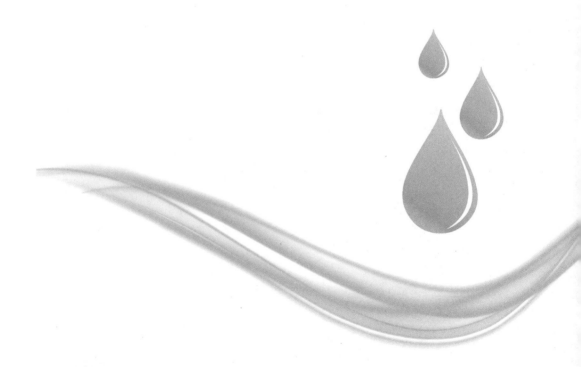

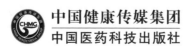

中国健康传媒集团

中国医药科技出版社

图书在版编目（CIP）数据

临床心血管疾病药物治疗案例分析 / 李德爱，曾和松，郭晓纲主编 . —北京：中国医药科技出版社，2024.1（2025.2重印）

ISBN 978-7-5214-4410-0

Ⅰ . ①临…　Ⅱ . ①李…②曾…③郭…　Ⅲ . ①心脏血管疾病—药物疗法　Ⅳ . ① R540.5

中国国家版本馆 CIP 数据核字（2023）第 233115 号

责任编辑　曹化雨

美术编辑　陈君杞

版式设计　也　在

出版　**中国健康传媒集团** ｜ 中国医药科技出版社

地址　北京市海淀区文慧园北路甲 22 号

邮编　100082

电话　发行：010-62227427　邮购：010-62236938

网址　www.cmstp.com

规格　787 × 1092 mm $\frac{1}{16}$

印张　25 $\frac{3}{4}$

字数　560 千字

版次　2024 年 1 月第 1 版

印次　2025 年 2 月第 2 次印刷

印刷　河北环京美印刷有限公司

经销　全国各地新华书店

书号　ISBN 978-7-5214-4410-0

定价　**100.00 元**

获取新书信息、投稿、为图书纠错，请扫码联系我们。

编　委　会

主　编　李德爱　曾和松　郭晓纲

副主编　纪　征　陈立娟　黎励文　王海燕　宿怀予
　　　　席少静　张　波　黄东芳　马登峰　邓　伟
　　　　吴代琴

编　者（以姓氏笔画为序）

马　威　马丽娜　马登峰　王启闻　王洪杰
王海燕　王雪樵　方文熙　邓　伟　石文斌
田凤平　史文轲　白云舒　邢　云　曲晓铭
任　何　刘　鹏　刘婉君　纪　征　苏　喆
苏　鑫　李　伏　李德爱　杨丽兰　肖国辉
肖勋立　吴代琴　邸亚丽　张　波　张书毓
张富勇　陈立娟　陈姣华　周亚峰　赵莉莉
赵鸿彦　赵然尊　郝纯澍　胡晓晟　钟　琪
姜　山　贺世鑫　贺行巍　夏　爽　郭晓纲
席少静　黄　亚　黄东芳　宿怀予　尉　娜
彭晓宇　曾和松　谢华强　鄢高亮　黎励文

主编简介

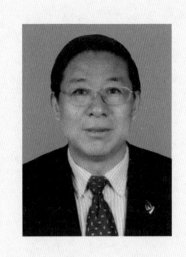

李德爱

　　主任药师、教授。主要从事临床药学、新药研究、药事管理等工作。原任青岛市市立医院药学部主任、国家食品药品监督管理局青岛市市立医院临床药理基地副主任、青岛市市立医院科研部主任，现任《临床普外科电子杂志》编辑部主任、青岛市医药行业协会名誉会长、青岛市药学会医院药师教育及信息化管理专业委员会主任委员、山东省药学会安全用药研究与评价专业委员会副主任委员、世界临床药学委员会会员等职。先后获得山东省科技奖 15 项、青岛市科技奖 21 项。主编专著 40 余部，发表国家级核心期刊论文 50 余篇，研发的三类新药获批上市。在抗生素的合理应用、抗肿瘤药物流行病学的调查研究等方面取得佳绩。担任山东大学等 5 个大学兼职教授。承担国家、省、市级课题 20 多项。

　　获青岛市卫生科研管理先进个人及山东省卫生科研教育先进个人等荣誉称号。连续四届被青岛市委、市政府评为专业技术拔尖人才。被评为山东省优秀科技工作者并记二等功、被中国药学会评为全国优秀药师。

曾和松

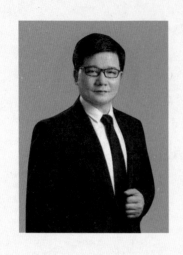

主任医师、二级教授、博士生导师，华中科技大学同济医学院附属同济医院心血管内科主任。

现任中华医学会心血管病学分会委员兼大血管学组组长，中国医师协会心内科医师分会委员，中国医疗保健国际交流促进会心血管疾病预防与治疗分会副主任委员，白求恩精神研究会心血管分会常务理事，ACC（美国心脏病学会）专家会员，SCAI（美国心血管造影和介入协会）专家会员，亚太介入心脏病学会理事会理事，湖北省医师协会心血管内科医师分会主任委员，《中华心血管病杂志》《中国介入心脏病学杂志》《内科急危重症杂志》《临床心血管病》《心脑血管病防治》《现代医院》等杂志编委。

从医30余年，长期专注于心内科医疗、教学及科研工作，先后承担并完成多项国家自然科学基金项目、863计划等课题，以通讯作者或第一作者发表学术论文百余篇。

郭晓纲

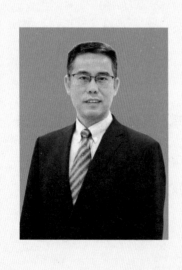

医学博士、主任医师、博士生导师，浙大一院心内科主任。现任浙江省医学会心血管分会副主委，胸痛中心主任、浙江省卒中学会常务理事、中华医学会心血管病分会信息化学组委员、浙江省康复医学会冠心病康复委员会委员、国家自然科学基金评审专家。曾在美国斯坦福大学心脏介入中心、日本福井大学医学部第一内科访问留学。

擅长冠心病介入治疗，瓣膜病和肥厚型梗阻性心肌病的介入治疗。主持多项国家自然科学基金、厅局级科研项目。发表论文30余篇，作为主要参与者曾获浙江省科学技术进步二等奖、三等奖；浙江省医药卫生创新二等奖。

前　言

伴随着人类文明史的发展而兴盛的医药学，在消除人类的疾病痛苦、延长寿命、改善和提高生命质量等方面发挥着越来越显著的作用。随着疾病谱的变化，面对不同疾病，需要人类不断研发新技术、新方法、新药物与疾病抗争。

随着心血管疾病患者增多以及病死率明显上升，心血管疾病已严重危及人类的身体健康和生活质量。为了更好地为患者安全、有效、合理、经济用药，满足广大医师、药师、护师等医务工作者正确处理治疗中的各种不良反应及安全用药的需求，本书编者以临床工作经验为基础，结合临床病症，同时博引国内外文献，论述心血管疾病的发病机制、临床特征与诊断治疗原则及策略。

本书以突出心血管疾病药物治疗的实用性为宗旨，紧扣最新的疾病治疗指南和循证医学证据，从临床典型病例引入医学领域的最新理论及研究进展，完整地介绍各种疾病的用药原则与策略、用药目的、用药方法以及药物不良反应的防治，具有实用性、科学性和创新性。

本书所列药物的剂量及用法用量，仅供读者参考。具体使用应根据临床症状和实际情况及药物说明书对症用药。

本书在编写过程中参考了国内外文献和著作，在此对原作者表示衷心感谢！限于编者学识及专业水平，书中不当之处敬请广大读者批评指正。

李德爱

2022 年 12 月

目　录

第一章　概论

第二章　心功能不全及心力衰竭的药物治疗

第三章　高血压的药物治疗

第四章　心律失常的药物治疗

第五章 心源性休克的药物治疗

第六章 肿瘤心脏病的药物治疗

第七章　冠心病的药物治疗

第八章　血脂异常的药物治疗

第九章　心肌病的药物治疗

第十章　感染性心内膜炎的药物治疗

第十一章　心脏瓣膜病的药物治疗

第十二章　肺动脉高压的药物治疗

第十三章　其他心血管疾病的常见药物治疗

第一章
概论

第一节　心血管疾病的分类

一、病因分类

心血管疾病根据致病因素可分为先天性和后天性两大类。

（一）先天性心血管病

先天性心血管病（congenital heart disease，CHD）为心脏大血管在胎儿期发育异常所致，是最常见且病种繁多的先天性畸形。目前认为本病是多因素疾病，主要是遗传和子宫内环境相互作用的结果。只有约 15% 的 CHD 病例可以追溯到病因。其中几种公认的染色体非整倍体导致畸形综合征，占 CHD 的 8%~10%，如唐氏综合征、13 三体综合征、18 三体综合征、特纳综合征和 DiGeorge 综合征等。单基因缺陷占 CHD 病例的 3%~5%，通常还与非心脏畸形有关，例如，Alagille 综合征、Holt-Oram 综合征和 Noonan 综合征。此外，约 2% 的 CHD 病例可归因于已知的环境因素。其他报道的风险因素是母亲肥胖、饮酒、风疹感染、发热性疾病、使用某些药物，如沙利度胺和视黄酸，以及与有机溶剂接触等。男性和女性的 CHD 表现也存在差异。在女性中，房间隔缺损和动脉导管未闭的患病率较高；而流出道畸形如大动脉转位、主动脉瓣狭窄 / 缩窄、法洛四联症等在男性患者中更为常见。

（二）后天性心血管病

1. 动脉粥样硬化性　动脉粥样硬化（atherosclerosis，AS）是动脉硬化血管病中最常见的一种，常累及主动脉、冠状动脉、脑动脉、肾动脉、周围动脉等。动脉硬化的共同特点是动脉管壁增厚变硬，失去弹性和管腔缩小。AS 的特点是病变从动脉内膜开始，先后有脂质和复合糖类积聚、出血和血栓形成、纤维增生和钙质沉着，并伴随动脉中层的逐渐退变和钙化。视受累的动脉和侧支循环建立情况不同，本病可引起整个循环系统或个别器官功能紊乱，如冠状动脉粥样硬化性心脏病。

2. 高血压性 高血压（hypertension）是最常见的慢性非传染性疾病之一，也是心脑血管病最主要的危险因素，可分为原发性高血压（essential hypertension）和继发性高血压（secondary hypertension）两类。原发性高血压的病因至今未明，目前认为本病是在一定的遗传易感性基础上多种环境因素综合作用的结果。继发性高血压的病因主要包括：

（1）肾脏疾病：肾脏疾病引起的高血压，是症状性高血压中最常见的一种，超过90%以上的慢性肾脏疾病患者在其整个病程中出现高血压，称为肾性高血压。此外，肾动脉狭窄也是常见病因之一。

（2）内分泌疾病：肾上腺皮质疾病包括皮质醇增多症（库欣综合征）、原发性醛固酮增多症、伴有高血压的肾上腺变态综合征、肾上腺髓质和肾上腺外的嗜铬细胞瘤、其他内分泌性疾病包括腺垂体功能亢进症（肢端肥大症）、甲状腺功能亢进或低下、甲状旁腺功能亢进（高钙血症）、类癌和绝经期综合征。

（3）血管病变：如主动脉缩窄、多发性大动脉炎等，主要引起上肢血压升高。

（4）阻塞性睡眠呼吸暂停综合征。

（5）颅脑疾病：如颅内肿瘤、脑炎、颅脑创伤等引起颅内压增高，均可引起高血压。

（6）其他：使用致血压升高的药物、红细胞增多症、妊娠高血压综合征。

3. 结缔组织病性 风湿病是一大类以关节、骨、肌肉为主要症状，可累及内脏器官的异质性疾病。急性风湿热（ARF）是由 A 组链球菌的唯一成员化脓性链球菌感染引起的自身免疫性疾病。由急性风湿热引起的心脏组织的活动性炎症称为风湿性心肌炎，其中最重要的是二尖瓣和（或）主动脉瓣受累。尽管大部分 ARF 症状可经短暂的住院治疗消失，但在急性炎症发作消退后慢性损伤仍可持续存在，进而导致二尖瓣和（或）主动脉瓣狭窄或关闭不全，这种慢性瓣膜损伤被称为风湿性心脏病（rheumatic heart disease，RHD）。除风湿热外，多种结缔组织病（connective tissue disease，CTD），如类风湿关节炎、系统性红斑狼疮、多发性肌炎/皮肌炎、系统性硬化病和干燥综合征等，常可累及心血管系统，患者罹患心血管疾病风险增加。类风湿关节炎是最常见的系统性风湿病，其心脏表现包括心包炎、瓣膜病、冠状动脉炎、心肌病、传导途径病、主动脉弓病和肺动脉高压；脊椎关节病的心肌炎症表现较类风湿关节炎主动脉瓣受累的发生率较高，心包受累相对较少。自身免疫性疾病也常累及周围血管，如结核分枝杆菌、链球菌或立克次体等感染后引起主动脉及其分支动脉壁上抗原抗体炎症反应，被认为是多发性大动脉炎的病因之一。

4. 肺源性 肺源性心脏病（pulmonary heart disease）是指肺、肺血管或胸腔疾病引起肺循环阻力增高而导致的心脏病。根据起病缓急和病程长短，可分为急性和慢性肺心病两类，以后者多见。其中，急性肺心病的常见病因为肺动脉栓塞（pulmonary embolism，PE）和重度急性呼吸窘迫综合征（ARDS）。慢性肺心病的病因主要包括：

（1）阻塞性肺疾病：慢性阻塞性肺疾病（chronic obstructive pulmonary disease, COPD）、支气管哮喘、肺囊泡纤维化、支气管扩张、细支气管炎等，其中在我国 80%~90% 的慢性肺心病的病因为 COPD。

（2）限制性疾病：神经肌肉病，脊柱后侧突，肺结核后遗症，特发性肺间质纤维化等。

（3）"中枢"性呼吸功能不全：中枢性肺泡通气不足，肥胖 - 低通气综合征，睡眠呼吸暂停综合征。

（4）其他：肺泡低通气综合征，慢性高原缺氧暴露，肺发育不良等。

5. 感染性

（1）感染性心内膜炎（infective endocarditis, IE）：指因细菌、真菌和其他病原微生物（如病毒、立克次体、衣原体、支原体、螺旋体等）直接感染而产生心脏瓣膜或心室壁内膜的炎症。随着抗生素的发展和 20 世纪医学技术的进步，IE 的危险因素、患者人口统计学特征和微生物学发生改变。人工瓣膜置换术、血液透析、静脉导管、免疫抑制和静脉药物使用成为主要危险因素。与此同时，葡萄球菌取代口腔链球菌成为最常见的致病菌。金黄色葡萄球菌已成为发达国家的主要致病微生物。

（2）心肌炎：是由于病原体感染引起的心肌细胞、心内膜、心外膜的炎症反应。几乎所有的人类病毒均可累及心脏，引起病毒性心肌炎（viral myocarditis, VMC），其中以柯萨奇 B 组病毒最常见；近年腺病毒、细小病毒 B19、丙型肝炎病毒和疱疹病毒 6 型等病毒也成为心肌炎的重要病原体。在 COVID-19 流行期间，7.2% 的患者存在血浆心肌损伤标志物的上升，少量患者出现暴发性心肌炎的症状。

（3）内分泌和代谢病性：许多激素都可以直接或间接地影响循环系统的功能，增加心血管疾病的患病风险，如前所述激素异常导致的继发性高血压、肢端肥大症性心肌病、甲状腺功能亢进性心肌病和甲状腺功能减退性心脏病等。性腺功能的改变与特殊的心血管异常之间无明确关系，但 Kallmann 综合征患者可能存在心脏结构异常。营养不良和营养过剩均可导致心血管系统发病率的增加。大多数维生素的缺乏并不引起特定的心血管系统异常，除伴低钙血症的维生素 D 缺乏症外。但维生素缺乏症特别是维生素 B 族和叶酸缺乏，在心血管疾病患者中发生率很高，如近 1/3 的先天性心脏病的婴儿和儿童存在多种维生素 B 的缺乏。内分泌和营养状态的改变也可引起周围血管的病变，如有实验证明高雌激素血症是引起多发性大动脉炎血管重构的重要因素之一，最终导致动脉狭窄、阻塞或动脉瘤的形成。

6. 血液性　血液系统疾病一般可分为红细胞疾病、白细胞疾病和出血性疾病 3 类，这 3 类疾病的发生均可增加心血管疾病的罹患风险。

（1）红细胞疾病与心血管疾病：贫血是增加心输出量最常见的原因之一，也是心力衰竭患者中最常见的诱因之一，且已被证明与急性和慢性心力衰竭的死亡率增加有关，贫血性心脏病是指各种原因引起的血红蛋白（hemoglobin, HB）< 70g/L 的慢性贫血导致心排血量增加、心脏增大或心功能不全。

（2）白细胞疾病与心血管疾病：血液系统肿瘤性疾病可增加心血管疾病的发生，一方面，白细胞淤滞状态可引起循环受阻；另一方面，可以引起心脏和心包的浸润，从而导致心肌炎、心律失常、心衰等。

（3）出血性疾病与心血管疾病：血栓形成是心血管疾病致死的重要病因之一，抗凝治疗是多种心血管疾病治疗和预防中的重要环节，凝血和止血系统的异常也可促进其他心血管疾病病因的发生，如全身或局部血浆组织型纤溶酶原激活物抑制物-1（plasma tissue plasminogen activator inhibitor-1，PAI-1）浓度升高对动脉粥样硬化的病理发生有促进作用。

7. 心理和精神障碍性　不良的心理和精神状态可通过自主神经体系和神经内分泌途径诱发、加重心血管疾病的病情和发展，成为心血管疾病的危险因素，甚至是独立的危险因素。

8. 肿瘤性　尸检中发现心脏肿瘤的发病率约为0.02%，大约75%的肿瘤是良性的，其余25%的是恶性肿瘤。原发性心脏肿瘤非常少见，尸检发现率约为0.001%~0.03%。在原发心脏肿瘤中，80%为良性，20%为恶性。在16岁以上的患者中，三种最常见的原发肿瘤是黏液瘤（50%）、脂肪瘤（21%）和乳头状纤维弹性瘤（16%），约占该年龄组良性心脏肿瘤的85%。16岁以下儿童最常见的四种肿瘤是横纹肌瘤（55%）、畸胎瘤（16%）、纤维瘤（10%）和黏液瘤（10%），约占该年龄组良性心脏肿瘤的90%。心脏转移癌明显比原发心脏肿瘤更常见。最常见的转移到心脏的癌症是肺癌（37%）、乳腺癌（7%）、食管癌（6%）和恶性血液病，如淋巴瘤（20%）。通常肿瘤心脏转移可涉及心包和心肌，而瓣膜或心内膜转移很少见，心脏内的转移灶往往是多发性的，但病灶可以相互融合，出现限制性心肌病的表现。肿瘤的治疗也会给心脏带来一定的损害。治疗性的放疗可以引起急性和慢性的心脏损害，心包、心肌、心内膜、瓣膜和冠状动脉都会受到放疗的影响，其中儿童的敏感性大于成人，放疗部位不同对心脏的影响程度也不同。随着化疗药物疗效的显著提高，药物对人体的毒性作用也增加，尽管大多数药物引起的并发症局限于增生迅速的组织，但对心脏的毒副作用发生率亦日益上升。化疗患者最显著的心脏并发症是直立性低血压；长春新碱在治疗过程中可能发生心肌梗死；博来霉素或白消安可导致肺纤维化，从而引起肺动脉高压的发生。

9. 神经疾病性　心血管疾病可作为神经系统疾病的后果出现，两者之间存在复杂多变的相互作用。在三类家族遗传性神经肌肉疾病（进行性肌营养不良、强直性肌营养不良和遗传性共济失调）中常可见心脏受累及。

10. 其他　包括妊娠性、遗传性、药物或化学物中毒性、物理因素性以及其他原因不明性因素等。

二、病理解剖分类

不同的心血管疾病可引起心内膜、心肌、心包和大血管的病理变化，它们可反映不同病因的心血管病的特点。

（一）心内膜病

如感染性心内膜炎、弹性纤维组织增生、心脏瓣膜脱垂、黏液样变性等导致瓣膜狭窄或关闭不全。

1. 心内膜炎　分感染性和非感染性。感染性心内膜炎为心脏内膜表面的微生物感染伴赘生物形成，赘生物为大小不等、形状不一的血小板和纤维素团块，内含大量微生物和少量炎症细胞。瓣膜为最常受累部位，也可发生在间隔缺损部位、腱索或心壁内膜。非感染性心内膜炎多由风湿热、类风湿、系统性红斑狼疮所致。

2. 心内膜纤维增生　心内膜弹力纤维增生症是一种胶原蛋白和弹力蛋白在心内膜内异常沉积的病理状态，其特征是心内膜扩张，形成胶原纤维和弹性纤维增生，导致心内膜增厚，限制了心室充盈，损害了瓣膜功能，多累及左心，最终导致左心衰竭，可分为原发性心内膜弹力纤维增生症和继发性心内膜弹力纤维增生症。

3. 心脏瓣膜病　心脏瓣膜病（valcular heart disease）是指心脏瓣膜存在结构和（或）功能异常，是一组重要的心血管疾病。瓣膜开放使血流向前流动，瓣膜关闭则可防止血液反流。瓣膜狭窄可使心腔压力负荷增加；瓣膜关闭不全可使心腔容量负荷增加。这些血流动力学改变可导致心房或心室结构改变及功能失常，最终出现心力衰竭、心律失常等临床表现。病变可累及一个瓣膜，也可累及两个以上瓣膜，后者称多瓣膜病。

（二）心肌病变

如心肌炎症、变性、肥厚、缺血、坏死、纤维化（硬化）可导致心脏扩大，心肌收缩力下降和（或）心律失常。此外尚有心脏破裂或损伤、乳头肌或腱索断裂、心室壁瘤等。

1. 心肌炎　心肌炎是指心肌的炎症性疾病，分为感染性和非感染性。起病急缓不定，少数呈暴发性导致急性泵衰竭或猝死。

2. 心肌病　心肌病是一组异质性心肌疾病，由不同病因（遗传性病因较多见）引起的心肌病变导致心肌机械和（或）心电功能障碍，常表现为心室肥厚或扩张。该病可局限于心脏本身，亦可为系统性疾病的部分表现，最终可导致心脏性死亡或进行性心力衰竭。目前心肌病的分类具体如下。

（1）遗传性心肌病：肥厚型心肌病、右心室发育不良心肌病、左心室致密化不全、糖原贮积症、先天性传导阻滞、线粒体肌病、离子通道病（包括长 Q-T 综合征、Brugada 综合征、短 Q-T 综合征、儿茶酚胺敏感室速等）。

（2）混合性心肌病：扩张型心肌病、限制型心肌病。

（3）获得性心肌病：感染性心肌病、心动过速性心肌病、应激性心肌病、围生期心肌病。

3. 心肌梗死　心肌梗死是指因缺血而导致心肌细胞死亡。根据欧洲心脏病学会第四版心肌梗死通用定义将心肌梗死分为 5 型。

（1）与缺血相关的心肌梗死：由动脉粥样硬化血栓性冠状动脉疾病引起，通常由动脉粥样硬化斑块破裂（破裂或侵蚀）引起的心肌梗死。

（2）继发于心肌供需失衡的心肌梗死：由心房或心室的血栓和赘生物脱落、冠状动脉痉挛和微血管病变、自发性冠状动脉夹层或主动脉夹层引起的心肌梗死为2型心肌梗死。其他机制，如严重的缓慢性心律失常、严重低氧血症的呼吸衰竭、严重贫血和低血压/休克、持续性快速性心律失常、伴有或不伴有左心室肥大的严重高血压等，也在2型心肌梗死的范畴内。

（3）未及时检测生物标志物即导致死亡的心肌梗死：有些患者可能在症状出现后很快死亡，根本来不及发现缺血性心电图改变或者没有机会检测心脏生物标志物，这类患者被定义为3型心肌梗死。

（4）经皮冠状动脉介入治疗相关性心肌梗死。

（5）冠状动脉旁路移植术相关性心肌梗死。

4. 心肌纤维化　心肌纤维化是心肌组织中心脏间质成纤维细胞异常增殖，胶原含量升高以及比例失调和排列紊乱，导致心肌僵硬度增加以及不同程度的心脏舒缩功能障碍。基本的组织病理学分析可以将心肌纤维化的病变分为三种不同的形式，分别为修复性纤维化、间质纤维化和血管周围纤维化。

5. 室壁瘤　室壁瘤是由冠心病患者在大面积心肌梗死后梗死区域坏死的心肌逐渐形成纤维瘢痕组织，病变区域室壁变薄、向外膨胀所致，常发生于左心室，在心脏收缩时呈反常运动或丧失活动能力。

（三）大血管疾病

如动脉粥样硬化、动脉瘤、夹层、血管炎症、中膜囊样变性、血栓形成、栓塞等：

1. 动脉粥样硬化　动脉粥样硬化是一组称为动脉硬化的血管病中最常见、最重要的一种。各种动脉硬化的共同特点是动脉管壁增厚变硬失去弹性和管腔缩小。动脉粥样硬化的特点是受累动脉的病变从内膜开始，先后有多种病变合并存在，包括局部有脂质和复合糖类积聚、纤维组织增生和钙质沉着形成斑块，并有动脉中层的逐渐退变，继发性病变尚有斑块内出血、斑块破裂及局部血栓形成（称为粥样硬化–血栓形成）。

2. 主动脉瘤　主动脉瘤是指主动脉壁局部的或弥漫性的异常扩张，一般较预期正常主动脉段直径扩大至少在1.5倍以上，压迫周围器官而引起临床症状，瘤体破裂为其主要危险。按发生部位主动脉瘤可分为。

（1）升主动脉瘤：常累及主动脉窦。

（2）主动脉弓动脉瘤。

（3）降主动脉瘤或胸主动脉瘤：起点在左锁骨下动脉的远端。

（4）腹主动脉瘤：常在肾动脉的远端。累及主动脉窦的近端升主动脉瘤常为先天性，其次为马方综合征、梅毒等感染；升主动脉瘤主要由粥样硬化、囊性中层坏死、梅毒引起；降主动脉瘤、腹主动脉瘤以粥样硬化为主要原因。主动脉瘤大多为单个，极少数为两个。随病程发展，主动脉瘤可发生破裂、附壁血栓形成、继发感染。有时动脉瘤反复向周围小量出血，在瘤周积累多量纤维组织，形成包囊，可能起保护作用而不致破溃。

3. 主动脉夹层 主动脉夹层指各种原因导致的主动脉内膜破裂，血流从内膜破口进入中膜，使得主动脉内膜和中膜分离，继而形成真假双腔结构的一种病理改变。夹层可以是顺行的，也可以是逆行的。现有诊疗指南使用 Stanford 分类法。这一分类通过夹层范围而不是破口位置进行区分。夹层也可累及侧支，其他并发症包括心包填塞、主动脉瓣反流及近端或远端的缺血综合征。中膜内血栓导致的炎症反应可能引起血管平滑肌的坏死或凋亡及弹力纤维的变形，这可能是中膜破裂的潜在因素。

4. 主动脉炎 主动脉炎可以由感染性（细菌）和非感染性（炎症）引起，造成动脉内膜和中膜的损害，主要影响升主动脉，引起升主动脉扩张，常并发主动脉瓣关闭不全，形成主动脉瘤，偶尔影响到主动脉主要分支血管造成狭窄或阻塞。

5. 心包疾病 心包为双层囊袋结构。脏层心包为浆膜，与纤维壁层之间形成的心包腔内有 15~50ml 浆膜液起润滑作用。心包疾病是由感染、肿瘤、代谢性疾病、尿毒症、自身免疫病、外伤等引起的心包病理性改变。如心包炎症、心包积液、积血或积脓、心包缩窄、心包缺损等。

6. 心脏和血管各组织结构的先天性畸形 简称先天性心脏病，是出生时即存在的心脏、血管结构和（或）功能上的异常。它是由心脏血管在胚胎时期发育缺陷或部分发育障碍所造成，或出生后本应关闭的通道持续存在，是最常见而且病种繁多的先天性畸形。

7. 心脏肿瘤

三、病理生理分类

不同病因的心血管病可引起相同或不同的病理生理变化。

（一）心力衰竭

心力衰竭（heart failure，HF）是各种心脏结构或功能性疾病导致心室充盈和（或）射血功能受损，心排血量不能满足机体组织代谢需要，以肺循环和（或）体循环淤血，器官、组织血液灌注不足为临床表现的一组综合征，其症状和（或）体征由心脏结构和（或）功能异常引起，并由脑钠肽［脑钠肽（BNP）/N 末端脑钠肽原（NT-pro BNP）］水平升高和（或）肺、体循环充血的客观证据所证实。

1. 心脏结构和（或）功能异常包括左心室射血分数（LVEF）< 50%、异常的心腔扩大、舒张早期二尖瓣血流速度 / 舒张早期二尖瓣环运动速度（E/E'）> 15、中重度心室肥厚，或中重度瓣膜狭窄或反流。

2. HF 须得到至少以下一项客观证据所证实

（1）BNP/NT-pro BNP 升高；

（2）影像学（胸部 X 线片或超声心动图提示充盈压升高）、静态或激发状态时的血流动力学测量（右心导管、肺动脉导管）所获得的肺部或全身性充血的客观证据。

（二）心源性休克

指在血容量充足情况下，由于心脏泵血功能衰竭，心排血量不足而引起的动脉低血压和组织低灌注，从而出现缺血、缺氧、代谢障碍以及重要脏器损害为特征的病理生理过程。引起泵功能不全多数是由于急性心肌梗死、心肌炎所致其他如恶性心律失常、心肌病以及各种心脏病的终末期亦可导致心源性休克。

1. 心肌缺血　由于冠状动脉（冠脉）发生粥样硬化引起管腔狭窄或闭塞或者血栓事件，导致心肌缺血缺氧或坏死而引起的心脏病，简称冠心病（coronary heart disease，CHD），也称缺血性心脏病（ischemic heart disease）。在正常情况下，通过神经和体液的调节，心肌的需血和冠状动脉的供血两者保持着动态的平衡。当管腔狭窄 < 50%，心肌的供血未受影响，患者无症状，各种心脏负荷试验也无心肌缺血的表现。当管腔狭窄在 50%~75%，安静时尚能代偿，而运动、心动过速、情绪激动等造成心肌需氧量增加时，可导致短暂的心肌供氧和需氧间的不平衡，称为"需氧增加性心肌缺血"，这是引起大多数慢性稳定型心绞痛发作的机制。另一些情况下，由于粥样硬化斑块的破裂或出血、血小板聚集或血栓形成、粥样硬化的冠状动脉（亦可无粥样硬化病变）发生痉挛致冠状动脉管腔减小，均可使心肌氧供应减少，清除代谢产物也发生障碍，称之为"供氧减少性心肌缺血"，这是引起大多数心肌梗死和不稳定型心绞痛发生的原因。但在许多情况下，心肌缺血是需氧量增加和供氧量减少两者共同作用的结果。

2. 心律失常　心脏的自律、兴奋或传导功能失调，引起心动过速、过缓和心律不规则的变化。按其发生原理，可分为冲动形成异常和冲动传导异常两大类。

（1）冲动形成异常分为以下四种。

1）窦性心律失常：①窦性心动过速；②窦性心动过缓；③窦性心律不齐；④窦性停搏。

2）异位心律失常。

3）被动性异位心律：①房性逸搏及房性逸搏心律；②交界区逸搏及交界区逸搏心律；③室性逸搏及室性逸搏心律。

4）主动性异位心律：①期前收缩（房性、房室交界区性、室性）；②阵发性心动过速（房性、房室交界区性、房室折返性、室性）；③心房扑动、心房颤动；④心室扑动、心室颤动。

（2）冲动传导异常分为生理性和病理性两种。

生理性是指干扰及干扰性房室分离。

病理性分为：

1）心脏传导阻滞：①窦房传导阻滞；②房内传导阻滞；③房室传导阻滞（一度、二度和三度房室阻滞）；④束支或分支阻滞（左、右束支及左束支分支传导阻滞）或室内阻滞。

2）折返性心律：阵发性心动过速（常见房室结折返、房室折返和心室内折返）。

3）房室间传导途径异常预激综合征。

（3）乳头肌功能不全：二尖瓣或三尖瓣乳头肌缺血或病变，不能正常调节瓣叶的启闭，引起瓣膜关闭不全。冠状动脉疾病的心肌缺血常伴有乳头肌功能不全，是因为左室乳头肌位于心肌梗死的常发位置，而乳头肌又位于远离冠状动脉口的心内膜下，且心室射血期张力很高，所以乳头肌特别易受冠脉缺血影响。

（4）高动力循环状态：由于甲状腺功能亢进、贫血等原因引起心排血量增多、血压增高、心率增快、周围循环血液灌注增多的综合状态。

（5）心脏压塞：心包腔大量积液、积血或积脓，或纤维化、增厚、缩窄妨碍心脏充盈和排血，并造成静脉淤血。

（6）阿斯综合征：又称急性心源性脑缺血综合征、心源性晕厥，是心输出量突然减少导致急性短暂性脑缺血发作而产生晕厥、抽搐、发绀等表现的一组综合征，常见于严重的心律失常。

（7）其他：全身动静脉压力的增高或降低；体循环与肺循环之间、动脉与静脉之间的血液分流等。

第二节　心血管疾病的诊断

一、症状、体征

诊断心血管病应根据病史、临床症状和体征、实验室检查和器械检查等资料做出综合分析。

（一）症状

心血管病的症状常见的有：发绀、呼吸困难、胸闷、胸痛、心悸、水肿、晕厥，其他症状还包括咳嗽、头痛、头昏或眩晕、上腹胀痛、恶心、呕吐、声音嘶哑等。多数症状也见于一些其他系统的疾病，不具有特异性。因此分析症状与心血管疾病是否相关时需进行认真仔细的鉴别。

（二）体征

体征对诊断心血管病多数具特异性，尤其有助于诊断心脏瓣膜病、先天性心脏病、心包炎、心力衰竭和心律失常。患者仰卧位或者坐位。心血管病常见体征有：

1.**视诊**　主要观察一般情况，包括呼吸状况（是否存在端坐呼吸等）、是否存在发绀、皮肤苍白、颈静脉怒张、水肿等。此外，环形红斑、皮下结节等有助于诊断风湿热，双颧呈紫红色有助于诊断二尖瓣狭窄和肺动脉高压，皮肤黏膜的瘀点、Osler 结节、

Janeway 点等有助于诊断感染性心内膜炎，杵状指（趾）有助于诊断右向左分流的先天性心脏病。

2. 触诊 应用手掌尺侧或者示指、中指并拢的指腹进行触诊。主要观察是否存在心尖冲动异常、震颤、心包摩擦感、毛细血管搏动、静脉充盈或异常搏动、脉搏的异常变化、肝颈静脉反流征、肝脾大、下肢水肿等。

3. 叩诊 应用间接叩诊法叩出左、右心界，主要观察是否存在心界增大等。

4. 听诊 依次在心脏二尖瓣区、肺动脉瓣区、主动脉瓣区（第一和第二）和三尖瓣区以及心脏外相应位置听诊，主要观察是否存在心音的异常变化、额外心音、心脏杂音和心包摩擦音、心律失常、肺部啰音、周围动脉的杂音和"枪击声"等。

二、实验室检查

实验室检查主要包括血常规、尿常规和各种生化检查，包括血脂、心肌损伤标志物、血肌钙蛋白其他心肌酶的测定、心力衰竭标志物脑钠肽的测定等。此外，还包括微生物和免疫学检查，如感染性心脏病时微生物培养、病毒核酸及抗体等检查；风湿性心脏病时有关链球菌抗体和炎症反应（如抗"0"、血沉、C- 反应蛋白）的检查。

1. 胸部 X 线片 可了解心脏、主动脉和肺门血管的情况，包括心脏的大小、形态，了解是否有肺部淤血、胸腔积液等。结合食管吞钡摄片可了解左心房大小，主动脉壁钙化提示主动脉硬化。

2. 心电学检查

（1）心电图（electrocardiogram，ECG）：可反映心脏激动时心肌除极、复极和激动传导等电活动。对诊断各种心律失常，心肌供血不足，心肌梗死很有价值；能显示左、右心室和心房肥大，因而有助于多种心血管疾病的诊断。此外，它还能反映某些内分泌电解质失调和药物对心肌的影响。对危重患者的床旁连续 ECG 监测，有助于及时发现和处理严重心律失常，避免不良后果。ECG 负荷试验有助于冠心病心肌缺血的诊断，同时也能进行心血管病患者的运动耐量评估、康复指导预后的判断。ECG 信号可通过有线或无线通信设施进行传送，尤其近年来互联网＋ECG 技术的发展，可用于家庭监测以及心脏预警，显著提高心律失常的检出率以及高危患者的识别和及时救治。

（2）心电向量图（vectorcardiogram）：是一种将空间的心电活动方向和量记录在垂直交叉于空间一点的 X、Y、Z 三个轴所形成的三个平面上，即把立体的心电向量环在水平面、侧面和额面上的投影描记下来，可作为 ECG 图形的解释和补充。因其他诊断技术如心脏超声、心脏电生理检查等的发展，该技术临床上已较少应用。

（3）动态心电图（ambulatory electrocardiogram）：又称 Holter 心电图，可记录日常生活中一定时间内（24~72h）的全部 ECG 波形。报告心脏节律、心搏总数，异常心律的类型和次数，最快与最慢心率及 ST 段的改变。可评估各种心律失常，并可将异常心电图与患者当时的活动情况或症状对照分析，因此对于列情况具有重要价值：

1）心悸、晕厥的鉴别诊断；

2）病态窦房结综合征，尤其是慢 - 快综合征的诊断；

3）提高心肌缺血的检出率；

4）监测急性心肌梗死后的心率与节律变化，有助于管理猝死高危对象；

5）评价抗心律失常和抗心绞痛药物的临床疗效，为临床药理学研究的重要手段。

（4）植入型心电记录器（insertable loop recorder）：可植入患者左胸皮下，长期留置（最长 3 年）。主要用于不明原因晕厥患者的诊断。除可根据患者症状主动触发记录器记录心电图外，该记录器本身也能根据其感知的心电事件，自动触发记录器记录。

（5）食管导联心电图（esophageal lead electrocardiogram）：是将食管导联电极从口腔送入食管，达到心脏水平时所记录到的 ECG，相当于在心房和心室表面记录。对 P 波的显示尤其清楚，因此有助于鉴别复杂的心律失常。

（6）心腔内心电图（intracardiac electrocardiogram）：是将带电极的心导管通过静脉或动脉插入心腔内所记录到的 ECG。目前主要用于安置人工心脏起搏器时帮助判断导管电极位置。

（7）希氏束电图（His bundle electrocardiogram）：可用心腔内电极接触房室束直接记录，也可用信号叠加等方法从体表记录。一般同步记录一个导联的体表 ECG。显示出每一心动周期中心房、房室束、心室的除极波，即 A、H、V 波顺序出现。其中 H 波振幅小，历时短，波形陡，因而不难辨认，其方向可直立、双相或倒置。有时在 H 波之后，V 波之前尚可记录到振幅较 H 波更小、历时更短的右束支（RB）或左束支（LB）除极波。

（8）临床心脏电生理检查（clinical cardiac electrophysiological study）：是同时用多根电极分别放置于右心房、冠状静脉窦、三尖瓣环和右心室，记录心腔内心电图。结合程序刺激法可测定窦房结、房室结、室内传导系统功能，及额外通道的前向和逆向不应期等。在预激综合征患者和既往有快速心律失常的患者中，通过诱发快速心律失常，可研究其发生机制。也可直接记录窦房结电图，以区别窦房结的冲动形成异常和冲动传导异常。

（9）心音图、颈动脉与颈静脉波图、心尖冲动图检查：由于该类检查耗时长、敏感性及特异性差，临床已很少应用。

3. 超声心动图检查　超声心动图方便、快速，可床旁检查，是评价心脏、血管的形态及功能的重要辅助检查技术。心血管超声诊断方法和技术目前有 8 种：

（1）M 型超声心动图（M mode echocardiogram）：以单声束经胸探测心脏，获得位移曲线来显示心内结构间距离改变与时间之间的关系，但显示心内解剖结构、形态及毗邻关系方面有局限性。

（2）二维超声心动图（two-dimensional echocardiogram）：通过机械式或相控阵电子扇扫技术，在选定的部位如胸骨旁心尖部按不同的方向对心脏做"切面"解剖。获得一系列有规律的标准图像，提供直观的心内结构及毗邻关系的断层图像，可迅速实时动态观察，是协助诊断心血管系统的形态和功能改变的重要手段，负荷超声心动图（药物或运动负荷）有助于检测心肌缺血，评价心肌梗死后残存心肌的功能。

（3）声学造影超声心动图（contrast echocardiogram）：通过注入含有微小气泡的液体于血液中，借超声波对气体的强反射性呈现出密集的"云雾影"，借此来观察血流的动向，了解可能存在于心内或大血管内的分流协助诊断复杂的心脏畸形。近期还发展了记录心肌灌注声学造影图像的技术。

（4）多普勒超声心动图（Doppler echocardiogram）：根据多普勒效应，用一定发射频率的超声波来探测心脏及大血管中的血流情况，借回波频率的增减可了解血流的方向，借回波与发射波的差额可了解血流的速度，目前发射波有两种：脉冲波（pw）和连续波（cw）。前者可用于定位取样测定，后者能进行最大速度定量分析，可无创伤性地估测心内压力，其信号输出有两种：频谱分析和彩色显示。

（5）三维超声心动图（three dimensional echocardiogram）：近几年超声诊断技术发展迅速。在二维超声心动图的基础上，利用一定数量的二维图像，经过计算机重建，按三维空间的关系组成静态的三维图像。三维图像与时序结合，再经过计算机处理构成一个心动周期的动态的三维图像，称为四维图像（four-dimensional echocardiogram）。

（6）组织多普勒成像技术（tissue Doppler imaging, tissue Doppler echocardiography）：与传统多普勒检查技术不同，以低速运动（< 10cm/s）的心肌组织为观察对象，将回波信号通过降低总增益和经过滤波器方法输送到自相关器估计速度，以二维彩色图像或频谱曲线形式将心脏运动的信息实时地显示出来。用于分析局部的、区域性的心脏功能，有助于鉴别诊断局部的心肌功能障碍，评价室壁运动的同步性。近年来影像分析软件的发展，进一步拓宽了二维超声心电图的功能，如斑点追踪技术，提供了更丰富的心室舒缩功能信息。

（7）经食道超声心动图（transesophageal echocardiogram）：将超声探头送入食道内，可克服经胸超声透声差的局限性，提供更精确的心脏结构显像，对瓣膜赘生物、左心房血栓及主动脉夹层形成的诊断具有重要价值。可用于心脏手术监护，包括经导管主动脉瓣置换术、二尖瓣修复术等。

（8）腔内超声成像（intraluminal ultrasound imaging）：将带有微型超声探头的导管送入心腔或血管腔内（包括冠状动脉），可进行心腔内和血管腔内的超声显像。心腔内超声显像可用于指导某些介入操作如房间隔穿刺、射频消融术等。而血管内超声显像不仅能了解血管壁粥样硬化斑块的组织声学特征，并能为介入治疗时支架的选择以及支架植入后效果的评价提供有力的帮助。

4. 放射性核素检查　主要包括心肌灌注显像（myocardial perfusion imaging）和核素心血池显像（cardiac blood pool imaging）。前者为用 ^{201} 铊、^{99m} 锝 – 甲氧基异丁基异腈（^{99m}Tc–MIBI）或 ^{99m} 锝 –Teboroxime 使正常心肌显影，而缺血或坏死区不显影的"冷区"显像法；或使用 ^{99m} 锝 – 焦磷酸盐（^{99m}Tc–PYP）或 ^{111} 铟 – 抗肌凝蛋白抗体（^{111}In–antimyosin）使心梗后坏死心肌显影，而正常心肌不显影的"热区"显像法。成像方法目前多采用单光子发射计算机断层显像术（single photon emission computerized tomography，SPECT），诊断心肌缺血性病灶时一般以负荷试验（活动平板运动、踏车运动或腺苷、多巴酚丁胺静脉注射）与心肌显像相结合，影像呈可逆性缺损变化为缺血性病灶，呈不可逆性（固定）缺损变化则说明病变是瘢痕或坏死性病灶。因严重缺血而处于冬眠状态或顿抑状态的仍有心肌细胞活力，缺血明显改善后可完全恢复功能。鉴别心肌细胞是否有活力可用 ^{201} 铊延迟 18h 甚至 72h 显像法或再注射后重复显像法，但目前最精确的方法是正电子发射断层显像术（positron-emission tomography，PET），以 ^{18} 氟 – 脱氧葡萄糖（^{18}F–FDG）为示踪剂探测病灶区心肌的糖代谢活动，如在心肌灌注血流减低的状况下葡萄糖代谢活动存在甚至较正常组织增强，说明病灶区有心肌存活，葡萄糖代谢活动不存在则为坏死或瘢痕组织。

5. 多排螺旋电子计算机断层显像 多排螺旋电子计算机断层显像（multidetector spiral computer tomography，MSCT）可评价心包，显示心脏及邻近器官的关系。如心包的增厚及钙化提示缩窄性心包炎可能。近年来 MSCT 已广泛应用于心血管病临床诊疗过程中，特别是 CT 血管造影（CT angiography，CTA），使主动脉夹层的诊断准确率得到显著提高。采用对比剂量增强的多排 CT 可用于显示冠状动脉的管腔，也称为冠状动脉 CTA。多排螺旋 CT 能同时采集多层平行、等间距的图像。根据心脏的横截面图像，通过心电门控和部分扫描图像重建算法可获得二维和三维的冠状动脉图像。64 排螺旋 CT 的扫描速度可基本满足冠状动脉显像的需要，但检查过程中需要控制心率和节律，因此不能用于严重心律失常患者，为提高 CTA 图像质量常需用短效 β 受体拮抗药，将检查时的心率控制在 60~70 次 / 分以下。128 排或双源螺旋 CT 的时间分辨率更高、冠脉的显像质量更好。目前已有 320 排 CT 用于临床，可在一个心动周期内完成心脏扫描，使冠状动脉 CTA 检查不再受心律失常的限制。CT 对冠状动脉钙化的检测敏感性非常高，但明显的钙化以及图像噪声等可影响图像质量，钙化病变影响 CTA 对管腔狭窄程度的判断。CTA 对冠状动脉病变诊断的阴性预测价值高，可用于排除冠状动脉病变，但对狭窄程度的判断准确性不够，目前还不能用冠状动脉 CTA 对冠状动脉的狭窄程度进行准确分级。然而，不同于经导管的冠状动脉造影显像技术，CTA 除显示经对比剂充盈的管腔形态外，还可直接显示管壁上的斑块本身。

CTA 能清楚显示冠状动脉开口位置，可诊断冠状动脉开口异常并观察异位起源的冠状动脉起始段走向以及与心脏大血管的关系。还可诊断冠状动脉 – 肺动脉瘘，多见于前降支中段的心肌桥等。心肌桥在多排 CT 上表现为壁冠状动脉的表面有厚度和范围不同的心肌纤维覆盖，但目前尚不能测定冠状动脉的收缩期受压程度。目前冠状动脉 CTA 还不能可靠地诊断支架内再狭窄但可评价支架边缘再狭窄。由于桥血管受心脏冲动的影响较小，CT 对桥血管的显像质量较高，对其通畅性评价的准确性也较高，但对冠状动脉上吻合口狭窄和远端冠状动脉病变的判断存在局限性，术中使用的钛夹会影响图像质量。近年来随着软件技术的发展，CTA 还可测定冠状动脉血流储备分数（fractional flowreserve，FFR），从而指导冠状动脉介入治疗的决策。

对患冠心病可能性小的人群，CTA 检查阴性者可除外冠状动脉病变，CTA 已成为广泛应用的无创性冠状动脉显影技术。然而 CTA 较大剂量的放射性暴露和使用对比剂相关的不良反应需要引起临床医师的重视。

6. 磁共振成像 利用心血管系统的磁共振成像（magnetic resonance imaging，MRI）也被称为心脏 MR（cardiac magnetic resonance，CMR），CMR 能全面显示心脏房室大小、室壁厚度以及心包的形态结构等，动态影像能准确判断心脏整体和段运动，此外对左心室的环缩功能、长轴的短缩功能以及室壁增厚率等均可进行定性和定量分析，从而定量评价节段性及整体的左心室功能。对比剂（最常使用含钆元素的螯合剂）增强的心肌灌注扫描以及延迟强化，能评价心肌缺血和并识别存活心肌。

CMR 常使用 T_2 序列扫描进行冠状动脉显像（magnetic resonance coronary angiography，MRCA），在使用钆整合剂的基础上进行的 MRCA 发展迅速，可以显像冠状动脉管腔的三维或四维的图像，MRCA 可直接通过扫描时检测到的心脏活动进行门控，不需要 ECG。由于冠状动脉本身较细且扭曲，加之心脏搏动和呼吸运动的影响，目前 MRCA 对判断冠状动脉病变的严重程度还存在一定的困难。然而，MRCA 对冠状动脉畸形的诊断有重要的价值，它提供的三维图像可以清晰地显示异位起源于主动脉或肺动脉的冠状动脉开口及其走向，以及其与主动脉、肺动脉等大血管的关系。MRCA 可得到较好的静脉桥血管图像，并判断桥血管是否通畅，但对桥血管和远端吻合口的狭窄程度难以直接测定。MRCA 还可以测定冠状动脉血流速度，在使用冠状动脉阻力血管扩张剂腺苷后，可以直接测定冠状动脉的血流储备，和有创的冠状动脉内多普勒血流速度测定方法得到的结果相似，可用于无创评价冠状动脉循环功能。

MRCA 无放射性，相对安全。但与冠脉 CTA 相比，MRCA 价格昂贵，但检查过程中的噪声问题和一些金属植入物的安全性问题使得其在临床上的应用也受到限制。目前临床上所使用的植入物包括人工金属瓣膜、血管支架和整形科的植入材料对于 MR（磁场强度 < 1.5T）都是安全的。有研究显示，在植入冠状支架后任何时间都可以安全地进行 MR 检查，但有些脑血管手术中使用的钛夹可能存在安全问题。MR 产生的强磁场会干扰心脏起搏器等电子产品的性能和程序，同时起搏电极也可能会发热，尽管已有越来越多抗 MR 检查的起搏器进入临床，但目前大多数患者使用的植入式起搏器和心脏复律除颤器仍是 MR 检查的禁忌。

7. 心导管检查 利用有创的心导管技术和 X 线显像设备可以进行各种检查：将导管送入心腔或大血管，进行压力和血氧测定；进行心腔、大血管及冠状动脉的造影；通过活检钳行心内膜及心肌活检（endomyocardial biopsy）；通过病理检查诊断心内膜病变；对肺动脉高压患者，可行急性血管反应试验从而指导临床用药方案。因此，心导管检查（cardiac catheterization）技术对诊断先天性心脏病、心瓣膜病、冠心病、心肌病、肺动脉高压等很有价值。

右心导管检查常采用周围静脉穿刺的方法，可选用的穿刺入路包括股静脉、肘正中静脉、颈内静脉和锁骨下静脉，可将导管送达右心房、右心室、肺动脉直至嵌入肺小动脉，或经房间隔穿刺入左心房。左心导管检查采用经周围动脉穿刺方法，可选用的入路包括股动脉、桡动脉、肱动脉，少数情况也可以也使用尺动脉，可将导管逆血流送入主动脉及左心室，还可以经静脉途径穿刺房间隔行左心导管检查，尤其是左心房造影和压力测定。利用漂浮球囊导管（Swan-Ganz catheter）可以不在 X 线透视下，借助其顶端的可充气小气囊（当导管送达右心房时充气），随血流而顺序进入右心室、肺动脉直至肺小动脉，是床旁血流动力学监测的重要手段。

心导管检查的应用包括以下几个方面：

（1）血流动力学诊断：心导管检查可直接提供血流动力学及压力资料，包括压力及血氧情况，从而计算心输出量、分流量、血管阻力、瓣口面积和心室做功等。

（2）选择性心血管造影：采用数字减影血管造影技术，可进行心脏、主动脉和冠状动脉造影。

（3）腔内显像技术：包括血管腔内超声显像（intravascular ultrasound，IVUS），光学相干断层扫描（optical coherence tomography，OCT）和血管镜（angioscopy）。

（4）冠状动脉生理功能评价技术：包括基于冠状动脉内血流速度测定得到的冠状动脉血流储备（coronary flow reserve，CFR）和基于冠状动脉内压力测定得到的血流储备分数（fractional flow reserue，FFR）。

第三节　心血管疾病的治疗

一、心血管治疗药物合理选择应用

心血管疾病是一种全身性系统疾病，涉及大量的基因、蛋白、通路、细胞、组织间复杂的多尺度相互作用。因此，对于心血管系统的药物治疗应予以重视。本章论述患者不同生理状态对用药的要求，探究患者不同病理状态与用药原则，分析药物选择的方法，并对患者用药安全与药物选择进行探讨。

（一）年龄对药物选择产生的影响

1. 儿童用药　儿童时期是机体处于不断生长发育的阶段，各系统器官的功能也随年龄的增长逐渐发育成熟，各生理功能与成年人有很大差别，临床用药也有别于成年人。目前，新药临床试验一般不用婴幼儿进行临床试验，缺少相应的药动学数据，因此婴幼儿的临床用药更需谨慎。根据儿童的生理特点，儿童时期分为以下六个阶段：第一，新生儿期，自胎儿娩出结扎脐带时开始至满 28 天，出生后 7 天内为新生儿早期，7~28 天为新生儿晚期；第二，婴儿期，1 个月 ~1 周岁；第三，幼儿期，1~3 周岁；第四，学龄前期，自 3 周岁至 6~7 周岁入小学前；第五，学龄期，自 6~7 周岁至青春期（女 11~12 周岁、男 13~14 周岁）；第六，青春期，又称少年期，为儿童过渡到成年的发育阶段，女孩自 11~12 周岁至 17~18 周岁，男孩自 13~14 周岁至 18~20 周岁。从新生儿向成年人转变的过程中，各系统器官逐渐发育成熟，逐渐建立起正常的自身免疫体系。不同生长阶段的生理变化可导致不同的心血管系统用药特点。新生儿的平均心率为 116~146 次 / 分，心脏排血量为 180~240ml/（kg·min），比成人多 2~3 倍。其血流速度快于成人，血液循环 1 周仅需 12s。新生儿的肌肉组织较少，皮下组织相对量大，这些部位的血液循环较差，当这些部位的血液灌注量减少时，药物可滞留于肌肉组织中，血液灌注突然改变时，进入循环的药量可意外骤增，导致血药浓度升高而中毒。这种情况下使用强心苷类药物就更加危险，此时静脉给药吸收较快，药效也较为可靠。新生儿的胃排空时间较长，可达 6~8h，因此主要在胃内被吸收的药物比预计吸收更完全，但同时减少药物在十二指肠的吸收。新生儿和婴幼儿的膜通透性高，血－脑屏障功能低于成人，有些药物可以透过血－脑屏障，分布于脑组织和脑脊液中。新生儿的血浆蛋白总量较少，药物与血浆蛋白的亲和力低，使游离药物浓度增加，作用增强。出生 1 周内的新生儿胆红素产生较多，此时如应用阿司匹林等药物，其会与胆红素竞争血浆蛋白，游离胆红素浓度增高从而引起黄疸。新生儿的肝脏药物代谢酶系统尚不成熟，药物代谢速率较慢。出生时肝脏细胞色素 P450 含量仅为成人的 28% 左右，各种单胺氧化酶的活性约为成人的 50%。葡萄糖醛酸转移酶是机体反应催化酶中最重要的一种，葡萄糖醛酸转移酶的活性在新生儿早期极低，这使大部分需要和葡萄糖醛酸结合失活的药物在新生儿体内代谢减慢、延长。新生儿刚出生时胃液 pH > 6，24h 内胃液酸度显著增加，pH 降为 1，因此在酸性环境中易失活的药物不易口服给药。随着胃酸分泌明显减少，出生后 10 天基本处于无酸状态，以后酸度又逐渐增加，到 3 岁达到成人水平。在此期间，需要酸性条件下才能吸收的药物不宜使用。新生儿体液占体重的比例较大，体液总量约为体重的 80%，约为成人的两倍。水盐转换速率较快，水盐调节能力差，因此细胞外液中的药物浓度将被稀释，对影响水盐代谢和酸碱平衡的药物较成人敏感，若使用利尿药，会导致水、电解质代谢紊乱。肾脏是药物排泄的主要渠道，新生儿的肾小球滤过率约为 15ml/（min·1.73m²），仅为成人的 30%~40%，出生后两周增加 1 倍，6 个月后可达到 90~130ml/（min·1.73m²）的成年人水平。新生儿肾小管的排泄能力为成人的 20%~30%，因而对药物的肾清除能力明显较低。因此，以肾排泄为主的药物由于新生儿期清除率较低，半衰期延长，血药浓度较高，使药物有效作用时间延长而可能引起蓄积中毒，如毒毛花苷 K、地高辛等。婴幼儿的吞咽能力比较差，像片剂、胶囊剂吞服有一定困难，大多不愿意服药，且服用不慎会误吸入气管，故可以用糖浆剂、合剂等代替。对于危重患儿，应采用注射给药以及时达到有效血药浓度。儿童时期正处于生长发育的快速阶段，其对药物的敏感性与成年人有所不同。对于阿托品类、洋地黄类等耐受性较大的药物，使用时应特别谨慎。其对利尿药较为敏感，使用后可引起低钠、低钾，药量不宜过大，应间歇给药。

2. 老年人用药 老年人胃肠功能的改变影响心血管系统药物的吸收，包括胃肠道的 pH、胃排空的速度以及胃肠道的血流量。老年人胃肠道的 pH 升高，在胃酸中易降解的药物稳定性增加，生物利用度提高。胃排空延迟，表现为血药浓度时间曲线滞后。胃肠道和肝脏血流量较青年人下降，药物吸收减少，如地高辛、氢氯噻嗪的吸收明显减少。普萘洛尔因首关消除降低，血药浓度较青年人高，易产生不良反应。老年人对药物的吸收变化不大，最大的改变在于药物排泄能力的变化，即肝、肾功能的改变。老年人的肾脏重量减轻，肾脏血流量减少，肌酐清除率下降，肾组织进行性萎缩，肾素活性、醛固酮含量也相应下降。强心苷主要经肾脏代谢，如老年患者使用强心苷时易发生中毒，临床应用时应根据肌酐清除率调整剂量。肝功能随着年龄增长而自然衰退，肝微粒体酶活性随着年龄增长逐渐降低，对于首关消除显著的药物，生物利用度明显增加，如硝酸甘油、普萘洛尔、美托洛尔等。因此建议长期用药的老年人应定期检查肝、肾功能。老年人的压力感受器敏感性降低，β受体敏感性降低，因此老年患者应用β受体拮抗剂降压时易引起直立性低血压，应根据老年人的心功能状况，从小剂量开始逐渐增加至合适剂量。老年人对利尿药、抗凝药物的敏感性增高，药理作用增强，也需要注意个体化用药并合理调整药物剂量，因此也需注意合理的药物剂量。

（二）妊娠期与哺乳期对药物选择产生的影响

1. 妊娠期用药 妊娠早期，大量孕激素导致胃酸和胃蛋白酶的分泌量减少、胃蠕动减慢，使弱酸类药物（如水杨酸钠）的吸收减少，肠蠕动减弱，药物与黏膜的接触机会增加，从而增加了弱碱类药物（如镇痛、催眠类药物）的吸收；妊娠晚期，肺潮气量和肺泡交换量增加，吸气量增加，使吸入性药物的吸收增加。妊娠期血容量、组织间液增加，水溶性药物的分布容积变大；脂肪组织增多，脂溶性药物的分布容积也增大。在妊娠期葡萄糖醛酸转移酶的活性降低，肝脏酶系统功能发生变化，使肝脏的生物转化功能下降，在肝、肠循环中再吸收量会增多，使药物在血液内及组织内的半衰期延长，易产生蓄积性中毒。妊娠期肾小球滤过量增加，可使某些药物的排出量增多，如妊娠期尿素、肌酐、氨基酸、葡萄糖、水溶性维生素的排出量增多。妊娠期药物可通过胎盘屏障进入羊水和胚胎，对胎儿产生作用。

妊娠期常用药物级别根据药物对胎儿的危害性，将药物分为以下 A、B、C、D、X 五级，具体如下。

（1）A级：在设对照组的药物研究中，在妊娠前 3 个月未见到药物对胎儿产生危害的迹象（并且也没有在其后 6 个月具有危害性的证据）。属于该类的药物对胎儿的影响甚微，是最安全的一类。

（2）B级：在动物繁殖研究中（并未进行妊娠期妇女的对照研究）未见到药物对胎儿的不良影响，或在动物繁殖性研究中发现药物有不良反应，但这些不良反应并未在设对照的、妊娠前 3 个月的妇女中得到证实（也没有在其后 6 个月有危害性的证据）。多种临床用药属于此类。

（3）C级：对动物及人均无充分研究，或动物研究证明药物对胎畜有危害性（致畸或使胎盘死亡），但没有对人类的相关观察报道。这类药物临床选用最困难，而很多常用药都属于此类，本类药物只有在权衡对妊娠期妇女的益处大于对妊娠期妇女的危害之后，方可使用。

（4）D级：有明确证据显示药物对人类胎儿有危害性，但用药绝对有益（如用该药来挽救孕妇的生命，或治疗无其他药物替代的严重疾病）。

（5）X级：已证实对胎儿有危害，妊娠期禁用的药物。药物的致畸性与胎儿的生长、发育阶段有关，一般认为妊娠初期前3个月是形态发育期，亦称畸形临界期，为产生畸形的主要阶段，此阶段应用有致畸毒性的药物可导致器官结构（如外观、形态、组织重量）的异常和缺陷。为防止诱发畸胎，在妊娠前3个月尽量避免服用药物，特别是已确定或怀疑有致畸作用的药物。如必须用药，应在医师或药师的指导下选用通常为无致畸作用的药物，尽量不要服用对致畸性尚未完全确认的药物。在妊娠期中间3个月与后3个月是胎儿体内酶形成及完善期，该阶段使用某些药物可引起酶形成不足或导致基因突变，会使物质代谢停滞于某阶段而发生机体功能的缺陷。致畸药物影响胎儿的生长、发育和器官结构的完整性，尤其是脑的发育。妊娠期安全、合理、恰当地使用药物需具备以下条件：用药指征明确、已证明对灵长类动物胚胎是无害的、处方前要清楚妊娠周数、选用对药物的体内过程有清楚说明的药物。妊娠后期使用神经节阻滞类抗高血压药可引起新生儿低血压及麻痹性肠梗阻。分娩前几天使用利舍平可使胎儿心动过缓、体温过低及鼻塞，继而发生新生儿呼吸困难。妊娠期使用β受体拮抗剂也可对胎儿和新生儿产生不利的影响，尤其是心动过缓，因此在妊娠以及分娩期间不宜使用。普萘洛尔可引起宫内发育迟缓、胎盘减小等一系列不良反应，包括心肌抑制、心动过缓、低血糖等。硝苯地平能抑制子宫收缩，利尿药可减少胎盘灌注，影响胎儿生长。

2.哺乳期用药　哺乳期是女性特殊的生理时期，大多数药物可通过母乳进入婴儿体内。

（1）药物进入乳汁的机制：一种机制为药物经过毛细血管内皮进入细胞外液与细胞膜，血浆游离型的低分子量高脂溶性药物以被动扩散方式转运进入乳汁，离子化的水溶性药物则通过细胞膜小裂孔进入乳汁。另一种机制为与蛋白结合，通过主动转运方式进入乳汁。药物无论以被动扩散还是主动转运的方式，在乳汁/血浆中始终保持动态平衡，即药物的乳汁浓度与血浆浓度呈正相关，药物渗透到乳汁中的量取决于母亲的血药浓度水平。

（2）哺乳期心血管系统药物级别分类

第一类：可用于哺乳期，如果没有已知的和理论上的用药禁忌，而且对母亲是安全的并能继续哺乳的药物。

第二：可用于哺乳期，但须监测新生儿不良反应。如果理论上可能引起新生儿不良反应，但没有观察到或偶尔有轻微不良反应的药物。

第三：尽量不用，可能减少乳汁分泌的药物。

第四：尽量不用，若使用则应监测新生儿不良反应。已有报道能引起新生儿不良反应，尤其是严重不良反应的药物。

第五：禁用，对婴儿有危险的不良反应。

（三）个体基因对药物选择产生的影响

基因的遗传变异导致药物在代谢和疗效方面存在显著的个体差异。药物基因组学通过研究药物代谢酶、药物转运蛋白以及药物受体等相关基因的单核苷酸多态性对药物药动学及药效学的影响，指导临床合理用药，从而提高药物的疗效及安全性。药物基因组学确定个体遗传基因差异对药物效应的影响，并指导临床个体化给药，探寻药物相关基因与药动学的关联性，揭开个体差异的真正原因，为个体化治疗开辟了新的途径。目前，关于心脑血管药物基因组学与药物个体化治疗方面的研究主要集中在β肾上腺素受体拮抗剂、抗血小板药物、抗凝药、降脂药等药物。

1. β肾上腺素受体拮抗剂　β肾上腺素受体拮抗剂是治疗高血压、冠心病以及心力衰竭等心血管疾病的一线药物。目前，有关β肾上腺素受体拮抗剂疗效的个体差异的研究主要集中在CYP2D6基因多态性、β肾上腺素受体基因多态性、G蛋白基因多态性、α肾上腺素系受体基因多态性以及肾素-血管紧张素系统多态性。慢代谢型患者服用美托洛尔后，可因药物代谢显著减慢，血药浓度大幅升高，而使低血压、心动过缓、头晕、疲劳等不良反应增多，接受美托洛尔治疗的慢代谢型患者发生严重不良事件的风险是其他代谢型患者的4.9~5.2倍；对于超快代谢型患者，则可因药物代谢明显加快，血药浓度大幅降低而无效。脂溶性的β受体拮抗剂都通过CYP2D6代谢，包括美托洛尔、倍他洛尔、卡维地洛、奈必洛尔、普萘洛尔、噻吗洛尔以及阿普洛尔。水溶性的β受体拮抗剂，如比索洛尔、阿替洛尔主要经由肾脏代谢，很少或不受CYP2D6多态性的影响。

2. 抗凝药　华法林是一种香豆素类抗凝药，广泛用于血栓栓塞性疾病的短期和长期治疗（如深静脉血栓形成），并用于预防具有心房颤动和接受矫形外科手术的患者的卒中和全身性栓塞事件。华法林的治疗窗很窄，剂量的个体差异大，相同剂量在不同患者中可能出现抗凝不足致血栓形成，也可能出现抗凝过度导致出血风险。华法林是R-和S-对映异构体的外消旋混合物。其中，S-华法林拮抗维生素K的能力是华法林的5倍，在稳定状态下，S-华法林能够发挥60%~70%的抗凝作用。而且，华法林在应用中应规避其禁忌证。华法林的代谢、转运、维生素K作用靶点与循环再利用通路等相关基因多态性与华法林的个体差异具有重要关系。影响华法林作用的基因主要可以分为两类：一类是与华法林代谢和作用靶点相关的基因；另一类是与体内维生素K代谢循环相关的基因。

3. 抗血小板药　在临床上应用较多的抗血小板药物主要包括阿司匹林和氯吡格雷。目前基因多态性与阿司匹林抵抗关系的研究主要集中在血小板糖蛋白Ⅲa PLA2基因多态性、血小板内皮聚集受体1蛋白（PEAR1）、血栓素激活途径中编码环氧化酶（COX）的基因多态性和血小板糖蛋白1B基因多态性。血小板糖蛋白Ⅱa PLA2多态性，为阿司匹林抵抗主要基因，CC基因型，行支架术后，其亚急性血栓事件发生率是TT型的5倍，需要更高剂量阿司匹林才能达到抗血小板效果。血小板内皮聚集受体 1 蛋白（PEAR1）参与了诱导血小板接触性激活过程，PEAR1 的遗传变异可能导致阿司匹林抵抗，其 rs12041331 基因多态性与 PEAR1 蛋白表达量显著相关。PEAR1AA 和 AG 基因型者使用标准治疗剂量，心梗和死亡风险是 GG 基因型的 2.03~3.97 倍。PEAR1GG 型对阿司匹林应答好，PEAR1GA 型次之，PEAR1AA 型最差。氯吡格雷为不具有抗血小板活性的前药，需要在体内依赖于细胞色素 P450 系统（主要是 CYP2C19）代谢成活性代谢物后才具有药理活性。细胞色素 P450 基因多态性是影响氯吡格雷药物功能的主要因素。PON1 基因为 GG 纯合型，氯吡格雷活性代谢物水平高，血小板活性被抑制程度高，几乎无氯吡格雷抵抗风险；AG 杂合型，半年后出现支架血栓的风险比为 4.52，出现心肌梗死的风险比为 2.3，氯吡格雷活性代谢物水平中等，血小板活性被中度抑制，有部分氯吡格雷抵抗风险；AA 纯合型，半年后出现支架血栓的风险比为 12.90，出现心肌梗死的风险比为 4.93，氯吡格雷活性代谢物水平低，血小板活性较少被抑制，有氯吡格雷抵抗风险。CYP2C19 基因型：慢代谢型（PM）时，活性代谢产物低，氯吡格雷治疗可能无效，有较高的血栓风险；中间代谢型（IM）时，代谢能力较弱，不能完全将氯吡格雷转化为活性成分；快代谢型（EM/RM）时，活性代谢物水平高，血小板活性被抑制程度高，几乎无氯吡格雷抵抗风险；超快代谢型（UM）时，活性代谢产物蓄积，有抗凝效果，但有 7% 的出血风险。转运体 ABCB1 的基因型 C3435T 影响氯吡格雷被吸收入血的效率，其 TT 型吸收效率降低，可能影响氯吡格雷血药浓度。

4. 他汀类药物 他汀类药物调脂作用的疗效差异与参与他汀类代谢的酶、转运蛋白、受体和靶蛋白的基因多态性有关，包括细胞色素 P450、载脂蛋白、胆固醇酯转移蛋白、P 糖蛋白、低密度脂蛋白、胆固醇受体蛋白及有机阴离子转运多肽等。他汀类在肝脏的代谢依赖于 CYP。其中，CYP3A4 和 CYP3A5 参与洛伐他汀、辛伐他汀、阿托伐他汀和西立伐他汀的代谢。辛伐他汀还部分经 CYP2D6 代谢，辛伐他汀的降脂作用与 CYP2D6 活性呈负相关。氟伐他汀和西立伐他汀主要被 CYP2C9 代谢。CYP 活性较高的患者，他汀类在体内的代谢速度加快，导致有效血药浓度降低，进而使药物作用减低。

二、适应证、禁忌证对药物选择的影响

要取得好的疗效及避免不良反应，首先要选择"最佳药物"。所谓"最佳"是指：药物的药理作用能针对疾病的病因及病理生理改变；不良反应较少。如过敏性休克及中毒性休克都表现为低血压，而前者是由于周围血管扩张，因而应采用收缩血管的肾上腺素类药物；而中毒性休克是由于微循环小动脉及小静脉的收缩引起回心血量减少，因而常采用酚妥拉明扩血管法。要能做到最佳的药物选择，必须具备三个条件：一是要辩证地推断疾病的病因及病理生理变化；二是要掌握药物的药理作用；三是要熟悉药物的药代动力学及药效动力学。如果用药不当，不但不能解除患者的痛苦，达不到防治的目的，反而给患者带来严重危害。因此应对症下药，安全用药。做到对症下药，有针对性

地选用药物，必须掌握药物的适应证，明确了解药物的药理作用、作用器官、作用机制等，明确用药目的，做到有的放矢，否则有可能引起严重的药源性疾病，因而应明确什么是适应证（indication），药物的适应证指该药物适用于某种疾病症状（或症候）的范围。如消化道溃疡（十二指肠溃疡、胃溃疡）适用法莫替丁药物的适应证，风热外感者应用清凉解表的药物适应证。但是药物的适应证必须由国家食品药品监督管理部门批准，记载于药品说明书者为法定适应证。说明书规定的适应证是判断药品选用是否正确的根据之一。反之，某些疾病或体征在使用特定药物后引起严重不良后果，是为该药的禁忌证（contraindication）。如消化道溃疡患者口服甾体类激素或非甾体类解热镇痛抗炎药；有青霉素过敏史的患者应用青霉素药物等。因而药物的选择应特别注意和谨慎。

三、安全用药选择原则

1. 安全性 用药必须对人安全，但大多数药物均有一定的不良反应，致使临床用药时不得不放弃某些疗效虽好但不良反应较多或较重的药物，而选用疗效较弱但不良反应较少的药物。故在用药选择上，最好选用既有效且不良反应较少的药物。

2. 有效性 用药选择时，首先应了解该药物对该疾病的疗效如何，在治疗一种疾病的数种药物中选择疗效最佳的药物。

3. 经济性与适应性 用药选择时应考虑经济性和适应性，如治疗躯体性中度疼痛时，选用阿司匹林而不必用可待因或阿法罗定等，能口服药物就不选用注射。

四、安全用药的剂量、途径、次数及间隔时间

用药剂量与疗效的关系是以剂量为横坐标，以疗效为纵坐标绘制而成的量效曲线，大都为"S型"。药量达到一定剂量或浓度才产生效应，称为最小效应量或最小效应浓度，或叫作阈剂量。随着剂量或浓度的增加，效应强度呈一定斜度增加，但到一定程度，剂量加大而效应不再增强，称为最大效应。起治疗作用而不引起中毒反应的剂量为有效量。在曲线中央部最大斜度相应的剂量称为半数有效量（ED_{50}）。以此类推，如使半数动物死亡的药物剂量，称半数致死量（LD_{50}）。ED_{50}与LD_{50}的比值为治疗指数（TI），表示药物的安全性。

口服药物进入血液循环之后，首次通过肝脏时，要被代谢一部分，接着由肝静脉进入血液循环，进而向组织弥散。为了维持血中有一定的有效浓度，在常规给药前，应予以负荷剂量，如口服药间隔时间与其半衰期相近，可首次剂量加倍。半衰期时间长或毒性大者，要分次应用，以免一次大剂量引起中毒及一旦发生中毒难于短时间内缓解。如地高辛一般采用3~4天达到负荷剂量，门诊病例采用常规维持量，通常经过4~6个（一般5个）半衰期可达到负荷剂量的血药浓度。负荷量要不要给、给多大剂量、如何给，都取决于药物的药理特点及病情的轻重缓急。

五、安全用药注意事项

1. 要有明确的指征　如遇到发热时不能轻易使用解热药，只有下列指征时才可适当选用。如发热过高危及生命，特别是小儿高热；温度虽然不太高，但常伴有明显头痛、失眠，妨碍患者休息或疾病恢复时；某些未能控制的长期发热等。

2. 要有目的联合用药　在临床上为了避免药物间的相互作用，尽量用最少的药物达到最大的治疗目的。但在一些情况下，需采用联合用药。如治疗中、重度高血压需两种或两种以上降压药联用（利尿药＋钙拮抗药、利尿药＋钙拮抗药＋血管紧张素转换酶抑制剂），以加强降压效果并减少不良反应。

3. 制订切实可行的用药方案　在治疗疾病时，应将时间药理学及时间生物学的原则应用到临床，综合考虑时间因素，制订更合理的给药方案。

4. 合理应用药物的时间疗法　例如，肾上腺皮质激素常规用法是将1天剂量分3~4次服用，但研究证明，将全天剂量在激素分泌期（上午8:00）1或2次给药，所起到的作用高于等量多次给药；抗肿瘤药物传统的给药方法是将全天的剂量均等分成几份给药，节律性给药则是根据药物敏感性昼夜差异，将全天给药剂量分成不均等若干份，敏感时给予小剂量，敏感差时给予大剂量，以获得安全、稳定的治疗效果；各类抗心绞痛药物也有昼夜节律性差异，有实验证明，硝酸甘油在清晨6:00给药可预防患者运动性心绞痛发作及ECG异常，在下午15:00给药效果较差；β受体拮抗剂可有效降低白昼的血压和心率，但对患者后半夜及凌晨血压迅速上升、心率加快等症状作用不佳，而这又是患者容易发生脑卒中、栓塞最危险的时间，故β受体拮抗剂对防止脑卒中、栓塞作用并不理想。

5. 应用新药须慎重　预先应熟悉其药效学和药动学知识，价格高的药物不一定对各种疾病都有较好疗效。实践证明，很多老药或价格低的药物，只要合理对症，不仅疗效好，而且能避免造成不必要的浪费。

六、循证医学及循证药学对药物治疗的影响

循证医学（evidence based medicine，EBM）又称有据医学、求证医学、实证医学，是遵循证据的医学，即在维护患者健康过程中，主动地、明确地、审慎地应用目前最佳的证据做出决策。作为一种科学思想和方法，循证医学现已成为临床疾病的诊断、药物治疗的主要思想指南和实践工具。长期以来，医学工作者往往把有经验、直觉、基础理论或动物实验结果的推理或零散的非系统的人体研究结果作为临床决策的依据，这帮助解决了许多临床实际问题，亦带来了一些其自身无法解决的问题。随着医学科学的发展和社会的进步，传统的生物医学模式已经向生物–心理–社会医学模式转变，以前单凭经验所获的证据已不能满足新的临床实践的需要，因此需要寻找新的、高质量的证据。随着临床药理学、药物治疗学、流行病学、药物学、统计学、经济学、数学、社会学、心理学、计算机科学、大数据科学、决策理论等学科的发展应用于临床研究，产生

了临床流行病学、药物流行病学、生物统计学、社会医学等许多边缘学科，从而使临床研究的结论更加真实可靠。循证医学强调临床决策过程中将个人临床经验、最佳研究证据与个体价值观和具体情况相结合。临床医务工作者应明确疾病诊断，了解患者期望的目标，确定临床需要解决的问题，找到最适宜的证据，通过严谨判断，选择最适当的治疗和康复方案。这一过程需要专业人员本身技能与外来证据、具体实际等几个方面的结合，不可偏颇。如果个人缺乏必备的临床技能，不能甄选最佳证据，所谓证据就失去了用武之地，甚至被误用；如果不去获取最佳证据，个人的治疗经验可能落后于科技发展，患者和公众的健康问题不能得到最佳解决。如果脱离患者或者公众健康问题的具体情况和目标，医疗实践也就失去了评判依据。临床研究证据应用于具体患者时，应因人而异，理论结合实际才能制订出最佳治疗措施。综述以上，循证医学的核心思想是谨慎地、明确地、明智地应用当代最佳证据（资料），对个体患者医疗做出决策。EBM 主张在临床实践中，讲最佳证据，主要指临床研究证据，特别是以患者为中心的关于诊断、预后、治疗、预防及康复等各方面的高质量临床研究证据，同时结合临床医师的个人专业技能和多年的临床经验，考虑患者的价值和愿望，将三者完美结合，制订出患者的治疗方案。EBM 的证据来自大样本人体随机对照试验（randomized controlled test，RCT）和对人体随机对照试验（RCT）的系统评价（systematic review，SR）。SR 包括 meta 分析（荟萃分析），这是国际公认的为某种疾病的防治提供最有效、最安全、最可靠的依据。现在，随着药物治疗学的进展，药物治疗的证据日趋完善，如何安全、有效、合理、经济用药已经形成了循证药学这门新兴学科。

（一）循证医学与安全用药的关系

1. 证据及证据力度　循证医学要求临床工作者必须清楚各种诊疗手段是否有证据，以及证据的力度如何，这是循证医学的精髓所在。作为医务工作者，欲开发新的药物治疗手段，不仅需要循证医学作指导，而且尚需要药学工作者予以协助。因此，确保用药安全、有效、合理，开展临床药学工作将会起到发展和推广的作用。

2. 提出临床问题　提出一个明确的问题，有助于制订搜索证据（如检索文献）的策略，也有助于回答和解决临床问题。找准临床问题需要扎实的基本理论和临床技能，同时应具备系统的临床思维和分析判断能力，从错综复杂的线索中去伪存真，找出主要矛盾。找准临床问题是实施循证医学的前提条件。医疗实践中提出的问题，大多围绕患者诊治展开。

3. 获取有关证据确定最佳治疗方案　循证医学要求医学实践立足于确凿的证据，确凿的证据离不开基础研究。没有基础医学的探索性研究，就不会有临床医学的发展。临床试验是基础研究走向临床应用的必然阶段。遵循证据是循证医学的本质所在，因此，作为临床医师和临床药师，必须注重医学和药物的基础研究成果，在充分尊重证据的同时，客观的评价药物的疗效、相互作用和安全性，既注重其普遍性和多发性，又考虑到患者的个体性和适用性，以确定最佳的药物治疗方案。

4. 实施循证医学理论科学进行药物评价　如通过血压、血液流变学指标或某些临床症状、体征的改善来推断其对某些疾病的疗效。如硝苯地平，经临床观察能有效降低血压，又无明显的肝、肾毒性，大多数患者也能耐受，曾被认为是一种安全、有效、经济的降压良药，从而被广泛用于临床，甚至被广泛应用于治疗不稳定型心绞痛和急性心肌梗死等。但是，经循证医学的大规模、多中心、随机对照试验表明，尽管硝苯地平能有效降压，但可能促使心脏缺血事件的发生，增加心肌梗死和死亡的危险，而且用药剂量越大，此危险也越大。因而一种广泛应用了 20 年的药物，最终被发现其安全性存在问题。应用循证医学模式进行药物应用评价研究可为临床提供准确的药物信息，不仅能提高合理用药水平，还能规范医院药品管理，使医师在选择药品的问题上本着科学的态度、坚持对症给药，有证可循，以保证临床用药安全、有效。

5. 开展血药浓度测定确保给药方案合理　临床药学工作的一项重要内容就是开展治疗药物的血药浓度监测，为设计给药方案、调整给药剂量提供证据。临床医师依据临床药师提供的血药浓度测定结果及产生的效果，根据患者的具体情况，如生理生化指标、发病时间、用药时间、病理症状等进行综合判断分析，再对初始给药方案进行修整，对每一个患者分别进行给药剂量、给药间隔调整，制订出较科学的切合实际的个体化给药方案，以真正达到用循证医学的模式达到提高临床疗效、减少不良反应发生、安全用药的目的。

6. 药物基因组学　是在药物遗传学的基础上发展起来的，以提高药物疗效及安全性为目标，研究影响药物吸收、分布、代谢和排泄等个体差异的基因特性，以及基因变异所致的不同患者对药物的不同反应，并由此开发新的药物和用药方法的一门新兴学科。药物基因组学从基因水平给出了基因的多态性与药物效应的关系，患者对某些药物的反应率与其基因亚型之间关系现已揭示，虽然药物基因组学并不能改善药物的效应，但这种关系能辅助临床人员在预测某一特定药物时，根据患者所属的反应人群种类，可为患者选择疗效最佳的药物和最佳剂量。把药物基因组学应用到临床用药决策之中，不仅弥补了只根据血药浓度测定结果进行个体化给药的不足，而且又为部分当前无法解释的药效学现象找到了答案，还进一步为临床个体化给药开辟了一个新的途径。这样用药物基因组学原理为特定人群设计最为有效的药物，不仅提高了疗效，缩短了病程，而且减少了严重的不良反应和治疗成本，达到了安全、有效和经济的目的。

7. 应用药物经济学方法制订最廉价药疗方案　药物经济学是近年来新兴的一门药学分科，它把用药的经济性、有效性、安全性处于等同位置，其目的不仅能节约卫生资源，而且更有利于合理用药，减少药物不良反应和药源性疾病，以及减轻患者的经济负担等。循证医学要求临床治疗方案考虑到成本 – 效果的关系。一种治疗方案的确定，必须在获得最佳疗效的同时，尽可能节省医疗费用，决不能依据表面的、简单的指标或近期疗效就作结论。无数事实证明，评价药物的上述指标的作用，并不能平行反馈它们对患者预后的影响，并且有些对一般临床指标有显著作用的药物，经长期观察后却发现增加了患者死亡率或使预后恶化。例如，许多临床试验证明应用血管紧张素转换酶抑制剂治疗慢性充血性心力衰竭疗效肯定，既可减少反复住院，又可减少死亡率。尽管患者需要支付较高的药费，但实际上还是节省了住院等开支，且大大延长了患者的存活期并提高了生活质量。循证医学主要关注和评价的是一些预后指标，包括主要终点、次要终点、生活质量以及药物经济学原则。因此，在临床治疗的过程中，应用药物经济学方法制订合理的成本－效果处方，可为临床合理用药和治疗决策科学化提供依据，使患者以最小的经济付出换来最佳的治疗效果，让患者增加了生命价值，延年益寿，使患者真正感到满意。

七、药物相互作用和不良反应对药物治疗的影响

（一）药品不良反应

药品不良反应是在药物与机体相互作用下出现的，其发生受许多因素的影响。

1. 药物方面的因素

（1）药物的选择性：由于许多药物缺乏高度的选择性，在实现治疗目的过程中，对一些无关的系统、脏器和功能也产生影响，有的甚至有毒害作用。例如，抗恶性肿瘤药物，杀死肺癌细胞的同时，也杀伤宿主功能活跃的正常细胞。

（2）药物作用延伸：很多药物应用一段时间后，由于其药理作用导致一些不良反应。例如，长期大剂量使用糖皮质激素，能使毛细血管出血，皮肤、黏膜出现红斑、瘀点，并出现肾上腺皮质功能亢进。

（3）药物的附加剂：药物的附加剂指药物生产过程中加入的稳定剂、赋形剂、着色剂。与附加剂同时混入的微量高分子杂质通常会引起不良反应。例如，胶囊染料常会引起固定性皮疹。

（4）药物的剂量、剂型：药物只有在一定的剂量下才发挥其特定的疗效，剂量过大可能使其不良反应发生概率也增大。同样，不同的药物生产成不同的剂型，其生物利用度不同，不良反应发生的可能性也不同。

（5）药物的质量：同一种药物，因生产厂家不同，制剂技术差别、杂质去除率不同，其不良反应的发生率也不同。如氯贝丁酯中的对氯苯酚是发生皮炎的原因，氨苄西林降解产物与蛋白质结合是发生药疹的原因。

（6）服药的时间：一般而言，连续用药的时间越长，发生药品不良反应可能性越大。

2. 机体方面的因素

（1）种族差别：一些药物的不良反应在不同种族或民族的用药者间存在区别。一些药物进入体内需经过乙酰化后被代谢，乙酰化过程有快型和慢型。例如，结核病患者可根据其对抗结核病药异烟肼乙酰化速度的快慢分为异烟肼慢灭活者（PM）和快灭活者（EM），异烟肼慢灭活者由于肝脏中N乙酰转移酶不足甚至缺乏，服用相同剂量异烟肼，其血药浓度比快灭活者高，药物蓄积而导致体内维生素 B_6 缺乏引起周围神经炎，而异烟肼快灭活者则易发生药物性肝炎甚至肝坏死。欧美白种人多为异烟肼慢灭活者，而中

国人、日本人和因纽特人则多为异烟肼快灭活者，所以异烟肼在白种人中易诱发神经炎，而在黄种人中则易引起肝损害。

（2）性别：一般来说，对于药物的不良反应，女性较男性更为敏感，当然也有的不良反应男性发生高于女性，如药物性皮炎。

（3）年龄：婴幼儿脏器发育不全，对药物敏感性高，药物代谢速度慢，肾脏排泄功能差，药物可通过血－脑脊液屏障，所以不良反应发生率较高，尤其对中枢抑制药、影响水钠代谢及酸碱平衡的药物较敏感；老年人由于脏器功能退化，药物代谢速度较慢，血浆蛋白含量下降，较成年人更易发生不良反应。

（4）个体差异：不同个体对同一剂量的相同药物有不同的反应，这种因人而异的药物反应性称为个体差异，药物代谢酶的遗传多样性是造成个体差异的一个重要原因。

（5）用药者的病理状况：用药者的病理状况影响药品不良反应。如一般人对阿司匹林不易过敏、但慢性支气管炎患者对其的过敏反应发生率却高出很多。疾病影响药物动力学，如抑郁症、溃疡病、帕金森病、创伤或手术等使胃排空延长，延缓口服药物吸收等。

（6）其他：患者生活环境、生活习性、饮食习惯等可影响药物等的作用，尤以烟酒嗜好最为突出，应引起广泛重视。

3. 其他因素　其他因素包括给药途径、联合用药、用药时间和医师药师的职业道德问题等。给药途径不同，影响药物的吸收、分布、作用的快慢、强弱和持续时间。联合用药种数越多，增加不良反应的概率越大，作用机制相似的药物联用疗效不一定比单用的好，反而增加药物的毒性反应。有的药物对胃刺激性强，应饭后服用；胰岛素应在饭前注射。给药间隔一般以药物的半衰期为参考依据，但在有抗生素后效应的药物，在此期间细菌尚未恢复其活力，其给药间隔可适当延长。

综上所述，药品不良反应的影响因素很多，有不可避免的因素，也有值得我们改进并加以防治的因素。不良反应的防治工作必须充分考虑这些影响因素。

（二）药物之间的相互作用

药物之间的相互作用，其通常指两种或两种以上药物同时或在一定时间内应用后，药物在机体内因彼此之间的交互作用而产生复合效应，可表现为药效加强或减弱，不良反应增加或减少，甚至出现一些新的不良反应。药物相互作用从机制上主要分为理化相互作用、药动学相互作用和药效学相互作用。

1. 理化相互作用　可见的配伍变化表现为沉淀、氧化、分解，不可见的配伍变化表现为水解反应、效价下降、聚合变化等，可影响药物的生物利用度。溶剂使用不当可改变药物的稳定性，导致药物结构发生变化，药品的溶解度降低，导致不良反应发生。理化相互作用常在体外配伍时发生。

2. 药动学相互作用　其主要体现在以下三点。

第一，影响药物分布的相互作用。与血浆蛋白结合率高的、分布容积小的、安全范围窄的及消除半衰期较长的药物易受其他药物置换与血浆蛋白结合而使作用加强。如香豆素类抗凝药及口服降血糖药易受阿司匹林等解热镇痛药置换而分别产生出血及低血糖反应。

第二，影响药物吸收的相互作用。

（1）影响胃排空和肠蠕动：西沙必利促进胃排空，可使胃中的其他药物迅速转入肠道，使其在肠道的吸收提前。抗胆碱药物抑制胃肠蠕动，使同服的药物在胃内滞留而延缓吸收。

（2）影响消化液分泌或改变胃肠道 pH：消化液是某些药物吸收的重要条件，如硝酸甘油片（舌下含服）需要充分的唾液帮助其分解和吸收，若同服抗胆碱药物，会导致唾液分泌减少而降低硝酸甘油的药效。

第三，影响药物排泄的相互作用。改变尿液的 pH，竞争转运载体，影响药物排泄。碱化尿液可加速酸性药物自肾排泄，减慢碱性药物自肾排泄；反之，酸化尿液可加速碱性药物排泄，减慢酸性药物排泄。水杨酸盐竞争性抑制甲氨蝶呤自肾小管排泄而增加后者的毒性反应。

3. 药效学相互作用　药效学方面的药物相互作用是指一种药物增强或减弱另一种药物的生理作用或药物效应。药物可通过对靶位的影响，作用于同一生理系统或生化代谢途径，或改变药物输送机制、改变电解质平衡等多种方式产生相互作用，最终产生协同或拮抗作用。药理效应相同或相似的药物合用时可能发生协同作用，药物的主要药理作用及不良反应均等于或大于单用效果之和。最常见的协同作用类型是对同一系统、器官、细胞或酶的作用。氢氯噻嗪是老年高血压及充血性心力衰竭患者的常用药，长期服用可引起血钾减少。低血钾时心肌应激性增强，心肌对强心苷的敏感性增强，易引起心率加快、心律失常。两种或两种以上药物作用相反，或发生竞争性或生理性拮抗作用，表现为联合用药时的效果小于单用效果之和。药物还可通过生理、生化控制链发生拮抗作用，如青霉素对生长繁殖旺盛的细菌有强大的杀菌作用，而对静止期细菌作用弱。

（曾和松　贺行巍　王洪杰　刘婉君）

参考文献

［1］林果为，王吉耀，葛均波．实用内科学［M］.15 版．北京：人民卫生出版社，2017.

［2］葛均波．心血管病学进展（2017）［M］．北京：中华医学电子音像出版社，2018.

［3］（美）Braunwald．心脏病学［M］．陈灏珠，译.5 版．北京：人民卫生出版社，2002.

［4］Bouma BJ, Mulder BJ. Changing Landscape of Congenital Heart Disease［J］. Circ Res, 2017, 120（6）: 908-922.

［5］Clerkin KJ, Fried JA, Raikhelkar J, et al. COVID-19 and Cardiovascular Disease［J］. Circulation, 2020, 141（20）: 1648-1655.

［6］陈灏珠．实用心脏病学［M］．5版．上海：上海科学技术出版社，2016．

［7］Ponikowski P, Voors A A, Anker SD, et al. 2016ESC Guidelines for the diagnosis and treatment of acute and chronic heart failure［J］. Eur Heart，2016，37（27）：2129-2200．

［8］Ibanez B,James S, Agewall S, et al. 2017 ESC Guidelines for the management of acute myocardial infarction in patients presenting with ST-segment elevation［J］. Eur Heart, 2018，39（2）：119-177．

［9］Wheltoo PK, Carey RM, Aronow WS, et al. 2017ACC/AHA/AAPA/ABC/ACPM/ACS/APhA/ASH/ASPC/NMA/PCNA Guideline for the Prevention, Detection, Evaluation, and Management of High Blood Pressure in Adults［J］. J. Am Coll Cardiol，2017，S0735-1097（17）41519-1．

［10］Baumgatner H, Fak V, Bax JJ, et al. 2017ESC/EACTS Guidelines for the management of valvular heart disease［J］. Eur Heart，2017，38（36）：2739-2791．

［11］Habib C, Lancelloti P, Antunes MJ, et al. 2015 ESC Guidelines for the management of infective endocarditis［J］. Eur Hear J，2015，36（44）：3075-3128．

［12］Prioni SC, Blomstrba-Lundqvist C, Mazzanti A, et al. 2015 ESC Guidelines for the management of patients with ventricular arrhythmias and the prevention of sudden cardiac death［J］. Eur Heart，2015，36（41）：2793-2867．

［13］李宏建，高海青，周聊生，等．心血管系统疾病［M］．北京：人民卫生出版社，2016．

［14］李小鹰．心血管疾病药物治疗学［M］．北京：人民卫生出版社，2013．

［15］刘世明，陈敏生，罗健东．心血管疾病药物治疗与合理用药［M］．北京：科学技术文献出版社，2013．

［16］余细勇，杨敏．实用临床药物［M］．上海：复旦大学出版社，2009．

［17］中国科学技术协会．药理学——学科发展报告（2010-2011）［M］．北京：中国科学技术出版社，2011．

［18］李家泰．临床药理学［M］．3版．北京：人民卫生出版社，2008．

第一节 概述

心力衰竭（heart failure，HF，简称心衰）是各种心脏结构或功能性疾病导致心室充盈和（或）射血功能受损，心排出量不能满足机体组织的需要，以肺循环和（或）体循环淤血，器官、组织血液灌注不足为临床表现的一组复杂的临床综合征，主要表现为呼吸困难、体力活动受限和体液潴留。心力衰竭是各种心脏疾病的严重表现或晚期阶段，发病率高，是当今最主要的心血管病之一。心功能不全是心力衰竭的表现形式，可分为无症状和有症状两个阶段，前者有心室功能障碍的客观证据（如左室射血分数降低），但无典型充血性心力衰竭症状，患者日常活动量不受限制，属有症状心力衰竭的前期，如不进行有效治疗，迟早会发展成有症状心功能不全，即心力衰竭。

原发性心肌损害和异常是引起心衰的最主要病因，一些非心血管疾病引起的继发性心肌损害也可导致心衰。目前认为心衰是慢性进展性疾病，心肌重构是引起心衰发生发展的主要病理生理机制。心肌重构最初可以对心功能产生部分代偿，但随着心肌重构的加剧，心功能逐渐由代偿向失代偿转变，出现明显的症状和体征。

一、心功能不全及心力衰竭临床表现和诊断

（一）临床表现

根据心衰发生的时间、速度、严重程度可分为慢性心力衰竭（chronic heart failure，CHF）和急性心力衰竭（acute heart failure，AHF）。在原有慢性心脏疾病基础上逐渐出现心衰症状、体征的为慢性心衰，慢性心衰患者因各种诱因急性加重则称为急性心衰，急性心衰的另一种形式为心脏急性病变导致的新发心衰。

根据心衰发生的部分可分为左心衰、右心衰和全心心衰。临床上以左心衰较为常见，左心衰以肺循环淤血及心排出量降低为主要表现，左心衰肺循环淤血时会有不同程

度的呼吸困难，如劳力性呼吸困难、夜间阵发性呼吸困难、端坐呼吸，急性肺水肿是左心衰最严重的的形式，此外还有咳嗽、咳痰、咯血的症状。左心衰时心排出量降低表现在器官、组织灌注不足引起乏力、倦怠、运动耐量降低、心慌、头晕等症状。急性左心衰竭表现为突然出现严重的呼吸困难、强迫体位、面色灰白、发绀、大汗、烦躁，同时频繁咳嗽、咳粉红色泡沫痰。严重的左心衰引起血液再分配时，肾血流量首先减少，出现少尿和肾功能受损症状。左心衰一般有心脏扩大及相对性二尖瓣关闭不全的反流性杂音、肺动脉瓣区第二心音亢进及第三心音或第四心音奔马律的体征，肺部听诊有湿啰音。

右心衰以体循环淤血为主要表现，胃肠道及肝淤血引起的腹胀、食欲缺乏、恶心、呕吐等是右心衰最常见的症状；肾脏淤血引起肾功能减退并出现为白天少尿、夜间多尿症状。此外，单纯的右心衰可引起轻度呼吸困难，主要是因为右心室增大限制左心室充盈，引起肺部淤血，二尖瓣狭窄发生右心衰时也会出现轻度呼吸困难。颈外静脉充盈是右心衰最早体征，肝颈静脉回流征阳性更具特征性，右心衰在短时间迅速加重，则会引起肝脏急剧增大，肝包膜被牵拉，出现淤血性肝大和压痛体征。水肿是右心衰最典型的体征，表现为始于身体低垂部位的对称性凹陷性水肿，也可表现为胸腔积液，以双侧多见，常以右侧为重。患者可因右心室显著扩大而出现三尖瓣关闭不全的反流性杂音。

左心衰继发右心衰而引起全心心衰时，因右心衰时右心排血量减少，因此以往的阵发性呼吸困难等肺淤血的症状反而减轻。扩张型心肌病等同时存在全心心衰者，肺淤血症状往往不严重，主要表现为左心衰心排血量减少的相关症状和体征。

（二）临床诊断

心力衰竭的诊断依赖于病史、体格检查、实验室检查、心脏影像学检查和功能检查。首先需要根据病史、体征、心电图、胸部X线片判断有无心衰的可能性；然后，通过脑钠肽检测和超声心动图结果明确是否存在心衰，再进一步确定心衰的病因和诱因；最后，还需评估病情的严重程度及预后，以及是否存在并发症及合并症。心衰患者的不良预后相关的参数有LVEF下降、脑钠肽持续升高、NYHA心功能分级恶化、低钠血症、运动峰值耗氧量减少、红细胞压积降低、QRS增宽、慢性低血压、静息心动过速、肾功能不全、不能耐受常规治疗、难治性容量超负荷等。

根据左心室射血分数（left ventricular ejection fraction，LVEF），心衰分为射血分数降低的心衰（heart failure with reduced ejection fraction，HFrEF）、射血分数保留的心衰（heart failure with preserved ejection fraction，HFpEF）和射血分数中间值的心衰（heart failure with mid-range ejection fraction，HFmrEF）（表2-1）。6分钟步行试验用于评定患者的运动耐力来反应心衰的严重程度。6分钟步行距离＜150m为重度心衰；150~450m为中度心衰；＞450m为轻度心衰。

心力衰竭的临床严重程度通常采用美国纽约心脏病学会（New York Heart Association，NYHA）的心功能分级方法：

Ⅰ级：心脏病患者日常活动量不受限制，一般活动不引起乏力、呼吸困难等心衰症状。

Ⅱ级：心脏病患者体力活动轻度受限，休息时无自觉症状，一般活动下可出现心衰症状。

Ⅲ级：心脏病患者体力活动明显受限，低于平时一般活动即可引起心衰症状。

Ⅳ级：心脏病患者不能从事任何体力活动，休息状态下也存在心衰症状，活动后加重。

表 2-1 心力衰竭的分类和诊断标准

诊断标准	HFrEF	HFmrEF	HFpEF
1	症状和（或）体征	症状和（或）体征	症状和（或）体征
2	LVEF < 40%	LVEF 40%~49%	LVEF > 50%
3		脑钠肽升高，并符合以下至少一条： （1）左心室肥厚或左心房扩大 （2）心脏舒张功能异常	脑钠肽升高，并符合以下至少一条： （1）左心室肥厚或左心房扩大 （2）心脏舒张功能异常
备注	随机临床试验主要纳入此类患者，有效的治疗已得到证实	此类患者临床特征、病理生理、治疗和预后尚不清楚	需要排除患者的症状是由非心脏疾病引起的，有效的治疗尚未明确

注：脑钠肽升高为脑钠肽（BNP）> 35ng/L 或 N 末端脑钠肽原（NT-pro BNP）> 125ng/L，心脏舒张功能异常指标见心力衰竭的诊断和评估中的经胸超声心动图部分

二、药物治疗目的和原则

（一）治疗目的

对心衰患者药物治疗的主要目的是防止和延缓心力衰竭的发生发展；药物治疗目的不仅是降低心衰患者危险因素，缓解临床症状，提高生活质量，更重要的是针对心肌重构的机制，防止和延缓心肌重构的发展，从而降低心衰患者的住院率和死亡率，延长患者的寿命，改善长期预后。

（二）药物治疗原则

1. 药物治疗原则　　心力衰竭是一种慢性进展性疾病，对于各种可致心功能受损的疾病如冠心病、高血压、糖尿病等，要早期进行药物干预，避免心衰的发生发展。有液体潴留证据的心衰患者均应使用利尿剂，利尿剂有效缓解心衰患者的呼吸困难及水肿，改善运动耐量。用 ACEI、ARB 或血管紧张素受体脑啡肽酶抑制剂（angiotensin receptor neprilysin inhibitor，ARNI）抑制肾素 – 血管紧张素系统、联合应用 β 受体拮抗剂及在特定患者中应用醛固酮受体拮抗剂的治疗策略，可以改善心室重构和心衰的远期预后，降低心衰的发病率和死亡率。心衰患者常合并多种疾病，包括冠心病、高血压、心脏瓣膜病等心血管疾病和糖尿病、慢性肺病、慢性肾病等非心血管疾病，这些疾病需尽早识别并进行评估，判断其与心衰预后的相关性，进行合理转诊或遵循相关指南进行治疗。

2. 选用药物治疗

（1）对所有新诊断的 HFrEF 患者应尽早使用 ACEI/ARB 和 β 受体拮抗剂（除非有禁忌证或不能耐受），有淤血症状和（或）体征的心衰患者应先使用利尿剂以减轻液体潴留。当患者处于淤血状态时，ACEI/ARB 耐受性更好；若患者无明显水肿而静息心率比较快时，β 受体拮抗剂耐受性会更好。部分 HFrEF 患者可同时给予小剂量 β 受体拮抗剂和 ACEI/ARB，并不存在哪种优先使用的问题，两药合用后可交替和逐步增加剂量，分别达到各自的目标剂量或最大耐受剂量。如患者对 ACEI/ARB 没有禁忌证，可积极考虑换用 ARNI。

（2）患者接受上述治疗后应进行临床评估，根据相应的临床情况选择以下治疗：

　1）若仍有症状，eGFR ≥ 30ml/（min·1.73m^2）、血钾 < 5.0mmol/L，推荐加用醛固酮受体拮抗剂；

　2）若 β 受体拮抗剂已达到目标剂量或最大耐受剂量，窦性心率 ≥ 70 次 / 分，LVEF ≤ 35%，可考虑加用伊伐布雷定；

　3）若符合心脏再同步化治疗 / 植入式心脏复律除颤器的适应证，应予推荐。以上治疗方法可联合使用，不分先后。

（3）若患者仍持续有症状，LVEF ≤ 40%，可考虑加用地高辛。

（4）经以上治疗后病情进展至终末期心衰的患者，根据病情选择心脏移植、姑息治疗、左心室辅助装置的治疗。优化药物过程中应根据用药指征（表 2-2）合理选择药物及起始剂量，逐渐滴定至各自的目标剂量或最大耐受剂量，以使患者最大获益，治疗中应注意监测患者症状、体征、肾功能和电解质等。

表 2-2　慢性 HFrEF 患者药物治疗推荐

药物	推荐
利尿剂	有液体潴留证据的心力衰竭患者均应使用利尿剂
ACEI	所有 HFrEF 患者均应使用，除非有禁忌证或不能耐受

药物	推荐
β受体拮抗剂	病情相对稳定的 HFrEF 患者均应使用，除非有禁忌证或不能耐受
醛固酮受体拮抗剂	LVEF ≤ 35%、使用 ACEI/ARB/ARNI 和 β 受体拮抗剂后仍有症状的慢性 HFrEF 患者；急性心肌梗死后 LVEF ≤ 40%，有心力衰竭症状或合并糖尿病的患者
ARB	不能耐受 ACEI 的 HFrEF 患者推荐用 ARB
ARNI	对于 NYHA 心功能 Ⅱ～Ⅲ级、有症状的 HFrEF 患者，若能够耐受 ACEI/ARB，推荐以 ARNI 替代
伊伐布雷定	LVEF ≤ 35% 的窦性心律患者，已使用 ACEI/ARB/ARNI、β 受体拮抗剂、醛固酮受体拮抗剂，β 受体拮抗剂已达到目标剂量或最大耐受剂量，心率仍 ≥ 70 次 / 分；窦性心律，心率 ≥ 70 次 / 分，对 β 受体拮抗剂禁忌或不能耐受的 HFrEF 患者
地高辛	应用利尿剂、ACEI/ARB/ARNI、β 受体拮抗剂、醛固酮受体拮抗剂后，仍持续有症状的 HFrEF 患者

注：HFrEF 为射血分数降低的心力衰竭，ACEI 为血管紧张素转换酶抑制剂，ARB 为血管紧张素 Ⅱ 受体拮抗剂，ARNI 为血管紧张素受体脑啡肽酶抑制剂，LVEF 为左心室射血分数，NYHA 为纽约心脏协会

三、心功能不全及心力衰竭的药物治疗研究进展

随着人口老龄化加剧，心衰的发病率和死亡率也在逐渐增加。心衰药物治疗的方向，从纠正血流动力学的强心、利尿、扩血管时代演变为神经内分泌拮抗剂的经典治疗方案，RAAS 拮抗剂 +β 受体拮抗剂 + 醛固酮受体拮抗剂成为心衰治疗的金标准。心衰的临床治疗策略仍在不断推进，目前已经进入了新格局时代，针对心力衰竭的药物治疗方面取得了新的进展，研究发现 ARNI 疗效优于 ACEI，可替代 ACEI 成为金标准新成员。另外几种新型降糖药或可成为心衰治疗新基石。

传统理论认为，治疗心衰的目的在于改善患者血流动力学与心脏生物学特性，但随着近年来医学研究的发展，普遍认为神经内分泌系统长期激活是导致患者心衰发展的主要病理基础，近年来抗心衰药物多以血管紧张素酶转化抑制剂及受体拮抗剂为主，其中血管紧张素受体脑啡肽酶抑制剂（ARNI）的代表性药物为沙库巴曲缬沙坦钠。沙库巴曲缬沙坦可以抑制脑钠肽、缓激肽等多种血管活性肽的降解，并可抑制 RAAS 活性，具有利尿、减轻心脏前负荷、舒张血管、降低外周血管阻力以及预防和逆转心脏重构等治疗作用。国内外指南均推荐 ARNI 作为 HFrEF 的治疗新基石（Ⅰ类），对于新诊断心衰患者和住院心衰患者即可起始 ARNI 一线治疗，在患者耐受的情况下，逐步滴定靶剂量，并维持长期治疗，以期逆转心脏重构。但在使用过程中，需注意高钾血症、肾功能损害、症状性低血压及血管性水肿等不良事件的发生，对于此类患者，主张从低剂量（25mg bid）开始使用，但对于因发生 ARNI 不良反应而采取低剂量治疗的有效性及安

全性目前尚未明确。

降糖药钠 – 葡萄糖共转运蛋白 2 抑制剂（SGLT2i）可降低 2 型糖尿病合并动脉粥样硬化性心血管疾病（ASCVD）和（或）糖尿病肾病（DKD）患者主要不良心血管事件的发生率，主要是可以降低心衰住院率和心血管死亡，而心肌梗死和卒中的发生率无明显降低。目前 SGLT2i 主要有恩格列净（Empagliflozin）、卡格列净（Canagliflozin）达格列净（Dapagliflozin）和埃格列净（Ertugliflozin）被广泛使用，并相继公布了各自的心血管结局试验结果。2019 年，欧洲心脏病学会（ESC）/ 欧洲糖尿病学会（EASD）指南推荐合并 ASCVD 或心血管高危 / 极高危（靶器官损害或多重危险因素）的 T2DM 患者将 SGLT2i 作为一线降糖治疗（Ⅰ类，A 级）。在 2021 年 ESC 发布的心血管疾病预防临床指南中，心衰治疗方案首次从既往的"金三角"转变为"四驾马车"（ARNI，β 受体拮抗剂，MRA，SGLT2i）。

此外，降糖药 GLP-1RA 中利拉鲁肽、司美格鲁肽和度拉糖肽可以降低 2 型糖尿病合并 ASCVD 患者主要不良心血管事件（major adverse cardiovascalar events，MACE）的发生率，改善肾脏复合终点。《ACC 应用新型降糖药物降低 2 型糖尿病患者心血管风险决策路径专家共识》指出，除 2 型糖尿病合并 ASCVD 之外，心衰、DKD 或其他 ASCVD 高危因素也应考虑使用 SGLT2i 或 GLP-1RA。

维立西呱是一种新型口服可溶性鸟苷酸环化酶（sGC）激动剂，通过增加 cGMP 生成来治疗心衰，有望成为心衰治疗的新靶点。在 2021 年 ESC 发布的心衰诊疗指南中指出，维立西呱可考虑用于 NYHA Ⅱ～Ⅳ级、接受标准治疗基础上仍有心衰进展的 HFrEF 患者（Ⅱb 类，B 级）。维立西呱给心衰患者带来的获益显著，或许有望成为心衰标准治疗上的另一重要补充药物。

非甾体类盐皮质激素受体拮抗剂帮助心衰患者改善肾功能与氨基末端脑钠肽前体水平，还可有效降低收缩压及舒张压。此外非甾体类盐皮质激素受体拮抗剂还可降低患者的死亡率与再住院率，与依普利酮的临床作用相近，更适用于心衰合并糖尿病肾病的患者。

抗心衰新药发展日新月异，心力衰竭的药物治疗逐渐向多靶点、多种作用机制迈进，心力衰竭治疗将更加多元化、个体化，未来仍需深入疾病的病理生理机制，探索更多更有针对性药物治疗手段，从而改善患者的预后。

第二节　临床药物治疗案例分析

一、慢性心力衰竭急性加重患者药物治疗案例分析

📖 病历摘要

患者，女性，73 岁。

主诉：夜间呼吸困难一周。

现病史：患者一周前出现喘气，活动时呼吸困难，逐渐夜间不能平卧，伴腹泻，每天1次以上，无心慌胸闷、腹痛、发热等不适。于当地医院住院治疗，治疗效果欠佳，为求进一步诊治，遂于我院急诊就诊，急诊以"喘气待查"收入。自起病以来，患者精神、睡眠欠佳，食欲差，小便正常，体重无明显变化。

既往史：既往有高血压病史，口服氨氯地平，自诉控制可。既往陈旧性心肌梗死，PCI术病史。否认糖尿病，否认结核传染病病史，否认外伤史，否认药物、食物过敏史，否认输血史。

个人史：生于原籍，久居本地，无疫区、疫情、疫水接触史，无有毒物质接触史，无吸毒史，无抽烟酗酒史。

婚姻史：25岁结婚，育有4子。

家族史：不详。

入院诊断：

1. 慢性心衰急性加重（心功能Ⅳ级）；

2. 冠心病（陈旧性前壁心肌梗死、PCI术后）；

3. 高血压3级（极高危）；

4. 轻度贫血；

5. 低蛋白血症；

6. 肾功能异常；

7. 高尿酸血症；

8. 肺部感染。

诊断依据：

1. 夜间呼吸困难一周。

2. 既往史 既往有高血压病史，2002年有子宫内膜癌及直肠癌病史，化疗治疗后，具体不详，现有直肠阴道瘘。

3. 查体 双下肢轻度水肿。

4. 辅助检查。

ᎧᎧ 治疗经过及用药分析

患者入院后积极完善相关检查，同时给予控制血压、改善心功能等药物治疗。药物治疗方案见表2-3。

入院后3h，患者解大小便时突发胸闷、喘气不适，端坐呼吸，氧饱和度下降至85%左右，考虑心衰急性发作，立即予以吗啡5mg静脉注射，加用利尿剂，效果不佳，改用无创呼吸机辅助通气后胸闷喘气症状逐渐缓解，伴恶心呕吐，予以甲氧氯普胺肌内注射，加强护胃治疗。

表 2-3　药物治疗方案

药物名称	剂量（单位）	给药途径	频次
阿司匹林肠溶片	0.1g	口服	qd
阿托伐他汀钙片	20mg	口服	qn
螺内酯片	20mg	口服	qd
尿毒清颗粒	5g	口服	tid
氯化钾缓释片	1g	口服	bid
达格列净片	10mg	口服	qd
沙库巴曲缬沙坦钠片	50mg	口服	bid
泮托拉唑片	40mg	口服	qd
0.9% 氯化钠注射液	100ml	静脉滴注	q12h 首日 2 次
注射用盐酸头孢替安	2g	静脉滴注	q12h 首日 2 次
灭菌注射用水	1ml	皮下注射	qd 首日 1 次
注射用那屈肝素钙	3075AXaIU	皮下注射	qd 首日 1 次
0.9% 氯化钠注射液	10ml	静脉注射	bid
注射用呋塞米	20mg	静脉注射	bid
0.9% 氯化钠注射液	50ml	静注泵	3ml/h once
注射用重组人脑利钠肽	0.5mg	静注泵	3ml/h once
0.9% 氯化钠注射液	50ml	静注泵	5ml/h once
盐酸多巴胺注射液	20mg	静注泵	5ml/h once
注射用呋塞米	40mg	静注泵	5ml/h once
盐酸甲氧氯普胺注射液	1ml	肌内注射	once

◎ 初始治疗方案分析

考虑患者慢性心衰的急性发作，行镇静（吗啡）、利尿（呋塞米、螺内酯、重组人脑利钠肽）、止吐（盐酸甲氧氯普胺）、升压（多巴胺）、抗栓（注射用那屈肝素钙）、抑酸护胃（泮托拉唑）治疗、扩张冠脉血管（硝酸甘油注射液）、抗血小板聚集（阿司匹林、硫酸氢氯吡格雷片）、抗感染（头孢替安）治疗，改善心肌重构（沙库巴曲缬沙坦、达格列净），改善循环（注射用丹参多酚酸盐），患者病情平定。

纵观初始治疗方案，药物的选择合理有效，用法用量正确。

◎ **初始药物治疗监护要点**

（1）患者应用重组人脑利钠肽、呋塞米、螺内酯等改善心功能时，注意监测血压情况，随时监测患者的血压和心率，血压不低于 90/60mmHg，心率不低于 55 次 / 分，随时调整降压药物和药物的剂量。

（2）注意监测患者血电解质水平。

入院第 2 天：患者呼吸较前缓解，查体：神志清，精神可，体温 36.4℃，脉搏 84 次 / 分，呼吸 17 次 / 分，血压 140/82mmHg，心率 84 次 / 分，律齐，各瓣膜听诊区未闻及病理性杂音。双下肢不肿。患者目前症状缓解，提示治疗有效，继续给予预防、改善心室重构，减轻心脏负荷，强心、利尿等药物治疗。注意患者病情变化。

辅助检查：心电图：①窦性心律；②心电轴重度左偏；③左前分支阻滞；④胸前导联 R 波上升不良；⑤ ST–T 改变；⑥ Q–Tc 间期延长。血气 9 项；二氧化碳分压 32mmHg、碳酸氢盐 21.20mmol/L、二氧化碳总量 22.20mmol/L、游离钙 0.85mmol/L、红细胞比积 32/L、血红蛋白 109g/L；脑钠肽前体测定（pro BNP）：氨基末端脑钠肽前体 6374pg/ml；血常规 +hs–CRP+SAA：淋巴细胞 %17.70%，单核细胞 10.20%；血生化：预估肾小球滤过率 48.70ml/min、乳酸脱氢酶 304U/L。

◎ **用药调整**

停止硝酸甘油输液泵；停止多巴胺泵。

◎ **用药监护要点**

注意监测患者血电解质水平情况。该患者未发生相关用药不良反应。

入院第 3 天：患者病情平稳，查体：神志清，精神可。血压 110/70mmHg，律齐，双下肢无浮肿。继续预防、改善心室重构，减轻心脏负荷，强心、利尿等药物治疗。复查脑钠肽、血常规、血气、血生化；转入到普通病房。

辅助检查：放射床旁射片加收，放射胸部正片 DR：①考虑双肺炎症，建议复查；②主动脉壁钙化；③心影明显增大。超声 – 胸水探查及定位：双侧胸腔积液。肝胆脾胰彩超：未见异常；双肾超声：双肾体积缩小；超声心动图：冠心 PCI 术后；符合广泛左室前壁心梗声像图改变、心功能减低心包腔积液；血气正常；继续当前治疗不变，临床继续观察。

◎ **无用药调整**

◎ **用药监护要点**

注意监测患者血电解质水平情况，该患者未发生相关用药不良反应。

入院第 6 天：患者未诉不适，一般情况尚可。查体：血压 140/83mmHg，神志清楚，精神可，心率70次/分，律齐，各瓣膜听诊区未闻及病理性杂音。腹软，无压痛、反跳痛，肝脾肋下未触及。双下肢不肿。患者目前病情稳定，症状缓解。

辅助检查：再次复查血常规、血生化、血气正常，脑钠肽1696.0pg/ml。

◎ 用药调整

患者病情好转，继续予以抗血小板聚集、调脂、护胃、改善循环、利尿等药物治疗。

◎ 用药监护要点

注意监测患者血电解质水平情况。该患者未发生相关用药不良反应。

入院第9天：患者未诉不适，一般情况尚可。查体：血压130/73mmHg，神志清楚，精神可，心率64次/分，律齐，各瓣膜听诊区未闻及病理性杂音。腹软，无压痛、反跳痛，肝脾肋下未触及。双下肢不肿。患者目前病情稳定，症状缓解。复查血常规、血生化等正常，脑钠肽：675pg/ml。应患者要求拟于当日办理出院。

◎ 出院诊断

①慢性心功能不全心功能Ⅳ级（NYHA分级）；②冠心病陈旧性广泛前壁心肌梗死PCI术后；③高血压3级（极高危）；④子宫内膜癌个人史，直肠癌个人史；⑤乙肝小三阳；⑥轻度贫血；⑦低蛋白血症；⑧肾功能异常；⑨高尿酸血症；⑩肺部感染。

出院教育

1.注意休息，低盐低脂饮食，戒烟限酒，适当运动，控制体重。

2.监测心率、血压、心率、血糖，一个月后门诊复查血常规、肝肾功能、血糖、血脂、肌酸激酶、心电图和心脏彩超，根据化验结果适当调整药物；以后定期门诊随诊。

3.非心脏专科疾病，建议到专科门诊就诊并随诊。

4.注意有无皮肤黏膜部位、大小便等出血，如有出血情况需咨询医师。

5.如有不适，随时就诊。

◎ 出院带药

见表2-4。

表2-4　患者出院时所带药物

药品名称	剂量(单位)	用法	注意事项
阿司匹林肠溶片	0.1g	每日1次，每次1片	长期服用，注意有无口腔出血、黑便

续表

药品名称	剂量（单位）	用法	注意事项
硫酸氢氯吡格雷片	75mg	每日 1 次，每次 1 片	至少服用至 PCI 术后 1 年
阿托伐他汀钙片	20mg	每晚口服 1 片	长期服用，定期检测肝肾功能、血脂
沙库巴曲缬沙坦钠片	100mg	每日 2 次，每次半片	应坚持长期服用，根据血压，心率调整用药
琥珀酸美托洛尔缓释片	47.5mg	每日 1 次，每次半片	监测血压、心率。心率低于 55 次 / 分时应考虑减量
盐酸伊伐布雷定片		每日 2 次，每次半片	
地高辛片		每日半片	定期复查地高辛浓度，如有黄视、胃肠道症状时请及时停药就医
达格列净片		每日 1 片	
呋塞米片		每日 1 次，每次 1 片	定期复查血电解质水平
螺内酯片	20mg	每日 1 次，每次 1 片	定期复查血电解质水平
氯化钾缓释片		每日 2 次，每次 2 片	根据血钾进行相关调整
尿毒清颗粒		每日 3 次，每次 1 包	根据肾功能调整
雷贝拉唑	10mg	每日 1 次，每次 1 片	服用 1 个月后根据胃部症状调整

◎ 治疗总结

1.治疗过程分析 患者，女性，73 岁，因"夜间呼吸困难 1 周"入院，综合分析病史、临床表现及辅助检查，初步诊断为"心功能Ⅳ级和扩张性心肌病"。患者入院后完善相关检查，给予抗血小板聚集、调脂、护胃、改善循环、利尿等药物治疗。患者症状缓解，病情好转出院。

整个治疗过程，患者的治疗药物的使用遵循临床诊断，与之相适应。药物用法用量、疗程以及停药、换药合理，有效地保证了患者的治疗效果，避免了不良反应的发生。但临床药师认为入院开始使用营养心肌代谢的药物，其必要性有待商榷。

2.药师在本次治疗中参与的药物治疗工作 药师对患者进行了全程监护；对患者进行用药教育，提高了患者用药依从性。在患者住院期间具体参与的药物治疗工作有：嘱患者应卧床休息，低盐低脂饮食，注意休息，避免劳累、受凉、情绪激动，监测血压、心率。

全程监护患者服用的一些药物（螺内酯片、呋塞米片、盐酸胺碘酮片、托伐普坦片、氯化钾缓释片、艾司唑仑片等）期间，无不良反应发生。向患者交代相关药物的服用方法。密切监测患者心率、血压、血电解质等指标。

3.药物不良反应及药物相互作用分析 患者在整个药物治疗过程中未发现明显的药物相互作用和不良反应等药物相关性不良事件。

二、急性左心衰患者药物治疗案例分析

📋 病历摘要

患者，男性，32岁。

主诉：胸闷气促20余天。

现病史：患者近20天来，感胸闷气促不适，伴咳嗽咳痰，偶有痰中带血。偶有心慌，无胸痛、头晕、恶心、呕吐等症状。今急诊来院，急诊心脏彩超示：左心大、左室收缩功能显著减低，左室舒张功能减低，少量心包积液，LVEF 25%。NT-pro BNP 10066pg/ml，胸部CT示：右肺上叶及中叶感染性病变，心影稍增大，心包、双侧胸腔少许积液，甲状腺改变。以"肺部感染心功能不全"收入CCU。

既往史：高血压病史10年，未予诊治。曾行胆囊切除术。否认糖尿病病史，否认药物过敏史，否认肝炎结核病史。

个人史：生于原籍，久居本地，无疫区、疫情、疫水接触史，无有毒物质接触史，无吸毒史，吸烟史10年，平均每天10支，未戒烟。

婚姻史：25岁结婚，育有3子。

家族史：无。

入院诊断：

1. 心脏扩大原因待查扩张型心脏病。

2. 急性左心衰、急性心功能不全、心包积液。

3. 肺部感染。

4. 高血压病。

诊断依据：

1. 胸闷气促20余天。

2. 既往高血压病史10年，未予诊治。

3. 查体：血压147/107mmHg双肺呼吸音粗，可闻及奔马律。

4. 辅助检查：急诊心脏彩超示：左心大、左室收缩功能显著减低，左室舒张功能减低，少量心包积液，LVEF 25%。NT-pro BNP 10066pg/ml。胸部CT示：右肺上叶及中叶感染性病变，心影稍增大，心包、双侧胸腔少许积液，甲状腺改变。

💊 治疗经过及用药分析

患者入院后积极完善相关检查，低盐低脂饮食，心电监护、面罩吸氧；同时给予抗感染、护胃、利尿、抗凝、控制血压、改善心肌缺血、改善心功能、转复心律等药物治疗。药物治疗方案见表 2-5。

表 2-5　初始治疗方案

药品名称	剂量（单位）	给药途径	频次
氯化钾缓释片	1g	口服	tid6
盐酸胺碘酮片	1 片	口服	tid6
呋塞米片	20mg	口服	qd
螺内酯片	20mg	口服	qd
沙库巴曲缬沙坦钠片	50mg	口服	q12h1
灭菌注射水	1ml	皮下注射	q12h4　首日 1 次
注射用那屈肝素钙	3075AxaIU	皮下注射	q12h4　首日 1 次
0.9% 氯化钠注射液	100ml	静脉滴注	q12h1
头孢他啶	2g	静脉滴注	q12h1
0.9% 氯化钠注射液	100ml	静脉滴注	qd
雷贝拉唑钠	20mg	静脉滴注	qd
0.9% 氯化钠注射液	10ml	静脉滴注	
注射用呋塞米	20mg	静脉滴注	
去乙酰毛花苷注射液	0.2mg	静脉滴注	once
0.9% 氯化钠注射液	50ml	静注泵	4ml/h
注射用重组人脑利钠肽	0.5mg	静注泵	
0.9% 氯化钠注射液	50ml	静注泵	2ml/h
盐酸艾司洛尔注射液	1000mg	静注泵	

◎ **初始治疗方案分析**

患者以"胸闷气促 20 余天"主诉入院，给予强心、利尿等处理。《2018 中国心力衰竭诊断和治疗指南》中指出，螺内酯可使 NYHA Ⅲ～Ⅳ级心衰患者显著获益。同时，螺内酯具有保钾利尿作用，保障心衰患者利尿时的血钾水平。呋塞米适用于有明显液体潴留或伴有肾功能受损的患者。患者有双下肢水肿，即存在液体潴留，有应用呋塞米的指征。洋地黄类药物去乙酰毛花苷可以抑制心肌细胞膜 Na^+-K^+-ATP 酶活性，使心肌细胞膜内外 Na^+-K^+ 主动偶联转运受损，Na^+-Ca^{2+} 交换活跃，心肌细胞内 Ca^{2+} 浓度增高，激动心肌收缩蛋白从而增加心肌收缩力，使衰竭心脏心输出量增加，血流动力学状态改善，同时，对于心衰伴快速心室率患者，可减慢心室率。抗感染，感染是诱发心力衰竭第一要素，所以使用头孢他啶。使用重组人脑利钠肽有利尿改善心功能作用；沙库巴曲缬沙坦钠片可改善远期预后。

◎ 初始药物治疗监护要点

（1）患者应用重组人脑利钠肽、艾司洛尔、呋塞米、螺内酯等改善心功能时，注意监测血压情况，随时监测患者的血压和心率，血压不低于 90/60mmHg，心率不低于55 次 / 分，随时调整降压药物和药物的剂量。

（2）注意监测患者血电解质水平。

入院第 2 天：患者诉胸闷症状较前缓解。查体：神志清，精神可，体温 36.2℃，脉搏 80 次 / 分，呼吸 19 次 / 分，血压 100/70mmHg，心率 100 次 / 分，律齐，各瓣膜听诊区未闻及病理性杂音。双下肢不肿。患者目前症状缓解，提示治疗有效，继续给予预防、改善心肌重构，减轻心脏负荷，强心、利尿等药物治疗。注意患者病情变化。

辅助检查：血常规：血小板总数 3.84×10^9/L、血小板比积 0.36%、白细胞总数 10.43×10^9/L、中性粒细胞绝对值 6.96×10^9/L。脑钠肽 10656.0pg/ml，考虑心衰，给予利尿强心治疗。急诊生化示心梗三项无异常。血气 9 项；氧分压 203.00mmHg，二氧化碳分压 32.00mmHg，氧饱和度 100.00%；碳酸氢盐 20.30mmol/L，标准碳酸氢盐 22.40mmol/L，二氧化碳总量 21.30mmol/L，碱剩余 –3.3mmol/L，游离钙 0.72mmol/L；血生化、粪便常规、尿液分析、胰岛素：正常。心电图：①窦性心动过速；②心电轴左偏；③部分导联 T 波改变。心脏彩超示 LVEF=30%，左心大，左室壁普遍运动减低以前壁为甚、左室心尖部局限性膨出（室壁瘤？）、左室收缩功能减低，舒张功能减低 I 级、心包腔积液。

◎ 用药调整

考虑冠状动脉粥样硬化，加入硫酸氢氯吡格雷片、阿托伐他汀钙片。增加药物见表2-6。

表 2-6　增加药物

药品名称	剂量（单位）	给药途径	频次
硫酸氢氯吡格雷片	75mg	口服	qd
阿托伐他汀钙片	20mg	口服	qn

◎ 用药监护要点

注意监测患者血电解质水平情况。该患者未发生相关用药不良反应。

入院第 3 天：患者病情平稳，查体：神志清，精神可。血压 124/80mmHg，心率100 次 / 分，律齐，双下肢无浮肿。继续预防、改善心室重构，减轻心脏负荷，强心、利尿等药物治疗。复查脑钠肽、血常规、血气、血生化；转入到普通病房。

辅助检查：无。

◎ **用药调整**

琥珀酸美托洛尔缓释片 23.75mg 口服 qd。

美托洛尔是一种选择性的 β_1 受体拮抗剂。其对心脏 β_1 受体产生作用所需剂量低于其对外周血管和支气管上的 β_2 受体产生作用所需剂量。美托洛尔的治疗可减弱与生理和心理负荷有关的儿茶酚胺的作用，降低心率、心排出量及血压。该患者目前血压控制可，但心率偏快，故给予 β 受体拮抗剂减慢心率。该药物从小剂量给药，注意监测心率变化。

◎ **用药监护要点**

（1）心率 100 次 / 分，血压 133/98mmHg。

（2）注意监测患者血电解质水平情况。该患者未发生相关用药不良反应。

入院第 4 天：患者病情平稳，未诉特殊不适。查体：血压 110/73mmHg，神志清楚，精神可，心率 88 次 / 分，律齐，各瓣膜听诊区未闻及病理性杂音。腹软，无压痛、反跳痛，肝脾肋下未触及。双下肢不肿。患者目前病情稳定，症状缓解。

辅助检查：复查血常规、血生化、血气正常，脑钠肽：773.0pg/ml。

◎ **用药调整**

患者病情初步稳定，停止使用艾司洛尔、重组人脑利钠肽、去乙酰毛花苷。

患者目前病情稳定。美托洛尔是一种选择性的 β_1 受体拮抗剂。其对心脏 β_1 受体产生作用所需剂量低于其对外周血管和支气管上的 β_2 受体产生作用所需剂量。美托洛尔的治疗可减弱与生理和心理负荷有关的儿茶酚胺的作用，降低心率、心排出量及血压。该患者目前血压控制可，但心率偏快，故给予 β 受体拮抗剂减慢心率。该药物从小剂量给药，注意监测心率变化。并能够提高患者远期预后

◎ **用药监护要点**

注意监测患者血电解质水平情况。该患者未发生相关用药不良反应。

入院第 7 天：患者病情平稳，未诉特殊不适。查体：血压 140/83mmHg，神志清楚，精神可，心率 70 次 / 分，律齐，各瓣膜听诊区未闻及病理性杂音。腹软，无压痛、反跳痛，肝脾肋下未触及。双下肢不肿。患者目前病情稳定，症状缓解。

辅助检查：再次复查血常规、血生化、血气正常，脑钠肽：809.0pg/ml。胸痛三联示：（1）左冠状动脉前降支中段钙化型斑块，管腔约轻微狭窄；（2）考虑左心房憩室。（3）胸主动脉未见异常；（4）肺动脉未见确切栓塞征象；（5）心包积液、胆囊术后、左侧肾上腺结节。腺瘤可能；（6）余胸部及甲状腺病变。应患者要求拟于当日办理出院。

◎ **出院诊断**

（1）扩张型心肌病、急性心力衰竭、心包积液；（2）冠状动脉粥样硬化斑块左心房憩室；（3）高血压3级（极高危）；（4）肾上腺肿瘤；（5）甲状腺结节；（6）脂肪肝。

出院教育

1. 低盐低脂饮食，控制情绪，保持心情舒畅。避免劳累、感染、情绪激动。

2. 注意监测血压、心率，1个月、3个月、6个月复查肝肾功能、电解质、血脂、心电图、心脏超声等检查。

3. 建议泌尿外科随诊肾上腺结节，乳甲外科就诊甲状腺疾病，余非心内科疾病建议专科就诊。

4. 注意皮肤、黏膜、大小便有无出血情况，有无胃痛、黑便，有无肌肉疼痛。

◎ **出院带药**

见表2-7。

表2-7 患者出院带药

药物名称	用量	用法	注意事项
氯吡格雷片	75mg	每日1次	长期服用，注意有无口腔出血、黑便
阿托伐他汀片	20mg	每日1次（6pm）	长期服用，定期检测肝肾功能、血脂
地高辛片	0.125mg	每日1次	定期复查地高辛浓度，如有黄视、胃肠道症状时请及时停药就医
胺碘酮片	0.2g	每日1次	门诊检测甲状腺功能及胸部X线片
美托洛尔缓释片	47.5mg	每日1次（6am）	监测血压、心率。心率低于55次/分时应考虑减量
沙库巴曲缬沙坦片	50mg	每日2次（6am、4pm）	应坚持长期服用，根据血压，心率调整用药
螺内酯片	20mg	每日1次	定期复查血电解质水平
氢氯噻嗪片	20mg	每日1次（6am）	定期复查血电解质水平

治疗总结

1.治疗过程分析 患者，男性，32岁，因"胸闷气促20余天"入院，综合分析病史、临床表现及辅助检查，初步诊断为"①心脏扩大原因待查扩张型心脏病？②急性左心衰急性心功能不全、心包积液；③呼吸衰竭、肺部感染；④高血压病"。

患者入院后完善相关检查，给予呋塞米、螺内酯利尿，去乙酰毛花苷强心治疗，缬沙坦、硝苯地平、氨氯地平、氢氯噻嗪等降压治疗；艾司洛尔、美托洛尔控制心率，抗心肌缺血治疗。患者症状缓解，病情好转出院。

整个治疗过程，患者的治疗药物的使用遵循临床诊断，与之相适应。药物用法用量、疗程以及停药、换药合理，有效地保证了患者的治疗效果，避免了不良反应的发生。

2. 药师在本次治疗中参与的药物治疗工作 在治疗过程中，药师对患者进行了全程监护。对患者进行用药教育，提高了患者用药依从性。在患者住院期间具体参与的药物治疗工作有：嘱患者应卧床休息，低盐低脂饮食，注意休息，避免劳累、受凉、情绪激动，监测血压、心率。

全程监护患者服用一些药物（呋塞米、螺内酯、胺碘酮片、沙库巴曲缬沙坦片、地高辛片、美托洛尔等）期间，在院期间无不良反应发生。向患者交代相关药物的服用方法。密切监测患者心率、血压、血电解质等指标。

3. 药物不良反应及药物相互作用分析 患者在整个药物治疗过程中未发现明显的药物相互作用和不良反应等药物相关性不良事件。

三、急性心力衰竭合并心梗及高血压患者药物治疗案例分析

病历摘要

患者，男性，52 岁。

主诉：胸闷气短 3 天，加重 1 天。

现病史：患者 3 天前开始出现夜间阵发性胸闷、气喘，坐位可缓解，无咳嗽、咳痰、心慌、胸痛等不适，1 天前上诉症状加重，胸闷气喘坐位不可缓解，遂到我院急诊行相关检查：心梗三项"CKMB 1.6ng/ml，MYO 103ng/ml，TnI ＜ 0.05ng/ml"，心电图示"显著 ST 压低"，给予利尿、护胃、抗感染等治疗后，以"胸闷待查"收入。起病以来，患者精神、睡眠、饮食一般，大小便正常，体力体重无明显改变。

既往史：2018 年确诊高血压病，最高血压 182/98mmHg，自诉服用"硝苯地平"降压治疗，血压控制不佳；慢性乙型病毒型肝炎史；2019 年 5 月脑梗史；1 年前因急性心肌梗死行 PCI 术，其住院期间超声心动图提示："心脏扩大，心脏瓣膜病，二尖瓣重度反流"；否认糖尿病等，否认结核传染病病史，否认外伤史，否认药物、食物过敏史，否认输血史。

个人史：生于武汉，久居本地，无疫区、疫情、疫水接触史，无有毒物质接触史，无吸毒史，吸烟史 10 年，平均每天 10 支，已戒烟 3 年。

婚姻史：25 岁结婚，育有 1 子。

家族史：无异常。

入院诊断：

1. 急性心力衰竭（心功能Ⅳ级）；

2. 冠心病（陈旧性心肌梗死、心肌梗死 PCI 术后）；

3. 高血压 3 级（极高危）；

4. 脑梗；

5. 慢性乙型病毒性肝炎。

诊断依据：

1. 胸闷气短 3 天，加重 1 天，急诊检查提示：心梗三项"CKMB 1.6ng/ml，MYO 103ng/ml，TnI < 0.05ng/ml"，心电图示"显著 ST 压低"。

2. 根据既往检查、检验结果可以确定诊断。

3. 查体：P 87 次/分，BP 126/72mmHg。精神不振，双下肺湿啰音，双下肢重度凹陷性水肿。

4. 辅助检查：心电图：①窦性心动过速；②心电轴正常；③左房异常；④部分导联 ST 段压低。

治疗经过及用药分析

患者入院后积极完善相关检查，同时给予低流量吸氧、抗感染、平喘、利尿消肿、改善循环、降压等对症支持治疗。药物治疗方案见表 2-8。

表 2-8　初始药物治疗方案

药品名称	剂量（单位）	给药途径	频次
阿司匹林肠溶片	0.1mg	口服	qd
硫酸氯吡格雷片	75mg	口服	qd
呋塞米片	20mg	口服	qd
螺内酯片	20mg	口服	qd
阿托伐他汀片	20mg	口服	qn
0.9% 氯化钠注射液 注射用丹参多酚酸盐	250ml 50mg	静脉注射	qd
氯化钾缓释片	1g	口服	bid
0.9% 氯化钠注射液 注射用艾普拉唑钠	100ml 10mg	静脉注射	qd

药品名称	剂量（单位）	给药途径	频次
0.9% 氯化钠注射液 注射用呋塞米	10ml 20mg	静脉注射	once
0.9% 氯化钠注射液 硝酸甘油注射液	50ml 2ml	微量泵泵入	once

◎ **初始治疗方案分析**

（1）患者以"活动后喘息、胸闷伴全身水肿 3 天"主诉入院，给予低流量吸氧、抗感染、平喘、利尿消肿、改善循环、降压等处理。《2018 年中国心力衰竭诊断和治疗指南》中指出，呋塞米适用于有明显液体潴留或伴有肾功能受损的患者。患者有双下肢重度水肿，即存在液体潴留，有应用呋塞米的指征。螺内酯可使 NYHA Ⅲ ~ Ⅳ级心衰患者显著获益。同时，螺内酯具有保钾利尿作用，再予以辅助补钾，保障心衰患者利尿时的血钾水平。

（2）患者有心肌梗死病史，在家长期服用阿司匹林肠溶片、氯吡格雷、阿托伐他汀。阿司匹林有抑制血小板聚集的作用：通过抑制血小板的环氧化酶，使由环氧酶催化而产生的血栓素 A2（TXA2）生成减少，TXA2 在体内能加速血小板聚集，小剂量阿司匹林以抑制 TXA2 为主，所以具有较强的抑制血小板聚集、抗血栓形成的作用。阿司匹林在大剂量使用时还具有抑制前列腺素（PGI2）的生成，同时兼具促进血小板的聚集和血栓形成的作用。氯吡格雷是前体药物，其代谢产物之一是血小板聚集抑制剂，可抑制血小板聚集。临床实验表明对于冠心病或冠心病等急危重症（如心肌梗死后、糖尿病、动脉粥样硬化性疾病等）合并高胆固醇血症或混合型血脂异常的患者，阿托伐他汀可以显著降低非致死性心肌梗死的风险，同时降低致死性和非致死性卒中的风险。

（3）患者目前检查、检验结果提示急性心衰合并心肌梗死，为患者加用硝酸甘油的原因为：硝酸甘油能降低血管 / 平滑肌张力，对静脉容量血管的这种作用比动脉血管显著，减少静脉回心血量而降低心脏充盈压力。心脏充盈压力的下降可减少左室舒张末期容积和前负荷，从而显著降低心肌耗氧量。另外，硝酸甘油尚可降低全身血管阻力、肺血管和动脉血管压力，从而降低后负荷。硝酸甘油使血流沿心外膜到心内膜的侧支血管床重新分布，从而改善心肌供氧。对于不稳定型心绞痛，用 β 受体拮抗剂和舌下含硝酸盐制剂无效时，可以用本品治疗。

（4）营养心肌治疗：给予患者丹参多酚酸盐静脉滴注，该药有活血、化瘀、通脉的作用，用于冠心病稳定型心绞痛，可改善心肌缺血，增加心排血量。

纵观初始治疗方案，药物的选择合理有效，用法用量正确。但药师认为入院开始使用营养心肌代谢药物的必要性有待商榷。

◎ 初始药物治疗监护要点

（1）随时监测患者的血压和心率，血压不低于 90/60mmHg，心率不低于 55 次 / 分，根据患者病情随时调整药物和药物的剂量。

（2）注意监测患者血电解质水平和心梗指标。

入院第 2 天：患者诉胸闷症状较前稍缓解，查体：神志清，精神不振，体温 36.2℃，脉搏 100 次 / 分，呼吸 18 次 / 分，血压 125/95mmHg，心率 100 次 / 分，律齐，各瓣膜听诊区未闻及病理性杂音，双下肢浮肿。继续给予控制血压、强心、利尿等药物治疗。注意患者病情变化。

辅助检查：血常规：血小板总数 $201 \times 10^9/L$、血小板比积 0.2%、白细胞总数 $6.48 \times 10^9/L$、中性粒细胞绝对值 $4.83 \times 10^9/L$。DIC 系列：D- 二聚体 1.78mg/L，考虑有微血栓形成，有血栓倾向，给予抗血小板凝集治疗。脑钠肽 25441pg/ml，考虑心衰，给予利尿、强心治疗。生化指标示钾 3.53mmol/L、尿素 13.22mmol/L。心梗三项超敏肌钙蛋白 0.043，提示患者有心梗可能。

◎ 用药调整

增加药物见表 2-9，停止使用药物见表 2-10。

表 2-9　增加药物

药品名称	剂量（单位）	给药途径	频次
0.9% 氯化钠注射液 乙酰半胱氨酸注射液	100ml 20ml	静脉滴注	qd
0.9% 氯化钠注射液 注射用呋塞米	10ml 20mg	静脉注射	qd
氯化钾缓释片	1g	口服	tid

表 2-10　停用药物

药品名称	剂量（单位）	给药途径	频次
0.9% 氯化钠注射液 硝酸甘油注射液	50ml 2ml	微量泵泵入	once

（1）患者既往慢性乙肝，肝功能较差，在综合治疗基础上用阿斯欣泰可预防造影剂后肝衰竭，降低胆红素、提高凝血酶原活动度。

（2）患者 BNP 25441pg/ml，给予利尿、强心治疗。呋塞米主要通过抑制肾小管髓袢厚壁段对氯化钠的主动重吸收，结果管腔液 Na^+、Cl^- 浓度升高，而髓质间液 Na^+、Cl^- 浓度降低，使渗透压梯度差降低，肾小管浓缩功能下降，从而导致水、Na^+、Cl^- 排泄增多。该药物可用于控制血压，并有减轻循环血量的作用，进而改善心功能。

（3）患者急查血钾为 3.53mmol/L，给予氯化钾缓释片口服，将氯化钾缓释片由 1g bid 改为 1g tid。

◎ 用药监护要点

（1）心率 78 次 / 分，血压 140/78mmHg。

（2）注意监测患者血电解质水平情况。该患者未发生相关用药不良反应。

入院第 3 天：患者病情平稳。查体：神志清，精神不振。体温 36.0℃，脉搏 76 次 / 分，呼吸 18 次 / 分，血压 125/95mmHg，心率 76 次 / 分，律齐，双下肢浮肿。患者目前症状缓解，提示治疗有效，继续给予控制血压，预防、改善心室重构，减轻心脏负荷，强心、利尿等药物治疗。

辅助检查：脑钠肽 6280pg/ml，钾 3.35mmol/L。肝胆胰脾肾彩超：未见明显异常。心脏彩超：左心大、左室多节段室壁运动减低、左室收缩功能明显减低，左室舒张功能 Ⅲ 级，心包腔少量积液。

◎ 用药调整

增加药物见表 2-11。

表 2-11 增加药物

药品名称	剂量（单位）	给药途径	频次
氯化钾缓释片	2mg	口服	bid
0.9% 氯化钠注射液 氯化钾注射液	250ml 7ml	静脉滴注	qd
5% 葡萄糖注射液 盐酸胺碘酮注射液	100ml 6ml	静注泵	once（泵完即续）
0.9% 氯化钠注射液 去乙酰毛花苷注射液	10ml 0.2mg	静脉注射	once

（1）考虑到患者血钾 3.35mmol/L，继续用氯化钾缓释片和氯化钾注射液补钾治疗。

（2）患者在查房时突发心律不齐，紧急心电图提示房颤，为患者加用胺碘酮治疗。胺碘酮属Ⅲ类抗心律失常药。主要电生理效应是延长各部心肌组织的动作电位及有效不应期，有利于消除折返激动。同时具有轻度非竞争性的 α 及 β 肾上腺素受体拮抗和轻度 Ⅰ 及Ⅳ类抗心律失常药性质，减低窦房结自律性。去乙酰毛花苷可用于控制伴快速心室率的心房颤动、心房扑动患者的心室率。

◎ 用药监护要点

（1）心率 100 次 / 分，血压 112/84mmHg。

（2）注意监测患者血电解质水平情况。该患者未发生相关用药不良反应。

入院第 6 天：患者病情平稳，未诉特殊不适。查体：体温 36.0℃，脉搏 75 次 / 分，呼吸 18 次 / 分，血压 112/84mmHg，神志清楚，精神可，心率 84 次 / 分，律齐，各瓣膜听诊区未闻及病理性杂音。腹软，无压痛、反跳痛，肝脾肋下未触及。双下肢浮肿。患者目前病情稳定，症状缓解。

◎ **用药调整**

调整药物剂量及使用方法见表 2-12，停止使用药物见表 2-13。

表 2-12　调整药物剂量及使用方法

药品名称	剂量（单位）	给药途径	频次
尿毒清颗粒	5g	口服	qd
0.9% 氯化钠注射液 注射用重组人脑利钠肽	50ml 0.5mg	静注泵	once
0.9% 氯化钠注射液 托拉塞米注射液	10ml 2ml	静脉注射	once

表 2-13　停用药物

药品名称	剂量（单位）	给药途径	频次
5% 葡萄糖注射液 盐酸胺碘酮注射液	100ml 6ml	静注泵	once（泵完即续）

（1）患者肌酐 110μmol/L，尿素 6.91mmol/L，肾功能较差，为患者加用尿毒清颗粒。研究表明，尿毒清颗粒可用于慢性肾功能衰竭，氮质血症期和尿毒症早期、中医辨证属脾虚湿浊证和脾虚血瘀证者。可降低肌酐、尿素氮，稳定肾功能，延缓透析时间。对改善肾性贫血，提高血钙、降低血磷也有一定的作用。

（2）托拉塞米为磺酰脲吡啶类利尿药，其作用于肾小管髓袢升支粗段，抑制 Na^+-K^+-Cl^- 载体系统，使尿中 Na^+，Cl^- 和水的排泄增加，但对肾小球滤过率、肾血浆流量或体内酸碱平衡无显著影响。临时使用托拉塞米一次，改善患者胸闷气短症状。

（3）停用胺碘酮静注泵，以后改用胺碘酮片药物治疗，定期复查肝肾功能及胸部 X 线片。

◎ **用药监护要点**

（1）心率 84 次 / 分，血压 120/84mmHg。

（2）注意监测患者血电解质水平情况。该患者未发生相关用药不良反应。

入院第 7 天：查 NT-pro BNP 为 9624pg/ml，为患者加用重组人脑利钠肽治疗，重组人脑利钠肽适用于患有休息或轻微活动时呼吸困难的急性失代偿心力衰竭患者的静脉治疗，按 NYHA 分级大于 II 级。

入院第 8 天：患者病情平稳，未诉特殊不适。查体：体温 36.0℃，脉搏 76 次 / 分，呼吸 18 次 / 分，血压 140/89mmHg，神志清楚，精神可，心率 84 次 / 分，律齐，各瓣膜听诊区未闻及病理性杂音。腹软，无压痛、反跳痛，肝脾肋下未触及。双下肢浮肿。

◎ 用药调整

调整药物剂量及使用方法见表 2-14。

表 2-14　调整药物剂量及使用方法

药品名称	剂量（单位）	给药途径	频次
0.9% 氯化钠注射液 注射用呋塞米 盐酸多巴胺注射液	50ml 160mg 20mg	静注泵	once

基于临床用药的经验，呋塞米在长期使用过程中易产生耐受性，在急性心衰患者中，单一使用利尿剂很难达到很好的效果。小剂量的多巴胺通过激动多巴胺受体，扩张肾血管，增加肾血流量，可增加尿量。前两者配置成利尿合剂，在药理上较为合理。

◎ 用药监护要点

（1）心率 84 次 / 分，血压 147/80mmHg。

（2）注意监测患者血电解质水平情况。该患者未发生相关用药不良反应。

入院第 9 天：患者未诉特殊不适。查体：体温 36.0℃，脉搏 76 次 / 分，呼吸 18 次 / 分，血压 80/52mmHg，神志清楚，精神可，心率 84 次 / 分，律齐，各瓣膜听诊区未闻及病理性杂音。腹软，无压痛、反跳痛，肝脾肋下未触及。双下肢浮肿。

◎ 用药调整

调整药物剂量及使用方法见表 2-15。

表 2-15　调整药物剂量及使用方法

药品名称	剂量（单位）	给药途径	频次
0.9% 氯化钠注射液 重酒石酸间羟胺注射液 盐酸多巴胺注射液	50ml 160mg 80mg	静脉滴注	once

患者今日出现低血压，间羟胺可用于心源性休克或败血症所致的低血压。与多巴胺联用，改善休克效果更佳。

◎ 用药监护要点

（1）心率 84 次 / 分，血压 112/65mmHg。

（2）注意监测患者血电解质水平情况。该患者未发生相关用药不良反应。

入院第 10 天：患者未诉特殊不适。查体：体温 36.0℃，脉搏 76 次 / 分，呼吸 18 次 / 分，血压 114/68mmHg，神志清楚，精神可，心率 84 次 / 分，律齐，各瓣膜听诊区未闻及病理性杂音。腹软，无压痛、反跳痛，肝脾肋下未触及。双下肢浮肿。复查结果提示：NT-pro BNP 2151.00pg/ml；超敏肌钙蛋白 0.031ng/ml；血钾 3.5mmol/L。患者目前病情稳定，症状缓解，明日可以带药出院。

◎ 出院诊断

（1）急性心力衰竭心功能Ⅳ级；（2）冠心病（陈旧性心肌梗死、心肌梗死后心绞痛 PCI 术后）；（3）高血压 3 级（极高危）；（4）慢性乙型病毒性肝炎；（5）肾功能不全。

出院教育

1. 向患者强调冠心病非药物治疗的重要性，即减少钠盐摄入（< 6g/d）、控制体重（BMI < 24kg/m²，腰围 < 90cm）、戒烟限酒，适当运动及心理平衡，干预生活方式可以预防心血管疾病，提高药物疗效，是药物治疗的基础，嘱患者定时、按医嘱剂量服药。

2. 控制情绪，保持心情舒畅。避免劳累、感染、情绪激动。

3. 注意监测血压、心率、肝肾功能。

4. 随访计划 1 月后心内科门诊复诊，不适门诊随诊。

◎ 出院带药

见表 2-16。

表 2-16　患者出院带药

药品名称	用量	用法	注意事项
呋塞米片	20mg	qd	出院 3 天复查电解质，调整用药
螺内酯	20mg	qd	出院 3 天复查电解质，调整用药
美托洛尔缓释片	23.5mg	qd	监测血压、心率。心率低于 55 次 / 分时应考虑减量
阿司匹林肠溶片	0.1g	qd	应坚持长期服用
硫酸氯吡格雷片	75mg	qd	应坚持长期服用

药品名称	用量	用法	注意事项
阿托伐他汀片	20mg	qn	应坚持长期服用，监测血脂
盐酸胺碘酮片	0.2g	qd	定期复查肝肾功能和胸部 X 线片

治疗总结

1. 治疗过程分析　患者，男，52 岁，因"胸闷气短 3 天，加重 1 天"入院，综合分析病史、临床表现及辅助检查，初步诊断为"（1）急性心力衰竭，心功能Ⅳ级；（2）冠心病（陈旧性心肌梗死、心肌梗死后心绞痛 PCI 术后）；（3）高血压 3 级（极高危）；（4）脑梗；（5）慢性乙型病毒性肝炎"。

患者入院后完善相关检查，给予呋塞米、螺内酯利尿，去乙酰毛花苷强心治疗，美托洛尔控制心率，给予丹参多酚酸盐营养心肌等治疗。患者症状缓解，病情好转出院。

整个治疗过程，患者的治疗药物的使用遵循临床诊断，与之相适应。药物用法用量、疗程以及停药、换药合理，有效地保证了患者的治疗效果，避免了不良反应的发生。

2. 药师在本次治疗中参与的药物治疗工作　在治疗过程中，药师对患者进行了全程监护。对患者进行用药教育，提高了患者用药依从性。在患者住院期间具体参与的药物治疗工作有：嘱患者应卧床休息，低盐低脂饮食，注意休息，避免劳累、受凉、情绪激动，监测血压、心率。

药师全程监护患者服用一些药物（呋塞米片、氯化钾缓释片等）期间，在院期间无不良反应发生。向患者交代相关药物的服用方法。密切监测患者心率、血压、血电解质等指标。

3. 药物不良反应及药物相互作用分析　患者在整个药物治疗过程中未发现明显的药物相互作用和不良反应等药物相关性不良事件。

四、慢性心功能不全合并肺气肿患者药物治疗案例分析

病历摘要

患者，男性，71 岁。

主诉：活动后胸闷气喘一月余。

现病史：患者一月前出现活动后胸闷、气喘，休息后可缓解，有咳嗽，咳痰，清晨痰呈灰色，偶有黄绿色浓痰，无发热、咯血、胸痛、端坐呼吸、夜间呼吸困难等症状。三个月前曾因"慢性阻塞性肺气肿，肺心病"住院治疗。出院后规律服药，一周前曾有

轻微感冒症状，未做治疗。今为求进一步诊疗来院，门诊以"慢性心功能不全"收入院。起病来，精神睡眠饮食可，大小便正常，体力体重无明显异常变化。

既往史：慢性支气管炎病史，肺气肿病史。右肺损毁10年余，每年咯血1~2次，多次在当地医院治疗。否认肝炎结核等传染病史。无手术外伤史，有"青霉素"过敏史。

个人史：生于原籍，久居本地，无疫区、疫情、疫水接触史，无有毒物质接触史，无吸毒史，无烟酒嗜好。

婚姻史：24岁结婚，育有1子1女。

家族史：否认家族性遗传病史。

入院诊断：

1. 慢性心功能不全，心功能Ⅱ~Ⅲ级；
2. 慢性阻塞性肺气肿，肺心病；
3. 右肺损毁。

治疗经过及用药分析

患者入院后积极完善相关检查，同时给予控制血压、改善心力衰竭和心肌重构等药物治疗。初始治疗方案见表2-17。

表2-17 初始治疗方案

药品名称	剂量（单位）	给药途径	频次
琥珀酸美托洛尔缓释片	23.75mg	口服	qd
沙库巴曲缬沙坦	50mg	口服	q12h
螺内酯片	20mg	口服	qd
氯化钾缓释片	1g	口服	bid
0.9%氯化钠注射液 注射用呋塞米	10ml 20mg	静脉注射	once

◎ 初始治疗方案分析

（1）给予患者沙库巴曲缬沙坦片（沙库巴曲缬沙坦）口服。沙库巴曲缬沙坦是首个ARNI类药物，也是其代表药物，它是血管紧张素Ⅱ受体拮抗剂（ARB）缬沙坦和脑啡肽酶抑制剂（NEPI）沙库巴曲两种成分以1：1摩尔比例结合而成的盐复合物，可以通过同时抑制血管紧张素受体和脑啡肽酶，起到利钠利尿、舒张血管以及预防和逆转心肌重构的作用。心力衰竭时心排血量降低，肾血流量随之减低，RAAS即被激活，血管紧张素Ⅱ和醛固酮分泌增加，从而导致全身水钠潴留，同时也启动了心肌细胞和组织的重塑，加速了心功能的恶化。血管紧张素转换酶抑制剂（ACEI）和 ARB 抑制循环 RAAS 可达到扩张血管，抑制交感神经兴奋的作用，进而改善心力衰竭时的血流动力学、减轻水肿症状；而抑制心脏组织中 RAAS，则可改善和延缓心室重构，延缓心力衰竭进展、降低心力衰竭远期死亡率，改善预后。同时脑啡肽酶抑制剂通过上调 ANP 和 BNP，使环磷酸鸟苷（cGMP）生成增多而发挥血管舒张、尿钠排泄和利尿的生理作用，减少心肌血管重构、细胞凋亡、心室肥厚和纤维化。起初对于射血分数降低的心力衰竭（HFrEF）患者，沙库巴曲缬沙坦能使其获益显著，现在多种研究认为对于射血分数保留的心衰同样部分获益。最近沙库巴曲缬沙坦片的高血压适应证也写入说明书。

（2）《2023 中国心力衰竭诊断和治疗指南》中指出，呋塞米适用于有明显液体潴留或伴有肾功能受损的患者。患者有双下肢重度水肿，即存在液体潴留，有应用呋塞米的指征。螺内酯可与呋塞米片协同利尿，使 NYHA Ⅲ～Ⅳ级心衰患者显著获益。同时，螺内酯具有保钾利尿作用，再予以辅助补钾，保障心衰患者利尿时的血钾水平。

◎ **初始药物治疗监护要点**

注意监测血压情况，随时监测患者的血压和心率，血压不低于 90/60mmHg，心率不低于 55 次 / 分，随时调整降压药物和药物的剂量。

患者入院第 2 天：未再出现胸闷、气短，无其他不适。查体：血压 140/80mmHg，神志清，精神可，双肺呼吸音清，未闻及干湿啰音，心率 85 次 / 分，律齐，各瓣膜未闻及病理性杂音，腹软，无压痛、反跳痛，双下肢无水肿。

辅助检查：BNP 3378pg/ml；心梗三项无异常；生化：葡萄糖 6.15mmol/L，血钾 3.69mmol/L；尿酸 430μmmol/L；十二导联心电图：窦性心律，心电轴正常，左室高电压，ST-T 改变，Q-Tc 间期延长。心脏彩超：左心稍大、心室收缩功能减低、心室舒张功能减低Ⅰ级、右室大小及收缩功能尚可、升主动脉扩张、老年性主动脉瓣钙化并轻中度反流。

◎ **用药调整**

增加药物见表 2-18。

表 2-18 增加药物

药品名称	剂量（单位）	给药途径	频次
非布司他片	40mg	口服	qd

使用非布司他控制尿酸。

入院第 3 天：患者未诉胸闷、憋气，余无不适。查体：血压 140/67mmHg，神志清，精神好，双肺呼吸音清，未闻及干湿啰音，心率 84 次 / 分，律齐，各瓣膜未闻及病理性杂音，腹软，无压痛、反跳痛，双下肢无水肿。

辅助检查：复查 NT-pro BNP 1175pg/ml，降钙素原 0.06ng/ml，血钾 3.97mmol/L。

入院第 4 天：患者病情平稳，未诉特殊不适。查体：体温 36.2℃，脉搏 81 次 / 分，呼吸 18 次 / 分，血压 130/70mmHg，神志清楚，精神可，心率 81 次 / 分，双肺呼吸音清，未闻及干湿啰音，律齐，各瓣膜未闻及病理性杂音，腹软，无压痛、反跳痛，双下肢无水肿。患者病情稳定，症状缓解，今日出院。

◎ 出院诊断

（1）慢性心功能不全（心功能 Ⅱ ~ Ⅲ 级）；（2）慢性阻塞性肺气肿，肺心病；（3）右肺损毁；（4）高尿酸血症。

出院教育

1. 向患者强调心衰药物治疗的重要性，即减少钠盐摄入（< 6g/d）、控制体重（BMI < 24kg/m², 腰围 < 90cm）、戒烟限酒，适当运动及心理平衡，干预生活方式可以降低血压，提高药物疗效，是药物治疗的基础，嘱患者定时、按医嘱剂量服药。

2. 控制情绪，保持心情舒畅。

3. 注意监测血压、心率、肝肾功能。

4. 随访计划　1 月后心内科门诊复诊，不适门诊随诊。

◎ 出院带药

见表 2-19。

表 2-19 患者出院带药

药品名称	用量	用法	注意事项
琥珀酸美托洛尔缓释片	47.5mg	每日 1 次（8am）	监测血压、心率。心率低于 55 次 / 分时应考虑减量
沙库巴曲缬沙坦钠片	100mg	每日 1 次（8am）	应坚持长期服用，监测血压
呋塞米片	20mg	每日 1 次（8am）	应坚持长期服用，注意监测血钾
螺内酯片	20mg	每日 1 次（8am）	定期复查血电解质水平
非布司他片	40mg	口服	

治疗总结

1. **治疗过程分析**　患者，男性，71 岁，因"活动后胸闷气喘一月余"入院，综合分析病史、临床表现及辅助检查，初步诊断为：①慢性心功能不全（心功能 Ⅱ ~ Ⅲ 级）；

②慢性阻塞性肺气肿，肺心病；③右肺损毁。

患者入院后完善相关检查，给予沙库巴曲缬沙坦等控制血压和改善心衰治疗。患者症状缓解，但血压仍不稳定，出院后需定期进行监测，调整药物。

整个治疗过程，患者的治疗药物的使用遵循临床诊断，与之相适应。药物用法用量、疗程以及停药、换药合理，有效地保证了患者的治疗效果，避免了不良反应的发生。

2. 药师在本次治疗中参与的药物治疗工作　在治疗过程中，药师对患者进行了全程监护。对患者进行用药教育，提高了患者用药依从性。在患者住院期间具体参与的药物治疗工作有：嘱患者卧床休息，避免劳累、受凉、情绪激动，监测血压、心率。

药师全程监护患者服用一些药物（呋塞米片、螺内酯片等）期间，在院期间无不良反应发生。向患者交代相关药物的服用方法。密切监测患者心率、血压、血 NT-pro BNP 等指标。

3. 药物不良反应及药物相互作用分析　患者在整个药物治疗过程中未发现明显的药物相互作用和不良反应等药物相关性不良事件。

五、难治性心力衰竭合并冠心病及高血压糖尿病患者药物治疗案例分析

📃 病历摘要

患者，男性，80 岁。

主诉：活动后喘息、胸闷伴全身水肿 2 月余。

现病史：患者于 2 月前无明显诱因出现喘息、胸闷，一般活动即出现明显喘息，休息后可自行缓解，伴全身水肿，双下肢尤为严重，不能行走，偶有腹胀，无心慌、胸痛，无腹痛，无头晕、头痛，患者在家自行口服利尿剂缓解水肿（具体药物不详），上述症状反复发作，为进一步诊治来我院门诊，以"难治性心力衰竭"收入科。起病以来，患者精神饮食睡眠一般，小便难解，大便不成形，体力下降，体重无特殊

既往史：有高血压史 20 余年，自诉血压控制可；2015 年冠脉搭桥术及二尖瓣置换术；间断先后口服"地高辛、万爽力、雅思达、波依定"等药物治疗；有 2 型糖尿病病史 1 年余，口服利格列汀片、二甲双胍治疗，自诉血糖控制可；有前列腺增生、肾功能不全病史；2018 年膀胱手术史；否认其他特殊病史；否认外伤输血史；否认乙肝结核等传染病病史；否认食物药物过敏史。

个人史：生于原籍，久居本地，无疫区、疫情、疫水接触史，无有毒物质接触史，无吸毒史，无吸烟饮酒史。

婚姻史：24 岁结婚，育有 1 子。

家族史：无特殊家族病史。

入院诊断：

1. 难治性心力衰竭；

2. 冠心病（冠状动脉搭桥术后状态）；

3. 高血压 3 级（很高危）；

4. 三尖瓣关闭不全、二尖瓣生物瓣置换术后状态；

5. 2 型糖尿病；

6. 肾功能不全；

7. 前列腺增生。

诊断依据：

1. 患者 80 岁男性，活动后喘息、胸闷伴全身水肿 2 月余。

2. 既往"冠心病、高血压、冠状动脉搭桥术后、三尖瓣关闭不全、二尖瓣生物瓣置换术后状态"病史。

3. 查体 P 56 次 / 分，BP 160/100mmHg。精神欠佳，双下肢中度凹陷性水肿。

4. 辅助检查 心脏超声：LVEF 45%，二尖瓣置换术后，三尖瓣中重度反流，高血压病心脏声像图改变。

治疗经过及用药分析

患者入院后积极完善相关检查，同时给予低流量吸氧、抗感染、平喘、利尿消肿、改善循环、降压等对症支持治疗。药物治疗方案见表 2-20。

表 2-20 初始治疗方案

药品名称	剂量（单位）	给药途径	频次
阿司匹林片	100mg	口服	once（8am）
螺内酯片	20mg	口服	once（8am）
0.9% 氯化钠注射液 注射用呋塞米	10ml 20mg	静脉注射	once（8am）
氯化钾缓释片	2 片	口服	bid
0.9% 氯化钠注射液 注射用头孢哌酮钠他唑巴坦钠	100ml 2g	静脉滴注	bid
沙库巴曲缬沙坦钠片	50mg	口服	bid
吸入用布地奈德混悬液 异丙托溴铵雾化吸入剂 吸入用乙酰半胱氨酸溶液	2ml 500μg 3	雾化吸入	bid
5% 葡萄糖注射液 左西孟旦注射液	45ml 5ml	静注泵	once

药品名称	剂量（单位）	给药途径	频次
非洛地平缓释片	5mg	口服	once（8am）
阿托伐他汀片	20mg	口服	once（8am）
二甲双胍片	0.25g	口服	bid
利格列汀片	5mg	口服	once（8am）
达格列净片	10mg	口服	once（8am）

◎ 初始治疗方案分析

（1）患者以"活动后喘息、胸闷伴全身水肿2个月"主诉入院，给予低流量吸氧、抗感染、平喘、利尿消肿、改善循环、降压等处理。《2023中国心力衰竭诊断和治疗指南》中指出，呋塞米适用于有明显液体潴留或伴有肾功能受损的患者。患者有双下肢重度水肿，即存在液体潴留，有应用呋塞米的指征。螺内酯可使NYHA Ⅲ～Ⅳ级心衰患者显著获益。同时，螺内酯具有保钾利尿作用，再予以辅助补钾，保障心衰患者利尿时的血钾水平。

（2）患者入院时血压为160/100mmHg，给予非洛地平缓释片降压。非洛地平为钙离子拮抗剂，通过阻碍心肌及血管平滑肌钙离子的膜转运，抑制钙离子向细胞内的流入，引起心肌的收缩性降低和血管扩张，从而降低后负荷，减轻心脏负担。可治疗高血压及稳定型心绞痛。

（3）患者有心力衰竭史，既往传统药物治疗效果不佳，给予患者沙库巴曲缬沙坦片、达格列净片进一步加强药物治疗。沙库巴曲缬沙坦是由沙库巴曲阴离子、缬沙坦阴离子、钠阳离子和水分子以1：1：3：2.5的摩尔比结合的稳定共晶体盐复合物。其中，沙库巴曲与缬沙坦以单一共晶体形式存在，可使沙库巴曲与缬沙坦的吸收和消除速率相近，保障在体内同步发挥作用。与ACEI类比较，沙库巴曲缬沙坦可进一步降低慢性HFrEF患者的心血管死亡和（或）心衰住院风险。2021年ESC心衰指南推荐沙库巴曲缬沙坦替代ACEI以减少HFrEF患者的心血管事件（Ⅰ类推荐），以进一步降低心衰的发病率及死亡率。此类推荐对于慢性稳定型心衰、射血分数保留的心衰、心衰合并CKD、心衰合并高血压以及心衰合并心肌梗死的患者均有获益。起始剂量选择需个体化，根据国内心衰患者的使用情况，推荐起始剂量为50mg，每日2次。另外需要注意的是禁忌合用ACEI，因为在抑制脑啡肽酶的同时应用ACEI可能会增加发生血管性水肿的风险，必须在应用最后一剂ACEI 36h之后才能开始应用沙库巴曲缬沙坦，由于沙库巴曲缬沙坦中含有ARB，也应避免再合用ARB。沙库巴曲缬沙坦是心衰领域近20年来突破性的创新药物。众多研究结果显示，沙库巴曲缬沙坦在降低心血管事件死亡、因心衰住院等终点事件及改善生活质量方面均优于既往 HFrEF 治疗的首选药物 RAAS 抑制剂。相信随着进一步的研究探索，沙库巴曲缬沙坦的临床应用将更加优化，从而使心衰患者获益更多。达格列净能在标准治疗上进一步降低 HFrEF 患者主要不良心血管事件，具有明确的抗心衰疗效，现在也已作为抗心衰"新四联"标准治疗药物之一。

（4）正性肌力药物　左西孟旦是钙离子增敏剂，是一种新型的治疗心力衰竭的药物，通过增加肌丝对 Ca^{2+} 的敏感性而发挥作用。传统正性肌力药物是通过增加细胞内环磷酸腺苷的含量和 Ca^{2+} 浓度，增加心肌耗氧和恶性心律失常发生。而这种新型的正性肌力药物可以避免传统正性肌力药物导致的心律失常、心肌细胞损伤甚至死亡，对远期预后有益。

（5）对于临床心衰阶段的患者，治疗原则是改善或消除症状或体征，延缓心脏重构，降低病死率或病残率。除了注意导致心力衰竭的基础病因外，还应注意其诱因，常见的有心脏严重超负荷、严重感染或肾功能减退等。患者近期有肺部感染史，因此我们使用低流量吸氧、头孢哌酮钠他唑巴坦钠抗感染、雾化吸入化痰平喘对症支持治疗，去除诱因。

◎ **初始药物治疗监护要点**

（1）患者应用硝苯地平缓释片控制血压，注意监测血压情况，随时监测患者的血压和心率，血压不低于 90/60mmHg，心率不低于 55 次 / 分，随时调整降压药物和药物的剂量。

（2）注意监测患者血电解质水平。

入院第 2 天：患者诉胸闷、喘气、水肿症状较前明显缓解。查体：神志清，精神较前好转，体温 35.6℃，脉搏 55 次 / 分，呼吸 18 次 / 分，血压 150/90mmHg，心率 55 次 / 分，律齐，各瓣膜听诊区未闻及病理性杂音。双下肢中度水肿。继续给予控制血压，预防、改善心肌重构，减轻心脏负荷，强心、利尿等药物治疗。注意观察患者病情变化情况。

辅助检查：超声 – 胸水探查及定位：双侧胸腔积液。NT–pro BNP 测定 6346pg/ml，加强利尿强心治疗。生化示钠 149.60mmol/L、尿素 10.79mmol/L、预估肾小球滤过率 55.55ml/min；白蛋白 26g/L，球蛋白 17.40g/L，心梗三项无异常。

◎ **用药调整**

增加药物见表 2–21、停用药物见表 2–22。

表 2-21 增加药物

药品名称	剂量（单位）	给药途径	频次
0.9% 氯化钠注射液 注射用重组人脑利钠肽	100ml 0.5mg	静注泵 4ml/h	once
人血白蛋白注射液	50ml	静脉输液	once

表 2-22 停用药物

药品名称	剂量（单位）	给药途径	频次
10% 葡萄糖注射液 左西孟旦注射液	45ml 5ml	静注泵	once

◎ **用药分析**

（1）患者血压仍高，将沙库巴曲缬沙坦钠片改为 100mg bid。

（2）重组人脑利钠肽是一种通过重组 DNA 技术合成的、分子量为 3464Da 的重组人脑利钠肽，由于与心室肌产生的内源性多肽有相同的由 32 个氨基酸组成的序列，因此有相同的作用机制，重组人脑利钠肽的主要作用是：通过与血管平滑肌和内皮细胞的鸟苷酸环化酶耦联的受体结合，促进细胞内环磷酸鸟苷（cGMP）的浓度升高和平滑肌细胞的舒张，cGMP 作为第二信使也使动脉和静脉扩张，降低肺毛细血管楔压（pulmonary capillary wedge pressure，PCWP）和右心房压，减轻心脏负荷，改善心衰症状。有研究证明重组人脑利钠肽可以快速地改善临床心衰患者的症状和体征，纠正血流动力学紊乱，而且该药物的耐受性和安全性也较好，可以用作高龄心衰患者的一线用药。

（3）患者血钾为 3.50mmol/L，处于正常值的低限，继续给予氯化钾缓释片口服。

入院第 3 天：患者病情平稳。查体：神志清，精神较前好转。体温 36.0℃，脉搏 60 次/分，呼吸 20 次/分，血压 140/80mmHg，心率 60 次/分，律齐，双下肢中度水肿。患者目前症状有所缓解，提示治疗有效，继续给予控制血压、利尿消肿、减轻心脏负荷等药物治疗。

生化系列：总蛋白 44g/L、白蛋白 28g/L、总胆红素 39.0μmol/L、肌酐 144μmol/L、预估肾小球滤过率 39.23ml/min，嘱加强营养，限制水分摄取，定期复查。

入院第 5 天：患者病情平稳，未诉特殊不适。查体：血压 130/70mmHg，神志清，精神可，心率 66 次/分，律齐，各瓣膜听诊区未闻及病理性杂音。腹软，无压痛、反跳痛，肝脾肋下未触及。双下肢浮肿。患者目前病情稳定，症状缓解，明日可以带药出院。

◎ **用药调整**

停用药物见表 2-23。

表 2-23　停用药物

药品名称	剂量（单位）	给药途径	频次
0.9% 氯化钠注射液 注射用重组人脑利钠肽	100ml 0.5mg	静注泵 4ml/h	once

◎ 用药分析

患者现在病情稳定，停用重组人脑利钠肽，余治疗同前。

出院教育

1. 低盐低脂糖尿病饮食，限制摄水量，避免情绪激动，避免劳累，避免感冒，每日晨起称体重。

2. 监测血压、心率、血糖。

3. 注意皮肤、黏膜、大小便有无出血情况，注意有无胃痛、黑便，有无肌肉痛。

4. 随访计划　1 个月、3 个月、6 个月、12 个月复查肝肾功能、电解质、血脂、心电图、心脏超声等检查。定期随访可提高患者的药物依从性、改善预后。随访管理需要院内、外双管齐下，规范院内、外管理可提高患者的生活质量、降低再住院率。

5. 定期肾内科、内分泌科复诊，不适随诊。

◎ 出院带药

见表 2-24。

表 2-24　患者出院带药

药品名称	用量	用法	注意事项
呋塞米片	20mg	每日 1 次	出院 3 天复查电解质，调整用药
螺内酯	20mg	每日 1 次	出院 3 天复查电解质，调整用药
阿托伐他汀钙片	20mg	每日 1 次	长期服用
非洛地平缓释片	5mg	口服	长期服用
沙库巴曲缬沙坦钠片	100mg	每日 2 次	应坚持长期服用，监测血压，根据血压情况调整剂量
达格列净片	10mg	每日 1 次	根据血糖调整其他控制血糖药物
泮托拉唑片	40mg	每日 1 次	根据消化道症状调整

🎯 治疗总结

1.治疗过程分析 患者，男性，80岁，因"活动后喘息、胸闷伴全身水肿2月余"入院，综合分析病史、临床表现及辅助检查，初步诊断为"（1）难治性心力衰竭；（2）冠心病（冠状动脉搭桥术后）；（3）高血压3级（很高危）；（4）三尖瓣关闭不全、二尖瓣生物瓣置换术后状态；（5）2型糖尿病；（6）肾功能不全；（7）前列腺增生"。

患者入院后完善相关检查，给予左西孟旦强心治疗，重组人脑利钠肽纠正心功能治疗，呋塞米、螺内酯利尿降低后负荷及改善水肿，沙库巴曲缬沙坦和安达格列净改善心肌重构和心力衰竭，头孢哌酮钠他唑巴坦钠抗感染等治疗。患者症状缓解，病情好转出院。

2.药师在本次治疗中参与的药物治疗工作 嘱患者应卧床休息，低盐低脂糖尿病饮食，注意休息，限制摄水量，避免劳累、受凉、情绪激动，监测血压、心率。

3.药物不良反应及药物相互作用分析 患者在整个药物治疗过程中未发现明显的药物相互作用和不良反应等药物相关性不良事件。

六、慢性心力衰竭急性加重合并房颤、肺气肿患者药物治疗案例分析

📋 病历摘要

患者，男性，70岁。

主诉：间断气促乏力10年，加重3天。

现病史：患者于10年前无明显诱因开始间断出现气喘症状，活动后加重，休息可缓解。3天前感冒后症状加重，睡眠无法躺平，无恶心呕吐，无心悸胸闷胸痛，无头晕头痛，为进一步诊治来我院门诊，以"心力衰竭"收入科。起病以来，患者精神饮食睡眠欠佳，大小便正常，体力明显下降，体重无特殊变化。

既往史：有慢性阻塞性肺疾病病史8年，肺气肿，未行特殊治疗；房颤病史5年，长期口服华法林片抗凝治疗；否认食物药物过敏史；否认乙肝结核等传染病病史；否认手术及输血史。

个人史：生于原籍，久居本地，无疫区、疫情、疫水接触史，无有毒物质接触史，无吸毒史，有吸烟史20年，平均每日20支，无饮酒史。

婚姻史：25岁结婚，育有一子一女。

家族史：无特殊家族病史。

查体：精神欠佳，体温不高，R 25次/分，BP 95/60mmHg，P 96次/分。双下肺可闻及明显湿啰音。HR 115次/分，律不齐，未闻及明显心脏杂音，腹平软，未及压

痛反跳痛。双下肢中度凹陷性水肿。

辅助检查：心电图：①心房颤动；②心电轴正常；③部分导联 ST-T 段改变。

入院诊断：

1. 慢性心力衰竭急性加重（心功能Ⅱ～Ⅲ级）；

2. 心房颤动；

3. 慢性阻塞性肺疾病，肺气肿。

诊断依据：

1. 患者 70 岁男性，间断胸闷伴呼吸困难 3 年，加重 10 余天。

2. 既往"慢性阻塞性肺疾病"病史 8 年，未行特殊治疗；房颤病史 5 年，未服药治疗。

3. 查体　P 116 次 / 分，BP 96/59mmHg。精神差，肺部可闻及明显湿啰音，双下肢中度凹陷性水肿。

4. 辅助检查　心电图：①室上性心动过速；②心电轴正常；③ ST-T 段改变。

治疗经过及用药分析

患者入院后积极完善相关检查，同时给予高枕卧位、吸氧、雾化、利尿、补充电解质、减慢心率、抗感染等对症支持治疗。药物治疗方案见表 2-25。

表 2-25　初始治疗方案

药品名称	剂量（单位）	给药途径	频次
0.9% 氯化钠注射液 注射用重组人脑利钠肽	50ml 0.5mg	静注泵 3ml/h	once
0.9% 氯化钠注射液 注射用呋塞米	10ml 20mg	静脉注射	qd（8am）
美托洛尔缓释片	23.75mg	口服	qd（8am）
华法林钠片	3mg	口服	qd
氯化钾缓释片	2 片	口服	tid
0.9% 氯化钠注射液 注射用头孢哌酮钠他唑巴坦钠	100ml 2g	静脉滴注	bid

◎ **初始治疗方案分析**

（1）患者以"间断胸闷伴呼吸困难 10 年，加重 3 天"主诉入院，给予吸氧、利尿、补钾、抗心律失常等对症支持治疗。利尿剂一直是心力衰竭治疗的基本药物。利尿剂可控制体液潴留，对舒张性和收缩性心力衰竭均有效。利尿剂能快速改善心力衰竭患者的症状和运动耐量。而使用利尿剂需要注意：①利尿剂可在短时间减轻肺水肿和外周水肿，比其他治疗心力衰竭的药物更能迅速地改善心力衰竭的症状。②利尿剂是唯一通过控制体液潴留治疗心力衰竭的药物。③利尿剂单独使用不能维持心力衰竭患者的临床稳定性，不建议单独应用来治疗心力衰竭。④利尿剂应从小剂量开始，逐渐加量。通常是排钾性利尿剂与保钾性利尿剂联合使用，并且需要积极复查电解质，根据尿量、电解质及患者症状调整剂量，防止电解质紊乱。

（2）急性心力衰竭多有基础心脏疾病史，但发作常常有诱因。患者有 COPD 病史且未行规范治疗，通常是由于肺部感染作为诱因引发的慢性心力衰竭急性加重，因此在治疗上除常规的抗心衰治疗外，还需进行去除诱因治疗，即给予心衰患者抗感染，同时辅以雾化祛痰平喘治疗，防止因肺部感染加重进一步恶化心衰的病情。

（3）β受体拮抗剂在慢性射血分数下降的心力衰竭中的应用已经得到了国内外诊治指南的一致推荐，是慢性心衰治疗中的基石。作用主要为抑制交感神经活性，降低心肌耗氧量。此外，还能抑制心室重构。综合目前指南及研究证据给出的建议是慢性心衰急性失代偿时β受体拮抗剂应用策略分成两种情况：一种为既往服用β受体拮抗剂，此次出现急性失代偿性心衰，除非合并严重低血压、心源性休克、严重心动过缓等禁忌证外，保留原有的β受体拮抗剂剂量，通过增加利尿剂或使用其他药物积极改善急性心衰；另一种情况为既往未用β受体拮抗剂者，应在急性心衰症状及体征减轻或趋于稳定时，严密监测下，从小剂量开始加用β受体拮抗剂，逐渐加至靶剂量，从而改善心力衰竭患者的症状，提高患者生活质量和运动耐量，降低心绞痛和心律失常的发生，减少住院率，延长寿命，降低病死率。患者长期使用美托洛尔缓释片持续治疗，本身剂量不大，故未停用。

（4）华法林作为常规口服抗凝药物仍然是需要长期抗凝治疗患者的最常用药物，包括静脉血栓栓塞性疾病（VTE）的一级和二级预防、房颤血栓栓塞的预防。

◎ 初始药物治疗监护要点

（1）患者应用静脉利尿剂改善患者心衰症状的治疗，应注意监测血压情况，患者入院时血压在临界值左右，须随时监测患者的血压和心率，血压不低于 90/60mmHg，心率不低于 55 次 / 分，随时调整药物和药物的剂量。

（2）注意监测患者血电解质水平。

入院第 2 天：患者诉呼吸困难较前明显缓解。查体：神志清，精神较前好转，体温 36.5℃，脉搏 85 次 / 分，呼吸 18 次 / 分，血压 100/60mmHg。双肺湿啰音较前减少。HR 110 次 / 分，心律不齐，第一心音强弱不等，各瓣膜听诊区未闻及病理性杂音。双下肢水肿好转。患者心室率仍快，加用去乙酰毛花苷加强心肌收缩及控制心室率，继续给予减轻心脏负荷、利尿、抗凝等药物治疗。注意监测 INR，注意患者病情变化。

辅助检查：血常规：单核细胞 12.30%，单核细胞计数 1.02×10^9/L，C- 反应蛋白

32.1mg/L；NT-pro BNP 测定 11322pg/ml；心脏超声心动图示；LVEF 40%，心功能减低；肾脏超声未见异常；生化示：钠 133.60mmol/L、氯 97.8mmol/L、尿素 12.22mmol/L、肌酐 104μmol/L、尿酸 526.00μmol/L、葡萄糖 5.14mmol/L、超敏 C- 反应蛋白 44.15mg/L、乳酸脱氢酶 263U/L，预估肾小球滤过率 43.38ml/min。心梗三项无异常；心肌损伤标志物未见异常；DIC 系列：D- 二聚体 0.65mg/L，INR 2.62。

影像学：胸部 CT 示心脏增大，主动脉及冠脉钙化。

◎ 用药调整

增加药物见表 2-26。

表 2-26　增加药物

药品名称	剂量（单位）	给药途径	频次
尿毒清颗粒	5g	口服	每日 3 次
0.9% 氯化钠注射液 去乙酰毛花苷注射液	10ml 0.2mg	静脉注射	每日 1 次
非布司他片	40mg	口服	每日 1 次

◎ 用药分析

（1）心衰合并肾功能不全必须予以高度重视，即便轻至中度血清肌酐（Scr）水平增高和（或）肾小球滤过率测值（eGFR）降低，患者的病死率会明显增加。临床研究表明，此类患者的肾功能状况是预后的独立预测因子，此外，其他合并症如电解质紊乱、代谢性酸中毒以及贫血等也相应增加。最重要的是肾功能不全的存在会影响抗心衰药的效果和患者的耐受性。因此给予患者改善肾功能治疗。

（2）患者心衰合并房颤快速心室率，加用洋地黄类药物加强心肌收缩改善心衰症状的同时控制心室率。

（3）患者血钾尚正常，继续给予氯化钾缓释片口服，复查血钾。

入院第 3 天：患者病情平稳。查体：神志清，精神较前好转。体温 36.0℃，心率 130 次 / 分，呼吸 20 次 / 分，血压 102/59mmHg，心律不齐，双下肢轻度水肿。患者目前症状有所缓解，提示治疗有效，继续给予利尿、抗凝、减轻心脏负荷等药物治疗。

辅助检查：电解质：钾 4.73mmol/L、钠 138mmol/L、INR 4.62。

◎ 用药调整

增加及调整剂量、剂型药物见表 2-27，停用药物见表 2-28。

表 2-27　调整药物

药品名称	剂量（单位）	给药途径	频次
美托洛尔缓释片	47.5mg	口服	每日 1 次（8am）
培哚普利片	4mg	口服	每日 1 次（8am）

表 2-28　停用药物

药品名称	剂量（单位）	给药途径	频次
华法林钠片	3mg	口服	每日 1 次

◎ 用药分析

（1）患者心率仍快，在心衰改善的基础上增加 β 受体拮抗剂剂量。

（2）监测 PT 国际标准化比值 4.62，停用华法林。该患者未发生相关用药不良反应。

（3）预计患者血压可以耐受，加用 RAAS 受体拮抗剂培哚普利片改善心肌重构。

入院第 6 天：患者病情平稳，未诉特殊不适。查体：血压 115/61mmHg，神志清楚，精神可，心率 85 次 / 分，律不齐，各瓣膜听诊区未闻及病理性杂音。腹软，无压痛、反跳痛，肝脾肋下未触及。双下肢不肿。患者目前病情稳定，症状缓解，明日可以带药出院。

辅助检查：复查 NT-pro BNP 测定 1954pg/ml，INR 1.01。

◎ 用药调整

见表 2-29。

表 2-29　调整药物

药品名称	剂量（单位）	给药途径	频次
利伐沙班片	20mg	口服	每日 1 次（8am）

◎ 用药分析

患者使用华法林片难以调整 INR 至合理范围，建议换用新型口服抗凝药利伐沙班片。

出院教育

1. 低盐低脂饮食，限制摄水量，戒烟限酒，避免情绪激动，避免劳累，避免感冒，注意休息。

2. 出院后监测心率血压。

3. 注意皮肤、黏膜、大小便有无出血情况，注意有无胃痛、黑便，有无肌肉痛。如有上述情况，请随时就诊。

4. **随访计划** 1周、1个月、3个月、6个月、12个月视情况复查肝肾功能、电解质、血脂、心电图、心脏超声等检查。

◎ **出院带药**

见表2-30。

表2-30　患者出院带药

药品名称	用量	用法	注意事项
呋塞米片	20mg	每日1次	出院7天复查电解质，调整用药
氯化钾缓释片	2片	每日1次	出院7天复查电解质，调整用药
美托洛尔缓释片	47.5mg	每日1次	长期服用
地高辛片	0.125mg	每日1次	注意监测地高辛浓度
培哚普利片	4mg	每日1次	口服
非布司他片	40mg	每日1次	定期监测尿酸值
利伐沙班片	20 mg	每日1次	随早饭服用

◎ 治疗总结

1. **治疗过程分析** 患者，男，70岁，因"间断气促乏力10年，加重3天"入院，综合分析病史、临床表现及辅助检查，初步诊断为"（1）慢性心力衰竭急性加重（心功能Ⅱ～Ⅲ级）；（2）心房颤动；（3）慢性阻塞性肺疾病，肺气肿"。

患者入院后完善相关检查，予以高枕卧位、吸氧、利尿、强心、平衡电解质、控制心室率、抗凝、抗感染等对症支持治疗。患者症状缓解，病情好转出院。

整个治疗过程，患者治疗药物的使用遵循临床诊断，与之相适应。药物用法用量、疗程以及停药、换药合理，有效地保证了患者的治疗效果，避免了不良反应的发生。

2. **药师在本次治疗中参与的药物治疗工作** 在治疗过程中，药师对患者进行了全程监护。对患者进行用药教育，提高了患者用药依从性。在患者住院期间具体参与的治疗工作有：嘱患者应卧床休息，低盐低脂饮食，注意休息，避免劳累、受凉、情绪激动，监测血压、心率。

药师全程监护患者服用一些药物（呋塞米片、美托洛尔缓释片、利伐沙班片、氯化钾缓释片等）及更换药物，在院期间无不良反应发生。

3. **药物不良反应及药物相互作用分析** 患者在整个药物治疗过程中未发现明显的药

物相互作用和不良反应等药物相关性不良事件。

（邓伟 方文熙 邢云 史文轲）

参考文献

［1］中华医学会心血管病学分会心力衰竭学组，中国医师协会心力衰竭专业委员会，中华心血管病杂志编辑委员会. 中国心力衰竭诊断和治疗指南2023［J］. 中华心血管病杂志，2023，46（10）：760-789.

［2］李莹莹，王华，杨杰孚. 射血分数减低心力衰竭的药物治疗新进展［J］. 中国实用内科杂志，2020，40（12）：981-985.

［3］何山，何欣悦，高仕奇，等. 2020年心力衰竭药物治疗进展［J］. 中华心血管病杂志，2021，49（4）：305-310.

［4］中华医学会心血管病学分会，中华心血管病杂志编辑委员会. 血管紧张素受体-脑啡肽酶抑制剂在心力衰竭患者中应用的中国专家共识［J］. 中华心血管病杂志，2022，50（7）：662-670.

［5］中国医疗保健国际交流促进会急诊医学分会. 急性心力衰竭中国急诊管理指南（2022）［J］. 中国急救医学，2022，42（8）：648-670.

第一节 概述

高血压（hypertension）是最常见的心血管疾病，以体循环动脉压升高为主要特点。高血压的诊断标准为收缩压 ≥ 140mmHg（18.64kPa）和（或）舒张压 ≥ 90mmHg（12.1kPa），可分为原发性高血压（primary hypertension）和继发性高血压（secondary hypertension）两大类。继发性高血压是某些疾病的一种临床表现，本身有明确而独立的病因；原发性高血压又称高血压病，占总高血压患者的 95% 以上，病因不明。高血压病并发症为脑卒中、心肌梗死、脑血管栓塞、心力衰竭和冠状动脉粥样硬化性心脏病。

一、高血压临床表现和诊断

（一）临床表现

高血压根据起病和病情进展的缓急及病程的长短可分为缓进型（chronic type）和激进型（accellerated type）高血压两种，临床以前者多见。

缓进型高血压多数起病隐匿，病情发展慢、病程长。多为中年后起病，有家族史者发病年龄较小。患者早期血压常呈现波动，时高时正常，称脆性高血压阶段。在劳累、精神紧张、情绪波动时血压容易升高，休息或去除上述因素后，血压常可恢复正常。随着病情的发展，血压幅度变小趋向稳定。

高血压患者可出现头痛，多发在枕部，可有头晕、头胀、耳鸣、眼花、健忘、注意力不集中、失眠、烦闷、乏力、四肢麻木、心悸等症状，这些症状多是神经中枢高级社会功能失调所致，无临床特异性。当高血压出现靶器官受损时，可出现相应的临床表现。长期高血压可致眼底动脉硬化、视神经盘水肿，出现视物模糊等症状。高血压造成动脉硬化累及大血管，可出现间歇性跛行等症状。

（二）临床诊断

人群中血压水平呈连续正态分布，正常血压和血压升高的划分并无明显界线，因此高血压的标准是根据临床及流行病学资料人为界定的。2021 年修订版《中国高血压防治指南》根据血压升高水平，将高血压分为 1、2、3 级（表 3-1）。单纯收缩期高血压也可按照收缩压水平分为 3 级。若患者的收缩压与舒张压分属不同级别时，以较高的分级为准。将 120~139/80~89mmHg 列为正常高值是根据我国流行病学数据分析的结果。血压在此范围内者，提倡认真改变生活方式，及早预防，以免发展为高血压。以上标准适用于男、女性别任何年龄的成人。儿童则采用不同年龄组血压值的 95% 中位数，通常低于成人水平。

表 3-1　血压的分类（mmHg）

类别	收缩压（mmHg）	舒张压（mmHg）
正常血压	< 120	< 80
正常高值	120~139	80~89
高血压	≥ 140	≥ 90
1 级高血压（轻度）	140~159	90~99
2 级高血压（中度）	160~179	100~109
3 级高血压（重度）	≥ 180	≥ 110
单纯收缩期高血压	≥ 140	< 90

高血压的诊断主要根据测量的血压值，采用经核准的水银柱或电子血压计，测量安静休息坐位时上臂肱动脉部位血压。必要时还应测量平卧位和站立位血压。高血压的诊断必须以未服用降压药物情况下 2 次或 2 次以上非同日多次血压测定所得的平均值为依据，一旦诊断为高血压，还需鉴别是原发性的还是继发性的高血压。对一个高血压患者，应首先确定高血压的存在，并通过认真仔细收集病史、查体和实验室检查，检测心血管病的其他危险因素及靶器官损害，并除外继发性高血压和药物性高血压，做出高血压病的诊断。

二、药物治疗目的和原则

（一）治疗目的

对高血压患者治疗的主要目的是降低血压，使心、脑血管病的发病率和病死率降低。防止或逆转靶器官损害，防止或减轻并发症，如脑动脉硬化、高血压脑病、卒中、左心室肥厚、冠状动脉粥样硬化、心力衰竭、心脏性猝死、肾衰竭等。为提高生活质量，使患者能从事接近正常人的劳动和社会活动，享受正常人的生活，延长其寿命。

（二）药物治疗原则

1. 药物治疗 下列高血压病患者需采用降压药物治疗。

（1）中、重度高血压。

（2）高血压经非药物治疗半年以上疗效不显著。

（3）所有伴有心血管危险因素的高血压患者，不论中、重度高血压，都应给予降压药物治疗。

2. 药物治疗原则 近年来，抗高血压药物发展迅速，根据不同患者的特点可单用或联合应用各类降压药。为增大降压效果而不增加不良反应，用低剂量单药治疗疗效不理想时，可以采用两种或两种以上药物联合治疗。若有强适应证的患者：伴有慢性肾脏疾病或糖尿病患者，则应采用抗高血压药物治疗，将其血压控制在 < 130/80mmHg。

3. 药物治疗方法选择 初始治疗时应采用较小的有效治疗剂量，并根据症状需要逐渐增加剂量。中度以上高血压则需药物治疗。高血压患者的治疗方法选择见表 3-2。

表 3-2　高血压患者药物治疗方法选择

血压水平	改变生活方式	药物治疗
120~130/80~90mmHg	是	**无强适应证的患者**：不必使用抗高血压药物 **有强适应证的患者**：伴有慢性肾脏疾病或糖尿病患者，应采用抗高血压药物治疗，应将血压控制在 < 130/80mmHg
140~159/90~99mmHg	是	**无强适应证的患者**：可考虑给予噻嗪类利尿剂或 CCB，也可考虑给予 ACEI、ARB、β 受体拮抗剂或复方制剂 **有强适应证的患者**：伴有慢性肾脏疾病或糖尿病患者，应采用抗高血压药物治疗，应将血压控制在 < 130/80mmHg。按需要给予 ACEI、ARB、CCB、β 受体拮抗剂或复方制剂
≥ 160/100mmHg	是	**无强适应证的患者**：给予 2 种抗高血压药物联合治疗，通常为噻嗪类利尿剂或 CCB 加 ACEI、ARB 或 β 受体拮抗剂 **有强适应证的患者**：伴有慢性肾脏疾病或糖尿病患者，应采用抗高血压药物治疗，应将血压控制在 < 130/80mmHg。按需要给予利尿剂、ACEI、ARB、CCB、β 受体拮抗剂或复方制剂

三、高血压的药物治疗研究进展

高血压是全球范围内的常见疾病，严重危害人类健康。当前，高血压的治疗仍然沿用传统治疗方法，随着高血压发病机制的深入研究，以及对降压药及降压目标的重新评定，高血压的药物治疗策略发生了改变，临床如何科学、合理的应用降压药改善高血压患者服药依从性，确保高血压患者血压得到长期有效的平稳控制，预防心脑血管疾病的发生是高血压药物治疗的新思路。

高血压是可以预防和控制的疾病，将血压控制在理想水平，可明显减少心脑血管事件发生，减轻患者负担。药物治疗是控制高血压最有效的措施，降压药物讲究规律服用、长期服用。所以，加强高血压药物的使用管理尤其重要。药物基因组学的应用也从分子水平和微观层面为高血压用药提供了有效的参考。通过药物基因组学指导临床个体化用药和预测严重药物不良反应，可提高药物治疗的有效性和安全性。

目前，临床常用的抗高血压药物主要是血管紧张素转化酶抑制（ACEI）、血管紧张素Ⅱ受体拮抗剂（ARB）、钙通道阻滞剂（CCB）、利尿剂、β受体拮抗剂及上述药物组成的固定配比和复方制剂。近些年，我国陆续成功研发出一些降压创新药物，对抗高血压药物的研究已不再停留在控制血压层面上，而是进一步从高血压的发病机制和抗高血压的机制、联合用药、基因组学或遗传学等方面，研究如何个体化治疗，提高患者用药依从性、减少用药不良反应和保护靶器官等，以改善患者的生活质量。其以有效、安全、合理、经济及依从性好的优势，至今仍是我国基层最常用的降压药物之一；国内唯一由 CCB 和 β 受体拮抗剂组成的低剂量固定复方制剂尼群洛尔片，该药是通过两种组分作用机制互补协同，避免了单药剂量大导致的不良反应，尤其适用于高血压伴高心率患者；我国第一个自主研发的 ARB 阿利沙坦酯，其原创性在于口服后原药不经过肝脏代谢，在体内经胃肠道酯酶代谢产生活性代谢产物；国内首个作用于多靶点，具有同时降压、降低 Hcy 水平、提高叶酸水平等特点的复方制剂马来酸依那普利叶酸片，其能有效控制卒中、肾脏病及高尿酸血症的发生风险；我国自主研发的第一个手性降压药物左旋氨氯地平，通过手性药物拆分技术去除右旋体，有效保留外消旋体氨氯地平降压作用，同时降低治疗相关的不良反应发生率。

随着对高血压疾病发病机制研究的深入和基因技术的不断发展，处于临床研究阶段的高血压新药也不断涌现出来，如血管活性肽酶抑制剂（vasopeptidase inhibitors，VPI）、血管紧张素受体 – 脑啡肽酶双重抑制剂、血管紧张素治疗性疫苗、新型复方制剂、醛固酮合酶抑制剂（LCI699）、内皮素受体拮抗剂（TBC3711）、AT2 受体激动剂、神经肽 Y2 受体拮抗剂、ACE2 激动剂（DIZE 和重组 rhACE2）、P 物质非肽类拮抗剂等。血管活性肽酶抑制剂（vasopeptidase inhibitors，VPI），是一类既可抑制中性肽内切酶（neutral endopeptidase，NEP）又可抑制 ACE 的单一结构化合物分子的双重肽酶抑制剂，其代表药奥帕曲拉已进入大规模、多中心、随机、双盲、安慰剂平行对照试验，但仍需关注其不良事件的发生率。血管紧张素受体 – 脑啡肽酶双重抑制剂是含有脑啡肽酶抑制剂和 ARB 的降压药，目前该类药有几种已进入临床试验阶段，如 Sacubitril/ Valsartan（LCZ696，Entresto）于 2015 年通过了美国 FDA 优先级审核，目前被高血压合理用药指南列为治疗心力衰竭用药。血管紧张素治疗性疫苗是通过靶向作用于 Ang Ⅱ，使人体产生抗 Ang Ⅱ 的抗体而有效降压，抗体应答效果持续时间长（可达 2~4 周），有助于解决高血压患者服药依从性差的问题。新型复方制剂有包括三药联合的复方降压制剂和与非降压药联合的复方制剂，其中三药联合的复方降压制剂由 RAAS 抑制剂、CCB 与噻嗪类利尿剂 3 种药物所组成，在欧美已进入临床应用，包括阿利吉仑、氨氯地平及氯噻嗪组成，以及由替米沙坦、氨氯地平、氯氯噻嗪组成的复方制剂；而与非降压药联合的复方制剂包括 CCB+HMG-CoA 还原酶抑制剂、RAAS 抑制剂或 CCB+ 叶酸、RAAS 抑制剂 + 口服降糖药（TAK536/ 吡格列酮）等。除外，其他降压新药多处于 Ⅰ、Ⅱ、Ⅲ 期或临床试验阶段，其降压疗效和安全性尚待研究。抗高血压新药发展日新月异，今后研发的方向应是平稳降压、改善靶器官损伤、预防高血压并发症且有较好性价比的长效降压药物。

第二节　临床药物治疗案例分析

一、高血压药物治疗案例分析

📋 病历摘要

患者，男性，41 岁。

主诉：胸闷气短 1 月，加重 1 天。

现病史：患者于 1 月前始无明显诱因出现胸闷、气短。伴心悸、乏力，不伴咳粉红色泡沫痰、恶心，伴双下肢水肿，伴夜间阵发性呼吸困难。曾于当地医院就诊，诊断"冠心病"，给予"复方丹参片"等药物治疗，效果差。体力逐渐下降，登 1 层楼梯即感胸闷、气短。夜间不能平卧入眠。1 天前无明显诱因上述症状加重，伴大汗、烦躁，急诊来我院就诊，行心电图检查。显示：①窦性心动过速；②左心房异常；③左心室肥大伴 ST-T 改变。为进一步诊治，急诊收住院。自发病以来，食欲正常，睡眠正常，大小便正常，体重无减轻。

既往史：有高血压病史 10 年，具体不详，未予诊治。2011 年"蛛网膜下腔出血"，并因"前交通动脉瘤"行"颅内动脉瘤夹闭手术"。无糖尿病病史。否认精神疾病史，否认肝炎、结核、疟疾病史，无消化性溃疡病，既往无用药史。

个人史：生于原籍，久居本地，无疫区、疫情、疫水接触史，无有毒物质接触史，无吸毒史，吸烟史 10 年，平均每天 10 支，未戒烟。

婚姻史：25 岁结婚，育有 1 子。

家族史：父亲、母亲、兄弟、姊妹有高血压病史。

入院诊断：

1. 胸闷原因待查高血压心脏病?

2. 高血压 3 级（极高危）。

3. 颅内动脉瘤夹闭术后。

诊断依据：

1. 胸闷气短 1 月，加重 1 天。

2. 既往 "高血压、颅内动脉瘤夹闭术" 病史。

3. 查体　P 100 次 / 分，BP 210/180mmHg。精神不振，双下肢浮肿。

4. 辅助检查　心电图：①窦性心动过速；②左心房异常；③左心室肥大伴 ST-T 改变。

🔵🔵 治疗经过及用药分析

2019 年 7 月 23 日患者因 "胸闷气短 1 月，加重 1 天" 入院，入院查体：T 36.5℃，P 100 次 / 分，R 18 次 / 分，BP 210/180mmHg。神志清，精神不振。心率 100 次 / 分，律齐，各瓣膜听诊区未闻及病理性杂音。腹软，无压痛、反跳痛，肝脾肋下未触及。双下肢浮肿。该患者初步诊断 "1. 胸闷原因待查高血压心脏病？ 2. 高血压 3 级（极高危）。3. 颅内动脉瘤夹闭术后"，入院后积极完善相关检查，同时给予药物控制血压，营养心肌，改善心功能等药物治疗。药物治疗方案见表 3-3。

表 3-3　初始治疗方案

药品名称	剂量（单位）	给药途径	频次
硝苯地平控释片	30mg	口服	once
缬沙坦氨氯地平片（Ⅰ）	1 片	口服	qd（6am）
呋塞米片	20mg	口服	qd（6am）
螺内酯片	20mg	口服	qd（6am）
0.9% 氯化钠注射液 硝酸甘油注射液	46ml 20mg	微量泵泵入	持续医嘱
呋塞米注射液	40mg	静脉注射	once
5% 葡萄糖注射液（非 PVC） 去乙酰毛花苷注射液	20ml 0.2mg	静脉注射	once
0.9% 氯化钠注射液 注射用二丁酰环磷腺苷钙	250ml 40mg	输液	qd（8am）

◎ **初始治疗方案分析**

（1）患者本次以 "胸闷气短" 主诉入院，给予强心、利尿等处理。《2020 中国心力衰竭诊断和治疗指南》中指出，螺内酯可使 NYHA Ⅲ～Ⅳ级心衰患者显著获益。同时螺内酯具有保钾利尿作用，保障心衰患者利尿同时的血钾水平。呋塞米适用于有明显液体潴留或伴有肾功能受损的患者。患者有双下肢水肿，即存在液体潴留，有应用呋塞米的指征。洋地黄类药物去乙酰毛花苷可以抑制心肌细胞膜 Na^+–K^+–ATP 酶活性，使心肌细胞膜内外 Na^+–K^+ 主动偶联转运受损，Na^+–Ca^{2+} 交换活跃，心肌细胞内 Ca^{2+} 浓度增高，激动心肌收缩蛋白从而增加心肌收缩力，使衰竭心脏心输出量增加，血流动力学状态改善，同时，对于心衰伴快速心室率患者，可减慢心室率。

（2）患者首次血压测得 190/110mmHg 左右，诊断为"1.胸闷原因待查高血压心脏病？ 2.高血压 3 级（极高危）"。入院时患者血压为 210/180mmHg，给予硝苯地平控释片、缬沙坦氨氯地平降压。同时采用硝酸甘油持续泵入降低血压。硝苯地平、氨氯地平均为钙离子拮抗剂，通过阻碍心肌及血管平滑肌钙离子的膜转运，抑制钙离子向细胞内的流入，引起心肌的收缩性降低和血管扩张。缬沙坦是一种口服有效的特异性血管紧张素（AT）2 受体拮抗剂，它选择性作用于 AT1 受体亚型，产生所有已知的效应。AT2 受体亚型与心血管效应无关。缬沙坦对 AT1 受体没有任何部分激动剂的活性。缬沙坦与 AT1 受体的亲和力比 AT2 受体强 20000 倍。缬沙坦降低血压，同时不影响心率。另外，患者血压过高，口服降压药物的同时，血压仍较高，所以给予硝酸甘油泵入。硝酸甘油通过释放一氧化氮（NO），激活鸟苷酸环化酶，使平滑肌和其他组织内的环鸟苷酸（cGMP）增多，导致肌球蛋白轻链去磷酸化，调节平滑肌收缩状态，引起血管扩张。使用期间注意监测血压及心率。

（3）营养心肌代谢治疗：临时给予患者二丁酰环磷腺苷钙液体静脉滴注，二丁酰环磷腺苷钙为蛋白激酶激活剂，可改善心肌缺血，增加心排血量。

通过上述初始治疗方案分析，药物的选择合理有效，用法用量正确。但药师认为入院开始使用营养心肌代谢的药物的必要性有待商榷。

◎ 初始药物治疗监护要点

（1）患者应用缬沙坦、氨氯地平、硝酸甘油等控制血压，注意监测血压情况，随时监测患者的血压和心率，血压不低于 90/60mmHg，心率不低于 55 次 / 分，随时调整降压药物和药物的剂量。

（2）注意监测患者血电解质水平。

入院第 2 天患者诉胸闷症状较前缓解。查体：神志清，精神不振，体温 35.8℃，脉搏 100 次 / 分，呼吸 18 次 / 分，血压 210/170mmHg，心率 100 次 / 分，律齐，各瓣膜听诊区未闻及病理性杂音。腹软，无压痛、反跳痛，肝脾肋下未触及。双下肢浮肿。继续给予控制血压，预防、改善心室重构，减轻心脏负荷，强心、利尿等药物治疗。注意患者病情变化。

辅助检查：血常规：血小板总数 3.84×10^9/L、血小板比积 0.36%、白细胞总数 10.47×10^9/L、中性粒细胞绝对值 7.73×10^9/L，嘱定期复查。DIC 系列：D– 二聚体 1.3mg/L，考虑有微血栓形成，有血栓倾向，已给予抗血小板凝集治疗。脑钠肽 4023.04pg/ml，考虑心衰，给予利尿强心治疗，定期复查。急诊生化示：钾 3.50mmol/L、尿素 10.46mmol/L。心梗三项无异常。

◎ **用药调整**

增加药物见表 3-4，停止使用药物见表 3-5。

表 3-4 增加药物

药品名称	剂量（单位）	给药途径	频次
氢氯噻嗪片	12.5mg	口服	qd（6am）
氯化钾缓释片	0.5g	口服	tid（6am、11am、5pm）
0.9% 氯化钠注射液 托拉塞米注射液	10ml 20mg	静脉注射	once
0.9% 氯化钠注射液 注射用盐酸乌拉地尔	50ml 100mg	微量泵泵入	持续医嘱
氯化钾缓释片	1g	口服	tid（6am、11am、5pm）
0.9% 氯化钠注射液 注射用二丁酰环磷腺苷钙 注射用门冬氨酸钾镁	250ml 40mg 2g	输液	qd（8am）
0.9% 氯化钠注射液 15% 氯化钾注射液 硫酸镁注射液	500ml 10ml 2.5g	输液	once

表 3-5 停用药物

药品名称	剂量（单位）	给药途径	频次
0.9% 氯化钠注射液 硝酸甘油注射液	46ml 20mg	微量泵泵入	持续医嘱
0.9% 氯化钠注射液 注射用二丁酰环磷腺苷钙	250ml 40mg	输液	每日 1 次（8am）

◎ **用药调整分析**

（1）患者目前血压仍高，将缬沙坦氨氯地平 1 片 qd 改为 1 片 bid。同时停用硝酸甘油。

（2）患者 BNP 4023.04pg/ml，考虑心衰，给予利尿强心治疗。氢氯噻嗪为噻嗪类利尿剂，本类药物作用机制主要为抑制远端小管前段和近端小管（作用较轻）对氯化钠的重吸收，从而增加远端小管和集合管的 Na^+-K^+ 交换，K^+ 分泌增多。该药物可用于控制血压，并有减轻循环血量的作用，进而改善心功能。托拉塞米为磺酰脲吡啶类利尿药，其作用于肾小管髓袢升支粗段，抑制 Na^+-K^+-$2Cl^-$ 载体系统，使尿中 Na^+、Cl^- 和水的排泄增加，但对肾小球滤过率、肾血浆流量或体内酸碱平衡无显著影响。临时使用托拉塞米 1 次，改善患者胸闷气短症状。

（3）乌拉地尔是一种选择性 α_1 受体拮抗剂，具有外周和中枢双重降压作用。外周扩张血管作用主要通过阻断突触后 α_1 受体，使外周阻力显著下降而扩张血管。中枢作用则通过激活 5- 羟色胺 -1A 受体，降低延髓心血管调节中枢的交感反馈而起降压作用。其具有阻断突触后 α_1 受体的作用和阻断外周 α_2 受体的作用，但以前者为主。对静脉血管的舒张作用大于对动脉血管的作用，并能降低肾血管阻力，对血压正常者没有降压效果，对心律无明显影响。该患者已使用缬沙坦、氨氯地平、氢氯噻嗪、硝酸甘油等药物降压，血压达 210/170mmHg，且硝酸甘油已连续使用 21h，故停用硝酸甘油，加用乌拉地尔控制血压。

（4）患者急诊血钾为 3.50mmol/L，给予氯化钾缓释片口服及临时加氯化钾、硫酸镁液体静脉滴注。当日下午检测结果血钾 2.82mmol/L，将氯化钾缓释片由 0.5g tid 改为 1g tid。

◎ 用药监护要点

（1）心率 100 次 / 分，血压 210/170mmHg。

（2）注意监测患者血电解质水平情况。该患者未发生相关用药不良反应。

入院第 3 天，患者病情平稳，未诉特殊不适。查体：神志清，精神不振。体温 36.0℃，脉搏 100 次 / 分，呼吸 18 次 / 分，血压 133/98mmHg，心率 100 次 / 分，律齐，各瓣膜听诊区未闻及病理性杂音。腹软，无压痛、反跳痛，肝脾肋下未触及。双下肢浮肿。患者目前症状缓解，提示治疗有效，继续给予控制血压，预防、改善心室重构，减轻心脏负荷，强心、利尿等药物治疗。注意患者病情变化。

辅助检查：生化系列：总蛋白 62.59g/L、白蛋白 39.33g/L、总胆红素 39.0μmol/L、间接胆红素 31.90μmol/L、γ- 谷氨酰基转移酶 61IU/L、钾 2.82mmol/L、尿酸 450μmol/L、乳酸脱氢酶 370IU/L，嘱加强营养，定期复查，尿常规：尿蛋白 ++，嘱定期复查。肝胆胰脾肾彩超：未见明显异常。心脏彩超：左房室腔扩大伴心肌各节段运动弥漫性减弱，室间隔肥厚，三尖瓣少量反流，左室收缩功能减低，心包积液。

◎ 用药调整

增加药物见表 3-6。

表 3-6　增加药物

药品名称	剂量（单位）	给药途径	频次
美托洛尔片	12.5mg	口服	每日 2 次（6am、4pm）

◎ **用药调整分析**

美托洛尔是一种选择性的 $β_1$ 受体拮抗剂。其对心脏 $β_1$ 受体产生作用所需剂量低于其对外周血管和支气管上的 $β_2$ 受体产生作用所需剂量。美托洛尔的治疗可减弱与生理和心理负荷有关的儿茶酚胺的作用，降低心率、心排出量及血压。该患者目前血压控制可，但心率偏快，故给予 β 受体拮抗剂减慢心率。该药物从小剂量给药，注意监测心率变化。

◎ **用药监护要点**

（1）心率 100 次 / 分，血压 133/98mmHg。

（2）注意监测患者血电解质水平情况。该患者未发生相关用药不良反应。

入院第 6 天，患者病情平稳，未诉特殊不适。查体：体温 36.0℃，脉搏 84 次 / 分，呼吸 18 次 / 分，血压 147/100mmHg，神志清楚，精神可，心率 84 次 / 分，律齐，各瓣膜听诊区未闻及病理性杂音。腹软，无压痛、反跳痛，肝脾肋下未触及。双下肢浮肿。患者目前病情稳定，症状缓解，明日可以带药出院。

◎ **用药调整**

调整药物剂量及使用方法见表 3-7，停止使用药物见表 3-8。

表 3-7 调整药物剂量及使用方法

药品名称	剂量（单位）	给药途径	频次
美托洛尔片	25mg	口服	每日 2 次（6am~4pm）
硝苯地平控释片	30mg	口服	每日 2 次（6am~4pm）
缬沙坦胶囊	80mg	口服	每日 2 次（6am~4pm）
美托洛尔片	37.5mg	口服	每日 2 次（6am~4pm）

表 3-8 停用药物

药品名称	剂量（单位）	给药途径	频次
缬沙坦氨氯地平片（Ⅰ）	1 片	口服	每日 2 次（6am~4pm）

◎ **用药调整分析**

患者血压又有升高，波动于 140~170/100~120mmHg，故将缬沙坦氨氯地平 1 片（缬沙坦 80mg，氨氯地平 5mg）bid 停用，改为缬沙坦 80mg bid、硝苯地平 30mg bid，便于调整单药剂量和种类。另外，由于患者心率偏快，波动于 80~100 次 / 分，将美托洛尔的剂量由 12.5mg bid 调整为 25mg bid，后改为 37.5mg bid。

◎ 用药监护要点

（1）心率 84 次 / 分，血压 147/100mmHg。

（2）注意监测患者血电解质水平情况。该患者未发生相关用药不良反应。

🧑‍🏫 出院教育

1. 阐述高血压非药物治疗的重要性，减少钠盐摄入（＜ 6g/d）、控制体重（BMI ＜ 24kg/m²，腰围＜ 90cm）、戒烟限酒，适当运动及心理平衡，干预生活方式可以降低血压，提高药物疗效，是药物治疗的基础，嘱患者按医嘱定时、按剂量服药。

2. 控制情绪，保持心情舒畅。避免劳累、感染、情绪激动。

3. 注意监测血压、心率、肝肾功能。

4. 随访计划：1 月后心内科门诊复诊，不适门诊随诊。

◎ 出院带药

见表 3-9。

表 3-9　出院带药

药品名称	用量	用法	注意事项
呋塞米片	20mg	每日 1 次（6am）	出院 3 天复查电解质，调整用药
螺内酯	20mg	每日 1 次（6am）	出院 3 天复查电解质，调整用药
美托洛尔缓释片	47.5mg	每日 1 次（6am）	监测血压、心率。心率低于 55 次 / 分时应考虑减量
硝苯地平控释片	30mg	每日 2 次（6am~4pm）	应坚持长期服用，监测血压，不超过 130/80mmHg
缬沙坦胶囊	80mg	每日 2 次（6am~4pm）	应坚持长期服用，监测血压。注意监测血钾
氢氯噻嗪片	12.5mg	每日 1 次（6am）	定期复查血电解质水平

🎯 治疗总结

1. **治疗过程分析**　患者，男，41 岁，因"胸闷气短 1 月，加重 1 天"入院，综合分析病史、临床表现及辅助检查，初步诊断为"1. 胸闷原因待查高血压心脏病？ 2. 高血压 3 级（极高危）。3. 颅内动脉瘤夹闭术后"。

患者入院后完善相关检查，给予呋塞米、螺内酯利尿，去乙酰毛花苷强心治疗，缬沙坦、硝苯地平、氨氯地平、氢氯噻嗪等降压治疗；美托洛尔控制心率，给予二丁酰环磷腺苷钙，营养心肌等治疗。患者症状缓解，病情好转出院。

　　整个治疗过程，患者治疗药物的使用遵循临床诊断，与之相适应。药物用法用量、疗程以及停药、换药合理，有效地保证了患者的治疗效果，避免了不良反应的发生。但临床药师认为入院开始使用营养心肌代谢的药物的必要性有待商榷。

　　2.药师在本次治疗中参与的药物治疗工作　在治疗过程中，药师对患者进行了全程监护。对患者进行用药教育，提高患者用药依从性。在患者住院期间具体参与的药物治疗工作有：嘱患者应卧床休息，低盐低脂饮食，注意休息，避免劳累、受凉、情绪激动，监测血压、心率。全程监护患者服用一些药物（缬沙坦、硝苯地平、氨氯地平、氢氯噻嗪、美托洛尔等）期间，在院期间无不良反应发生。向患者交代相关药物的服用方法。密切监测患者心率、血压、血电解质等指标。

　　3.药物不良反应及药物相互作用　分析患者在整个药物治疗过程中未发现明显的药物相互作用和不良反应等药物相关性不良事件。

二、顽固性高血压患者药物治疗案例分析

📋 病历摘要

　　患者，女性，81岁，身高160cm，体重70kg。

　　主诉：发作性胸闷、憋气5年，加重半月。现病史：患者于5年前，活动后出现反复胸闷、憋气，自觉活动耐力差，平路步行100~200m左右即有明显的胸闷、气短的情况，休息后可缓解，患者近半年自觉活动耐力明显下降，平路走50m左右即有明显的胸闷憋气，近半月来上述症状加重，有反复的夜间胸闷憋气情况，端坐位后略缓解，每天夜间5~6次，伴有明显的尿频，近日患者出现明显的胸闷、憋气，不能平卧，为进一步治疗，来医院，BNP 892pg/ml，心肌标志物正常，D-二聚体正常。血常规：中性粒细胞78.6%，电+肾检查，显示：血钾3.8mmol/L，血压260/105mmHg。既往史：高血压病史48年，服用缬沙坦胶囊每日1粒，硝苯地平缓释片，每日1片，血压控制不理想，一直在200/105mmHg左右，有脑血管病史2年，3个月前发现症状性癫痫，口服奥卡西平片，有糖尿病史半年，目前服用瑞格列奈片降糖治疗，具体剂量：1mg bid。

　　个人史：生育原籍，无久居异地及疫区居住史等。

　　入院诊断：

　　（1）高血压3级（极高危）

　　高血压性心脏病

　　心功能Ⅳ级

　　（2）脑血栓后遗症期

　　症状性癫痫

　　（3）2型糖尿病

（4）冠状动脉粥样硬化性心脏病

（5）心绞痛

治疗经过及用药分析

完善各项检查：血常规、尿常规、尿微量蛋白、大便常规＋OB、生化全套、血气分析、甲状腺全套、心脏彩超、腹主动脉CTA、双肾、肾动脉、腹主动脉及双肾上腺B超，明确患者的靶器官损伤及顽固性高血压的病因。

给予降压、扩冠、抗感染、降糖、抗癫痫、营养心肌等治疗。

治疗期间所用药物：

治疗药物	用法用量	起止时间
阿司匹林肠溶片	0.1g qd po	2014.7.12~2014.7.21
单硝酸异山梨酯胶囊	50mg qd po	2014.7.12~2014.7.23
阿托伐他汀钙片	20mg qn po	2014.7.12~2014.7.21
硝苯地平缓释片	30mg bid po	2014.7.12~2014.7.16
硝苯地平缓释片	60mg bid po	2014.7.16~2014.7.26
呋塞米片	20mg qd po	2014.7.12~2014.7.23
螺内酯片	20mg bid po	2014.7.12~2014.7.21
螺内酯片	40mg qd po	2014.7.21~2014.7.23
缬沙坦胶囊	80mg bid po	2014.7.14~2014.7.15
缬沙坦胶囊	80mg qd po	2014.7.16~2014.7.26
曲美他嗪胶囊	20mg tid po	2014.7.12~2014.7.23
瑞格列奈片	10mg tid po	2014.7.12~2014.7.26
奥卡西平片	0.3g bid po	2014.7.12~2014.7.23
0.9%氯化钠注射液250ml 注射用环磷腺苷葡胺180mg 左卡尼汀注射液3.0g	ivdrip qd	2014.7.12~2014.7.23
0.9%氯化钠注射液100ml 注射用泮托拉唑钠80mg	ivdrip qd	2014.7.12~2014.7.26
兰索拉唑片	30mg bid po	2014.7.14~2014.7.17
兰索拉唑片	30mg qn po	2014.7.17~2014.7.18
埃索美拉唑镁肠溶片	20mg bid po	2014.7.18~2014.7.26
伊托必利片	50mg tid po	2014.7.18~2014.7.26
乳果糖	20ml bid po	2014.7.18~2014.7.26

续表

治疗药物	用法用量	起止时间
铝碳酸镁片	1 片 tid po（嚼服）	2014.7.18~2014.7.26
比索洛尔片	2.5mg qd po	2014.7.23~2014.7.26

住院期间的血压变化情况

时间	7.12	7.13	7.14	7.15	7.16	7.17	7.18	7.19	7.20	7.21	7.22	7.23	7.24	7.25
血压（mmHg）	210/110	234/93	215/80	180/76	208/102	201/101	230/89	220/81	220/92	249/123	239/92	196/78	199/73	231/71

辅助检查：①肾动脉 B 超：双肾动脉阻力指数增高，双侧肾上腺未见明显异常；②股主动脉 CTA 示：股主动脉粥样硬化并多发斑块形成；③心脏彩超示：左房大，左室壁心肌肥厚，左室舒张功能减低，主动脉瓣钙化，二尖瓣环钙化，二、三尖瓣反流；④尿微量蛋白 215mg/L，BNP 892pg/ml，葡萄糖 7.68mmol/L，BUN 9.34mmol/L，糖化血红蛋白 6.90。

病因分析：顽固性高血压分真性顽固性高血压和假性顽固性高血压。

（1）假性顽固性高血压，是因患者的依从性差，未按照医嘱服用药物，造成血压控制不良，未达到标准。

（2）真性顽固性高血压，真性顽固性高血压可能由于：

1）生活方式因素：如肥胖或体重大量增加、过量饮酒（甚至酗酒）和高盐摄入，这些可通过全身血管收缩、水钠潴留，肥胖所致的胰岛素抵抗引起交感兴奋及胰岛素水平增高均可拮抗降压药物的降压效果；

2）长期慢性摄入血管收缩或潴钠物质；

3）阻塞性睡眠呼吸暂停（通常但并非总是与肥胖相关）有可能因为夜间缺氧，化学受体被刺激及睡眠剥夺而导致长期血管收缩效应；

4）未被检出的继发性高血压；

5）晚期不可逆的器官损害，特别和肾功能相关，导致动脉壁腔比明显增大或大动脉扩张性减弱。

该患者的顽固性高血压可能与以下几方面的因素有关：①患者体重指数为 27.34，体重超重；②高盐饮食；③双侧肾动脉阻力指数增高；④未被检出的其他引起继发性高血压的因素；⑤药物因素：阿司匹林肠溶片可以导致水钠潴留，降低多种减压药物的疗效；⑥患者存在动脉粥样硬化的情况，血管僵硬度增加；⑦依从性差：患者为老年人，容易漏服、忘服药物，不按医嘱服药。

◎ 初始治疗方案分析

2014 年欧洲高血压学会/欧洲心脏病学会：《高血压管理指南》（第四部分）对顽固性高血压患者，建议医师检查目前联合应用的多种药物是否有降压作用，如果该药无效或效果差，则停用该种药物（Ⅰ，C）；若无禁忌证，应考虑使用盐皮质激素拮抗剂、阿米洛利和 α_1 受体拮抗剂多沙唑嗪（Ⅱa，B）；如果药物治疗无效，可考虑行侵入性操作技术如肾脏去神经术和颈动脉压力感受器刺激（Ⅱb，C）；现在有更多的证据表明肾脏去神经术和颈动脉压力感受器刺激的长期有效性和安全性之前，建议应有经验丰富的术者进行手术操作（Ⅰ，C）；术后由高血压中心进行诊断和随访，对真正顽固性高血压患者才可进行侵入性操作方法进行治疗，这些患者应当是 SBP ≥ 160mmHg 或 DBP ≥ 110mmHg，且有动态血压确定血压升高（Ⅰ，C）。

目前有很多关于顽固性高血压的治疗报道：其中非药物治疗手段有：颈动脉窦压力感受器激活、肾脏去交感神经消融治疗、压力支架治疗。药物治疗：联合螺内酯治疗、二氢吡啶类钙拮抗剂为基础的联合方案（二氢吡啶类钙拮抗剂 +ACEI+β 受体拮抗剂 + 利尿剂）等。

◎ **用药监护要点**

（1）对患者进行用药教育，加强患者的依从性，告知按时服药、按医嘱服药能够减低血压变异性、平稳降血压，对靶器官是有保护作用的。相反，不按时服药、不按医嘱服药将造成血压的变异性增大，血压不易控制，加重对机体的损伤。

（2）瑞格列奈片应在饭前服用，防止发生低血糖。

（3）硝苯地平控释片可能会出现头痛、踝部水肿等不良反应。

（4）呋塞米、螺内酯、缬沙坦均对血钾有影响，应严密监测血钾。

（5）兰索拉唑片应每日清晨，早餐前服用。

（6）密切注意血压、肝、肾功能的变化，以便调整药物。

（7）因患者合并症较多，服用多种药物，注意药物间的相互作用。

　　1）阿司匹林肠溶片能够降低降压药物的疗效。

　　2）呋塞米、螺内酯、缬沙坦均对血钾有影响，应严密监测血钾。

（8）因患者应用硝苯地平控释片、缬沙坦胶囊、螺内酯加压效果不佳，仍在 220/110mg 左右，建议更换降压药物，静脉应用乌拉地尔注射液。将血压控制后，在改用非洛地平缓释片、缬沙坦胶囊、氢氯噻嗪片口服药物维持治疗，根据患者的血压情况进行剂量调整。

三、高危型高血压患者药物治疗案例分析

📋 病历摘要

患者，女性，69 岁。

主诉：反复头痛、头晕、头胀，加重半月，加重 3 天入院。患者半月前开始无明显诱因出现头胀、头痛，位于额、顶部、心慌，每次持续数 1 小时左右，休息可缓解。伴

有头晕、耳鸣、乏力。无黑矇、视物旋转、恶心、呕吐，无阵发性心悸、无胸闷、胸痛。曾就诊于当地诊所，测血压约190/110mmHg，诊断为"高血压3级"，给予"吲达帕胺"治疗，效果不佳。3天前始无明显诱因上述症状加重，头痛、头晕部位、性质同前，疼痛程度较前加重，持续时间同前，可长达2h。伴乏力、出汗、恶心，入院治疗。

家族史：母亲、姐妹2人。

个人史：生于原籍。无久居异地及疫区居住和接触史。

婚育史：婚育，育有1男1女。子女及配偶健康。

查体：T 36℃，P 76次/分，R 20次/分，BP 187/104mmHg。老年女性，精神尚可，查体配合。双肺呼吸音清，未闻及明显干湿啰音，律齐，双下肢无水肿。既往糖尿病病史1年。

入院诊断：

1. 高血压3级（极高危）。

2. 2型糖尿病。

辅助检查：葡萄糖7.27mmol/L，总胆固醇5.65mmol/L，甘油三酯2.74mmol/L，低密度脂蛋白3.58mmol/L。辅助检查无异常。

💊💊 治疗经过及用药分析

入院后给予非洛地平2.5mg qd和贝那普利5mg qd降低血压，二甲双胍控制血糖，阿托伐他汀降脂等药物治疗，入院3天经过上述降压药物治疗，患者血压有所下降，患者头胀减轻，无头痛、恶心，但血压未得到有效控制，波动于150/100mmHg左右，非洛地平剂量增加至5mg qd，病情好转，血压稳定在140/90mmHg左右，出院。

◎ 初始治疗方案分析

患者为老年女性，入院后高血压诊断明确，既往有糖尿病病史。高血压的主要治疗目标是最大限度地降低心血管并发症发生与死亡的总体危险，需要治疗所有可逆性心血管危险因素、亚临床靶器官损害以及各种并存的临床疾病。该患者为高血压合并糖尿病的患者，降压目标值应控制在140/85mmHg以下。根据《高血压防治指南》，降压治疗药物应用应遵循以下原则：即小剂量开始，优先选择长效制剂，联合应用及个体化。该患者入院后给予ACEI类药物贝那普利片5mg qd联合非洛地平片2.5mg qd联合降压治疗。贝那普利为血管紧张素转化酶抑制剂，可以抑制Ang Ⅱ的生成，阻断肾素－血管紧张素系统从而达到降低循环血压的目的。在欧美国家进行的大规模临床试验结果显示此类药物对于高血压患者具有良好的靶器官保护和心血管终点事件预防作用。可以保护心血管系统，逆转心脏的不良重塑，恢复其结构和功能。在糖尿病患者中能改善胰岛素抵抗，对于糖尿病患者有着良好肾脏保护作用，长期使用对血糖、血脂无不良影响。非洛地平为二氢吡啶类钙离子拮抗药，主要通过阻断血管平滑肌细胞上的钙离子通道发挥扩张血管降低血压的作用。我国的大样本临床试验证实，以二氢吡啶类钙离子拮抗剂为基础的降压治疗方案可明显降低高血压的脑卒中的发生和死亡率。在钙离子拮抗剂中非洛地平和氨氯地平降低脑卒中风险的证据更为充分，宜选择这两种药物。贝那普利片和非洛地平联合降压，是非常有效的抗高血压用药方案，钙离子具有直接扩张动脉的作用，ACEI 类既扩张动脉、又扩张静脉，故两药合用有协同降压的作用。钙离子拮抗剂的常见不良反应踝部水肿可被 ACEI 类抵消。ACEI 类还可以部分阻断钙离子拮抗剂所致的反射性交感神经增加和心率加快的不良反应。两药联合可增加降压疗效，同时可降低不良反应的发生。且贝那普利和非洛地平均为可持续 24h 降压作用的长效药物，可有效控制夜间血压与晨峰血压，有效预防心脑血管并发症发生。该患者为高血压合并糖尿病，选用贝那普利联合非洛地平的降压方案较为理想。长效制剂可平稳降压，更有效预防心脑血管并发症，且用药从小剂量开始，对于血压控制不理想后采取增加药物剂量后使血压达标。整个用药过程合理有效。

◎ **用药监护要点**

（1）血糖：糖尿病患者使用 β 受体拮抗剂应防止对血糖的影响，用药初期对血糖应进行更为严密的监测，防止低血糖或高血糖症状的出现。

（2）血常规、电解质、肌酐：临床对照试验发现中性粒细胞减少见于 1.9% 的患者。提示原发性高血压患者接受抗高血压药的治疗时不需要特殊监测实验室指标但长期使用可升高血钾，应注意监测血钾及肌酐水平的变化，建议患者门诊复查血糖时同检查血常规、电解质及肌酐。

（3）血压、心率：硝苯地平与受体拮抗剂同时使用时，因为很可能出现严重的低血压，需严密监控血压；使用 β 受体拮抗剂注意对心率的影响，以静息状态下心率控制在 55 次 / 分为宜。

（4）肝功能、CK：阿托伐他汀的主要不良反应就是氨基转移酶损伤和肌病，使用时需测肝功能、肌酸激酶等指标，并询问患者是否有肌酸、肌痛、肌无力等症状。若氨基转移酶超过正常值上限的 3 倍或肌酸激酶超过正常值上限的 10 倍，需及时向医师反映，及时停药。

（5）给药说明：高血压的治疗不仅仅是在于降低血压，而是全面降低心脑血管病的发生率和死亡率。该患者高血压伴糖尿病，选用贝那普利联合非洛地平降压治疗可有效的降低血压并降低患者心脑血管疾病的发生率，用药安全合理有效。

四、年轻高血压肾病患者药物治疗案例分析

📋 病历摘要

患者，男性，34岁。

主诉：因发现血压升高5年余，加重伴头痛、头晕1周入院。患者5年前查体发现血压升高，最高240/150mmHg，伴头痛、头晕，时有心慌、胸闷。无胸痛，无阵发性夜间呼吸困难，无恶心、呕吐。近4年间未规律服药，血压控制较差。近一周来患者无明显诱因出现血压控制不佳，波动于180~200/100~140mmHg，伴头晕、头痛，伴轻度胸闷、憋气不适，活动后加重，以"高血压病"收入院。

个人史：生育原籍，无久居异地及疫区居住史等。

入院查体：T 36.4℃，R 18次/分，P 93次/分，BP 235/163mmHg，双肺呼吸音粗，未闻及干湿啰音。心率93次/分，律齐，各瓣膜听诊区未闻及病理性杂音。腹软，全腹无压痛及反跳痛，双下肢无水肿。

辅助检查：

尿分析：尿蛋白（3+）；尿潜血（3+）；尿微量白蛋白 ≥ 336mg/L。

肾功能：肌酐206μmol/L ↑。

尿：565μmol/L ↑。

其他：肝功能、血常规及凝血未见明显异常。

入院诊断：

1. 高血压3级（很高危）；

2. 冠状动脉粥样硬化性心脏病；

3. 慢性肾脏病3期；

4. 高尿酸血症。

💊 治疗经过及用药分析

患者临床诊断明确，入院后给予降压、调脂、扩冠、保肾、降肌酐和降尿蛋白等对症支持治疗，患者住院期间主要的治疗药物见表3-10。

表 3-10　患者住院期间主要的治疗药物

药物名称	用法用量	用药时间
缬沙坦胶囊	80mg　qd po	3.1~3.7
硝苯地平控释片	30mg　qd po	3.1~3.7
瑞舒伐他汀钙片	10mg　qn po	3.1~3.2
阿托伐他汀钙片	20mg　qn po	3.2~3.7
盐酸曲美他嗪片	20mg　tid po	3.1~3.7
单硝酸异山梨酯片	20mg　bid po	3.1~3.7
尿毒清颗粒	5g　qid po	3.1~3.7

◎ 初始治疗方案分析

高血压肾病，是一种由于长期的肾小球内高压继而肾小球滤过功能受损的慢性疾病。有研究证实血管紧张素Ⅱ参与了肾小球系膜及间质等纤维化，肾脏血管内长期高压还容易导致蛋白漏出，并引起肾小球滤过膜及肾小管损伤。患者高血压病合并慢性肾功能不全，在选用药物时需要综合考虑患者的肾功能，避免使用影响肾功的药物，现将患者的用药情况进行分析。

（1）降压药物的选择：患者高血压合并慢性肾功能不全，选择降压药物时应根据患者的肌酐水平，在保护肾功能的前提下，控制血压稳定达标。高血压肾病不仅是长期高血压的并发症，高血压肾病在病理状况下，也会进一步加重血压，形成恶性循环，所以慢性肾功能不全患者常需要联合使用降压药物控制血压，其中二氢吡啶类 CCB 联合 ACEI/ARB 是首选降压方案，CCB 具有直接扩张动脉的作用，ACEI/ARB 既扩张动脉、又扩张静脉，故两药合用有协同降压作用。二氢吡啶类 CCB 常见的不良反应为踝部水肿，可被 ACEI 或 ARB 减轻或抵消。此外，ACEI/ ARB 也可部分阻断 CCB 所致反射性交感神经张力增加和心率加快的不良反应。所以该患者选择沙坦类联合地平类是合理的给药方案。

其中，缬沙坦是血管紧张素Ⅱ受体拮抗剂类药物，对慢性肾功能不全具有独特的优势，能通过调节 L 型 Ca^{2+} 离子通道的内流，减弱肾小球毛细血管壁的收缩，从而改善滤过膜的通透性，降低尿蛋白的漏出，降压的同时具有显著的肾脏保护功能。

CCB 类降压药硝苯地平可作用于心肌细胞、冠状动脉和外周血管平滑肌细胞。但该药起效快、清除快，易导致血压波动较大，且能升高血尿酸，该患者具有高尿酸血症，最好不要使用硝苯地平进行降压治疗，可选择同类药物氨氯地平，该药除具有较强的降压作用外，半衰期长（35~50h），药效持续时间长，降压更加平稳、安全，且具有促进尿酸排泄作用，对于高尿酸血症患者尤其适用。

此外，因患者用药依从性较差，最好将单一制剂调整为 CCB+ARB 单片复方制剂，进而提高患者的用药依从性，保证血压平稳有效达标。

（2）他汀类药物的选择：对于冠心病患者无论 LDL-C 水平如何，在没有禁忌证的情况下都应该尽早给予他汀类药物长期应用，有效降低 LDL-C 和胆固醇水平，同时可稳定或逆转斑块，抑制炎性因子的表达，稳定血管内皮细胞作用，从而减缓动脉粥样硬化的发展，保护心脑血管，有利于冠心病的二级预防。由于慢性肾功能不全患者容易发生他汀类药物相关不良反应，瑞舒伐他汀经肾排泄的相对较高，当肾功能不全患者使用时可能会导致体内药物浓度升高，产生药物相关的不良反应。所以，针对该患者应选择经肾排泄比例低的阿托伐他汀钙，它主要经胆道排泄，对肾功能要求低，故调整瑞舒伐他汀钙为阿托伐他汀钙片，同时注意患者是否出现肌痛、肌无力等异常，并定期监测肝功能和肌酸激酶水平（表 3-11）。

表 3-11　他汀药物的比较

药物名称	蛋白结合率	代谢	排泄
洛伐他汀	＞95%	P3A4	粪 83%，肾 10%
辛伐他汀	＞95%	P3A4	粪 60%，肾 13%
氟伐他汀	＞98%	P2C9/P3A4	粪 90%，肾 5%
匹伐他汀	99.5%	P2C9	胆道 98%，肾 2%
阿托伐他汀	98%	P3A4	胆道 98%，肾 2%
瑞舒伐他汀	90%	P2C9（10%）	粪 90%，肾 10%
普伐他汀	50%	不经 CYP 代谢	粪 70%，肾 20%

（3）其他药物的选择：盐酸曲美他嗪可降低心肌耗氧，预防心绞痛发作，改善心脏功能。肾功能降低时可使曲美他嗪的暴露量增加，增加血浆药物浓度，发生严重不良事件的频率更高，所以曲美他嗪类药品禁用于严重肾功能不全患者（肌酐清除率＜30ml/min），对于中度肾功能损害（肌酐清除率 30~60ml/min）的患者应减少给药频次，降低日剂量。该患者存在慢性肾功能不全，血肌酐 206μmol/L，根据血肌酐计算患者的肌酐清除率为 47.2ml/min，属于中度肾功能损伤，故应减少给药频次，建议调整为每日 2 次服用。

◎ **用药监护要点**

对患者进行个体化、规范化临床药学监护可及时发现其潜在的用药问题，优化临床用药方案，不仅提高疾病治疗效果，还能保证患者的用药安全。此外，还可获得患者的信任，提高用药的依从性，有助于缩短病程。原发性高血压患者因需要终生用药，对其进行个体化临床药学监护有助于血压的控制，该患者同时合并肾功能不全，对经肾脏排泄的药物或其代谢产物的清除能力下降，注意药物的选择和剂量的优化，需要实施个体化的药学监护服务。

（1）该病例为年轻患者：既往有冠心病、高血压和高尿酸血症等多种疾病，首先应建立健康的生活方式，包括：低盐低脂低糖饮食，每日限盐＜6g，少食高热量食品，多食蔬菜水果，限制酒精摄入；适量运动，控制体重，保持心情舒畅，避免情绪激动。

（2）高血压肾病常需联合使用降压药：为提高患者的用药依从性，尽量选择单片复方制剂；缬沙坦长期使用要定期监测血钾，维持电解质平衡；监测肌酐和尿素氮水平。

（3）他汀类药物应选择经肾排泄比例低的阿托伐他汀钙；服用时尽量晚上顿服；并关注用药过程中有无肌痛、肌肉无力等症状，一旦发现立即告诉医生；AST、ALT超过正常上限3倍或肌酸激酶升高超过正常上限5倍应停用并复查，直至恢复正常。

（4）注意监护血压，定期复查肝功能、肾功能、尿常规、尿蛋白等临床检验指标。

五、难治性高血压患者药物治疗案例分析

📋 病历摘要

患者，男性，51岁

主诉：体检发现血压高6年。

现病史：入院前6年体检测血压180/100mmHg，未重视未治疗。近半年多次入我院心内科治疗，呼吸睡眠监测提示重度睡眠呼吸暂停综合征，予呼吸机改善睡眠质量、多种降压药物（图3-1）联合降压，血压仍控制不佳，收缩压波动在136~240/68~118mmHg，收缩压平均182mmHg，舒张压平均91mmHg，入院治疗。既往有糖尿病史1年，脑梗死病史半年，无药物过敏史。

入院查体：

1. 24h动态血压　24h血压平均值180/95mmHg；全天血压趋势：双峰双谷消失，呈非杓型图形（2018.10.31）。

2. 肾动脉CTA

（1）双肾动脉近段管腔明显变细，重度狭窄。

（2）腹主动脉粥样硬化。（2019.04.20）

3. 醛固酮（ALD）立位11.10ng/dl，肾素活性（PRA）立位0.09ng/（ml·h）。

4. 实验室检查生化　糖化血红蛋白（HbA1c）5.8%。低密度脂蛋白2.8mmol/L，高密度脂蛋白0.87mmol/L。血常规、甲功三项、尿常规、粪便常规、术前八项、凝血全套未见明显异常，反复低钾（波动于3.2~3.9mmol/L，平均3.5mmol/L），查自身抗体、体液免疫阴性。

个人史：生育原籍，无久居异地及疫区居住史等。

入院诊断：

1. 难治性高血压、高血压性心脏病心功能Ⅰ级；

2. 双侧肾动脉狭窄；

3. 2 型糖尿病；

4. 右侧颈内动脉支架置入术后；

5. 多发性脑梗死；

6. 睡眠呼吸暂停综合征；

7. 原发性醛固酮增多症待查。

🔵🔵 治疗经过及用药分析

2019.4.23 患者入院，入院后完善相关检查：甲功三项、尿常规、粪便常规、术前八项、凝血全套检查未见明显异常。

肾动脉 CTA 提示：①双肾动脉近段管腔明显变细，重度狭窄。②腹主动脉粥样硬化，查自身抗体、体液免疫阴性，排除动脉炎引起肾动脉狭窄（RAS）。

入院后给予螺内酯 20mg bid+ 硝苯地平 60mg qd+ 可乐定 75mg tid+ 阿罗洛尔 10mg bid+ 哌唑嗪 2mg tid+ 氢氯噻嗪 20mg qd 降压，阿卡波糖 50mg tid+ 二甲双胍 0.5g bid 降糖，氯吡格雷 75mg qd+ 阿司匹林 0.1g qd 抗血小板、瑞舒伐他汀 10mg qn 调脂稳定斑块，辅以制酸、保胃等对症治疗。2019.4.26 患者在局麻下行"双侧肾动脉支架置入术 + 双侧肾动脉球囊扩张术 + 肾动脉造影"，术前，患者血压波动于 138~191/64~99mmHg，平均收缩压 160mmHg。术顺，复查造影支架内未见明显狭窄，支架贴壁良好，未见血栓、夹层形成。患者术后降压方案较前加用缬沙坦 80mg qd、停用哌唑嗪，血压控制尚可，波动于 115~152/65~88mmHg，平均收缩压 133mmHg。2019.5.3 患者无明显诱因血压升高，持续数日，考虑患者原发性醛固酮增多症尚未排除，血压波动于 144~181/83~105mmHg，平均收缩压 169mmHg。

◎ 初始治疗方案分析

（1）入院降压药物重整：患者既往服用多种降压药物氯沙坦 50mg qd+ 哌唑嗪 2mg tid+ 阿罗洛尔 10mg bid+ 硝苯地平 60mg qd+ 可乐定 75mg tid+ 螺内酯 20mg bid 控制血压，效果欠佳。现双侧肾动脉狭窄诊断成立，考虑患者出现难治性高血压（以收缩压高为主）是因双侧肾动脉狭窄引起，根据患者既往使用药物以及血压控制情况（图 3-1），对既往降压药物重整，发现了以下问题：

1）螺内酯：患者既往使用螺内酯 qd 发现血钾仍常处于较低水平，使用螺内酯 tid 诉夜尿增多，影响睡眠，且患者原发性醛固酮增多症不能排除，所以螺内酯加量而不加次数，保持每天两次的使用次数。

2）氯沙坦钾片：患者现诊断双侧肾动脉狭窄，研究表明，即使对于双侧严重 RAS（renin–angiotensin blockade，RAB）患者，也具有良好的耐受性。且 RAS 激活是 RVHT 引起高血压的重要机制，ACEI/ARB 能降低血压，并能明显减少死亡和脑出血意外，氯沙坦钾说明书和一些指南以及专家共识提出 ACEI/ARB 类药物慎用于双侧肾动脉狭窄患者。通过查询既往辅助检查发现患者门诊随访期间出现一次肌酐升高（150μmol/L）的情况，考虑不宜使用血管紧张素Ⅱ受体拮抗剂（ARB）。

（2）降压药物分析：2019.4.26患者在局麻下行"双侧肾动脉支架置入术＋双侧肾动脉球囊扩张术＋肾动脉造影"，术后停用哌唑嗪、加用缬沙坦80mg qd降压，血压控制尚可（图3-2）。

患者术后血压改善数日后无明显诱因再次升高（图3-2），不能排除原发性醛固酮增多症引起可能，但患者未选择继续治疗，要求出院。

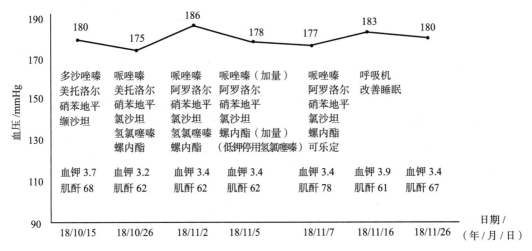

图3-1　既往降压药物调整与血压变化

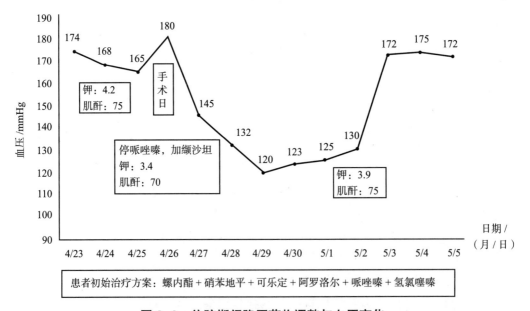

图3-2　住院期间降压药物调整与血压变化

患者既往行立位2h的肾素活性＋血管紧张素以及醛固酮采血浓度检测时使用的降压药物有多沙唑嗪4mg qn＋美托洛尔25mg bid＋硝苯地平60mg qd＋缬沙坦80mg qd。

检测结果为醛固酮（ALD）立位 11.10ng/dl。肾素活性（PRA）立位 0.09ng/（ml·h）。血管紧张素 II（立位）35.98ng/L。ARR=123.33，根据原发性醛固酮增多症诊断治疗的专家共识，当醛固酮单位为 ng/dl 时，最常用的切点是 30；即该患者 ARR=123.33，可考虑筛查试验阳性。但专家共识同样提到及，也有中心强调 ARR 阳性的同时满足血醛固酮水平升高（醛固酮 > 15ng/dl），以提高筛查试验的敏感性和特异性。同时，针对影响 ARR 的因素有诸多。

◎ 初始药物治疗监护要点

该患者年龄 51 岁，男性，采血时间方法符合指南推荐，低钠饮食，低血钾状态，肌酐正常，行筛查试验时使用的药物为多沙唑嗪 + 美托洛尔 + 硝苯地平 + 缬沙坦。低钠饮食、低血钾状态可能使 ARR 出现假阴性的结果，使用硝苯地平以及缬沙坦亦可使 ARR 出现假阴性的结果，使用多沙唑嗪对肾素血管紧张素系统影响较小，但使用美托洛尔可使 ARR 出现假阳性的结果，所以虽然该患者检测 ARR 结果为阳性，但因使用多种影响 ARR 的药物，使得患者本次 ARR 结果特性低。

根据指南推荐，可在筛查以及确诊实验中用于控制血压且对肾素血管紧张系统影响较小的药物有：①维拉帕米缓释片；②肼屈嗪；③哌唑嗪；④多沙唑嗪；⑤特拉唑嗪。

◎ 用药调整

（1）确诊试验前需要停用对 ARR 影响较大的药物，患者现使用降压方案为螺内酯 + 硝苯地平 + 可乐定 + 阿罗洛尔 + 氢氯噻嗪 + 缬沙坦，其中螺内酯、氢氯噻嗪需要停用 4 周，硝苯地平、可乐定、阿罗洛尔、缬沙坦需要停用 2 周，并使用上述对肾素血管紧张素系统影响较小的降压药物。

（2）若患者准备确诊试验时血压不佳，则考虑行卡托普利试验，因此项确诊试验较0.9% 氯化钠注射液输注试验、口服高钠试验更适合难以控制的高血压患者进行。

◎ 用药监护要点

（1）患者入院以来反复出现低钾，原发性醛固酮增多症不能排除，且使用噻嗪类利尿剂，需要监测血钾水平。

（2）患者患有糖尿病，盐酸阿罗洛尔片有 β 受体拮抗作用，可掩盖低血糖症状，使用期间需要检测患者心率以及血糖水平。

（3）硝苯地平控释片存在心悸、头痛、面部或踝部水肿、牙龈增生等不良反应发生的可能，若出现应及时告知医务人员。

（4）患者使用盐酸哌唑嗪片，需要注意体位性低血压的发生。

（5）患者使用双联抗血小板，需注意患者有无出血倾向。

（6）患者使用他汀类药物调脂，需要注意患者有无肌肉疼痛出现，监测患者肌酸激酶指标以及肝功能。

（7）注意醛固酮引起的男性乳房发育。

◎ 治疗总结

临床药师在本病例的整个治疗过程中，参与了患者的用药教育及用药重整，但是患者理解力差，每次药学查房均特意跟患者家属宣教，讲解控制血脂、降低血压、抗血小板的重要性，叮嘱患者长期治疗，长期用药，有些药物不可随意中断，自行调整，应定期随访；此外，对患者的饮食、健康方面进行指导。对患者积极宣教，让其了解低盐低脂、定时定量就餐的重要性。患者家属自动要求出院，嘱平日一定要规律生活，定期随访，一旦出现出血或症状加重等不适，及时到医院就诊。在整个治疗过程当中，临床药师参与药物的选择，结合患者自身特殊情况，个体化治疗，为患者的治疗保驾护航。

六、血脂异常药物治疗案例分析

▤ 病历摘要

患者，男性，43岁。

主诉：胸闷、气短3天。

现病史：3天前患者于劳动后出现胸闷、气短，停止劳动后症状自行缓解。无心慌、胸痛，无头痛、头晕，无黑矇。就诊于"某市人民医院"，测血压最高达240/150mmHg，查"BNP 709.3pg/ml；肌钙蛋白I 0.026ng/ml；心肌酶：乳酸脱氢酶242IU/L；生化：葡萄糖7.4mmol/L，血钾3.3mmol/L；糖化血红蛋白7.2%；心脏彩超：左房增大，左室壁增厚，左心功能差，左室壁运动异常，考虑缺血；胸部三维、肺动脉成像：双肺弥漫性结节影，结合病史，考虑矽肺可能；肺动脉CTA未见明显异常；左室大。肾上腺增强CT未见明显异常"，诊断为"1.矽肺；2.心衰；3.高血压"，住院给予扩冠、降压治疗，未再出现胸闷、气短，出院后一直口服"硝苯地平缓释片1片bid、硝酸异山梨酯1片tid、马来酸依那普利1片qd"，但血压仍控制欠佳。为求进一步诊疗，收住医院。自发病以来，饮食、睡眠一般，大小便正常，体重无明显变化。

既往史：2014年右手背外伤史，行"缝合手术"（具体不详）。

个人史：生于原籍，久居本地，无疫区、疫情、疫水接触史，无有毒物质接触史，无吸毒史，无烟酒嗜好，无冶游史。

婚姻史：24岁结婚，育有1子1女

家族史：父母体健，1弟体健。否认家族性遗传病史。

入院诊断：

1.高血压3级（极高危）。

2.矽肺？

3.2型糖尿病？

🔵 治疗经过及用药分析

患者为一青年男性，因"胸闷、气短3天"入院，入院查体：T 36.6℃，P 90次/分，R 19次/分，BP 154/94mmHg，神志清，精神可，双肺呼吸音清，未闻及干湿啰音，律齐，各瓣膜未闻及病理性杂音，腹软，无压痛、反跳痛，双下肢无水肿。该患者初步诊断"1.高血压3级（极高危）。2.矽肺。3.2型糖尿病"，入院后积极完善相关检查，同时给予控制血压，营养心肌，控制心室率等药物治疗。初始治疗方案见表3-12。

表3-12 初始治疗方案

药品名称	剂量（单位）	给药途径	频次
美托洛尔片	12.5mg	口服	bid（6am~4pm）
0.9% 氯化钠注射液（非PVC） 注射用二丁酰环磷腺苷钙 注射用门冬氨酸钾镁	250ml 40mg 2g	输液	once

◎ 初始治疗方案分析

（1）患者首次血压测得240/150mmHg左右，诊断为高血压3级极高危。新发现高血压患者，应查明血压升高原因，排除相关继发引起血压高的因素。首先使用美托洛尔12.5mg bid，监测血压心率情况。美托洛尔通过拮抗β受体，对β_1受体的选择性较高，降低交感神经的张力，减弱心肌的收缩力，减少心排血量，从而发挥降压效果。而影响血管紧张素-醛固酮（RAAS）系统的药物暂未使用。完善相关检查，排除肾脏、肾上腺等疾患引起血压升高。

（2）营养心肌代谢治疗：临时给予患者二丁酰环磷腺苷钙、门冬氨酸钾镁组液体静脉滴注，二丁酰环磷腺苷钙属蛋白激酶激活剂，可改善心肌缺血，增加心排血量；门冬氨酸钾镁补充电解质，预防心肌缺血诱发心律失常。

纵观初始治疗方案，药物的选择合理有效，用法用量正确。但临床药师认为入院开始使用营养心肌代谢的药物的必要性也有待商榷。

◎ 初始药物治疗监护要点

（1）患者应用美托洛尔控制血压，注意监测血压情况，随时监测患者的血压和心率，血压不低于90/60mmHg，心率不低于55次/分，随时调整降压药物和药物的剂量。

（2）该患者，38岁，院前降压效果不甚理想。积极完善相关检查，寻找高血压原因。

入院第2天，患者未再出现胸闷、气短，无其他不适。查体：血压151/76mmHg，神志清，精神可，双肺呼吸音清，未闻及干湿啰音，心率85次/分，律齐，各瓣膜未闻及病理性杂音，腹软，无压痛、反跳痛，双下肢无水肿。本患者需完善相关辅助检查，明确诊断。给予扩冠、降压、控制心率等治疗。

辅助检查：BNP 709.3pg/ml；肌钙蛋白 I 0.026ng/ml；心肌酶：乳酸脱氢酶 242IU/L；生化：葡萄糖 7.4mmol/L，血钾 3.3mmol/L；糖化血红蛋白 7.2%；心脏彩超：左房增大，左室壁增厚，左心功能差，左室壁运动异常，考虑缺血；胸部三维、肺动脉成像：双肺弥漫性结节影，结合病史，考虑矽肺可能；肺动脉 CTA 未见明显异常；左室大。肾上腺增强 CT 未见明显异常。入院后急查：脑钠肽 128.31pg/ml；DIC 系列、心梗三项均正常。

◎ **用药调整**

增加药物见表 3-13。

表 3-13 增加药物

药品名称	剂量（单位）	给药途径	频次
0.9% 氯化钠注射液（非 PVC） 丹参酮 IIA 磺酸钠注射液	250ml 60mg	输液	每日 1 次 （8am）

◎ **用药调整分析**

患者病情较前稳定，加用丹参酮 IIA 磺酸钠液体组静脉滴注，丹参酮 IIA 磺酸钠可增加冠脉流量，改善缺血区心肌的侧支循环及局部供血，改善缺氧心肌的代谢紊乱，提高心肌耐缺氧能力，抑制血小板聚集及抗血栓形成。

◎ **用药监护要点**

（1）患者血压 151/76mmHg，心率 85 次 / 分。

（2）患者 BNP 偏高，考虑心功能稍减弱，嘱减少活动，尽快完善检查。

入院第 3 天，患者未诉胸闷、憋气，余无不适。查体：血压 148/97mmHg，神志清，精神好，双肺呼吸音清，未闻及干湿啰音，心率 84 次 / 分，律齐，各瓣膜未闻及病理性杂音，腹软，无压痛、反跳痛，双下肢无水肿。

辅助检查：血常规：红细胞分布宽度 37.8fl/c、血小板分布宽度 8.9fl/c、白细胞总数 11.36×10⁹/L、中性粒细胞绝对值 7.71 × 10⁹/L、单核细胞绝对值 0.68 × 10⁹/L、嗜碱性粒细胞绝对值 0.09 × 10⁹/L，余项正常；生化系列：总蛋白 61.06g/L、白蛋白 33.70g/L、间接胆红素 20.10μmol/L、天冬氨酸氨基转移酶 11IU/L、乳酸脱氢酶 207IU/L、甘油三酯 2.76mmol/L、高密度脂蛋白胆固醇 0.89mmol/L，余项正常；尿液分析 + 沉渣：尿蛋白 +、葡萄糖 +++，余项正常：大便常规 + 潜血正常；血气分析：血红蛋白总量 185g/L、氧和血红蛋白 93.9%、碳氧血红蛋白 1.6%、氧含量 24.4ml/dl、氧容量 25.1ml/dl，余项正常。

◎ **用药调整**

增加药物见表 3–14。

表 3–14　增加药物

药品名称	剂量（单位）	给药途径	频次
硝苯地平控释片	30mg	口服	每日 1 次（6am）
贝那普利片	10mg	口服	每日 1 次（6am）

◎ **用药调整分析**

患者今日病情较前稳定，血压偏高，加用硝苯地平控释片 30mg qd、贝那普利 10mg qd 联合降压。硝苯地平为钙离子拮抗剂，通过阻碍心肌及血管平滑肌钙离子的膜转运，抑制钙离子向细胞内的流入，引起心肌的收缩性降低和血管扩张。贝那普利是一种前体药，水解后成活性物质贝那普利拉，可抑制血管紧张素转换酶（ACE），阻断血管紧张素 I 转化成血管紧张素 II。这样就可以减少由于血管紧张素 II 而引发的一系列症状，即血管收缩和生成醛固酮（后者将导致肾小管对钠和水的重吸收以及提高心输出血量）。贝那普利还可减少血管舒张导致的反射性交感兴奋性的心率加快。根据 2020《中国高血压预防和治疗指南》降压药物联合应用指征：3 级高血压，高于目标血压 20/10mmHg，往往初始治疗需要应用 2 种小剂量降压药物。患者使用美托洛尔后，血压控制不达标，故加用 ACEI+CCB 类降压药物联合治疗。

◎ **用药监护要点**

（1）患者血压 148/97mmHg，心率 84 次 / 分。

（2）患者加用钙离子拮抗剂 + ACEI 降压，注意患者有无踝部水肿、干咳等药品不良反应发生。

入院第 4 天，患者病情平稳，无胸闷、气短，无胸痛，余无不适。查体：血压 185/129mmHg，神志清楚，精神好，双肺呼吸音清，未闻及干湿啰音，心率 82 次 / 分，律齐，各瓣膜未闻及病理性杂音，腹软，无压痛、反跳痛，双下肢无水肿。

辅助检查：肾及肾动静脉彩超：左肾囊肿（直径约 1.5cm）、双肾动静脉未见明显异常。心脏彩超：室间隔与左室后壁肥厚、左室舒张功能减退（EF 58%）。肺功能系列：通气功能基本正常。

◎ **用药调整**

增加药物见表 3–15。

表 3-15 增加药物

药品名称	剂量（单位）	给药途径	频次
氢氯噻嗪片	12.5mg	口服	once
美托洛尔缓释片	23.75mg	口服	once
0.9% 氯化钠注射液（非 PVC） 硝酸甘油注射液	250ml 10mg	输液	once

◎ 用药分析

患者今日血压偏高，给予氢氯噻嗪 12.5mg 口服。将美托洛尔片改为缓释片 23.75mg qd。氢氯噻嗪属于噻嗪类利尿剂，可促进 Na^+、K^+ 排泄，从而起到利尿降压作用。患者因有胸闷，给予硝酸甘油扩冠治疗，改善心肌供血。患者因自身原因要求出院，继续服药控制血压。

◎ 用药监护

（1）患者血压 185/129mmHg，心率 82 次 / 分。

（2）患者未发生踝部水肿、干咳等药品不良反应。

入院第 7 天，患者病情平稳，未诉特殊不适。查体：体温 36.2℃，脉搏 81 次 / 分，呼吸 18 次 / 分，血压 140/85mmHg，神志清楚，精神可，心率 81 次 / 分，双肺呼吸音清，未闻及干湿啰音，律齐，各瓣膜未闻及病理性杂音，腹软，无压痛、反跳痛，双下肢无水肿。患者病情稳定，症状缓解，明日出院。

出院教育

1. 向患者强调高血压非药物治疗的重要性，即减少钠盐摄入（< 6g/d）、控制体重（BMI < 24kg/m²，腰围< 90cm）、戒烟限酒，适当运动及心理平衡，干预生活方式可以降低血压，提高药物疗效，是药物治疗的基础，嘱患者定时、按医嘱剂量服药。

2. 控制情绪，保持心情舒畅。

3. 注意监测血压、心率、肝肾功能。

4. 随访计划 1 月后心内科门诊复诊，不适门诊随诊。

◎ 出院带药

见表 3-16。

表 3-16 患者出院带药

药品名称	用量	用法	注意事项
美托洛尔缓释片	47.5mg	每日 1 次 （6am）	监测血压、心率。心率低于 55 次 / 分时应考虑减量

续表

药品名称	用量	用法	注意事项
硝苯地平控释片	30mg	每日 1 次（6am）	应坚持长期服用，监测血压，不超过 130/80mmHg
贝那普利片	10mg	每日 1 次（6am）	应坚持长期服用，监测血压。注意监测血钾
氢氯噻嗪片	25mg	每日 1 次（6am）	定期复查血电解质水平

🎯 治疗总结

1. 治疗过程分析 患者，男性，38 岁，因"胸闷、气短 3 天"入院，综合分析病史、临床表现及辅助检查，初步诊断为"1. 高血压 3 级（极高危）。2. 矽肺？ 3.2 型糖尿病"。

患者入院后完善相关检查，未查出继发引起血压升高的病因，给予美托洛尔、硝苯地平、贝那普利等降压治疗；给予二丁酰环磷腺苷钙，营养心肌等治疗。给予控制血压药物治疗，患者症状缓解，但血压仍不稳定，出院后需定期进行监测，调整药物。

整个治疗过程，患者的治疗药物的使用遵循临床诊断，与之相适应。药物用法用量、疗程以及停药、换药合理，有效地保证了患者的治疗效果，避免了不良反应的发生。但临床药师认为入院开始使用营养心肌代谢的药物的必要性还有待商榷。

2. 药师在本次治疗中参与的药物治疗工作 在治疗过程中，药师对患者进行了全程监护。对患者进行用药教育，提高了患者用药依从性。在患者住院期间具体参与的药物治疗工作有：

嘱患者应卧床休息，低盐低脂糖尿病饮食，注意休息，避免劳累、受凉、情绪激动，监测血压、空腹 + 三餐后 2h 血糖。

全程监护患者服用一些药物（美托洛尔、硝苯地平、贝那普利等）期间，在院期间无不良反应发生。

向患者交代相关药物的服用方法。

密切监测患者心率、血压、血电解质等指标。

3. 药物不良反应及药物相互作用分析 患者在整个药物治疗过程中未发现明显的药物相互作用和不良反应等药物相关性不良事件。

4. 总结 临床药师在本病例的整个治疗过程中，参与了患者的用药教育及用药重整，但是患者理解力差，每次药学查房均特意跟患者家属宣教，讲解控制血脂、降低血压、抗血小板的重要性，叮嘱患者长期治疗，长期用药，有些药物不可随意中断，自行调整，应定期随访；此外，对患者的饮食、健康方面进行指导。对患者积极宣教，让其了解低盐低脂、定时定量就餐的重要性。患者家属自动要求出院，嘱平日一定要规律生活，定期随访，一旦出现出血或症状加重等不适，及时到医院就诊。在整个治疗过程当中，临床药师参与药物的选择，结合患者自身特殊情况，个体化治疗，为患者的治疗保驾护航。

（李德爱　黄东芳　姜山　尉娜　曲晓铭）

参考文献

［1］Fox KM, European trial on reduction of cardiac events with perindopril in stable coronary artery disease investigators. Efficacy of perindopril in reduction of cardiovascular events among patients with startery disease：randomized,double blind,placebo-controlled,multicentre trial（the EUROPA study）［J］. Lancet，2003，362（9368）：782-788.

［2］Nissen SE,Tuzcu EM,Libby P,et al. Effect of antihypertensive agents on cardiovascular events in patients with coronary disease and normal blood pressure：the CAMELOT study：a randomized controlled trial［J］. JAMA，2004，292（18）：2217-2225.

［3］孙宁玲. 高血压合理用药指南［M］.2版. 北京：人民卫生出版社，2019.

［4］陈新谦，金有豫，汤光. 新编药物学［M］.18版. 北京：人民卫生出版社，2018.

［5］李德爱，孙伟. 心血管内科治疗药物的安全应用［M］. 北京：人民卫生出版社，2012.

［6］李宏建，高海青，周聊生. 临床药物治疗学·心血管系统疾病［M］. 北京：人民卫生出版社，2019.

［7］王清，牟燕. 心血管系统疾病（临床药物治疗案例解析丛书）［M］. 北京：人民卫生出版社，2012.

［8］孙长凯. 神经精神疾病药物治疗案例评析［M］. 北京：人民卫生出版社，2011.

第四章

心律失常的药物治疗

第一节　概述

　　心脏传导系统包括窦房结、结间束、房室结、房室束、左右束支及浦肯野纤维。心律失常的发生机制包括冲动起源异常（自律性增加、触发活动）、冲动传导异常或者两者兼而有之。心律失常的病因多种多样，主要分为生理性和病理性两大方面。生理性因素如运动、情绪激动、进食、体位变化、睡眠、吸烟、饮酒 / 咖啡、冷热刺激等，多为一过性，去除诱因后即恢复正常。病理性因素如心血管疾病（冠心病、扩张型心肌病、肥厚型心肌病、浸润性心肌病、致心律失常性右室心肌病、先天性心脏病、心肌炎、心脏离子通道疾病）、内分泌疾病（甲状腺功能亢进、甲状腺功能减退、甲状旁腺疾病、嗜铬细胞瘤）、血管及脑部疾病（蛛网膜下腔出血、急性脑卒中、癫痫）、药物或毒物影响（抗心律失常药物、强心苷类、中枢兴奋性药物、抗精神失常药物、化疗药物、乌头碱类中毒）、电解质紊乱、麻醉、手术、物理因素（淹溺、冷冻、中暑）等均可引起心律失常的发生。心律失常可以按照发生机制、产生部位、临床特征及心电图表现进行分类。本章节根据心律失常产生部位，针对临床上最常见的几类心律失常给予解析。

　　药物治疗主要针对以上心律失常发生机制，根据药物不同的电生理作用分为四类。

（一）Ⅰ类药物

　　阻滞快钠通道，降低动作电位 0 相上升速率（V_{max}），减慢心肌传导，有效终止钠通道依赖的折返。根据药物与钠通道的结合 / 解离的时间常数可进一步分为 Ⅰa 类、Ⅰb 类和 Ⅰc 类：< 1s 为 Ⅰb 类药物；≥ 12s 为 Ⅰc 类药物；介于两者之间为 Ⅰa 类药物。常见的 Ⅰ 类药物有以下 3 种。

　　1. 利多卡因　属于 Ⅰb 类药物。用于室性心律失常。给药方法：负荷量 1.0mg/kg，3~5min 内静脉注射，继以 1~2mg/min 静脉滴注维持。如无效，5~10min 后可重复负荷量，但 1h 内最大用量不超过 200~300mg（4.5mg/kg）。在低心排出量状态、70 岁以上和肝功能障碍者维持量为正常的 1/2。毒性反应表现为语言不清、意识改变、肌肉搐动、眩晕和心动过缓。应用过程中随时观察疗效和毒性反应。

2. 美西律 属于 Ib 类药物。利多卡因有效者口服美西律亦可有效，起始剂量 100~150mg，每 8 小时 1 次，如需要，2~3 日后可增减 50mg。宜与食物同服，以减少消化道反应。神经系统不良反应常见，如眩晕、震颤、运动失调、语音不清、视力模糊等。有效血浓度与毒性血浓度接近，因此剂量不宜过大。

3. 普罗帕酮 属于 Ic 类药物。适用于室上性和室性心律失常的治疗。口服初始剂量 150mg，每 8 小时 1 次，如需要，3~4 日后加量到 200mg，每 8 小时 1 次。最大剂量为 200mg，每 6 小时 1 次。如原有 QRS 波增宽者，剂量不得 > 150mg，每 8 小时 1 次。静脉注射可用 1~2mg/kg，以 10mg/min 静脉注射，单次最大剂量不超过 140mg。不良反应为室内传导障碍加重，QRS 波增宽，出现负性肌力作用，诱发或使原有心力衰竭加重，造成低心排出量状态，进而室性心动过速恶化。因此，心肌缺血、心功能不全和室内传导障碍者相对禁用或慎用。

（二）Ⅱ类药物

阻滞 β 肾上腺素能受体，降低交感神经效应。此类药能降低 L_{ca-L} 和起搏电流（Ir），因此能减慢窦性心律，减慢房室结的传导。不良反应是有可能引起低血压、心动过缓、传导阻滞，对于有体液潴留的心功能不全的患者，可以使心功能不全恶化。对于有气道高反应的患者，如果药物过量，会引起支气管哮喘。应用该类药物时应该监测血压、心率的情况，并且关注心功能。常见的Ⅱ类药物有以下 5 种。

1. 阿替洛尔 是选择性的 $β_1$ 肾上腺素受体拮抗剂，有减慢心率的作用，可以用来治疗窦性心动过速以及房性期前收缩，这个药物的口服吸收率能够到达 50%，药物的半衰期是 6~7 个小时，排泄主要是通过尿来排泄，这种药物的用法主要是每日 50~100mg，分 1~2 次服用。

2. 酒石酸美托洛尔 心脏选择性 $β_1$ 受体阻断药，主要用于治疗心律失常、高血压、心绞痛等疾病。药效一般维持 4~5 个小时，所以用量一般为每日 2~3 次。如果是成年人口服常用剂量，刚开始几日每次 25~50mg，每日服用 2~3 次，后期根据具体情况一次最高 150mg，每日服用 3 次，一般口服用药吸收快而且完全，通常情况下口服吸收率为 95%。

3. 琥珀酸美托洛尔 选择性 $β_1$ 受体拮抗剂，美托洛尔的缓释剂型，主要的作用是减慢心率、降低血压。用量一般为 23.75~190mg，每日 1 次。它的功效有以下四方面：降血压，它是常用的降血压药物，适合于心率偏快的高血压患者；减慢心率，用于心动过速的患者，可以抑制交感神经兴奋；抗心律失常，适用于快速心房纤颤、心房扑动、室上性心动过速等各种快速型心率失常；慢性心衰的长期治疗，慢性心衰患者缓解期，长期使用可以改善心脏病患者预后。

4. 富马酸比索洛尔 选择性 $β_1$ 肾上腺素能受体拮抗剂，通过阻滞 $β_1$ 受体可以降低血压，减慢心率，降低心肌耗氧量。通常用法用量为 1.25~10mg，每日 1 次。适用于心律失常、高血压、心力衰竭患者的治疗。

5. 艾司洛尔　主要用于房颤或房扑紧急控制心室率，为静脉注射剂。用法：负荷量 0.5mg/kg，1min 内静脉注射，继之以 0.05mg/（kg·min）静脉滴注 4min，在 5min 内未获得有效反应，重复上述负荷量后继以 0.1mg/（kg·min）滴注 4min。每重复一次，维持量增加 0.05mg。一般不超过 0.2mg/（kg.min），连续静脉滴注不超过 48h。用药过程需要监测血压、心率。

（三）Ⅲ类药物

钾通道拮抗剂，以阻滞 I_k 为主。此类药物能延长心肌细胞动作电位时程，延长复极时间和有效不应期，有效终止各种微折返。此类药物也可使动作电位时间延长。钾通道种类很多，与复极有关的有 I_{kr}、I_{ks}、超速延迟整流性钾流（I_{kur}）、I_{to} 等，它们各有相应的拮抗剂。目前已批准用于临床的Ⅲ类药物有胺碘酮、索他洛尔、溴苄铵、多非利特、伊布利特。常见的Ⅲ类药物有以下 4 种。

1. 胺碘酮　适用于室上性和室性心律失常的治疗，可用于伴有器质性心脏病心功能不全患者。静脉注射负荷量 150mg（3~5mg/kg），10min 注入，10~15min 后可重复，随后以 1~1.5mg/min 静脉滴注 6h，以后根据病情逐渐减量至 0.5mg/min，24h 总量一般不超过 1.2g，最大可达 2.2g，主要不良反应为低血压（往往与注射过快有关）和心动过缓，尤其用于心功能明显障碍或心脏明显扩大者，需要监测血压。口服胺碘酮负荷量为 0.2g，每日 3 次，共 5~7；以后 0.2g，每日 2 次，共 5~7 日，以后 0.2（0.1~0.3）g，每日 1 次维持，但要注意根据病情进行个体化治疗。此药含碘量高，长期应用的主要不良反应为甲状腺功能改变，应定期检查甲状腺功能。在常用的维持剂量下很少发生肺纤维化，但仍应定期拍摄胸部 X 线片，以早期发现此并发症。服药期间 Q-T 间期均有不同程度的延长。对老年人或窦房结功能低下者，若窦性心率＜50 次/分，宜减量或暂停用药。不良反应还有日光敏感性皮炎、角膜色素沉着，但不影响视力。

2. 决奈达隆　一种新型的Ⅲ类抗心律失常药物，同时具有Ⅰ类、Ⅱ类、Ⅳ类抗心律失常药物的某些作用。用于治疗急性房颤与房扑，对成人的推荐剂量为每次 1 片（400mg），每日 2 次，于早、晚餐时服用。决奈达隆是胺碘酮的衍生物，由于它不含碘，亲脂性较低，保持了胺碘酮的疗效，而没有胺碘酮的心外不良反应。但对于心力衰竭患者治疗的安全性和有效性（尤其是对各种器质性心脏病患者）需要更多和更细致的研究来明确。

3. 索他洛尔　用于室上性和室性心律失常的治疗。常用剂量为 80~160mg，每日 2 次。其半衰期较长，由肾脏排出，随剂量增加，尖端扭转型室性心动过速发生率上升。电解质紊乱如低钾、低镁可加重索他洛尔的毒性作用。用药期间应监测心电图变化，当 Q-Tc ≥ 0.5s 时应考虑减量或暂时停药。窦性心动过缓、心力衰竭者不宜选用。

4. 伊布利特　用于转复近期发生的房颤。成人体重 ≥ 60kg 者用 1mg 溶于 5% 葡萄糖溶液 50ml 内静脉注射。如需要，10min 后可重复。成人体重＜ 60kg 者，以 0.01mg/kg 按上法应用。房颤终止则立即停用。肝肾功能不全者无需调整剂量，用药过程中应监测 Q-Tc 变化。

（四）Ⅳ类药物

钙通道阻滞剂，主要阻滞心肌细胞 $_{ca-L}$。Ⅳ类药物减慢窦房结和房室结的传导，减慢房颤的心室率；延长房室结有效不应期，有效终止房室结折返性心动过速；对早后除极和晚后除极电位及 I_{ca-L} 参与的心律失常有治疗作用，能终止维拉帕米敏感的室性心动过速。常用的有维拉帕米和地尔硫䓬。

1.维拉帕米 用于控制房颤和房扑的心室率。口服 80~120mg，每 8 小时 1 次，可增加到 160mg，每 8 小时 1 次，最大剂量每日 480mg。静脉注射用于终止阵发性室上性心动过速和某些特殊类型的室性心动过速。剂量 5~10mg/5~10min 静脉注射，如无反应，15min 后可重复 5mg/5min。

2.地尔硫䓬 用于控制房颤和房扑的心室率。静脉注射负荷量为 15~25mg（0.25mg/kg），随后 5~15mg/h 静脉滴注。如首剂负荷量心室率控制不满意，15min 内再给负荷量。静脉注射地尔硫䓬应监测血压。

（五）其他

1.腺苷 用于终止室上性心动过速。用法：3~6mg，2s 内静脉注射，2min 内不终止，可再以 6~12mg，2s 内静脉注射。此药半衰期短，1~2min 内效果消失。严重的不良反应有窦性停搏、房室阻滞等，故对有窦房结和（或）房室结传导功能障碍的患者不适用。

2.洋地黄类 用于控制房颤的心室率。去乙酰毛花苷 0.4~0.8mg 稀释后静脉注射，可以再追加 0.2~0.4mg，24h 内不应＞ 1.2mg；或地高辛 0.125~0.25mg，每日 1 次口服。洋地黄类适用于心功能不全患者，不足之处是对体力活动等交感神经兴奋时的心室率控制不满意。必要时与 β 受体拮抗剂或钙拮抗剂同用。

一、病态窦房结综合征

病态窦房结综合征（sick sinus syndrome，SSS）是由于窦房结或其周围组织的功能障碍导致窦房结冲动形成障碍，或窦房结至心房冲动传导障碍所致的多种心律失常和多种症状的综合征。

病态窦房结综合征的常见病因：①特发性的传导系统纤维化、退行性变等；②各种器质性心脏病，如心肌病、风湿性心脏病、冠心病，尤其是心肌梗死后；③各种原因的心肌炎症，如风湿性心肌炎、病毒性心肌炎和其他药物感染；④迷走神经张力增高，常为夜间发生、非持续性；⑤药物影响，如洋地黄和各种抗心律失常药物；⑥高血钾、尿毒症等；⑦心脏外科手术损伤、导管射频术并发症。

（一）病态窦房结综合征临床表现

病态窦房结综合征的临床表现主要是由心、脑等重要脏器血流灌注不足引起，临床表现多种多样。典型的症状为胸闷、气短、头晕、黑矇、晕厥、乏力，主要是由严重的心动过缓、心脏停搏、心动过速引起。晕厥前多有先兆症状，如头晕、心悸等，晕厥时间过长时可出现较长时间的意识丧失，需与癫痫鉴别。临床中更常见的是症状不典型，而且多间歇出现，多为暂时性心律失常所致，如阵发性心悸、乏力、劳累后呼吸困难、失眠、注意力不集中、记忆力下降等。如合并其他器质性心脏病，有时可以充血性心力衰竭或肺水肿为首发症状。

（二）病态窦房结综合征临床诊断

除临床症状外，还要根据下述检查进一步明确诊断。

1. 心电图及动态心电图　①严重的窦性心动过缓，每分钟少于 50 次；②窦性停搏和（或）窦房阻滞；③慢快综合征，心动过缓与心动过速交替出现。心动过缓为窦性心动过缓，心动过速为室上性心动过速，心房颤动或扑动；④慢性心房颤动在电复律后不能转为窦性心律；⑤持久的缓慢的房室交界区性逸搏节律，部分患者可合并房室传导阻滞和束支传导阻滞。

2. 窦房结功能测定　对可疑患者可选择应用下述方法：

（1）运动和阿托品试验：运动或静脉注射阿托品 1.5~2mg，注射后 1、2、3、5、10、15、20min 分别描记心电图或示波连续观察，如窦性心律不能增快到 90 次 / 分和（或）出现窦房阻滞、交界区性心律、室上性心动过速为阳性。如窦性心律频率＞ 90 次 / 分为阴性，多为迷走神经功能亢进，有青光眼或明显前列腺肥大患者慎用。

（2）经食道或直接心房调搏检测窦房结功能，本法是病窦综合征较可靠的诊断方法，特别是结合药物阻滞自主神经系统的影响，更可提高敏感性。经食道插入双极起搏导管，电极置入左房后面，然后接人工心脏起搏器，行快速起搏，频率由每分钟 90 次、100 次、120 次，逐渐增至每分钟 150 次，每次调搏持续 1min，然后终止起搏，并描记心电图，看窦房结经历多长时间能温醒并复跳，自停止刺激起搏至恢复窦性 P 波的时间为窦房结恢复时间。病窦综合征者固有心率在 80 次 / 分以下（予阿托品 2mg 加普萘洛尔 5mg 静脉注射后测定），窦房结恢复时间＞ 1500ms，窦房传导时间＞ 180ms。

（三）病态窦房结综合征治疗目的和原则

1. 治疗目的　提升患者的心率，防止或减轻并发症。提高生活质量，使患者能从事接近正常人的劳动和社会活动，享受正常人的生活，延长其寿命。

2. 治疗原则

（1）无心动过缓相关症状（晕厥、活动耐力下降及心肌缺血等）的患者，不必治疗，仅需定期随诊观察。

（2）有症状者应首先治疗相关病因，去除诱发因素。如急性心肌梗死者行冠状动脉血运重建，改善冠状动脉供血等。对于心率慢，出现明显的心动过缓症状者可以试用阿托品、麻黄碱或异丙肾上腺素以暂时提高心率。避免使用减慢心率的药物如β受体拮抗剂及钙拮抗剂等。对于持续、非可逆的症状性心动过缓者则需安装永久起搏器。病态窦房结综合征行永久起搏器植入的适应证为：

第Ⅰ类适应证：①病态窦房结综合征表现为症状性心动过缓包括频繁窦性停搏者；②因窦房结变时功能不良而引起症状者；③病态窦房结综合征必须使用某些药物进行治疗，而有些药物又可引起或加重心动过缓并产生症状者。

第Ⅱa类适应证：①心率< 40次/分，症状与心动过缓明显相关者，或虽有心动过缓的症状，但未证实与所发生的心动过缓有关；②不明原因的晕厥，合并窦房结功能不全或经食道或心内电生理检查发现有窦房结功能不全。

第Ⅱb类适应证：清醒状态下心率长期低于40次/分，但症状轻微。

第Ⅲ类适应证：①无症状的病态窦房结综合征患者；②有类似心动过缓的症状，已经证实该症状并不来自实性心动过缓；③非必须应用的药物引起的症状性心动过缓。

二、房室传导阻滞

房室传导阻滞是一种心脏电活动紊乱，定义为心房至心室的传导受损。传导阻滞的严重性通过阻滞程度描述分别为一度房室传导阻滞；二度Ⅰ型房室传导阻滞、二度Ⅱ型房室传导阻滞；三度房室传导阻滞。

（一）临床表现

1. 一度房室传导阻滞在临床上不引起明显的症状和体征。

2. 二度房室传导阻滞的临床症状取决于传导阻滞的程度及心室率的快慢。阻滞程度轻，导致心室漏搏很少时，对血流动力学影响不大，可以无明显症状。当心室漏搏较多，导致心率减慢至50次/分以下，可出现头晕、乏力甚至黑朦等心排出量降低的症状。二度Ⅱ型房室阻滞当心室率极慢时，可诱发阿斯综合征。

3. 三度房室传导阻滞因为心排血量明显减少会出现晕厥或晕厥前症状，如心悸、胸闷、胸痛、头晕、黑朦等，严重者可出现阿斯综合征以及猝死。查体第一心音强度经常变化，第二心音可呈正常或反常分裂。间或出现心房音及响亮、清晰的第一心音（大炮音），系心房与心室收缩恰好同时发生所致。

（二）临床诊断

1. 一度房室传导阻滞的典型心电图特点

（1）每个窦性P波均能下传心室并产生QRS-T波群。

（2）P-R间期> 0.20s（成人）；小儿（14岁以下）P-R间期≥ 0.18s。

（3）心率无显著改变时，P-R间期较先前增加0.04s以上，即使P-R间期在正常范围仍可诊断。

（4）P-R间期大于正常最高值（视心率而定）。

2.二度房室传导阻滞的典型心电图特点

（1）二度Ⅰ型房室传导阻滞：P-R间期呈进行性延长，直到QRS波脱漏；脱漏后P-R间期恢复，以后又逐渐延长重复出现，这种传导延迟递增的房室阻滞称为二度Ⅰ型房室传导阻滞，或文氏型房室传导阻滞。房室传导比例常为3∶2、4∶3或5∶4等。

（2）二度Ⅱ型房室传导阻滞：QRS波群有规律或不定时的漏搏，但所有能下传的P-R间期恒定（多正常，少数可延长）。阻滞程度不同，房室传导比例不同。常见的房室传导比例为2∶1和3∶1，轻者可呈3∶2、4∶3等。常将房室传导比例在3∶1以上（含3∶1）称为高度房室阻滞。

3.三度房室传导阻滞的典型心电图特点　表现为完全性房室分离，心房率快于心室率，心室率缓慢而匀齐，通常在30~50次/分，先天性完全性房室阻滞时一般心室率较快。

（三）治疗目的和原则

1.治疗目的　提升患者的心率，防止或减轻并发症。提高生活质量，使患者能从事接近正常人的劳动和社会活动，享受正常人的生活，延长其寿命。

2.治疗原则

（1）对于无症状的一度房室传导阻滞和二度Ⅰ型房室传导阻滞无需特殊处理，但需定期随访。须积极治疗原发病，去除诱因。对于心率较慢又有明显症状的患者可以口服阿托品或氨茶碱，须密切观察随访，因为它可能突然转变为二度Ⅱ型房室传导阻滞或三度房室传导阻滞。

（2）对于二度Ⅱ型房室传导阻滞和三度房室传导阻滞，停用可疑导致心动过缓或传导阻滞的药物。如果存在明确诱因，如急性心肌梗死，须积极治疗原发病，部分病例历时数小时或数天后阻滞可消失，如果急性期后或经介入等积极治疗原发病后，房室阻滞仍不改善者可以考虑永久起搏器治疗。急诊用药可以使用阿托品、异丙肾上腺素、山莨菪碱或氨茶碱等，以提升心率。

三、窦性心动过速

成人的窦性心动过速（sinus arrhythmia）定义为心率＞100次/分。窦性心动过速时，窦房结发放冲动频率在100~180次/分之间。剧烈运动时可更快。随年龄的增加，剧烈运动后最快心率由20岁时的200次/分以上下降到80岁时的140次/分以下。在动态心电图检查上24h总心搏次数＞14万次，可诊断为持续性窦性心动过速。窦性心动过速通常逐渐发生，逐渐终止，每个P-P间期可有轻度变化，尤其在心率较慢时。P波形态正常，如电压高则P波高尖。除非有房室传导阻滞，每个QRS波前面均有P波，且P-R间期固定。

窦性心动过速通常由窦房结细胞舒张期 4 相除极加速引起，窦速与交感神经张力增高和（或）副交感神经张力下降有关。颈动脉窦按摩或 Valsalva 法或其他刺激迷走神经的方法可使窦性心动过速逐渐减慢，而停止刺激后心律可逐渐恢复至刺激前水平。

（一）临床表现

窦性心动过速在许多生理或病理生理情况下如发热、低血压、甲亢、贫血、兴奋、剧烈运动、低血容量、肺栓塞、心肌缺血、充血性心功能不全或休克时可见，药物如阿托品、儿茶酚胺、甲状腺素及乙醇、尼古丁、咖啡因或炎症等也能引起窦性心动过速。持续性的窦性心动过速可能是心功能不全的一个临床表现。

（二）临床诊断

伴有结构性心脏疾病的患者，窦速可使心排量减少、诱发心绞痛或引发其他心律失常。窦速可能是引起植入性自动心脏复律除颤器误除颤的原因之一。

成人的窦性心率＞ 100 次 / 分即可诊断为窦性心动过速。

（三）药物治疗目的和原则

治疗必须针对引起窦性心动过速的原因。去除吸烟、酒精、咖啡、茶或其他刺激药物如滴鼻剂中的交感物质、感冒药，可能有助于纠正窦速。药物如普萘洛尔、维拉帕米以及低血压患者补足血容量，感染患者降低体温都可以减慢窦房结冲动的发放。单用或联用 β 受体拮抗剂、钙通道阻滞剂可治疗不适当窦速。严重病例可行窦房结射频消融（RF）或外科消融。伊伐布雷定做为一种高选择的起搏点（If）阻断剂，可能对难治性的不适当窦速患者有效。

病因可控制者预后良好。不适当窦性心动过速可诱发心动过速性肌病，表现为心脏扩大和心功能不全。

四、房性期前收缩

（一）临床表现

房性期前收缩可发生于各种情况，如感染、炎症、心肌缺血、各种药物及紧张状态、抽烟、饮酒及咖啡因可诱发房性期前收缩。房性期前收缩可诱发持续性室上性心动过速，偶尔也可诱发室性心动过速。通常房性期前收缩的发生没有可逆性诱因，并且随年龄增加发生率增加。心悸、停跳是房性期前收缩的常见症状，部分患者可无任何不适。心脏听诊可闻及心律不齐，提前出现的心搏伴有第一心音增强，之后出现较长间隙。

（二）临床诊断

房性期前收缩（atrial premature beats，ApB，简称房早）的诊断，在心电图上见到提前出现的 P' 波，P-R 间期 > 120ms（预激综合征除外，这些患者的 P-R 间期 < 120ms）。当房性期前收缩发生于舒张早期，传导可能不完全正常，房室交界处可能仍处于前一心跳的不应期中，阻滞了冲动的传播（房早阻滞或未下传），或传导减慢（伴 P-R 间期延长的房性期前收缩）。按一般规律，R-P 间期与 P-R 间期成反比，发生于接近前一个 QRS 波群的较早的房性期前收缩，其 R-P 间期较短，而其后发生的波群 P-R 间期较长。当房性收缩发生于心动周期的早期，提前发生的 P 波重合在 T 波上难以辨认。仔细检查多个导联的波群形态，发现 T 支的轻度畸形，对诊断房性期前收缩很有必要。通常这种房性期前在到达心室之前被阻滞，可误判为窦性停搏或窦房传出阻滞。房早引起的 QRS 波群其形态和时相多正常，也可因遇上左或右束支的功能不应期而发生功能性左或右束支传导阻滞，出现 QRS 波群宽大畸形。房早之后的长间歇（称为代偿间隙）与配对间期之和多短于两倍窦性 P-P 间期（代偿间隙不完全）。

（三）药物治疗目的和原则

房性期前收缩应重视病因治疗和消除诱因。症状不明显者一般不需要治疗。有症状或房性期前收缩诱发心动过速的，可用洋地黄、β 受体拮抗剂或钙通道阻滞剂。对药物难以控制的患者并临床症状严重的患者，如明确为单一的期前收缩来源的，可行射频消融治疗。

五、房性心动过速

房性心动过速（atrial tachucardia，简称房速）按发生机制可分为自发性、触发性和折返性。房性心动过速起源部位涉及心房肌、特殊解剖部位（如心耳、肺静脉口部）、手术瘢痕或补片。

（一）临床表现

房性心动过速常见于有明显器质性心脏病的患者，如冠心病（伴或不伴有心肌梗死）、肺心病或洋地黄中毒，但在心脏结构正常的患者中也能见到。房性心动过速常在短期内复发，偶尔也可持续存在。如房性心动过速持续存在，可能引起心动过速相关性心肌病。在心动过速缓解后，心动过速相关性心肌病完全可逆。有些患者体力活动或精神压力可以诱发房性心动过速发作，有些则与体位相关。刺激性物质如咖啡因、巧克力、麻黄素等也可诱发房性心动过速。

心律不齐时行体格检查可发现，第一心音强弱不等。收缩压波动，这是由不同的房室阻滞及 P-R 间期导致的；颈静脉可见巨大 A 波；与房扑相似，按压颈动脉窦或注射腺苷加重房室传导阻滞后可逐渐减慢心室率但不终止心动过速发作。少数情况下，按压颈动脉窦或使用腺苷可以终止房性心动过速的发作。

（二）临床诊断

心电图特点是心房率在150~200次/分之间，P波形态与窦性P波形态不同。尽管如此，起源窦房结附近组织的房性心动过速，其P波形态与窦性P波非常相似。发作时，心率可能存在热身过程，开始几个搏动，心率仅轻度加快。通常，房性心动过速短时间内反复发生并自行终止。但也可发生持续性房性心动过速。P波通常在心动过速周期的后半部分（长RP–短PR性心动过速）。如果，心室率不是太快，且房室传导正常时，每个P波都能下传至心室。而如果心房率加速房室传导时，会发生文氏（莫氏I型）房室传导阻滞，也被称为房性心动过速伴传导阻滞。与心房扑动不同，房性心动过速的P波之间有典型的等电位线，在所有导联可见。但是心房率极快时，房性心动过速伴阻滞和心房扑动的鉴别诊断较为困难。对心动过速发作时P波形态进行分析，有助于判定房性心动过速的起源。V1导联上P波直立的或是正负双向，房性心动过速起源于左房。V1导联P波倒置则提示房性心动过速起源于右房。

（三）药物治疗目的和原则

对没有服用洋地黄的房性心动过速患者，其治疗与其他房性快速性心律失常的治疗相同。根据临床情况不同，可使用洋地黄、β受体拮抗剂或钙通道阻滞剂可以控制心室率；如果房性心动过速仍持续存在，可加用IA、IC或III类药物。导管射频消融对根治房性心动过速有效，但不同机制所致以及不同的基础心脏疾病，疗效不尽相同。对服用洋地黄的房性心动过速患者，首先考虑此房性心动过速由洋地黄过量所致。治疗措施包括停用洋地黄、使用洋地黄抗体、低钾时补钾等。通常情况心室率不会过快，仅需要停用洋地黄即可。

六、心房扑动

（一）临床表现

心房扑动（简称房扑）较心房颤动少见。房间隔缺损、肺栓塞、二尖瓣或三尖瓣狭窄或反流、慢性心功能不全、高龄及房颤射频消融术后均可引起心房扑动，也可发生于无心脏疾病者。影响心脏的有毒物质或代谢性疾病如甲状腺功能亢进、酒精中毒、心包炎均能引起心房扑动。

（二）临床诊断

心房扑动是典型的大折返性房性节律。典型的心房扑动（既往称为 I 型心房扑动）为环绕右房的折返性心律失常，右房的折返环包括前壁的三尖瓣环和后壁的终末嵴和欧氏嵴。扑动围绕三尖瓣环在额面可呈逆钟向（典型扑动、逆钟向扑动）或顺钟向型扑动。由于这两种心房扑动折返环一致，因此扑动的频率及在体表心电图上扑动波的形态是固定的和可预知的。

其他已知的心房扑动类型还包括围绕心房手术切开瘢痕的心房特发性纤维化区域的、心房内其他解剖或功能性传导屏障等特定区域的大折返。还有起源于左心房的心房扑动（如围绕二尖瓣瓣环，既往射频消融瘢痕或外科迷路术的瘢痕）。由于引起这些心房扑动的屏障多变，因此称为非典型心房扑动。通常，如果一次心房扑动发作过程中扑动波的形态发生改变，提示有多个折返环和（或）非固定的传导屏障。

典型心房扑动心电图：窦性 P 波消失，代之以振幅、间期较恒定的心房扑动波频率为 250~350 次 / 分，多数患者为 300 次 / 分左右，心房扑动波首尾相连，呈锯齿状，心房扑动波之间无等电位线。典型心房扑动围绕三尖瓣环折返有两种运行方向，逆钟向折返最常见，心房扑动波在 Ⅱ、Ⅲ、aVF 导联为负向波，V1 导联为正向波（图 4-3）；顺钟向折返较少见，心房扑动波在 Ⅱ、Ⅲ、aVF 导联为正向波，V1 导联为负向波（图 4-4）。房扑波常以 2∶1 的比例传导至心室，心室率多为 150 次 / 分；也可以 4∶1 或不等比例传导致心室引起心室律不规整；极少心房扑动波 1∶1 下传至心室，可引起 300 次 / 分或以上的心室率。心房扑动引起的 QRS 波群多为正常，当并存功能性束支阻滞或心室预激时，QRS 波群可宽大畸形。

非典型心房扑动心电图：折返环多位三尖瓣环之外的心房特殊部位，心房扑动波频率为 250~350 次 / 分，形态恒定，但不同于典型心房扑动。不纯性心房扑动其心房扑动波频率较快，多为 350 次 / 分以上，房室传导比例不固定，心室率不规整，短时间内可转化为心房颤动。

（三）药物治疗目的和原则

心房扑动常用的基础治疗是直流电复律，因为电复律能迅速有效地使心律恢复成窦性心律，采用同步直流电复律，所需能量相对较低（约 50J）。如果电休克引起心房颤动，可用较高的能量再次电复律以恢复窦性心律，或根据临床情况，心房颤动可不作处理，后者可转成心房扑动或窦性心律。静脉给予短效抗心律失常药物伊布利特可转复心房扑动，成功率在 60%~90%。但由于伊布利特可延长 Q-T 间期，在静脉注射后短时间内有发生尖端扭转型室速的潜在危险。其他药物如普鲁卡因胺也可用于心房颤动的药物转复。食道调搏或右房导管快速心房起搏可终止部分类型的非典型心房扑动，也可终止大部分典型心房扑动患者的发作。由于电复律后心房扑动极易复发，而射频消融治典型心房扑动又很有效，故对那些血流动力学稳定不需要紧急复律的患者，射频消融治疗也是值得考虑的措施。尽管心房扑动患者发生血栓栓塞的风险比心房颤动患者小，但在恢复窦性心律的即刻仍有血栓栓塞的可能。总体而言，心房扑动患者的抗凝治疗指征同心房颤动患者。

对房扑患者行频率控制要难于房颤患者。维拉帕米起始剂量为 2.5~10mg 静脉注射（15~30min 后可重复给药 5~10mg），或地尔硫䓬 0.25mg/kg 静脉滴注可用于减慢心室率。腺苷可产生短暂的房室传导阻滞，如心律失常的诊断有疑问，可用腺苷来显示扑动波。艾司洛尔是一种 β 受体拮抗剂，其半衰期仅为 9min，可用于减慢心室率。如联合使用钙通道阻滞剂和 β 受体拮抗剂也无效，可加用洋地黄类药物。通常，在使用洋地黄后，房扑转变为房颤，停用洋地黄后，房颤转变为窦性心律；偶尔使用洋地黄后房扑可转复为窦性心律。静脉使用胺碘酮对减慢室率的效果与洋地黄相当。

对药物难治性房扑患者可采用导管射频消融治疗。导管射频消融治疗典型房扑（逆钟向或顺钟向）十分有效，长期成功率达 90%~100%。由于消融房扑十分有效且危险很小，因而可替代药物治疗。其他类型的大折返性房性心动过速消融治疗也很有效，但成功率略低于典型房扑，且各型房性心动过速的成功率不同。越来越多的证据显示心房扑动患者发生血栓栓塞的风险较以往认为的显著。并且很多房扑患者同时合并有房颤，故应对房扑患者采取抗凝治疗。但目前为止，对单纯房扑患者的血栓栓塞风险还缺乏严谨的对照研究。如有进一步的证据，房扑患者应如同房颤患者一样长期使用抗凝治疗。

七、室上性心动过速

（一）临床表现

主要症状包括心悸、乏力、头晕、多尿、胸部不适、呼吸困难、黑矇，而晕厥少见。症状轻重程度主要与发作时心室频率、持续时间以及基础心脏状态等有关。晕厥可见于室上性心动过速终止时继发长间歇，亦可见于预激综合征合并心房颤动，或者合并器质性心脏病，如肥厚型梗阻性心肌病或主动脉瓣狭窄等。典型心悸多表现为规则的心动过速，并且呈突发突止，刺激迷走神经的动作，如屏气、恶心等，可终止其发作。

（二）临床诊断

突发突止，频率多为 150~250 次/分（通常 180~200 次/分），节律规则。频率偶尔超过 250 次/分，尤其是儿童。除非心室传导功能异常或前传存在缺陷，QRS 波群形态和时限正常。P 波多出现于 QRS 波群内、QRS 之前或 QRS 末之后，可以正常窦性的 QRS 比较鉴别。颈动脉窦按摩在终动过速前可以轻度减慢心动过速，或如果没有终止，可以只减慢心动过速频率。

另外，对于以下两种情况往往可诱发室上性心动过速的发作：

1. 预激综合征（WPW 综合征） 1930 年 Louis Wolf，John Parkinson 及 Paul Dudley White 首先描述了 11 名反复发生心动过速的年轻人，虽未发现器质性心脏病，但在窦性心律时具有特征性心电图表现，包括 P–R 间期缩短及 QRS 波群类似束支阻滞样图形，命名为 Wolf–Parkinson–White 综合征。该综合征是由于患者存在另外的一条或多条房室旁路，导致心室提前激动，从而造成窦性心律下 P–R 间期缩短及出现预激图形（具有 δ 波），称之为心室预激，当患者合并相关的心动过速时，即为预激综合征。

2. 短 P–R 综合征（L–G–L 综合征）　1952 年，Lown，Ganong，Levine 三人描述了一组短 P–R 综合征患者，特点为心电图上窦性心律时 P–R 间期 < 0.12s，但 QRS 波起始部无预激波。

（三）药物治疗目的和原则

1. 急性发作　一些患者休息、镇静剂可能终止发作。迷走刺激包括颈动脉窦按摩、Valsalva 和 Mueller 动作、作呕和偶然将脸浸入冰水可以作为一线治疗。如果迷走刺激失败，腺苷是首选药物。地高辛、钙通道阻滞剂和 β 受体拮抗剂和腺营通常把抑制 AV 结慢通道的前向传导，而ⅠA 和ⅠC 类药物可抑制快通道逆向传导。腺苷 6~12mg 快速静脉给药，是首选方法，心动过速 90% 可以成功终止。维拉帕米 6~12mg 静脉注射，或地尔硫䓬 0.25~0.39mg/kg 静脉注射，约 90% 的病例在约 2min 内成功终止 AV 结折返。迷走刺激和腺苷失败时可以使用洋地黄类药物。可给地高辛，10~15min 内静脉注射 0.5~1mg，随后每 2~4h 0.25mg，24h 总剂量低于 1.5mg。少数室上性心动过速发作造成血流动力学障碍，腺苷难以控制此类血流动力学障碍的病例，直流电复律适用。特别是如果出现心脏失代偿的体征或症状，直流电复律应该尽早考虑。与 QRS 波同步直流电复律，避免诱发心室颤动。有些病例，食道起搏有用。

2. 射频消融　射频消融对超过 95% 的患者长期有效治愈，并发症发生率低。对于症状频发的患者这是替代药物治疗的方法。不愿服药，服药不能耐受或药物无效的患者，射频消融是可选方案。射频消融目前实际全面替代外科治疗，许多有症状的患者可以考虑首选治疗。

3. 长期药物治疗　由于经导管消融已成为一线治疗方法。药物主要用于预防房室结折返性心动过速频繁发作及用于治疗由于各种原因无法接受经导管消融的患者。对于 WPW 综合征患者，禁用缩短旁路不应期的药物，因其在发生房颤时可导致更为快速的心室率，从而诱发室颤。对于 WPW 综合征患者，Ⅰ类或Ⅲ类抗心律失常药可单独或与抑制房室结传导的药物合用。对于无 WPW 综合征者，可以应用钙通道阻滞剂或 β 受体拮抗剂、Ⅰ类抗心律失常药，如索他洛尔也可使用，而且耐受性良好。Ⅲ类抗心律失常药胺碘酮有效，但由于广泛的不良反应而限制其应用。

八、心房颤动

（一）临床表现

心房颤动（简称房颤）的临床表现无特异性的诊断价值，房颤的症状取决于发作时的心室率、心功能、伴随的疾病、房颤持续时间以及患者感知症状的敏感性等多种因素。大多数患者有心悸、呼吸困难、胸痛、疲乏、头晕和黑矇等症状，由于心房利钠肽的分泌增多还可引起多尿。部分房颤患者无任何症状，而在偶然的机会或者当出现房颤的严重并发症如卒中、栓塞或心力衰竭时才被发现。同一患者即可存在症状性房颤发作也可发生无症状性房颤。

房颤发作时听诊第一心音强度变化不定，心律极不规整，具有一定的特征性，但房颤的听诊特点也可见于频发多源性期前收缩。当心室率过快时，心室搏动减弱以致未能开启主动脉瓣，或因动脉血压波太小，未能传导至外周动脉而表现为脉搏短绌。

（二）临床诊断

房颤是一种室上性心律失常，其心电图特征为小振幅的基线水平的震荡（纤颤或称f波）和不规则的室性节律。这种f波频率为300~600次/分，且振幅形态及周期多变。比较而言，房扑波频率为250~350次/分，且周期、形态稳定。在V1导联，f波有时会表现规整而类似房扑波。而房颤跟房扑相区别的特征在于心电图其他导联丧失了均匀规律的心房活动。

典型房颤在无负向传导因素影响时的心室率一般为100~160次/分。在WPW综合征患者，因为旁道传导的缘故，房颤时的心室率可以超过250次/分。当房颤时的心室率非常快（＞170次/分），其不规则程度可以减弱而使节律显得规则。

（三）药物治疗目的和原则

1.转复房颤为窦性心律　房颤持续时间的长短是能否自行转复窦性心律的最重要因素，持续时间愈长，转复的机会愈小。药物或电击都可实现心律转复。目前治疗多推荐在初发48h内的房颤应用药物转复，时间更长的则采用电复律。对于房颤伴较快心室率、症状重、血流动力学不稳定的患者，包括伴有经房室旁路前传的房颤患者，则应尽早或紧急电复律。伴有潜在病因的患者，如甲状腺功能亢进、感染、电解质紊乱等，在病因未纠正前，一般不予复律。房颤复律期间应进行抗凝治疗。

（1）药物转复房颤：药物复律主要用于新近发生，特别是48h以内的阵发性房颤，许多对照研究发现Ⅰ类和Ⅲ类抗心律失常药可以有效复律，与安慰剂相比以上两类药物可以在短时间内有效转复房颤。地高辛、钙通道阻滞药对转复房颤是无效的，常用的Ⅰ类抗心律失常药包括普鲁卡因胺、氟卡尼、普罗帕酮，常用的Ⅲ类抗心律失常药包括伊布利特、多非利特和胺碘酮。2006年ACC/AHA/ESC房颤指南建议将氟卡尼、普罗帕酮、索他洛尔作为无器质性心脏病的阵发性房颤的维持窦性心律的起始治疗，将胺碘酮、普鲁卡因胺、多非利特作为阵发性房颤的二线治疗。索他洛尔对房颤复律作用有限，但是由于其β受体拮抗作用能有效控制心室率。2006年ACC/AHA/ESC指南不推荐索他洛尔用于房颤的转复，但是，作为维持窦性心律的药物可作为起始治疗。

（2）**体外直流电同步复律**：体外直流电复律可作为持续性（非自行转复的）房颤

发作时伴有血流动力学恶化患者的一线治疗。复律前应向患者介绍复律的过程，以减少患者的紧张情绪，并获得患者及家属的知情同意。患者空腹 6h，去除假牙，去枕平卧，监测并记录患者心电图。吸氧，建立静脉通路，静脉应用短效镇静药物，使患者处于轻度麻醉状态。同时应做好心肺复苏的准备。检测并确保除颤器的同步性非常重要，应选择 R 波明显的导联作为同步监护导联。电极板的位置通常选择前侧位或前后位。选择前侧位时前面电极板置于胸骨右缘第 2、3 肋间，侧位电极板置于左侧锁骨中线上第 4 肋间下缘。前后位时前面电极板位置同上，后面电极板置于左侧肩胛骨下缘。前后位时除颤电流可贯穿双侧心房，可使其同时被除极，同时与前侧位比较电极板的间距离较小，包括肺组织较少，有利于房颤的转复。不过无论采用哪种位置均应保证电极板直接与胸壁良好接触，避免将电极板置于乳房上。

2. 窦性心律的维持　在房颤治疗中，抗心律失常药物的选择主要是考虑安全性的问题。在药物治疗过程中，如出现明显不良反应或患者要求停药，则应该停药；如药物治疗无效或效果不肯定，也应及时停药。采用抗心律失常药物预防房颤复发过程中，要密切注意和妥善处理其致心律失常作用；对用胺碘酮治疗的患者则需注意和尽可能防止其对脏器的毒性作用。目前，正在研制开发中的心房肌选择性的抗心律失常药物，有望减少抗心律失常药物的致室性心律失常作用。

3. 控制房颤心室率　对于房颤急性发作时，最初的治疗目标是保持血流动力学稳定。伴有快心室率的房颤，如无心绞痛、低血压等情况，控制心室率即可。使心室率控制在 100 次 / 分以下通常是房颤治疗的第一步和最重要的一步。静息和日常活动时的心率必须都得到控制，现有的房颤指南中将心室率满意控制的标准定为静息时 60~80 次 / 分，中度活动后心室率在 90~115 次 / 分。选择控制心室率的药物应根据患者的一般情况、是否合并有心力衰竭、药物的特点以及医生用药的习惯。β 受体拮抗剂和非氢吡啶类钙通道阻滞药常作为首选药物，因为这些药物可以使心室率得到快速控制。一般在 30min 内即可使心室率降至 100 次 / 分以下。与 β 受体拮抗剂和非二氢吡啶类钙通道阻滞药相比，地高辛控制心室率的作用较差，特别是控制运动时的心室率。有研究显示对于不合并心力衰竭的房颤患者，为控制心室率而应用地高辛将增加病死率，因此不推荐仅仅为控制心室率而应用地高辛。合并有预激综合征的房颤患者，禁用洋地黄和钙通道阻滞药。因房颤时心房激动经房室结前传受到抑制后可使其经房室旁路前传加快，致心室率明显加快，产生严重血流动力学障碍，甚或诱发室性心动过速和（或）心室颤动。对这类患者，应立即进行直流电复律。对血流动力学尚稳定者，可采用普罗帕酮、普鲁卡因胺或胺碘酮静脉注射。对药物治疗无效或不能耐受药物治疗且症状严重的房颤患者，可考虑消融房室结并置入永久性人工心脏起搏器治疗。

（四）房颤的抗凝治疗

2006 年 ACC/AHA/ESC 房颤指南建议所有房颤，无论是阵发性房颤还是慢性房颤患者均需抗凝治疗，除非是孤立性房颤或存在抗凝治疗的禁忌证。

华法林应用指征：年龄≥75岁、心功能不全和（或）充血性心力衰竭（左心室射血分数≤35%或短轴缩短率<25%）、高血压或糖尿病作为脑卒中的中等危险因素；既往有脑卒中史、短暂脑缺血发作、体循环栓塞史、二尖瓣狭窄和瓣膜术后为卒中高危因素。具有卒中高危因素或具有≥2项以上中等危险因素的房颤患者方推荐华法林治疗。具有一项中等危险因素的则既可以应用华法林也可以应用阿司匹林。

抗凝的强度：阿司匹林抗血小板治疗在指南中推荐的剂量则为81~325mg/d，华法林的抗凝强度需维持国际标准化比值（INR）于2.0~3.0，机械瓣置换术后的患者INR应>2.5。如果INR在2.0~3.0，仍有血栓栓塞事件发生，则建议将INR调整为3.0~3.5，并不推荐联合应用阿司匹林。对于年龄≥75岁或具有其他中危因素的患者，如果考虑出血的风险INR维持于1.6~2.5亦可。

房颤复律的抗凝：房颤持续时间<48h，复律前不需抗凝，复律后遵照卒中风险进行抗凝治疗；房颤持续时间≥48h或房颤持续时间未知时，传统抗凝的方案是在复律前3周，复律后4周应用华法林，并将INR维持于2.0~3.0。经食管超声指导下的复律可减少房颤复律前的抗凝时间，经食管超声除外血栓后，在复律前静脉应用普通肝素，监测APTT为正常对照的1.5~2.0倍，复律后应用华法林，在INR达到2.0~3.0时停用肝素并继续应用华法林4周。如果经食管超声发现血栓则进行华法林抗凝治疗，并在下一次复律前复查食管超声。低分子肝素在房颤复律期间的应用价值目前尚缺少足够的证据。房颤复律后长期的抗栓策略，应根据其卒中风险进行选择。

抗凝的特殊情况：伴冠心病的房颤患者进行介入治疗前为减少穿刺出血的风险可停用华法林，并于术后恢复应用，推荐华法林与氯吡格雷合用，在华法林起效前可短期联合应用阿司匹林。9~12个月后若无冠脉事件可单独应用华法林。在有出血风险的手术、操作前需停用华法林的，停用时间<1周的患者不需应用肝素替代。但是，机械瓣置换术后、血栓栓塞高危或停用华法林>1周的患者需应用普通肝素或低分子肝素替代治疗。

目前预防房颤血栓形成的药物有抗凝和抗血小板药物类，抗凝药物有华法林；常用抗血小板药物有阿司匹林和氯吡格雷。普通肝素或低分子肝素为静脉和皮下用药，一般用作华法林的短期替代治疗或华法林开始前的抗凝治疗。阵发性房颤与持续性或永久性房颤具有同样的危险性，其抗凝治疗的方法均取决于危险分层。

急性卒中的房颤患者病死率和病残率均较高。在开始抗凝治疗前应行头颅CT或MRI除外脑出血的可能。如无出血征象，可在3~4周后开始抗血栓治疗。如有出血征象则不予抗凝治疗。如脑梗死面积较大，抗凝治疗开始的时间应进一步延迟。在短暂性脑缺血发作的患者，头颅CT或MRI除外新发脑梗死和脑出血后，应尽早给予华法林抗凝治疗。

（五）房颤的其他疗法

1. 起搏治疗 有房颤病史且因心动过缓需置入起搏器的患者，应选择生理性起搏器（双腔或心房）而非心室单腔起搏器。对于房室传导正常，但需要置入双腔起搏器的患者，应尽量延长房室延迟以减少心室起搏的成分，将起搏器设置为非心房跟踪模式如DDIR，或置入有减少心室起搏程序的起搏器。对房颤并心动过缓需置入起搏器的患者，无研究依据支持多部位右房起搏、双房起搏、超速起搏或抗心动过速心房起搏等。少有资料支持对没有症状性心动过缓的患者使用心房起搏来治疗房颤。不建议将房颤作为永久性起搏的指征。对无心动过缓、不需置入起搏器的患者不应考虑用起搏的方法预防房颤。

2. 外科治疗 Cox 首创的迷宫术仍是经典的外科手术术式，在有经验的心血管外科中心，迷宫 I 型手术的成功率在 90% 以上，一般在 70%~90%。房颤外科治疗的主要适应证包括行其他心脏手术的症状性房颤，行其他心脏手术时经过选择的消融风险较低的无症状房颤。专门为治疗房颤而进行的外科手术仅限于症状性房颤而患者愿意接受外科手术、导管消融失败或不具有导管消融的指征。

3. 左心耳封堵 房颤时左房血栓 90% 位于左心耳，通过器械将左心耳堵闭从理论上讲可以显著降低房颤患者的血栓栓塞事件。对于具有卒中高危因素而不愿服用华法林或具有长期抗凝禁忌证的老年患者，左心耳封堵具有一定的价值。

九、室性期前收缩

室性期前收缩，又称为室性早搏，是指起源于希氏束分叉以下部位的心肌提前激动，是心室提前除极引起的。室性期前收缩是临床上常见的心律失常，其发生人群相当广泛，包括正常健康人群和各种心脏病患者。普通静息心电图正常健康人群的室性期前收缩检出率为 5%，而 24h 动态监测室性期前收缩的检出率为 50%。心功能不全、心肌局部组织的纤维化、异常的室壁张力、交感神经张力增高和电解质紊乱等可增加室性期前收缩的发生。

（一）临床表现

最常见的症状是心悸。这主要由期前收缩后的心搏增强和期前收缩后的代偿间歇引起。有时患者会有心前区重击感及头晕等感觉。心悸往往使患者产生焦虑，而焦虑又可使儿茶酚胺增加，使室性期前收缩更为频繁，这就产生了恶性循环。

（二）临床诊断

1. 提前出现的宽大畸形的 QRS 波，时限大于 120ms。

2. QRS 波前无相关的 P 波，有时可出现逆行的 P 波，则 RP' 间期 > 0.1s，少数逆行 P 波再折返激动心室，可引起逆传心搏。

3. T 波与 QRS 主波方向相反。

4. 常有完全代偿期。表现为一个室性期前收缩前后的 RR 间距等于窦性周期的 2 倍。如代偿间期不完全，常见于严重的窦性心动过缓。基本心率较慢时，室性期前收缩可插入两个连续的基本心搏之间，形成插入性期前收缩。

（三）药物治疗目的和原则

1. 治疗目的　缓解患者的症状；对于器质性心脏病患者伴频发室性期前收缩或短阵性室性心动过速，其治疗的目的是预防心源性猝死的发生。

2. 治疗原则

（1）无症状且无器质性心脏病患者的室性期前收缩根本无需治疗。

（2）对确有症状需要治疗的患者，一般首先应用 β 受体拮抗剂或钙通道阻滞剂。在器质性心脏病患者，尤其是伴心功能不全者，由于 I 类抗心律失常药物能增加患者的死亡率，此时常选用胺碘酮。

（3）对 β 受体拮抗剂和钙拮抗剂治疗不敏感的患者，则应予电生理检查和导管射频消。

十、室性心动过速

室性心动过速（ventricular tachycardia，VT），是指起源于希氏束以下水平的左右心室或心脏的特殊传导系统，至少连续 3 个或 3 个以上的快速性心律失常。室性心动过速多见于器质性心脏病患者，且常常伴有血流动力学异常，并可能转变为室颤，引起心脏骤停，是临床常见的心血管急症之一。

（一）临床表现

室性心动过速的临床表现取决于基础心脏病的有无和严重程度、室性心动过速的频率和持续时间等因素。少数患者可无症状，尤其是无器质性心脏病的患者，可于体检或心电图检查时偶然发现。多数室性心动过速可引起心排出量减少和低血压症状，常见心悸、头晕、眩晕、视觉障碍和精神改变（如焦虑等），有缺血性心脏病的患者可引起胸闷和胸痛。室性心动过速持续时间长可能诱发或加重心力衰竭，出现相应的症状和体征。如室性心动过速发作时不能维持血压，可能导致循环衰竭和休克，严重者可引起先兆晕厥、晕厥，甚至猝死。查体时除了心率和脉搏加速外，在合并室房传导阻滞的患者，可因房室收缩不同步导致心尖部第一心音强弱不等。

（二）临床诊断

体表心电图和动态心电图是室性心动过速诊断的主要依据，常见的室性心动过速心电图特征如下。

1. 频率　多数为 100~250 次/分，持续性室性心动过速的频率多数为 180 次/分左右，小儿的室性心动过速频率较成人快。

2. 节律　持续性单形性室性心动过速的 RR 间期一般是规则或相对规则的，RR 间期之差一般少于 20ms；但多形性室性心动过速的 RR 间期可极不规则。

3. QRS 波群　宽大畸形，时限多＞ 120ms，其中一半以上的病例＞ 140ms；而起源于高位室间隔或分支的室性心动过速，时限可＜ 120ms。

4. 额面电轴　约有 2/3 的室性心动过速电轴左偏（–90°～–30°），其余的病例中约一半为电轴右偏（＋90°～＋270°），另一半正常。

5. 心室激动（R 波）与心房激动（P 波）的关系　可表现为室房分离、室房 1∶1 传导或室房部分传导（文氏型或其他类型的传导阻滞）；由于室性心动过速时 QRS-T 波群显著增宽，P 波往往难以辨别，仅 1/4 的室性心动过速可找到 P 波，部分患者需要结合食管电生理检查、腔内电生理检查或对药物的反应来协助诊断。

6. 心室或室性融合波　指窦性或房性激动经房室结下传部分或完全激动心室，导致室性心动过速特有的心电图表现，但仅见于约 5% 的频率较慢的室性心动过速。

（三）药物治疗目的和原则

1. 治疗目的

（1）立即终止室性心动过速的发作：多数室性心动过速伴发于器质性心脏病，室性心动过速发作后患者出现明显的临床症状，且有可能发生心脏性猝死或诱发充血性心力衰竭。终止血流动力学稳定的室性心动过速以抗心律失常药物治疗为主，部分患者需直流电复律。

（2）尽力消除和治疗诱发室性心动过速的诱因和病因：如纠正低血钾，积极治疗心肌缺血（如血运重建）和心功能不全等。

（3）预防室性心动过速复发：包括抗心律失常药物、经导管消融治疗等。

（4）防治心脏性猝死：器质性室性心动过速患者的心脏性猝死率明显增高，选择室性心动过速的治疗措施时应尽量选择能降低心脏性猝死发生率的措施，尤其是长期治疗时更要充分考虑。

2. 治疗原则

（1）无脉搏室性心动过速，等同于心脏骤停，立即启动基础心肺复苏（CPR），用自动体外除颤器对无脉搏室性心动过速者进行除颤。

（2）有脉搏室性心动过速，应对患者进行评估，不稳定征象包括神志改变、持续胸痛、低血压和其他休克表现，病情欠稳定时应做好心肺复苏准备。

（3）室性心动过速发作时，如血流动力学尚稳定，可首先给予药物治疗：

1）特发性左心室分支性室性心动过速：又称为维拉帕米敏感性室性心动过速，急性发作时可静脉注射维拉帕米，部分患者静脉注射普罗帕酮亦有效，静脉注射利多卡因多无效，上述药物无效可考虑静脉应用胺碘酮。

2）特发性心室流出道室性心动过速：又称为运动诱发的室性心动过速或腺苷敏感性室性心动过速，首选 β 受体拮抗剂或钙通道阻滞剂，无效可选择普罗帕酮，部分患者静脉注射利多卡因也有效，仍然无效可选用静脉应用胺碘酮。

3）器质性室性心动过速：可选用胺碘酮静脉注射，如血流动力学不稳定或抗心律失常药物不能及时终止室性心动过速，应及时直流电复律。如电复律无效，可在静脉应用胺碘酮等抗心律失常药物后，重复电复律治疗。

4）急性心肌缺血或心肌梗死所致的多形性室性心动过速：静脉注射 β 受体拮抗剂和（或）静脉负荷量应用胺碘酮均为一线治疗；同时应纠正低钾血症、心功能不全等诱因，尽早进行冠状动脉血运重建，改善缺血。

5）先天性 Q-T 间期延长的尖端扭转型室性心动过速（TdP）：主要应用大剂量 β 受体拮抗剂预防发作。治疗 TdP 发作，可考虑使用镁剂，剂量为硫酸镁 1~2g 稀释后 5~20min 静脉注射。对发作频繁，药物控制困难者可采用左交感神经节切除、植入 ICD 等措施。

6）获得性 Q-T 间期延长伴 TdP：应停用有关用药纠正低钾血症、硫酸镁静脉注射及静脉滴注。如 TdP 发作与心率慢导致的长间歇和 Q-T 间期延长有关，如无禁忌可试用异丙肾上腺素静脉滴注，提高心率或进行起搏治疗。

（4）植入式心律转复除颤器（ICD）在室性心动过速的治疗中具有重要的价值，不仅能在室性心动过速发作时立即有效终止发作，而且是迄今为止降低心脏性猝死率最有效的手段。

（5）经导管消融治疗目前已经成为大多数特发性室性心动过速（包括左室分支型室速和心室流出道性室速）的一线治疗方案。近年来，器质性室性心动过速的射频导管消融也取得了很大进展。

十一、心室扑动和心室颤动

心室扑动（ventricular flutter，简称室扑）和心室颤动（ventricular fibrillation，VF，简称室颤）都是最为严重的心律失常，造成心室机械性收缩消失，失去搏血功能，等于心室停搏。室扑为一种介于室性心动过速和室颤之间的恶性心律失常，表现为规则、较宽大畸形的向上与向下的波幅相等的正弦波，频率为 150~300 次 / 分。室颤表现为心室波消失，代之以频率与振幅极不规则的颤动波，频率为 200~500 次 / 分。室扑和室颤均无法辨认 QRS 波、ST 段与 T 波。

（一）临床表现

患者多有器质性心脏病史或其他疾病的严重状态或终末期。前驱症状可出现胸痛、呼吸困难、心悸、疲乏无力，发生在终末事件之前数天、数周或数月。但多数患者前驱症状既不敏感，也缺乏特异性。主要临床表现为意识丧失，呼吸快而表浅，迅即转为呼吸停止，重度低血压，大血管不能测到脉搏，心音消失。如未能及时救治，多在数分钟内因组织缺氧而导致生命器官损害或死亡。

（二）临床诊断

心电图或心电监测是室扑和室颤的最重要的诊断依据，但由于多数室颤发生在医院以外，即使发生在医院内也应争分夺 s 抢救，故不能过分依赖心电图。因室颤和室扑占心脏骤停的绝大多数，故对于心脏骤停应优先考虑室颤或室扑。首先应识别意识丧失、无反应；触摸大动脉搏动有助于判定循环状态；在不影响抢救的前提下要求用心电图了解心律失常的性质，以便采用有针对性的治疗方法。

室颤和室扑的心电图特征：

1. 均无法辨认 QRS 波、ST 段与 T 波。

2. 室扑表现为规则、较宽大畸形的向上与向下的波幅相等的正弦波，频率为 150~250 次 / 分。室扑持续时间较短，少数转为其他室性心动过速或恢复窦性心律，绝大多数迅速转为室颤。

3. 室颤表现为心室波消失，代之以频率与振幅极不规则的颤动波，频率为 150~500 次 / 分。颤动波较大者即粗波型室颤，颤动的波幅 ≥ 0.5mV，对电复律的反应和预后相对较好；细波型室颤是室颤波的波幅 < 0.5mV，预后更恶劣。

（三）药物治疗目的和原则

1. 治疗目的　心室扑动和心室颤动如未能及时救治，多在数分钟内因组织缺氧而导致生命器官损害或死亡。一旦发生，即考虑为心脏骤停，应及时采取有效的措施急救，使其循环和呼吸恢复。

2. 治疗原则

（1）考虑为无脉搏心脏骤停后，立即启动基础心肺复苏（CPR），包括进行救生呼吸和胸外按压（按压频率为 100 次 / 分）；用自动体外除颤器对室颤、室扑和无脉搏室性心动过速者除颤；给氧；连接心电图监护 / 除颤器等。如在院外，同时联系急救医疗服务系统。建立静脉通道。经静脉通道静脉注射肾上腺素。可应用胺碘酮、利多卡因等抗心律失常药物，尖端扭转型室性心动过速可用镁剂。

（2）心肺复苏后，仍需着重处理以下问题：维持有效循环；维持呼吸；防治脑水肿；纠正水、电解质紊乱和酸碱失衡；防治急性肾衰竭；防治继发性感染等。

（3）长期治疗：预防和治疗各种导致室扑 / 室颤的危险因素和临床疾病。应用 β 受体拮抗剂、Ⅲ类抗心律失常药物胺碘酮可降低死亡率和心脏性猝死率。ICD 在室性心动过速室颤的治疗中具有重要的价值，不仅能在室性心动过速 / 室颤发作时立即有效终止，而且是迄今为止降低心脏性猝死率最有效的手段。

第二节 临床药物治疗案例分析

一、室上性心动过速患者药物治疗案例分析

📋 病历摘要

患者，女性，62岁，身高160cm，体重62kg。

主诉：发作性胸闷、心悸8年，加重2个月。

现病史：患者于8年前无明显诱因出现胸闷、心悸，持续约1h后自行缓解。表现为突发突止，伴有乏力，无大汗、胸痛、喘息，无咳嗽、咳痰、咯血，无头晕、头痛、恶心、呕吐、晕厥及意识障碍等，此后上述症状间断发作，反复于当地医院行普罗帕酮药物复律治疗。平素口服"美托洛尔、普罗帕酮、稳心颗粒"治疗，效果可。4年前无明显诱因晕厥及意识障碍1次，约1min后患者意识恢复，伴有出汗、乏力、头晕、恶心，无大小便失禁，未予重视，未经正规诊治。2个月前始患者反复发作上述症状，性质及部位同前，较前加重，持续时间较前延长，偶有胸痛，伴有出汗、乏力、头晕，无晕厥及意识障碍等，于当地医院行普罗帕酮复律治疗，患者转为窦性心律，今为求进一步诊治以"心律失常"收入院。

查体：BP 126/79mmHg，神清语利，未见颈静脉怒张及颈动脉异常搏动，未闻及颈部血管杂音，双肺呼吸音清晰，未闻及干湿性罗音，心率68次/分，律齐，心音低钝，A2＞P2，各瓣膜听诊区未闻及杂音，无心包摩擦音。腹软，无压痛，肝脾未触及，Murphy征阴性，腹主动脉及双侧肾动脉听诊区未闻及杂音。双侧腹股沟区股动脉搏动良好，未闻及血管杂音，双下肢无指凹性水肿，双侧足背动脉搏动（++）。

入院诊断：

1. 室上性心动过速；
2. 心律失常；
3. 高脂血症。

💊 治疗经过及用药分析

◎ 初始治疗方案分析

（1）完善各项检查：血常规、尿常规、大便常规＋OB、生化全套、血气分析、甲状腺全套、心脏彩超、胸部X线片。患者发病时心电图，见图4-1。

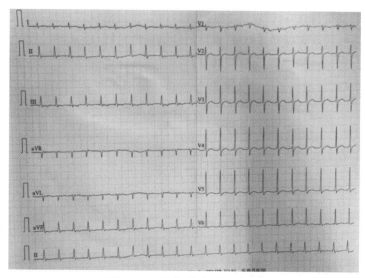

图 4-1　患者发病时心电图

（2）给予降低心率、营养心肌、降脂等治疗。

（3）患者入院后曾发作 1 次室上性心动过速，给予普罗帕酮 iv 70mg 加 5% 葡萄糖 20ml 稀释于 10min 内缓慢注射，转复为窦性心律。普罗帕酮属 Ic 类抗心律失常药。其电生理效应是抑制快钠离子内流，减慢收缩除极速度，使传导速度减低，轻度延长动作电位间期及有效不应期，主要作用在心房及心肌传导纤维，治疗房性心律失常。对房室旁路的前向及逆向传导速度也有延长作用。可提高心肌细胞阈电位。故本品具有减低传导速度，延长有效不应期及降低兴奋性消除折返性心律失常的作用。心肌缺血、心功能不全、病窦综合征、二度以上房室传导阻滞、室内传导障碍相对禁忌或慎用。

（4）考虑患者屡次发作室上速，医师建议行电生理检查 + 射频消融术，向患者及家属详细解释病情后，同意该手术。患者经电生理检查证实为房室结折返性心动过速，行射频消融后，重复电生理检查未再发作心动过速。随访 3 个月无室上速情况发作。

◎ 初始治疗监护要点

　　房室结折返性心动过速与房室结相关，突发突止，频率多为 150~250 次 / 分（通常 180~200 次 / 分），节律规则。频率低于 110 次 / 分，偶尔超过 250 次 / 分。症状常随心动过速出现，从感觉心悸、紧张和焦虑到心绞痛、心功能不全或休克，取决于心动过速的持续时间和频率以及是否存在器质性心脏病。由于快心室率，心输出量减少，脑循环障碍或由于心动过速终止时心动过速导致的窦房结自律性受抑制造成的心搏停止，使心动过速可以引起晕厥。房室结折返性心动过速的处理取决于基础心脏病，心动过速的耐受程度和每个患者以前发作的自然病史。一些患者休息、镇静剂可能终止发作。迷走刺激包括颈动脉窦按摩、Valsalva 和 Mueller 动作、作呕和偶然将脸浸入冰水可以作为一线治疗。如果迷走刺激失败，腺苷是首选药物。地高辛、钙拮抗剂和 β 受体拮抗剂和腺苷通常抑制房室结慢通道的前向传导，而 I_A 和 I_C 类药物可抑制快通道逆向传导。腺苷 6~12mg 快速静脉给药，是首选方法，心动过速 90% 可以成功终止。维拉帕米 6~12mg 静脉注射，或地尔硫草 0.25~0.39mg/kg 静脉注射，约 90% 的病例在约 2min 内成功终止房室结折返。迷走刺激和腺苷失败时可以使用洋地黄类药物。可给地高辛，10~15min 内静脉注射 0.5~1mg，随后每 2~4 小时静脉注射 0.25mg，24h 总剂量低于 1.5mg。一般不用口服洋地黄终止急性发作。β 受体拮抗剂能够有效地治疗心动过速但通常不被用于急性发作的一线治疗。射频消融对超过 95% 的患者长期有效治愈，并发症发生率低。不愿服药，服药不能耐受或药物无效的患者，射频消融是可选方案。

二、室性期前收缩、阵发性室性心动过速患者药物治疗案例分析

病历摘要

患者，男性，68 岁。

主诉：发作性胸闷、气短、胸痛 6 个月，加重 5 天。

现病史：患者 6 个月前间断出现胸闷、气短、胸痛，为心前区闷痛，无放射，每次持续 5~10min，伴有心悸、出汗、乏力，就诊于当地医院，查动态心电图提示房性期前收缩、短阵房速、阵发性房扑、阵发性房颤，室性期前收缩、短阵室速。近 5 天患者病情加重，反复发作上述症状，程度较前加重，持续时间延长。

既往史：高血压病史 2 年，血压最高 180/90mmHg，口服硝苯地平缓释片，血压控制欠佳。脑梗死病史 6 个月，遗留左侧肢体感觉障碍。否认糖尿病、消化道溃疡病史。

个人史：20 岁开始吸烟，平均每日 1 包，共 40 余年。少量饮酒史 40 余年。

入院查体：T 36.5℃，P 64 次 / 分，R 20 次 / 分，BP 162/93mmHg。神清语利，双肺呼吸音清，未闻及干湿啰音。心前区无隆起，心尖冲动不明显，心音低钝，心率 64 次 / 分，律齐，P2 > A2，各瓣膜听诊区未闻及病理性杂音，无心包摩擦音。腹平软，无压痛、反跳痛及肌紧张，肝脾未触及，墨菲征阴性，未闻及腹部血管杂音，肝肾区无叩痛，双下肢无指凹性水肿，双侧股动脉及足背动脉搏动（++）。

辅助检查：

1. 血常规 RBC 3.86×10^{12}/L ↓；尿、粪便常规正常；血生化：血脂：总胆固醇 6.56mmol/L ↑，低密度脂蛋白胆固醇 4.21mmol/L ↑；电解质、肝功能、肾功能、心肌酶正常；凝血系列、血浆 D- 二聚体正常。

2. 心电图 窦性心律，频发室性期前收缩，见图 4-2。动态心电图：窦性心律，阵发性心房纤颤，室性期前收缩有 32095 次，有 15 阵室速和 55 次成对室性期前收缩，有 2801 阵室性二联律和 609 阵室性三联律，见图 4-3。超声心动图图示：心内结构未见异常，二尖瓣及主动脉瓣少量反流。

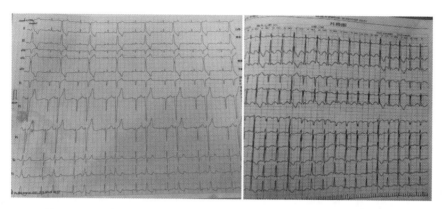

图 4-2 患者发病时心电图　　　　图 4-3 患者动态心电图

入院诊断：

1. 冠状动脉粥样硬化性心脏病；

2. 不稳定型冠心病；

3. 心律失常、阵发性心房颤动伴长 RR 间期、室性期前收缩、阵发性室性心动过速；

4. 高血压 3 级（极高危），陈旧性脑梗死。

治疗经过及用药分析

◎ 初始治疗方案分析

（1）风险评估：GRACE 入院评分：109 分；危险级别：中危；院内死亡率 1%~3%；CHA2DS2VASc 评分：5 分；HAS-BLEDS 出血风险评分：3 分。

（2）药物治疗：抗凝、抗血小板聚集、调脂、扩冠、营养心肌等治疗。

（3）冠脉造影检查显示：pLAD80%~85% 狭窄，mLAD2 级肌桥；mLCX30% 狭窄；RCA 粗大，散在斑块，行冠脉介入治疗。见图 4-4、图 4-5。

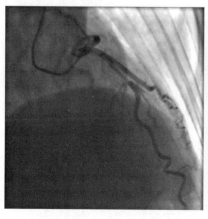
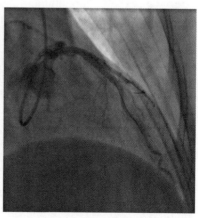

图 4-4 PCI 过程　　　　图 4-5 PCI 术后结果

◎ 病情演变

患者 PCI 术后心绞痛症状缓解；仍间断发作心房颤动、频发室性期前收缩。给予胺碘酮静脉滴注转复窦律，且房颤转复时合并长 RR 间期（3.2s），暂时控制症状，效果不理想。

◎ 射频消融术

患者频繁发作心律失常，药物治疗效果差，拟行房颤 + 室性期前收缩射频消融术。射频消融术前食道超声：左房及左心耳未见额外回声，房间隔未见回声中断，见图 4-6。

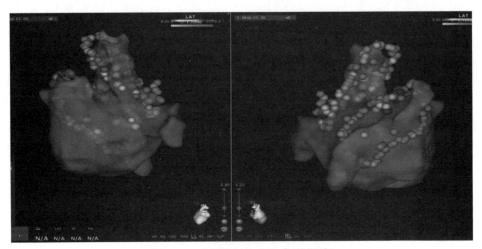

图 4-6　射频消融术前食道超声

（1）房颤消融：双侧环肺静脉隔离。

（2）室性期前收缩消融靶点：右室流出道间隔部，最早激动领先体表 28ms，放电消融室性期前收缩消失。见图 4-7。

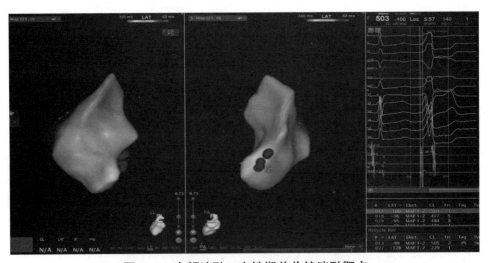

图 4-7　房颤消融、室性期前收缩消融靶点

（3）房扑消融：消融房颤过程中发作房扑，三尖瓣峡部依赖型房扑，行三尖瓣峡部消融，证实三尖瓣峡部双向阻滞。见图4-8。

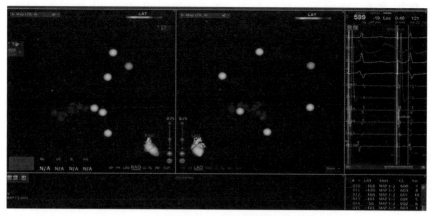

图4-8 房扑消融

术后心电图：窦性心律，心律齐，无室性早搏及房性心律失常。见图4-9。

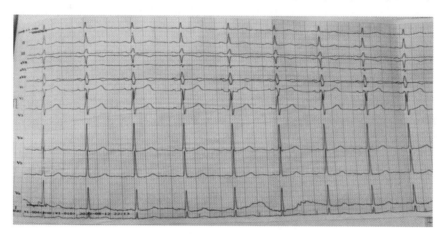

图4-9 患者术后心电图

◎ 病情分析

在基础药物治疗基础上行冠脉造影提示冠脉病变严重，成功行介入治疗，无明显心衰及心绞痛症状发作；行房颤、室性期前收缩、房扑射频消融术，术后患者病情好转且趋于稳定，无心律失常发作，病情好转出院。

出院教育

1.注意休息，避免劳累及情绪激动。

2.药物治疗 阿司匹林肠溶片 100mg qd；硫酸氢氯吡格雷 75mg qd；利伐沙班15mg qd；氟伐他汀钠缓释片 80mg qn；依折麦布 10mg qn；缬沙坦氨氯地平 1 片 qd；

胺碘酮 0.2g qd；泮托拉唑钠肠溶片 20mg bid；氟哌噻吨美利曲辛片 1 片 bid。

3. 出院随访　患者自上次出院后坚持口服药物治疗，无明显心绞痛及心律失常发作。当地医院复查 24h 动态心电图提示窦性心律，平均心率 65 次 / 分，无期前收缩。复查血常规、肝肾功能、血脂、电解质、凝血系列等正常。

三、心律失常、阵发性心房颤动患者药物治疗案例分析

📋 病历摘要

患者，女性，66 岁。

主诉：发作性心悸 6 年，加重 6 个月伴晕厥 3 次。

现病史：患者于 6 年前无明显诱因出现心悸，持续几分钟至几小时不等，伴胸闷、气短、头晕，无明显胸痛。曾于外院就诊，考虑"心房颤动"，予"美托洛尔"等药物治疗，心悸症状仍间断发作。近 6 月加重，发作较前频繁，出现 3 次晕厥，晕厥前无明显诱因及体位变化，每次持续约 1min，可自行苏醒，不伴有尿便失禁，醒后无意识障碍，无肢体活动障碍，为求进一步诊治收住院。

既往史：高血压病史 20 年，最高血压 180/90mmHg，平时服用"硝苯地平缓释片30mg 每日 1 次"，未监测血压。否认糖尿病病史。无药物过敏史。

个人史：生于原籍，久居本地，无疫区、疫情、疫水接触史，无有毒物质接触史，无吸毒史，否认吸烟、饮酒史。

婚姻史：23 岁结婚，育有 1 子 1 女。

家族史：父亲已故，死因不详。否认遗传性家族病史。

查体：P 76 次 / 分，HR88 次 / 分，BP 126/85mmHg。神清语利，未见颈静脉怒张，双肺呼吸音清晰，未闻及干湿啰音。心率 88 次 / 分，心律绝对不齐，第一心音强弱不等，各瓣膜听诊区未闻及杂音。腹平软，无压痛、反跳痛、肌紧张。双下肢无指凹性水肿。

辅助检查：

入院心电图：房颤律，心室率 88 次 / 分，无明显 ST-T 改变。

入院诊断：

1. 心律失常；

2. 阵发性心房颤动；

3. 高血压 3 级（极高危）；

4. 晕厥原因待查。

治疗经过及用药分析

入院后积极完善相关检查。

（1）化验检查：血常规、尿常规、便常规、甲功五项、心肌酶、D-二聚体、肝功能、肾功能、血糖、血脂、电解质正常。

（2）心脏彩超：各房室内径正常，左房前后径31mm，各室壁运动及厚度未见异常，二尖瓣、三尖瓣、主动脉瓣轻度反流。EF 73%。

（3）24h动态心电图：窦性心律+房颤心率，平均心率83次/分，分析的总心搏数98232个。最慢心率42次/分，发生于5∶14，最快心率199次/分，发生于8∶16。房性期前收缩14个，其中有12个单发房早，1次成对房早。最长RR间期4.2s，发生于房颤终止转为窦律时。共有房颤837min59s。部分ST-T改变。见图4-10。

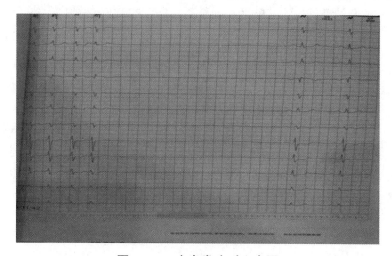

图4-10 患者发病时心电图

◎ 病情分析

患者心律失常、阵发性心房颤动诊断明确，房颤血栓危险度评分CHA_2DS_2-VASc评分为3分（≥2分推荐使用抗凝治疗），出血风险评分HAS-BLED评分2分（≥3分提示出血高危），根据评分，该患者给予利伐沙班15mg每日1次抗凝治疗。患者高血压病诊断明确，既往长期服用降压药物，接续给予硝苯地平缓释片30mg每日1次口服，监测血压。

患者有晕厥病史，既往曾于门诊查颅脑MRI+MRA未见明显异常。结合晕厥发作特点，考虑心源性可能性大。房颤快心室率及房颤长间歇均可导致晕厥，平时长期服用美托洛尔，入院后查动态心电图可见4.2s的长间歇，发生于房颤终止时，因此首选治疗方案控制房颤。因患者及家属不同意射频手术，给予普罗帕酮100mg每日3次口服控制房颤。药物治疗7天后复查24h动态心电图：窦性心律+房颤心率，平均心率65

次／分，分析的总心搏数 83480 个。最慢心率 48 次／分，发生于 9:16，最快心率 144 次／分。房性期前收缩 25 个，其中有 18 个单发房早，1 次成对房早。大于 2.5s 的 RR 间期 3 次，最长一次 5.523s，发生于 20:47。共有房颤 21min。

比较 2 次动态心电图，患者心律情况较前明显好转，房颤发作时间明显减少，长间歇为房颤之中的长间歇，如果房颤能够得以控制，长间歇也可能会随之消失。但患者及家属因经济原因拒绝房颤射频消融治疗。患者在应用药物治疗过程中有长达 5.523s 的长间歇，同时也可建议植入起搏器，在起搏器的保护下加用抗心律失常药物，患者及家属仍拒绝，要求药物保守治疗。经治疗患者病情好转，安排出院。

◎ **病情变化**

出院 28 天后患者再次因心悸、胸闷 12h 于我院住院治疗。心电图检查提示窦性心律，三度房室传导阻滞，交接期逸搏心律，心率 50 次／分。给予心电监护，停用普罗帕酮口服。心电监护可见长达 6.5s 的长间歇。1 天后三度房室传导阻滞恢复。

患者为老年女性，有房颤伴长间歇，应用抗心律失常药物普罗帕酮 100mg 每日 3 次的情况下，出现三度房室传导阻滞，考虑自身传导系统退行性变，功能差，不能耐受抗心律失常药物。但患者阵发性房颤，发作频繁，心室率快时达 199 次／分，需要应用抗心律失常药物来控制心室率。建议植入永久起搏器，在起搏器的保护下给予抗心律失常药物。最后患者及家属同意行永久起搏器植入术。因服用利伐沙班易导致术中出血，利伐沙班的平均半衰期为 7~11h，停用利伐沙班 2 天后给予单腔永久起搏器植入术，植入雅培单腔永久起搏器 5626 一台。术后加用普罗帕酮 150mg 每日 3 次控制房颤。起搏器切口恢复后加用利伐沙班抗凝预防血栓栓塞治疗。之后随访患者无明显心悸、胸闷，无晕厥发作。

◎ **药物治疗分析**

（1）普罗帕酮属 Ic 类抗心律失常药。其电生理效应是抑制快钠离子内流，减慢收缩除极速度，使传导速度减低，轻度延长动作电位间期及有效不应期，主要作用在心房及心肌传导纤维，治疗房性心律失常。对房室旁路的前向及逆向传导速度也有延长作用。可提高心肌细胞阈电位。故本品具有减低传导速度，延长有效不应期及降低兴奋性消除折返性心律失常的作用。心肌缺血、心功能不全、病窦综合征、二度以上房室传导阻滞、室内传导障碍相对禁忌或慎用。因普罗帕酮具有减低传导速度，延长有效不应期的作用。心肌缺血、心功能不全、病窦综合征、二度以上房室传导阻滞、室内传导障碍相对禁忌或慎用。患者在服用美托洛尔时动态心电图提示最长 RR 间期 4.2s，故将美托洛尔改为普罗帕酮小剂量口服，密切监测心率。

（2）利伐沙班是一种高选择性、直接抑制因子 Xa 的口服抗凝药，可逆地抑制凝血酶原向凝血酶的转化所需 Xa 因子的酶活性，用于预防血栓栓塞性疾病。利伐沙班是新型口服抗凝药，一天服用一次可以降低房颤卒中的风险，并且需要和食物一起服用，不和食物同时服用会降低利伐沙班的吸收。伐沙班需要监测肾脏功能，肾脏功能在 30ml 每分钟肌酐清除率，特别是在 15ml 每分钟以下服用时可能需要减量甚至要停用。有临床明显活动性出血，活动性出血发生后的 1~3 个月不建议使用。

（3）硝苯地平控释片存在心悸、头痛、面部或踝部水肿、牙龈增生等不良反应发生的可能，若出现应及时告知医务人员。

◎ 治疗总结

患者主要因房颤、晕厥入院，符合快慢综合征的诊断。在服用抗心律失常药物的情况下有 4s 左右的长间歇。如果能够终止房颤，可能会消除长间歇。第一次住院患者及家属拒绝房颤射频消融手术及起搏器植入术。尝试性给予小剂量抗心律失常药物治疗，并监测心率，但患者仍间断出现房颤，且出现房室传导阻滞。故最后植入永久起搏器，在起搏器的保护下给予抗心律失常药物控制房颤快心室率。在整个治疗过程当中，参考患者及家属意愿，结合患者自身特殊情况，个体化治疗，为患者的治疗保驾护航。

四、心力衰竭、心功能Ⅲ级、高血压 3 级患者药物治疗案例分析

📋 病历摘要

患者，男性，74 岁。

主诉：发作性心悸、胸闷 2 个月，加重 2 天。

现病史：患者于 2 个月前无明显诱因出现阵发性心悸，伴胸闷、气短，持续几十分钟可自行缓解，无明显胸痛，无头晕、黑矇、晕厥。未诊治。2 天前加重，心悸持续不缓解，伴胸闷、喘息、乏力，平卧位呼吸困难，1 天前就诊于我院急诊，查心电图提示窄 QRS 型心动过速，给予胺碘酮效果差，静脉应用 450mg 胺碘酮未能转律，为求进一步诊治收住院。

既往史：高血压病史 8 年，最高血压 180/130mmHg，服用"苯磺酸氨氯地平 5mg 每日 1 次"，平时血压 130/80mmHg。否认糖尿病病史。无药物过敏史。

个人史：生于原籍，久居本地，无疫区、疫情、疫水接触史，无有毒物质接触史，无吸毒史，吸烟史 40 年，每日 20 支，间断少量饮酒史 40 年。

婚姻史：25 岁结婚，育有 1 子，配偶及儿子体健。

家族史：父母已故，死因不详。否认遗传性家族病史。

查体：T 36.3℃，P 133 次/分，R 23 次/分，BP 119/98mmHg。神清语利，未见颈静脉怒张，双肺呼吸音粗，双下肺闻及少量湿啰音。心率 133 次/分，律齐，各瓣膜听诊区未闻及杂音。腹平软，无压痛、反跳痛、肌紧张。双下肢无指凹性水肿。

入院诊断：

1. 阵发性室上性心动过速？

2. 阵发性室性心动过速？

3. 心律失常；

4. 心力衰竭；

5. 心功能Ⅲ级；

6. 高血压3级（极高危）。

🦠 治疗经过及用药分析

患者入院后积极完善相关检查。

（1）心梗心衰标记物：TnI 0.098ng/ml；NT-pro BNP 4710.0ng/L。

（2）血常规、尿常规、便常规、甲功五项、心肌酶、肝功能、肾功能、血糖、血脂、电解质正常。

（3）胸部X线片：心影增大，心胸比例0.55。

（4）入院心电图：窄QRS型心动过速，心室率133次/分，继发性ST-T改变，见图4-11。

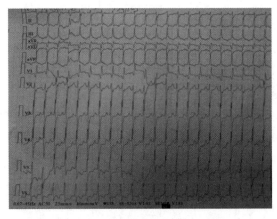

图4-11　窄QRS型心动过速

（5）心脏彩超：左房增大，前后径40mm，各室壁厚度正常，广泛前壁运动减弱，二尖瓣、三尖瓣、主动脉瓣少量反流。EF 40%。

◎ 初始治疗方案分析

（1）结合患者心梗、心衰标记物及心脏彩超结果，考虑合并心力衰竭，故首先胺碘酮治疗，但效果不佳，换用尼非卡兰［负荷量0.3mg/kg，5min静脉注射完毕，之后维持量0.4~0.8mg/（kg·h），该患者维持量选择0.4mg/（kg·h）］，半小时后转为窦性心律。见图4-12。

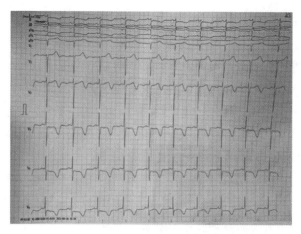

图 4-12　转律后心电图

（2）患者胸闷、喘息，平卧位呼吸困难，查体双下肺闻及少量湿啰音，化验 NT-pro BNP 4710.0ng/L，心脏彩超提示 EF 40%。诊断为心力衰竭，考虑心率快导致心衰的可能性大。给予转律的同时，加用托拉塞米、螺内酯、沙库巴曲缬沙坦等药物治疗。

（3）病情变化：入院第 2 天再次发作心悸，通过分析以上心电图，能看到较明确的室房分离，考虑患者心动过速为室性心动过速，由于 QRS 波较窄，考虑希浦系起源的室速。再次给予尼非卡兰治疗，约 1h 后患者转为窦性心律。由于患者室速反复发作，经患者及家属同意后，行射频消融术治疗室速。之后患者未再发作心悸症状，好转出院。心电图见图 4-13。

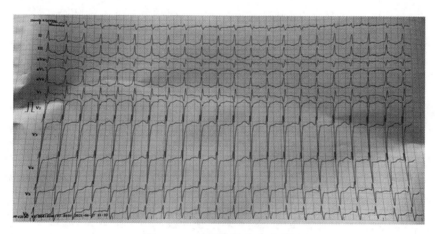

图 4-13　再次发病心电图

◎ 初始药物治疗监护要点

（1）患者心电图提示窄 QRS 型心动过速，RR 间期均齐，阵发性室上性心动过速可能性大，阵发性室性心动过速也不能除外。胺碘酮兼有四类抗心律失常药物的电生理作用。除具有Ⅲ类作用，阻滞钾通道，明显延长心房肌、心室肌及浦肯野纤维的 ADP 和 ERP 外；还有Ⅰ类钠通道和Ⅳ类钙通道阻滞作用；以及Ⅱ类 β 受体阻滞作用；此外本品还能非竞争性阻滞 α 受体，扩张周围血管、降低周围阻力、减少心脏后负荷；扩张冠状动脉、增加心肌血流量、增加心肌血供；另一方面 β 受体拮抗剂负性肌力作用也降低心肌耗氧量，对缺血性心脏病心律失常有多方面益处。由于其增加冠脉血流量，抵消负性肌力作用，为充血性心力衰竭合并心律失常首选药物。注射用盐酸尼非卡兰是一种新型的Ⅲ类抗心律失常药物，是一种单纯的钾离子通道阻滞剂，尼非卡兰延长心房和心室肌细胞的动作电位时程和有效不应期，心电图上表现为 Q-T 间期的延长，发挥其抗心律失常作用，尤其对各种折返性心律失常效果明显。尼非卡兰不阻断钠离子通道，对心肌细胞除极和传导速度几乎没有影响；也不阻断钙离子通道和 β 肾上腺素受体，不存在负性变力作用，一般不会引起低血压和心动过缓。目前说明书主要范围为治疗室速、室颤患者。此外，国内外专家共识指出尼非卡兰对房扑、房颤也有转复效果。如果患者短时间内（药物半衰期以内）应用过其他静脉抗心律失常药物（Ⅰ类或Ⅲ类）无效，换用尼非卡兰时，负荷量和维持剂量酌减。尼非卡兰最严重的不良反应是延长 Q-T 间期，引起 TdP 发作，在用药时，需要监测心电图 Q-T 间期变化，预防 TdP 发生，一旦出现 TdP，应立即停药并给予相应的处置。

（2）托拉塞米主要作用于肾小管髓袢升支粗段及远端小管，抑制 $Na^+-K^+-2Cl^-$ 转运系统，从而抑制 Na^+、K^+、Cl^- 的重吸收，使尿中的钠、氯、和水的排泄增加，发挥利尿作用。螺内酯结构与醛固酮相似，竞争性对抗醛固酮，作用于远曲小管和集合管，使钠、氯离子和水排泄增加，钾、镁及氢离子排泄减少。因而具有潴钾、排钠利尿作用。对于心衰患者，螺内酯不仅改善症状，也影响预后，改善存活率。沙库巴曲缬沙坦是一类血管紧张素受体 / 脑啡肽酶抑制剂，一方面可以抑制 RASS 系统的激活，起到扩张血管，改善心肌重塑的作用。另一方面它又可以抑制脑啡肽酶对 BNP 的降解，使得内源性的 BNP 升高，从而也能起到扩张血管，利尿以及减少心肌纤维化等作用，二者协同作用对心衰患者来讲作用更佳。实验研究表明，沙库巴曲缬沙坦比 ACEI 类的药物更能降低心衰患者的再住院率以及死亡率，是目前国内外指南推荐的用于心衰患者的一线药物。沙库巴曲缬沙坦与 ACEI 类药物联用时可引起血管性水肿，应注意避免。同时，需注意低血压、肾功能损害、高钾血症等。

（3）患者高血压病诊断明确，既往长期服用降压药物，平时服用"苯磺酸氨氯地平 5mg 每日 1 次"，继续服用，监测血压。苯磺酸氨氯地平存在心悸、头痛、面部或踝部水肿、牙龈增生等不良反应发生的可能，若出现应及时告知医务人员。

◎ 治疗总结

心电图提示窄 QRS 型心动过速，阵发性室上性心动过速可性大，阵发性室性心动过速也不能除外。合并心功能不全的心律失常，需注意抗心律失常药物的负性肌力作用，尽量避免使用具有负性肌力作用的药物。胺碘酮兼有四类抗心律失常药物的电生理作用，效果广泛，对缺血性心脏病心律失常有多方面益处。由于其增加冠脉血流量，抵消负性肌力作用，为充血性心力衰竭合并心律失常首选药物。故该患者首选胺碘酮效治疗，但是效果差。换用尼非卡兰效果佳。多次复查心电图最终发现室房分离，诊断室性心动过速。应用其他静脉抗心律失常药物（Ⅰ类或Ⅲ类）无效，换用尼非卡兰时，负荷量和维持剂量酌减，患者给予最小的泵入剂量。尼非卡兰最严重的不良反应是延长Q-T间期，窦性心律的心电图可见Q-T间期延长，600ms，故转为窦性心律后即刻停药。最后行射频消融手术，治疗室速。之后心悸未再发作。

五、冠状动脉粥样硬化性心脏病患者药物治疗案例分析

病历摘要

患者，女性，68岁。

主诉：发作性胸痛、胸闷10天入院。

现病史：患者于10天前多于劳累后出现胸痛、胸闷，为胸骨后手掌范围大小闷痛，伴出汗，休息5~10min可自行缓解，无头晕、黑矇、晕厥，为求进一步诊治收住院。

既往史：高血压病史20年，最高血压160/85mmHg，服用"苯磺酸氨氯地平2.5mg每日1次"，平时血压130/80mmHg。否认糖尿病病史。无药物过敏史。

个人史：生于原籍，久居本地，无疫区、疫情、疫水接触史，无有毒物质接触史，无吸毒史，吸烟史40年，每日20支，间断少量饮酒史40年。

婚姻史：23岁结婚，育有1女，配偶及女儿体健。

家族史：父亲已故，死因不详。母亲健在，否认遗传性家族病史。

查体：T 36.3℃，P 75次/分，R 16次/分，BP 136/81mmHg。神清语利，未见颈静脉怒张，双肺呼吸音清晰，双肺未闻及干湿啰音。心率75次/分，律齐，各瓣膜听诊区未闻及杂音。腹平软，无压痛、反跳痛、肌紧张。双下肢无指凹性水肿。

入院诊断：

入院心电图：窦性心律，70次/分，Ⅱ、Ⅲ、aVF、V3~6导联T波低平或倒置。

1.不稳定型心绞痛；

2.冠状动脉粥样硬化性心脏病；

3.高血压2级（极高危）。

治疗经过及用药分析

患者入院后积极完善相关检查。

化验：血脂：总胆固醇7.17mmol/L，低密度脂蛋白4.52mmol/L，甘油三酯1.94mmol/L，高密度脂蛋白1.26mmol/L；血常规、尿常规、便常规、心肌酶、心梗心衰标记物、肝功能、肾功能、血糖、电解质正常。

胸部 X 线片：心肺未见明显异常。

心脏彩超：室壁厚度及运动未见异常，二三尖瓣少量反流，EF 60%。

◎ **初始药物治疗方案分析**

（1）给予阿司匹林 100mg qn、替格瑞洛 90mg bid、阿托伐他汀 20mg qn、苯磺酸氨氯地平 2.5mg qd、单硝酸异山梨酯 20mg bid、盐酸地尔硫䓬 90mg qd 等药物抗血小板、调脂稳定斑块、扩血管、降压等药物治疗。

（2）行冠脉造影检查提示前降支近段 90% 狭窄，中段 80% 狭窄，右冠脉近段 90% 狭窄，中段 40%~50% 狭窄，后降支开口 80%~90% 狭窄，后侧支中段 60%~70% 狭窄，回旋支近段 50%~60% 狭窄，中段 90% 狭窄。见图 4-14。拒绝行冠脉搭桥治疗。择期行支架植入术，于右冠脉植入支架 2 枚（PP 2.75mm×23mm、PE plus 4.0mm×32mm）。12 天后于回旋支行支架植入术，植入支架 1 枚（××2.25mm×23mm）。见图 4-15。

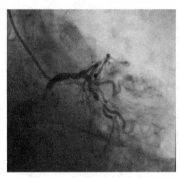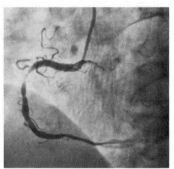

图 4-14　回旋支、前降支 90% 狭窄，右冠脉 90% 狭窄

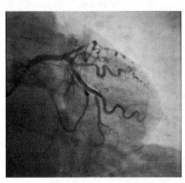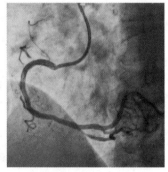

图 4-15　回旋支、右冠脉介入术后图

（3）回旋支支架植入术后患者心电监护偶见室性期前收缩，为 RonT 室性期前收缩，术后约 30min 突发意识丧失，心电监护提示室性心动过速及心室颤动，给予 150J 双向非同步电除颤后患者恢复窦性心律，意识恢复。约 3min 后再次突发意识丧失，心电监护提示室性心动过速及心室颤动，再次给予 150J 双向非同步电除颤后患者恢复窦性心律，意识恢复。立即给予胺碘酮 150mg 静脉注射，之后静脉泵入。回顾心电监护两次均为 RonT 室性期前收缩诱发室速室颤。患者仍偶发室性期前收缩，给予利多卡因

50mg 静脉注射。患者血压 156/87mmHg，给予硝酸甘油静脉滴注扩张冠脉治疗。见图 4-16。患者室性期前收缩逐渐减少至消失。该患者发生在介入术后约 20min，考虑可能与冠脉缺血相关，电复律后给予静脉应用胺碘酮治疗，同时给予硝酸甘油扩冠治疗之后室性期前收缩逐渐减少至消失，监测心电图有一过性 ST 段抬高，强化抗栓治疗。患者好转，未再发作室速室颤。

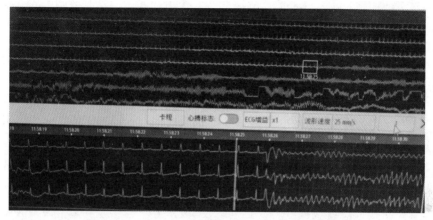

图 4-16　R on T 室性期前收缩诱发室速室颤

◎ 用药分析

（1）RonT 室性期前收缩为提前出现的室性期前收缩，出现在前一心动周期的 T 波上，在 T 波波峰或前支或后支，发生在心室复极不完全、心室处于易反复激动的易损期，从而诱发室速室颤。

（2）胺碘酮兼有四类抗心律失常药物的电生理作用。除具有Ⅲ类作用，阻滞钾通道，明显延长心房肌、心室肌及浦肯野纤维的 ADP 和 ERP 外；还有Ⅰ类钠通道和Ⅳ类钙通道阻滞作用；以及Ⅱ类 β 受体拮抗作用；此外本品还能非竞争性阻滞 α 受体，扩张周围血管、降低周围阻力、减少心脏后负荷；扩张冠状动脉、增加心肌血流量、增加心肌血供；另一方面 β 受体拮抗剂负性肌力作用也降低心肌耗氧量，对缺血性心脏病心律失常有多方面益处。由于其增加冠脉血流量，抵消负性肌力作用，为充血性心力衰竭合并心律失常首选药物。使用胺碘酮需注意有无过敏、心电图的 Q-T 间期及是否出现传导阻滞、甲状腺功能、肺纤维化等。

（3）利多卡因属 IB 类抗心律失常药，具有局麻作用，可抑制心肌细胞舒张期除极，减低心室肌及心肌传导纤维的自律性及兴奋性，但对心房及窦房结作用很轻。相对地延长有效不应期，降低心室肌兴奋性，提高室颤阈值。主要用于急性心肌缺血引致的室性期前收缩、室性心动过速、心室颤动等。应用硝酸酯类、硝酸甘油需注意有无头痛、低血压等情况。

（4）硝酸甘油属于硝基血管扩张药，它通过血管平滑肌细胞吸收，其硝酸酯基团被分解为无机的亚硝酸酯，然后再分解为 NO，扩张血管，增加冠脉血流量。

（5）苯磺酸氨氯地平存在心悸、头痛、面部或踝部水肿、牙龈增生等不良反应发生的可能，若出现应及时告知医务人员。

（6）患者使用盐酸地尔硫䓬需注意浮肿、头痛、恶心、眩晕、房室传导阻滞、心动过缓、束支传导阻滞、充血性心衰、低血压等。

（7）患者使用双联抗血小板、抗凝药物，需注意有无出血倾向。

（8）患者使用他汀类药物调脂，需要注意有无出现肌肉疼痛，监测肌酸激酶指标以及肝功能。

🎯 治疗总结

RonT 室性期前收缩多见于心肌缺血、心肌梗死、心肌病、遗传性心律失常等。对于急危重症伴频发 RonT 室性期前收缩者，应给予密切监护和抗心律失常药物及准备除颤器。应紧急纠正基础疾病。该患者为介入术后出现 RonT 室性期前收缩诱发室速室颤，且心电图提示 ST 段抬高，原因考虑为冠脉痉挛或冠脉内血栓形成所导致。经积极扩冠抗痉挛、抗栓后患者胸痛好转、心电图 ST 段恢复。经给予利多卡因及胺碘酮治疗后室性期前收缩消失。

（纪征　马威　邸亚丽　刘鹏）

参考文献

［1］Ellenbogen KA, Kay GN, Wilkoff BL. Clinical cardiac pacing and defibrillation［J］. Journal of Intensive Care Medicine，2000，16（1）：53-53.

［2］Goff D C, Lloyd-Jones D M, Bennett G, et al. 2013 ACC/AHA Guideline on the Assessment of Cardiovascular Risk：A Report of the American College of Cardiology/American Heart Association Task Force on Practice Guidelines［J］. Circulation，2013，135（11）：1-50.

［3］AJ Camm, P Kirchhof, GYH Lip, et al. Corrigendum to：'Guidelines for the management of atrial fibrillation'［European Heart Journal（2010）31, 2369–2429 and EP-Europace（2010）12,136–1420］［J］. European Heart Journal，2011，33（9）：2719-2747.

［4］张澍，陈新，华伟，等. 植入性心脏起搏器治疗——目前认识和建议（2010年修订版）［J］. 中华心律失常学杂志，2010，14（4）：245-259.

［5］黄从新，商丽华，张奎俊，等. 心房颤动：目前的认识和治疗建议 2010［J］. 中华心律失常学杂志，2010（5）：42.

［6］陈新. 黄宛临床心电图学［J］. 中国医刊，2009（11）：80.

［7］张澍，黄从新，黄德嘉. 心电生理及心脏起搏专科医师培训教程［M］. 北京：人民卫生出版社，2007.

［8］王方正. 临床技术操作规范：心电生理和起搏分册［M］. 北京：人民军医出版社，2009.

［9］Goldberger ZD, Rho RW, Page RL. Approach to the diagnosis and initial management of the stable adult patient with a wide complex tachycardia［J］. Am J Cardiol, 2008, 101: 1456.

［10］Lee KW, Badhwar N, Scheinman MM. Supraventricular tachycardia-part I［J］. CurrProblCardiol, 2008, 33: 467.

［11］Brady PA, Low PA, Shen WK. Inappropriate sinus tachycardia,postural orthostatic tachycardia syndrome, and overlapping syndromes［J］. Pacing Clin Electrophysiol, 2005, 28：1112.

［12］Hillock RJ, Kalman JM, Roberts-Thomson KC, et al. Multiple focal atrial tachycardiasinahealthadult population：Characterization and description of successful radiofrequency ablation［J］. Heart Rhythm, 2007, 4: 435.

［13］Latif S, Dixit S, Callans DJ. Ventricul ararrhythmias in normal hearts［J］. Cardiol Clin, 2008, 26: 367.

第五章
心源性休克的药物治疗

第一节　概述

　　心源性休克（cardiogenic shock，CS）是由于各种原因导致心脏功能减退，引起心输出量显著减少，导致血压下降，重要脏器和组织灌注严重不足，引起全身微循环功能障碍，从而出现一系列以缺血、缺氧、代谢障碍及重要脏器损害为特征的临床综合征。心源性休克可分为 5 个阶段，A 期 "风险期"，B 期 "休克前期 / 代偿性休克期"，C 期 "典型期"，D 期 "恶化期"，E 期 "终末期"。C 期和 B 期的不同之处在于 C 期已存在低灌注。D 期表明尽管至少观察了 30min，所选择的初始干预措施并没有恢复血流稳定性和足够的灌注，E 期患者血流动力学处于极度不稳定的情况，经常伴有心力衰竭。

　　导致心源性休克的病因较多，包括急性心肌梗死、暴发性心肌炎、严重心脏瓣膜病变、应激性心肌病、肺栓塞、持续严重心动过缓或心动过速和急性心包填塞等。其中急性心肌梗死为最常见的病因，约占整个心源性休克病因的 80%。近年来，虽积极开展冠脉早期再灌注治疗（冠脉介入和溶栓治疗）和循环辅助技术（如主动脉球囊反搏术、体外膜肺氧合、Impella 左室辅助装置），使死亡率有所下降，但心源性休克仍然是目前急性心肌梗死患者住院死亡的最主要原因。及早发现、及时处理有助于改善患者的预后。无论何种原因，心源性休克都会导致终末器官灌注不足，通常表现为低血压、心动过速、外周血管收缩、肺和全身静脉充血、尿量减少、感觉器官改变、急性肝或肾损伤以及乳酸酸中毒。

一、心源性休克临床表现和诊断

（一）临床表现

1. 症状
（1）低血压导致的组织低灌注表现。

　　1）脑组织灌注下降引起神志改变，早期常有烦躁不安，之后出现精神萎靡、神志淡漠，最终发展至意识模糊，甚至昏迷；

　　2）肾脏灌注减少常引起急性肾小管坏死，表现为少尿或无尿；

　　3）皮肤血管收缩，表现为皮肤湿冷、苍白、发绀和花斑。

（2）肺淤血和肺水肿表现：呼吸困难，端坐呼吸，咳粉红色泡沫痰。

2.体征

（1）持续性低血压：收缩压＜90mmHg，或平均动脉压＜65mmHg。

（2）心力衰竭表现：脉搏细速，心音低钝，心率增快，可闻及奔马律。新发心前区杂音提示合并机械并发症可能。合并右心室心肌梗死和心包填塞可见明显颈静脉充盈。

（3）肺淤血和肺水肿表现：呼吸频率增快，双肺干湿啰音。

（4）器官功能障碍：表现为急性呼吸衰竭、急性肝肾功能衰竭和脑功能障碍。

（二）辅助检查

1.生命指征监测　血压监测是心源性休克最基本和最重要的监测指标。同时还需密切关注患者的其他生命体征，如脉搏、心律、心率、神志、呼吸频率、血氧饱和度、尿量、四肢皮肤颜色和温度等。

2.心电图　有助于尽快明确患者是否存在急性心肌梗死，早期启动冠脉再灌注治疗，心肌梗死典型心电图改变包括相关导联 ST 段抬高、T 波倒置和病理性 Q 波等，心电图动态演变对估计病变部位，范围和病情演变均有很大帮助；并可评价合并心律失常如严重心动过缓或心动过速等情况。因此，凡遇不明原因休克，均应首先常规作心电图检查。

3.超声心动图　可协助明确休克原因，对于心源性休克患者的诊断具有重大价值。超声心动图可发现乳头肌断裂或室间隔缺损等心肌梗死机械并发症；判断是否存在严重的室壁节段性运动异常或心肌疾病导致的弥漫性运动减低；可测量左室射血分数评估患者心功能；同时对于肺栓塞、心包积液的诊断也极有价值。

4.胸部 X 线片　了解心脏大小，观察肺淤血、肺水肿、胸腔积液和继发性肺部感染情况，评价治疗效果。对鉴别诊断如心肌病、心肌炎、肺梗死等也有一定帮助。

5.血流动力学监测　有条件应及早完成床边气囊漂浮导管检查。测定中心静脉压、右房压、右室压、肺动脉压、肺毛细血管楔压和心输出量，对休克的早期诊断、指导临床分型、及时和合理的治疗，评价疗效和指示预后有重要的临床意义。

（三）临床诊断

　　不同临床研究对于心源性休克定义的临床定量标准存在一定差异，但都包含低血压和组织低灌注这两大要素。《心源性休克诊断和治疗中国专家共识（2018）》认为，诊断心源性休克需：

1.低血压　血容量充足前提下，收缩压＜90mmHg（1mmHg=0.133kPa）超过30min；

或平均动脉压＜65mmHg超过30min；或需要应用血管活性药物和（或）循环辅助装置支持下收缩压维持＞90mmHg。

2. 脏器灌注不足征象（至少1项）

（1）排除其他原因的精神状态改变，早期兴奋，晚期抑制萎靡；

（2）肢端皮肤湿冷、花斑；

（3）少尿（尿量＜400ml/24h或＜17ml/h），或无尿（尿量＜100ml/24h）；

（4）代谢性酸中毒，血浆乳酸浓度增高＞2.0mmol/L。若为有创血流动力学监测，则诊断标准应包括："1. 心输出量严重降低：心指数≤2.2L/（min·m^2）。2. 心室充盈压升高，肺毛细血管楔压≥18mmHg。"心源性休克的鉴别诊断需注意除外其他原因导致的低血压，如低血容量、药物导致的低血压、心律失常、心脏压塞、机械并发症或右心室梗死等。

（四）鉴别诊断

心源性休克与其他类型休克的鉴别：低血容量性休克是由于循环血量过度减少所致，患者往往有明显可查的外或内出血证据，如外伤、溃疡病等；或存在引起液体进入"第三间隙"的临床原因，如出血坏死性胰腺炎、肠梗阻外流等。感染性休克最多见于革兰阴性杆菌感染，患者有发热、脓毒血症等感染的临床表现，血培养常呈阳性。神经源性休克常有颅脑外伤史，早期明显的神经系统症状与休克进程不符。过敏性休克有明确的注射或接触过敏原病史，发病快，病程急剧，如抢救及时，预后较好。

二、药物治疗目的和原则

（一）治疗目的

心源性休克是一种高度复杂、血流动力学表现多样的终末器官低灌注状态，常与多系统器官衰竭相关，因此时间是CS治疗的关键。应该尽快明确病因，启动治疗，避免造成多脏器不可逆损害。其治疗包括病因治疗、稳定血流动力学、保护重要脏器的功能、维持内环境稳定、防治心律失常、改善心肌代谢和综合支持治疗。

（二）治疗原则

心源性休克首先要明确病因。不同病因诱发的CS，处理策略不尽相同。及时诊断和启动针对性治疗可以降低死亡率，缩短住院时间，显著改善预后。由于急性心肌梗死是CS的最主要原因，在启动CS治疗前，需要快速明确是否存在急性心肌梗死。对于急性心肌梗死患者合并CS，无论发病时间多久，均应该尽早启动冠状动脉造影，并根据造影结果行急诊血运重建包括经皮冠状动脉介入治疗（PCI）或冠状动脉旁路移植术（CABG）。早期血运重建能明显降低患者死亡率，在无急诊PCI条件医院就诊的患者，如果转运时间＞2h，也可以考虑早期溶栓后转运行PCI。在临床实践中强调个体化治疗原则，不建议急诊对非罪犯血管同台行完全血运重建。对于急性心肌梗死合并室间隔穿孔或二尖瓣乳头肌断裂患者，应尽快植入循环辅助装置，建议尽快外科手术治疗。对于临床情况难以耐受外科手术或拒绝外科手术的室间隔穿孔患者，如解剖条件合适，也可考虑行介入封堵术。对于暴发性心肌炎导致的心源性休克患者，应采取"以生命支持为依托的综合救治方案"，尽早给予循环支持治疗，并考虑给予免疫调节治疗。对成人严重瓣膜病变相关的 CS，必须尽快治疗瓣膜病变。外科置换 / 成形术是经典的瓣膜修复方法，合适的个体可以行经皮瓣膜置换 / 成形术。如心包内有大量血液或渗出液迅速积聚导致急性心包填塞，妨碍心脏舒张期的充盈，使心排血量降低而引起休克，此时应急诊心包穿刺抽液或用外科手术解除心脏压塞。

明确病因后药物治疗的关键点在于：①第一时间补足血容量；②血管活性药物提倡小剂量联合应用为佳；③建议尽早应用并及时撤药；④同时积极纠正代谢酸中毒；⑤力避负性肌力药物和血管扩张剂；⑥如有条件宜行血流动力学监测指导。需要明确的是，一旦诊断为急性心肌梗死合并心源性休克，比起早期强化药物治疗，急诊靶血管再灌注治疗更能够改善患者的长期预后；当心源性休克患者药物反应欠佳时，首要考虑机械辅助治疗，而不是增加其他药物联合用药。CS 的药物治疗选择如下。

1. 液体复苏　基于目前的临床治疗原则，除非有明显的容量负荷过多征象，液体复苏始终作为纠正低血容量、控制心源性休克的一线选择（Ⅰ类推荐），足够血容量是维持正常血流动力学和微循环灌注的基础。在无急性肺水肿的前提下，可谨慎使用等渗容量扩张剂，如 30min 内静脉输注 0.9% 氯化钠注射液 200ml，监测血压、心率以及肺部听诊，观察治疗反应。若经此处理，患者临床情况好转，尿量增多，血压升高，休克体征逆转，表明血容量不足，可再在 1h 内静脉滴注 250~500ml 液体。补液后肺毛细血管楔压升高，如泵功能或外周微循环功能不改善，提示严重心肌损害或其他潜在因素，如过度补液可致急性肺水肿。

当右心室心肌梗死合并心源性休克，出现顽固性低血压时，扩容治疗具有增加左心室前负荷及心排出量的作用，否则休克难以纠正。但右室梗死时如经快速输液 1000ml 而休克无明显逆转，应立即进行血流动力学监测，此时更多的输液可能无助于纠治休克并可能引起肺水肿。至于输入液体的选择，可为各种晶体溶液、低分子右旋糖酐、血浆、葡萄糖液等。

2. 血管活性药物　补充血容量后，休克仍未纠正，应考虑使用血管活性药物。血管活性药物包括儿茶酚胺类缩血管药如多巴胺、多巴酚丁胺、去甲肾上腺素、肾上腺素、间羟胺等和扩血管药物如硝酸甘油、硝普钠、酚妥拉明两大类，是心源性休克患者治疗的基础用药。

这两类药物的使用，主要是根据患者血流动力学改变、血管舒缩状态和脏器灌注等临床特点，进行选择一种或两种联合应用。两类药物应用的目的均主要是为了减轻心脏负荷，减少心肌氧耗，调整血液分布，增加心肌收缩力，增加心排血量与适当提高血压，维持血流动力学稳定，以保证重要生命器官的血流灌注。需强调大剂量长时间应用血管活性药物会增加心肌耗氧，导致心肌缺血或梗死延展，导致或增加心律失常，其强烈的外周血管收缩作用也可能导致肾脏、肝脏和胃肠道等周围脏器损害。因此，应用时需要严密监测血流动力学状态，深静脉给药，依据尿量、静脉压、血压、肺部体征或肺毛细血管楔压和心输出量仔细滴定用量，尽量缩短大剂量药物应用时间。当较大剂量单药无法维持血压时，建议尽快联合应用，注意监测药物不良反应。

（1）儿茶酚胺类药物

1）多巴胺：是治疗休克的常用药，也是治疗心源性休克首选的血管活性药物，是去甲肾上腺素生物合成的前体，其主要激动 α、β 和外周的多巴胺受体，一方面，多巴胺对心血管的作用与用药浓度有关，低浓度时主要与位于肾脏、肠系膜和冠脉的多巴胺受体结合，通过激活腺苷酸环化酶，使细胞内环磷酸腺苷（cAMP）水平提高而导致血管舒张，但高浓度的多巴胺则作用于心脏 β 受体，增强心肌收缩力，使心排出量增加。另一方面，多巴胺在高剂量可增加收缩压，对舒张压无明显影响或轻微增加，由于心排出量增加，而肾和肠系膜血管阻力下降，总外周阻力变化不大，但继续增加给药浓度，多巴胺则兴奋外周血管 α 受体，导致血管收缩，引起总外周阻力增加，升高血压。由于多巴胺受体兴奋，肾、肠和肠系膜血管阻力下降，而 α 受体兴奋，其他血管阻力微升，但总外周阻力变化不大，故仍增加肾脏血流，改善肾功能，中等剂量是治疗心源性休克时的最佳选择剂量。对于急性 ST 段抬高心肌梗死合并心源性休克患者，静脉滴注正性肌力药物有助于稳定患者的血流动力学；对于低心指数而血压尚可维持于 80~90mmHg 的患者，可首选多巴胺。静脉注射剂量为 3.0~5.0mg，静脉注射速率 0.5~20.0μg/（min·kg）。

2）多巴酚丁胺：系人工合成的拟交感类药物，化学结构和体内过程与多巴胺相似，其主要作用于心脏 β 受体，具有明显的正性肌力作用；对 α 受体作用轻微，故无明显增加外周阻力作用；对突触后多巴胺受体的作用是扩张冠状动脉、肾血管和肠系膜血管；对自主神经节和交感神经节后纤维多巴胺受体 II 的作用是减少内源性儿茶酚胺的释放。因此，临床应用多巴酚丁胺后，可表现为心肌收缩力增强，而较少增加心肌耗氧量，也较少引起心动过速，可增加心肌收缩力，增加心输出量和降低肺毛细血管楔压，并使左室充盈压明显降低，改善心功能，进一步促进水钠排泄、增加尿量，消除水肿。多巴酚丁胺被证明与多巴胺同时使用可增强心肌收缩力，因此急性心肌梗死并发心源性休克时，常将多巴酚丁胺与多巴胺合用，以增加心脏做功能力。多巴酚丁胺静脉注射速率为 2.5~20.0μg/（min·kg）。

3）去甲肾上腺素：去甲肾上腺素主要作用于 α 受体，对 α_1 和 α_2 受体无选择性，对心脏 β_1 受体作用较弱，对 β_2 受体几乎无作用。可以有效提高心指数而不增加心率，可以改善血氧并降低乳酸水平，同时与其他药物相比不良反应较少，病死率较低。指南建议心源性休克合并严重低血压（收缩压＜80mmHg 或平均动脉压＜60mmHg）的患者，可首选去甲肾上腺素；或多巴胺联合应用去甲肾上腺素。静脉注射剂量为 0.5~1.0mg，静脉注射速率 0.05~0.40μg/（min·kg）。

4）肾上腺素：非首选用药，应仅用于有足够的心脏充盈压并已应用其他血管活性药物，仍持续低血压的患者；或心肺复苏时使用。静脉注射剂量为 1.0~3.0mg，静脉注射速率 0.01~0.50μg/（min·kg）。

5）间羟胺：间羟胺是合成的拟交感胺，主要通过促进交感神经末梢释放去甲肾上腺素而间接发挥作用，大剂量可直接兴奋 α 受体。其升压作用比去甲肾上腺素弱而持久，可增加冠状动脉血流量，有中等强度增加心肌收缩力作用。无局部刺激作用，故治疗心源性休克时，其使用率比去甲肾上腺素高。临床上常与多巴胺联合应用，静脉滴注速度为 8~15μg/（min·kg）。间羟胺短期反复应用易产生耐受性。

（2）血管扩张药：心源性休克应用血管扩张剂的目的是减轻心脏的前、后负荷和改善微循环，以增加营养性毛细血管的血流。血管扩张剂可以降低前、后负荷，使舒张压降低，冠状动脉血流灌注减少，对心肌梗死是不利的一面，故有学者认为心源性休克时不宜使用血管扩张剂。因此，应在严密监测血流动力学指标的情况下使用血管扩张剂。临床常和缩血管药物联合使用，以防止舒张压过低。

常用的血管扩张剂有：

1）硝酸甘油：主要是扩张静脉容量血管及冠状动脉，较大剂量时也可扩张小动脉。适用于伴有肺淤血和肺毛细血管楔嵌压＞20mmHg 者，以及临床存在明显末梢小动脉痉挛的情况。用法：硝酸甘油 5mg 加入 5% 葡萄糖液 250ml 中，开始以 10~30μg/min 的速度静脉滴注，以后可根据情况是否需要增大剂量。

2）硝普钠：硝普钠能直接作用于血管平滑肌，对动脉和静脉均有较强的扩张作用，适用于前、后负荷均增加，既有肺淤血，又有外周血管痉挛，微循环缺血、缺氧明显，心排血量明显低下者。临床上，硝普钠多与多巴胺合用，否则血压难以维持。理论上，硝普钠对血压的影响随心排血量效应而变化，如心排血量的增加代偿了周围循环阻力降低，可不出现明显的血压下降。用法：硝普钠 12.5~25mg 加入 5% 葡萄糖液 250ml 中，开始以 5~10μg/min 速度滴注，根据血流动力学改变速度，用量可增至 40~160μg/min。使用硝普钠时，溶液须在临用时配制，输液瓶用黑色避光纸包裹，一次配制的液体应在 12h 内用完。用完后，再重新配制使用，总共不应连续超过 72h，以免发生硫氰化物蓄积中毒。

3）酚妥拉明：为肾上腺素能 α₁、α₂ 受体拮抗剂，能明显扩张小动脉，轻度扩张小静脉，由于阻断 α₂ 受体，故尚有间接的正性肌力作用。适用于低心排血量，周围灌注不足，而无肺淤血的低排高阻性休克，故急性心肌梗死并发心源性休克伴有周围阻抗增大时使用是适宜的。用法：开始以 10~20mg 加入 5% 葡萄糖液中以 0.1~0.3μg/min 静脉滴注，必要时增加至 1μg/min。用药过程中同样应注意监测血压。

3. 正性肌力药物　急性心肌梗死并发心源性休克的始动机制是大面积心肌梗死导致心肌收缩力减弱，心排血量明显降低。因此，治疗中应适当使用正性肌力药物。上节提到的儿茶酚胺类血管活性药多巴胺、多巴酚丁胺实际上也是利用其主要的正性肌力作用。

常用的正性肌力药物包括：

（1）洋地黄类：洋地黄类药物在心源性休克中的应用存在争议。由于急性心肌梗死并发心源性休克时，病变心肌在交感兴奋和血儿茶酚胺浓度增高的刺激下应变已趋顶点，且若系急性心肌梗死所致的顽固性心源性休克，由于洋地黄类药物的正性肌力较强，易增加心肌耗氧量。缺血区心肌与洋地黄结合少而对其毒性敏感性却增加，故可加重梗死心肌运动失调和扩大梗死范围，诱发恶性心律失常，加重休克。因此，急性心肌梗死发生后的24h内要避免使用洋地黄类药物。对于其在AMI所致的顽固性心源性休克中的使用时机，多认为仅适用于多巴胺等药物治疗无效或同时伴有明显心功能不全或快速室上性心律失常时，才考虑小剂量使用，推荐使用常规剂量的1/3~1/2。如去乙酰毛花苷0.2mg加入10%葡萄糖液20~40ml内静脉注射，每日2~3次；或毒毛花苷K0.125mg加入10%葡萄糖液20~40ml中静脉注射，每日2次。

（2）磷酸二酯酶抑制剂：是新型的非洋地黄类正性肌力药，具有轻度血管扩张作用。其作用机制是通过抑制磷酸二酯酶，增加心肌细胞内和血管平滑肌细胞内环磷腺苷，使细胞内钙浓度增高，从而增强心肌收缩力，其对血管的舒张作用可能是直接松弛血管平滑肌的结果。由于其兼有正性肌力作用和轻度扩血管作用，可增加心肌收缩力，降低心脏前、后负荷，降低左心室充盈压，改善左心室功能，增加心排血指数，对心率无明显影响，一般不引起心律失常。且尚可使房室结功能和传导功能增强，故对伴有室内传导阻滞的患者较为适用。目前常用于临床的制剂有：

1）氨力农：50mg加入0.9%氯化钠注射液20ml中，10min内静脉注射完，继以150mg加入0.9%氯化钠注射液250ml中静脉滴注，以5~10μg/（kg·min）的速度滴注，维持每24h总量不超过10mg/（kg·min），成人每天总量不超过300mg时，不会出现心律失常。长期使用可使血小板减少。

2）米力农：本品为氨力农的同系物，故作用与氨力农相同，但其作用力为氨力农的10~30倍，心排血指数优于氨力农，且无减少血小板的不良反应，耐受性较好。用法：5mg加入0.9%氯化钠注射液250ml中，以0.25~0.75μg/（kg·min）的速度静脉滴注。氨力农、米力农均主要以原形经肾从尿中排出，故明显肾功能不全时不宜使用。

3）左西孟旦：为钙离子增敏剂，通过改变钙结合信息传递而起作用。可直接与肌钙蛋白相结合，使钙离子诱导的心肌收缩所必需的心肌纤维蛋白的空间构型得以稳定，从而使心肌收缩力增加，而心率、心肌耗氧无明显变化。同时其具有强力的扩血管作用，通过激活三磷酸腺苷（ATP）敏感的钾通道使血管扩张，使外周静脉扩张，使心脏前负荷降低，对治疗心力衰竭有利。当大剂量使用本品时，具有一定的抑制磷酸二酯酶作用，可使心肌细胞内cAMP浓度增高，发挥额外的正性肌力作用。因具有血管扩张作用，需与其他正性肌力药物或升压药物联合使用，在多巴酚丁胺和去甲肾上腺素升压的基础上，左西孟旦才可改善心源性休克患者的血流动力学，而不导致低血压；左西孟旦可引起心动过速，诱发心肌局部缺血和心律失常，使用时需密切心电监护。用法：以5%葡萄糖液稀释，起始以12~24μg/kg负荷剂量静脉注射10min，而后以

0.1μg/（kg·min）的速度滴注。用药 30~60min 后，观察药物的疗效，滴注速度可调整为 0.2~0.5μg/（kg·min）。建议进行 6~24h 的输注。

4. 纠正酸中毒　心源性休克时组织无氧代谢可致酸性物质堆积和肾脏排 H^+ 作用下降，导致代谢性酸中毒，抑制心肌收缩力，致心律失常，减低心脏对血管活性药物的反应性。治疗目标是使血 pH 值恢复 7.30 以上，血碳酸氢盐 20mmol/L 以上。但切忌用碱过量和钠盐过多，致左室舒张末期压力增高，使休克进一步恶化。

5. 控制心律失常　显著心动过速或过缓性心律失常可使心排血量明显降低，扩大梗死范围，诱发和加重心源性休克。用药时应尽量避免静脉应用负性肌力作用较强的药物如普罗帕酮和丙吡胺等。

6. 镇静止痛　严重持续的疼痛状态可使患者恐惧或焦虑不安，可加重原已存在的血流动力学紊乱，使休克进一步恶化。吗啡因具有强大的止痛，镇静作用较为常用，能减轻因疼痛引起的情绪反应，降低中枢交感神经的兴奋性，可扩张冠脉与小动脉，改善心肌供血，因肌内或皮下给药吸收程度不可预测，故目前多主张静脉给药。静脉注射的常用剂量为 3~5mg，如对呼吸及血压无明显影响而胸痛仍未缓解者，必要时 15~30min 后重复 1 次，极少数患者需用较大剂量的吗啡方能奏效。

总之，心源性休克在积极纠正病因的基础上，联用左室辅助装置、血管活性药物、纠正酸中毒及控制心律失常等在很大程度上改善了此类患者的临床预后。然而，伴随着 CS 的高死亡率，我们深知 CS 的治疗仍然存在许多尚未解决的问题，需要开展更多的大规模临床试验来探究，以期优化治疗策略，进一步改善预后。

第二节　临床药物治疗案例分析

一、冠心病、急性广泛前壁心肌梗死 Killip II 级患者药物治疗案例分析

📋 病历摘要

患者，季某，男性，54 岁。

主诉：胸痛 3h。

现病史：患者 3h 前拔河时突发胸痛，位于剑突下，手掌范围大小，呈压榨性，持续不能缓解，心电图检查提示"V1~6 导联 ST 段呈弓背向上型抬高"，诊断考虑"急性广泛前壁心梗"。

既往史：有"支气管哮喘"病史 10 余年；有"高血压病"史 5 年，血压最高达 150/95mmHg，服用"降压药（具体不详）"。

查体：T 36.3℃，P 105 次 / 分，R 18 次 / 分，BP 80/55mmHg，神志清，精神可，发

育正常。两肺呼吸音粗，双肺底可闻及湿啰音及哮鸣音，心前区无隆起，心尖冲动位于第五肋间左锁骨中线内侧 0.5cm 处，未触及震颤，心脏相对浊音界无增大，心率 105 次/分，律齐，心音有力，各瓣膜区未闻及病理性杂音。腹平软，无明显压痛及反跳痛，肝脾肋下未及，双下肢无水肿。

辅助检查：

心电图：窦性心律，急性广泛前壁心肌梗死（V1~6 导联 ST 段呈弓背向上型抬高），室性期前收缩。

实验室检查：TnI > 25ng/ml ↑；NT-pro BNP2040pg/ml ↑；MYO > 900ng/ml ↑；CK-MB > 500ng/ml ↑。

入院诊断：

1. 冠心病急性广泛前壁心肌梗死 killip Ⅱ级；
2. 高血压 3 级（很高危）；
3. 支气管哮喘。

💊 治疗经过及用药分析

根据胸痛症状、心电图及肌钙蛋白检查，急性广泛前壁心肌梗死诊断明确，根据《急性 ST 段抬高型心肌梗死诊断和治疗指南（2019）》需立即启动导管室行直接经皮冠状动脉介入治疗。冠脉造影提示左主干无明显管腔狭窄；左前降支开口完全闭塞，左回旋支斑块浸润，中远段长病变，最重 70% 狭窄；右冠状动脉未见明显狭窄。行左前降支介入治疗，植入支架 2 枚，TIMI 3 级血流。术后 2h 患者发作电风暴，反复室颤，立即电除颤、心肺复苏、气管插管辅助呼吸机机械辅助通气、植入 IABP，利多卡因、胺碘酮控制室性心律失常，肾上腺素静脉注射、去甲肾上腺素联合多巴胺维持血压。

完善各项检查：血常规、尿常规、粪便常规、生化全套、电解质、动脉血气分析、纤溶功能、心梗定量、降钙素原、心脏彩超、床边胸部 X 线片、四肢血管彩超。

在 IABP 支持下，患者生命指征仍不稳定，出现少尿，发热，进一步予床边 CRRT、V-A ECMO 支持、Impella 心室辅助等治疗。

◎ 初始治疗方案分析

（1）针对病因的治疗：导致心源性休克的病因较多，最常见的原因是急性冠脉综合征，尤其是急性 ST 段抬高心肌梗死，约占整个心源性休克病因的 80%，患者此次心源性休克归因于急性广泛前壁心肌梗死所致严重泵衰竭。《心源性休克诊断和治疗中国专家共识（2018）》指出：由于 AMI 是 CS 的最主要原因，在启动 CS 治疗前，需要快速明确是否存在 AMI。结合患者病史及相关辅助检查，STEMI 诊断明确，立即予左前降支内血栓抽吸并植入支架 2 枚，开通血管。随后由于严重泵功能衰竭诱发电风暴，室颤反复发作，经多次 CPR、电除颤、IABP 植入等治疗后电风暴终止，因该患者合并哮喘，电风暴的治疗中谨慎使用艾司洛尔，该病例予以胺碘酮控制心律失常发生。据《2020室性心律失常中国专家共识》强调，胺碘酮应主要用于器质性心脏病，包括心力衰竭的患者，但在其他一些心律失常，治疗无效或不能使用相应药物时，如无明确器质性心脏病的房颤，胺碘酮也是选项之一，此外胺碘酮由于其复杂的药物代谢动力学特点，长期使用会导致 Q-T 间期延长，出现明显 U 波，应严密监测。该患者明确诊断为急性 ST 段抬高型心肌梗死，急性期予阿司匹林肠溶片 100mg qn，ADP 受体拮抗剂（替格瑞洛 90mg bid）双联抗血小板，降脂（阿托伐他汀 20mg qn），抗凝 - 依诺肝素钠注射液（克赛）4000IU q12h 治疗。因患者生命指征不稳定，早期改善心室肌重构但兼具有降压作用的 ACEI 或者 ARB 类药物不能使用。

（2）血管活性药物的应用：血管活性药物包括缩血管、扩血管、正性肌力药物，通过增加心输出量和提高血压，维持血流动力学稳定，改善脏器灌注，是心源性休克患者治疗的基础用药。其中，缩血管正性肌力药物主要包括多巴胺、肾上腺素、去甲肾上腺素，扩血管正性肌力药物主要包括多巴酚丁胺、米力农、左西孟旦。由于不同的心源性休克患者在不同的阶段存在不同的病理生理状态，因此不过分强调哪种药物作为首选升压药物，理论上，对于低心指数而血压尚可维持于 80~90mmHg 的患者，可首选多巴胺或多巴酚丁胺。而对于已经出现严重低血压（收缩压 < 80mmHg 或平均动脉压 < 60mmHg）的患者，可首选去甲肾上腺素。并且，当较大剂量单药无法维持血压时，建议尽快联合应用，同时注意监测药物不良反应。本案例中，此患者急诊冠状动脉再灌注术后突发电风暴，考虑到患者同时存在外周血管阻力减低、严重低血压，立即置入主动脉球囊反搏（IABP）并予肾上腺素联合多巴胺维持器官灌注，期间动态行心脏超声及有创血流动力学评估患者心脏功能及容量状态，指导容量管理。

（3）重要脏器功能支持治疗：尽管早期血运重建和最佳药物治疗给患者带来了极大的获益，急性心肌梗死合并心源性休克患者的死亡率仍很高。正性肌力药物和血管活性药物的血流动力学获益部分会被药物的不良反应所抵消，因为这些药物能够增加心肌需氧量，增加心律失常风险，损伤组织微循环，最终增加患者的死亡风险。积极应用机械循环支持能够改善心输出量，增加脏器灌注，避免急性肾损伤、肝衰竭等重要脏器功能障碍，维持血流动力学稳定，保持脏器有效灌注是改善脏器功能的根本，应立即启动脏器功能支持治疗。

该案例患者治疗过程中出现肺部感染、急性肾损伤等并发症：①肺部感染：该患者住院期间在呼吸机支持下逐渐出现痰液黄稠、双肺湿啰音，床旁 DR 胸部 X 线片提示渗出仍多，经加强气道管理后无法改善，考虑患者同时合并循环衰竭，考虑为重症肺部感染，先后予哌拉西林他唑巴坦、利奈唑胺、达托霉素抗感染治疗，同时监测炎症及肝肾功能指标。②急性肾损伤：无论基础肾功能情况如何，由于心源性休克导致的低灌注和低氧血症，约有 55% 的患者发生急性肾功能损伤，对于临床情况危重患者，应尽早启动床旁持续肾脏替代治疗（CRRT），并监测肌酐、尿量变化。

◎ **用药监护要点**

（1）中心静脉压（CVP）、心脏超声、24h 出入量：治疗周期中，使用多种血管活性药物且用量极大，需根据 CVP、心脏超声监测情况动态调整活性药物剂量，增加心肌收缩力，加强利尿减少心脏前负荷。

（2）电解质：患者治疗期间曾发生室颤，整个治疗过程中需维持电解质平衡，保持血钾在 4mmol/L 以上，血镁在 1.0mmol/L 左右，警惕原发性及继发性恶性心律失常。

（3）心电图：治疗周期中曾使用过胺碘酮，由于胺碘酮特殊的药物动力学效应，需严密监测心电图变化，警惕 Q-T 间期延长、异常 U 波等不良反应。

◎ 治疗总结

本案例中此患者急性广泛前壁心肌梗死诊断明确，积极 PPCI 行再灌注治疗后，仍有电风暴发作。在 IABP、V-A ECMO 及 Impella 心室辅助循环支持下联合大剂量血管活性药物同时辅以镇静、补液、抗感染等治疗后患者症状好转，生命体征平稳。在整个治疗过程中，合理的用药、及时的监测，保证了患者的治疗效果，也避免了相关不良反应的发生，最终患者病情平稳。

二、心源性休克患者药物治疗案例分析

▤ 病历摘要

患者，男性，60 岁。

主诉：胸痛 35h。

现病史：患者入院前 35h 在无明显诱因下出现胸痛，性质为闷痛，无后背及手臂放射痛，持续约两小时不缓解，伴大汗、腹痛、反酸。至外院就诊，辅助检查提示：肌钙蛋白 I：0.051ng/ml，后复查肌钙蛋白 I，呈进行性升高，最高 14.19ng/ml，心电图示：窦性心律，ST 段压低。"急性非 ST 段抬高型心肌梗死"诊断明确，予阿司匹林 300mg，替格瑞洛 180mg 口服，给予调脂、扩冠等对症支持治疗。冠脉造影检查提示：左前降支斑块浸润，近段 50% 狭窄，中段 70% 狭窄，第一对角支（大）近段 70% 狭窄；左回旋支近中段完全闭塞；右冠状动脉斑块浸润，近中段 60%~70% 狭窄，锐缘支、左室支及后降支管壁规则，未见明显狭窄。术中行左回旋支介入治疗，植入支架 1 枚。患者术后 3.5h 突发大汗，呕吐，查体：血压 77/47mmHg，心律 62 次 / 分，面色苍白，一过性意识丧失，在给予 0.9% 氯化钠注射液快速静脉滴注，阿托品 0.5mg 静脉注射，间羟胺 1mg 肌内注射，且重复用药后血压仍不能维持，排除迷走反射，立即行床旁心脏彩超提示心包积液，考虑存在心脏压塞，立即心包穿刺，共抽出 240ml 血性心包积液，留置心包引流管,血压回升,同时予多巴胺、去甲肾上腺素持续泵入,同时予吸氧、补液、地佐辛、吗啡镇痛等支持治疗。术后第2日再次抽出血性心包积液420ml,术后第3日起心包引流量逐渐减少,于术后第7日拔除心包引流管。后复查血红蛋白低,血钾、白蛋白降低,肝酶升高、给予补钾、补镁;输注红细胞、白蛋白、谷胱甘肽保肝等支持治疗。患者心功能差,予呋塞米利尿、沙库巴曲缬沙坦钠改善心室肌重构等对症治疗。经治疗患者生命体征平稳,血红蛋白、血钾、白蛋白水平较前升高,肝酶水平下降。术后第9日,患者病情好转出院。

既往史:否认"高血压""糖尿病"等慢性病病史;否认家族遗传病史;否认食物药物过敏史;吸烟史40余年,10余支/日。

查体:T 37.3℃,P 76次/分,R 18次/分,BP 122/78mmHg,神志清醒,心率76次/分,律齐,未闻及明显干湿啰音。腹平软,肝脾肋下未及,双下肢无浮肿。

实验室检查:TnI 7.4ng/ml↑;MYO 176ng/ml↑;氨基末端脑钠肽前体2050pg/ml↑;CKMB 200ng/ml↑;天冬氨酸氨基转移酶126U/L↑;乳酸脱氢酶683U/L↑;肌酸激酶857U/L↑。

腹部CT示:肝脏多发小囊肿,双肾多发囊肿,左肾结石,双肾周围渗出,腹主动脉及其分支钙化,前列腺钙化。

入院诊断:

1. 冠心病急性非ST段抬高心肌梗死Killip Ⅰ级;
2. 心源性休克;
3. 肝囊肿;
4. 肾囊肿;
5. 左肾结石。

治疗经过及用药分析

患者急性非ST段抬高型心肌梗死诊断明确,GRACE评分高危组,经积极介入治疗,左回旋支置入支架后患者回到病房,术后突发血压降低,心率减慢心源性休克表现,需考虑手术相关并发症,冠脉导丝微穿孔导致心包填塞为首先考虑的原因,立即床边心脏超声评估及心包穿刺,解除心包填塞,休克症状得以缓解。进一步联合使用缩血管活性药物维持生命体征。

入院后处理:予下病重,心电监测、指脉氧监测;嘱低盐低脂饮食,避免过度活动、情绪激动;辅助检查:完善血、尿、粪便常规、生化、电解质、纤溶功能、心肌损伤标记物等检查;药物治疗:拜阿司匹林肠溶片100mg qd,替格瑞洛片90mg bid口服抗血小板聚集,阿托伐他汀钙片20mg qn联合依折麦布片10mg qd口服降脂。

◎ **初始治疗方案分析**

结合患者的症状、心电图、心肌损伤标记物检测患者考虑诊断非 ST 段抬高型心肌梗死（NSTEMI），其处理旨在根据危险分层应用适当的药物治疗和冠状动脉血运重建策略，以改善严重心肌耗氧与供氧的失衡，缓解缺血症状，稳定斑块，防止血栓进展，降低并发症和病死率。《2012 中国非 ST 段抬高型急性冠状动脉综合征诊断和治疗指南》的药物治疗方案是：①抗心肌缺血治疗；②抗血小板治疗；③抗凝治疗；④他汀类治疗。

（1）双联抗血小板治疗：中、高危及准备行早期 PCI 的 NSTE-ACS 患者入院后应尽快开始双联抗血小板治疗（Ⅰ，A），阿司匹林的初始负荷剂量为 300mg，后 100mg/d（75~150mg/d）长期应用。氯吡格雷 300mg 负荷量，继之 75mg/d，服用 9~12 个月或替格瑞洛 180mg 负荷量，继之 90mg bid，服用 9~12 个月。

抗血小板药可致胃肠溃疡和出血，在服用期间应定期监测血常规、纤溶功能及异常出血情况；消化道出血高风险者可预防性给予 PPI 治疗；对肾功能不全者应定期检查肾功能。该患者因心包填塞术后停用替格瑞洛，改用氯吡格雷。

（2）抗凝治疗：所有 NSTE-ACS 患者除有禁忌证（如活动性出血或已应用链激酶或复合纤溶酶链激酶），均推荐接受抗凝治疗（Ⅰ，A），以抑制凝血酶生成和（或）活性，减少相关心血管事件。根据缺血和（或）出血风险、疗效和（或）安全性选择抗凝剂（Ⅰ，C）。准备行 PCI 的 NSTE-ACS 患者，建议开始选择依诺肝素（1mg/kg，皮下注射每日 2 次）或普通肝素（Ⅰ，A）、比伐卢定或磺达肝癸钠（Ⅰ，A）。

用药期间注意患者的异常出血情况，定期复查纤溶功能。该患者术后出现心包填塞，停用抗凝治疗。

（3）降脂治疗：NSTE-ACS 患者应在入院 24h 内测定空腹血脂水平，如无禁忌证，无论基线低密度脂蛋白胆固醇（LDL-C）水平如何，所有患者（包括 PCI 术后）均应给予他汀类药物治疗（Ⅰ，A），使 LDL-C 达到 < 2.60mmol/ L（100mg/dl）（Ⅰ，A），进一步降至 < 1.80mmol/L（70mg/dl）是合理的（Ⅱa，A）。LDL-C 达标后，长期维持治疗，有利于冠心病的二级预防。

（4）患者由于入院后体温上升、白细胞及 C- 反应蛋白水平升高，感染不能排除，予 "哌拉西林他唑巴坦钠" 经验性抗感染治疗。但需行病原学检测及药敏试验指导进一步诊疗。

◎ **用药监护要点**

（1）监测心肌酶谱、心电图，以防心肌梗死再发。

（2）药物疗效的评估：评估抗血小板、抗凝治疗的疗效；监测血脂水平，评估降脂疗效。

（3）不良反应监测：①监测他汀类药物肝脏、肌肉的不良反应：急性冠脉综合征患者常规使用他汀类药物降脂治疗，应注意监测有无肌肉疼痛症状及肝功能，肌酸激酶等生化指标。②本患者使用了抗凝和抗血小板药物，应定期监测血常规、凝血功能，防止异常出血。

◎ **药物治疗分析**

心源性休克应在严密的血流动力学监测下尽早开展各项抢救措施，去除病因；该患者术后出现心包填塞表现，应首先考虑手术并发症，心包穿刺解除心包填塞后患者休克症状缓解。纠正低血容量，水、电解质及酸碱平衡失衡；合理应用多种血管活性药物和利尿药；必要时应建立有效的机械辅助循环，如主动脉内球囊反搏术进行辅助循环。

（1）一般治疗：心源性休克需重症监护，监测参数包括体温、脉搏、血压、中心静脉压及定期监测心电图、心肌酶谱、脑钠肽（BNP）和超声心动图，同时严密观察患者临床情况的变化。①镇痛：心包填塞以及心包穿刺引起的剧烈疼痛对休克不利，可用吗啡、哌替啶等止痛。吗啡 3~5mg 或哌替啶 50mg，静脉或皮下注射，以减轻心肌负担，避免引起迷走神经亢进，使心率减慢或抑制呼吸。②吸氧：氧流量一般为 4~6L/min，必要时气管插管或气管切开，甚至使用人工呼吸机机械辅助呼吸。③补充血容量：各种类型的休克均伴有绝对或相对循环容量不足。因此，需要尽早进行输液治疗，纠正可能存在的低血容量。心源性休克时，补充血容量首选低分子右旋糖酐 250~500ml 静脉滴注，或 0.9% 氯化钠注射液、平衡液 500ml 静脉滴注，同时密切监测中心静脉压，观察呼吸、心率、静脉充盈、是否口渴及尿量等情况，关注肺部啰音情况，以防发生肺水肿。④纠正酸中毒和电解质紊乱：休克时因循环灌注影响易导致代谢性酸中毒，纠正代谢性乳酸性酸中毒可改善全身及肝脏的灌注，促进肝脏清除蓄积的乳酸。同时注意监测血钾、钠、钙和氯化物，按需给予补充和限制。

（2）心源性休克：多数情况由急性心肌梗死引起，本病例与心肌梗死后 PCI 手术并发症密切相关，导丝微穿孔导致心脏压塞引起心源性休克，去除病因是治疗心源性休克的关键。

（3）血管活性药物的作用为维持血压、保持组织器官的有效灌注、改善微循环血流障碍，主要包括血管收缩药和血管扩张药。患者通过解除病因及使用儿茶酚胺类缩血管药物以维持血压及循环灌注。在心源性休克抢救过程中，补充血容量后血压仍不升高，而肺小动脉压和心排血量正常时，提示周围血管张力不足，可应用儿茶酚胺类缩血管药物。目前临床常用的有去甲肾上腺素（noradrenaline）、间羟胺（metaraminol）、多巴胺（dopamine）、多巴酚丁胺（dobutamine）等。一般采取多巴胺或与间羟胺联用，从 3~5pg/（kg·min）开始渐增剂量。用升压药后，要求调节剂量将收缩压维持在 12~13.3kPa（90~100mmHg）。其用量不宜过大，避免增加心肌负担和减少组织血流灌注。

◎ **用药监护要点**

（1）该患者为心源性休克患者，需要持续进行心电图、血压和血氧饱和度监测。

（2）血管收缩类药物经常会出现头痛、头晕、心悸、恶心等不良反应，使用时应避免滴速过快引起血压迅速升高。同时，还应注意避免药液外渗引起局部组织坏死。停药时应逐渐减少剂量，避免骤然停药导致血压突然下降。

🎯 治疗总结

患者，男性，60岁，因"胸痛35h"入院。综合分析病史、临床表现及辅助检查，诊断"非ST段抬高型心肌梗死"较明确。冠脉造影提示左回旋支急性闭塞，支架植入开通血管后，术后3.5h患者突然出现休克症状，心脏彩超提示心包积液，予心包穿刺引流心包积液的同时应用多巴胺、去甲肾上腺素等药物，辅以吸氧、补液、镇痛等支持治疗后患者休克症状纠正，生命体征趋于平稳。整个治疗过程中，针对患者突发心包填塞所致心源性休克，需积极去除病因，密切监测生命体征、循环血容量及电解质，合理应用血管活性药物，且药物用法用量、疗程以及停药、换药合理，保证了患者的治疗效果，避免了药物不良反应的发生。

三、暴发性心肌炎患者药物治疗案例分析

📋 病历摘要

患者，女性，48岁。

主诉：突发胸痛15h，加重2h。

现病史：患者15h前无明显诱因出现心前区疼痛，伴胸闷气喘，无恶心呕吐，休息后好转。2h前活动后再次出现胸闷胸痛，伴大汗，休息不能缓解，于急诊就诊，查心电图示：广泛导联ST段抬高。急诊启动导管室行冠状动脉造影示：左右冠状动脉血流缓慢，未见明显狭窄。术中心电监护提示三度房室传导阻滞，立即行临时心脏起搏治疗，患者生命体征不稳定，予去甲肾上腺素持续泵入，并植入主动脉球囊反搏（IABP）。

既往史：患者既往健康状况良好，无高血压、糖尿病病史。

入院后追问病史，患者2天前受凉后出现全身乏力、头痛，休息后可缓解，未重视。

体格检查：T 36.8℃，P 105次/分，R 21次/分，BP 117/58mmHg，SO_2 99%（鼻导管吸氧5L/min）。神志清，两肺呼吸音清，未闻及明显干湿啰音。心率105次/分，律齐，各瓣膜听诊区未闻及杂音。右下肢动脉置入IABP导管。

辅助检查：血气分析：pH 7.415；pCO_2 29.3mmHg；氧分压243.9mmHg；氧合指数594.9mmHg；Lac 1.9mmol/L。

血常规：白细胞计数 15.36×10^9/L；血红蛋白129g/L；血小板计数 193×10^9/L；中性粒细胞比率83.1%。

生化全套：丙氨酸氨基转移酶104U/L；天冬氨酸氨基转移酶186U/L；乳酸脱氢酶

484U/L；肌酸激酶 948U/L；甘油三酯 2.20mmol/L。

心肌损伤标记物检测：肌钙蛋白 I 7.4ng/ml；肌酸激酶 MB 同工酶 103ng/ml；肌红蛋白 176ng/ml。

床边心脏彩超：EF 53%，可见室间隔心肌运动明显减弱，少量心包积液。

入院诊断：

1. 暴发性心肌炎；

2. 心律失常完全性右束支传导阻滞左前分支传导阻滞；

3. 心源性休克。

治疗经过及用药分析

结合患者病史及辅助检查，考虑患者系暴发性心肌炎所致心源性休克。立即行有创血流动力学监测，经右颈内静脉置入肺动脉漂浮导管，完善相关病原学检查，监测血气分析，定期复查血常规、尿常规、肝肾功能、电解质、纤溶功能及心梗定量、心肌酶谱、心电图、床旁心脏彩超等相关检查。

（1）病因治疗：奥司他韦 150mg q12h 及更昔洛韦 250mg q12h，人免疫球蛋白 20g qd 免疫调节治疗。

（2）去甲肾上腺素 15µg/（kg·min）持续静脉泵入及左西孟旦 0.2µg/（kg·min）持续静脉泵入，后予以多巴酚丁胺 2µg/（kg·min）持续静脉泵入，情况好转后予以多巴酚丁胺单药维持直至停用血管活性药物。

（3）呋塞米 20mg qd 及螺内酯 20mg qd 利尿，磷酸肌酸钠 1g qd、环磷腺苷葡胺 180mg qd 及辅酶 Q10 10mg tid、曲美他嗪 35mg bid 改善心肌能量代谢，营养心肌治疗。

（4）还原型谷胱甘肽 1.8g qd 及多烯磷脂酰胆碱 456mg tid 治疗肝损伤。血液动力学渐稳定，血压处于正常水平，症状明显改善。

◎ 初始治疗方案分析

该患者心源性休克病因考虑暴发性心肌炎，在 IABP 支持下积极药物治疗。

（1）暴发性心肌炎起病急骤，进展迅速，针对暴发性心肌炎的自身病因治疗非常重要。2017 年《成人暴发性心肌炎诊断与治疗中国专家共识》建议及早联合抗病毒治疗。病毒神经氨酸酶活性对新形成的病毒颗粒的释放和在人体内的传播至关重要，奥司他韦的活性代谢产物是强效的选择性流感病毒神经氨酸酶抑制剂，通过抑制 A 型和 B 型流感病毒的神经氨酸酶，从而抑制病毒从被感染的细胞中释放，进一步减少流感病毒的传播，是目前治疗流感最常用的药物之一。阿昔洛韦为人工合成的嘌呤核苷类衍生物，对单纯疱疹病毒、带状疱疹病毒、EB 病毒等 DNA 病毒有效，在病毒腺激酶和细胞激酶的催化下，转化为三磷酸无环鸟苷，抑制病毒 DNA 多聚酶，阻滞病毒 DNA 的合成。而更昔洛韦对单纯疱疹病毒、带状疱疹病毒作用与阿昔洛韦相似，但对巨细胞病毒抑制作用较强。由于患者多未检测病毒种类，目前多采用药物联合抗病毒治疗。该患者入院后即予奥司他韦 150mg q12h 及更昔洛韦 250mg q12h 联合抗病毒治疗。同时予以免疫调节治疗。包括糖皮质激素及丙种球蛋白，减轻炎症、挽救心肌、缓解临床症状及改善预后。2017 年《成人暴发性心肌炎诊断与治疗中国专家共识》建议免疫球蛋白每日 20~40g 使用 2 日，随后每日 10~20g 使用 5~7 日，主要目的是提供被动免疫以抗病毒及抗炎，从而减轻心肌细胞损伤。此外，磷酸肌酸钠、环磷腺苷葡胺及辅酶 Q10、曲美他嗪改善心肌能量代谢、营养心肌治疗，改善患者心脏功能。

（2）血管活性药物的应用：心源性休克患者通常存在严重的低血压，该患者在 IABP 作为循环辅助装置的支持下，予去甲肾上腺素 15μg/（kg·min）持续静脉泵入，血压波动在 100~140/50~90mmHg，漂浮导管检测患者的心指数明显降低，予左西孟旦持续静脉泵入以增强患者心肌收缩力。两天后患者心输出量及心指数均有较明显上升：CO 3.89L/min，CI 2.38L/min，血压水平较为稳定。去甲肾上腺素减量至 10μg/（kg·min），停用左西孟旦，加用多巴酚丁胺 2μg/（kg·min）持续静脉泵入以继续提高心肌收缩力，监测患者血压仍可维持在 100~140/50~90mmHg，在维持患者血压稳定的前提下，逐渐予去甲肾上腺素减量直至停用，予以多巴酚丁胺单药维持，后进一步评估患者血流动力学稳定且停用 IABP 的情况下血压可维持于一定水平，最终予患者停用多巴酚丁胺，生命体征稳定。

（3）重要脏器功能支持治疗的药物应用：严重心源性休克患者一般易合并急性呼吸衰竭、急性肾损伤等重要脏器功能障碍，一般予以机械通气及床旁持续肾脏替代治疗等，同时予相关药物辅助对症治疗。病程中患者氨基转移酶急剧升高，存在急性肝损伤，考虑与心源性休克所致组织器官灌注不足有关，予以还原型谷胱甘肽及多烯磷脂酰胆碱这两种常用于治疗肝损害的药物治疗，定期复查患者肝功能，同时维持电解质及酸碱平衡稳定。针对重要脏器功能损伤最重要的仍是纠正休克和维持血流动力学稳定。在患者心源性休克改善后，同时予相关药物对症治疗后，其肝功能异常也较前明显改善。

◎ **用药监护要点**

（1）血压、心率、中心静脉压、心电图：患者心源性休克，治疗中使用多种血管活性药物，治疗过程中必须监测血压、心率、中心静脉压等反应组织灌注水平的指标，合理调整用药剂量，维持血流动力学稳定，同时观察患者心电图变化，防止出现心律失常及缺血性的心肌损伤。

（2）电解质、24h 出入量：患者在治疗过程中使用多种血管活性药物及利尿剂，应注意监测 24h 出入量情况，维持患者体液平衡，从而保证血流动力学的稳定，同时患者使用利尿剂，应注意监测患者电解质水平，尤其是血钾水平，以防发生心律失常等情况。

（3）肝、肾功能：一方面，患者存在心源性休克，本身组织器官灌注不足，应注意监测肝功能及肾功能情况；另一方面，患者在治疗过程中多种血管活性药物、抗病毒药物及营养心肌药物，均有造成肝、肾功能损伤可能，在治疗过程中应注意肝、肾功能变化，如有异常应及时调整药物且必要时加用保肝保肾药物。

◎ 治疗总结

该患者诊断考虑暴发性心肌炎所致心源性休克。诊疗用药遵循相关指南并根据患者的实际情况适当调整。一方面，针对病因的相关药物治疗，即奥司他韦及更昔洛韦抗病毒治疗，人免疫球蛋白免疫调节治疗，磷酸肌酸钠、环磷腺苷葡胺及辅酶 Q10、曲美他嗪改善心肌能量代谢、营养心肌治疗；另一方面，血管活性药物的应用，先后予以去甲肾上腺素、多巴酚丁胺持续静脉泵入治疗，并予正性肌力药左西孟旦改善心功能。在左室辅助装置的支持下，积极解除病因，抗病毒，免疫治疗，营养心肌，使用血管活性药物及正性肌力药物，患者最终好转出院。

四、心律失常完全性右束支传导阻滞左前分支传导阻滞患者药物治疗案例分析

📋 病历摘要

患者，女性，54 岁。

主诉：发热 3 天，胸闷憋喘 1 天。

现病史：患者 3 天前受凉后出现发热，最高 37.8℃，伴头痛及肌肉酸痛，自行服用"消炎药"效果不佳。1 天前患者出现胸闷憋喘，至当地医院就诊查心肌酶：CK-MB 66ng/ml ↑，肌钙蛋白 7.7ng/ml ↑，N 端 – 前脑钠钛 5140pg/ml ↑，肌红蛋白 196ng/ml ↑，心电图示窦性心律，完右＋左前分支传导阻滞，陈旧性前壁心肌梗死可能，ST-T 改变，诊断为"暴发性心肌炎"。予哌拉西林他唑巴坦抗感染、营养心肌等对症治疗，效果差，且住院期间血压进行性下降，反复出现心搏骤停、意识丧失，经 CPR、药物（肾上腺素、阿托品）、临时起搏器置入等抢救措施后恢复，随后患者再次出现心搏骤停，持续数秒，考虑患者临时起搏器信号表丧失夺获，予肾上腺素强心并予气管插管接呼吸机辅助通气、V-A ECMO 辅助治疗后，拟"暴发性心肌炎"转至 ICU。自发病以来，患者食纳差，二便如常，体重无减轻。

既往史：4 年前体检提示腔隙性脑梗死，具体不详，未予特殊诊治，发病前无肢体感觉运动异常。既往无高血压，糖尿病史。

入院诊断：

1. 暴发性心肌炎；

2. 心律失常完全性右束支传导阻滞左前分支传导阻滞；

3. 心源性休克；

4. 心源性肺水肿呼吸衰竭；

5. 呼吸心搏骤停（心肺复苏术后）；

6. 双侧胸腔积液；

7. 腔隙性脑梗死。

诊断依据：

1. 发热 3 天，胸闷憋喘 1 天。

2. 患者起病急，3 天前受凉后出现发热，最高 37.8℃，伴头痛及肌肉酸痛。1 天前患者出现胸闷憋喘，并出现多次呼吸心搏骤停，予心肺复苏及肾上腺素强心、气管插管及临时起搏器置入，患者反复心率减慢，置入 V-A ECMO 后开始进一步治疗。

3. 既往腔隙性脑梗死病史。

4. 辅助检查 心肌酶 CKMB 66ng/ml↑，肌钙蛋白 7.7ng/ml↑，脑钠肽 5140pg/ml↑，肌红蛋白 196ng/ml↑。心电图：窦性心律，室右＋左前分支阻滞，陈旧性前壁心肌梗死可能，ST-T 改变。胸部 CT：肺感染可能，心包少量积液。

∞ 治疗经过及用药分析

完善各项检查 血常规、尿常规、粪便常规、生化全套电解质、动脉血气分析、纤溶功能、心肌损伤标记物检测、降钙素原、心脏彩超、EB 病毒核酸检测、巨细胞病毒核酸检测、真菌 D-葡聚糖检测、曲霉菌免疫学试验、病毒微生物基因测序、胸腹盆 CT 等。

更昔洛韦＋奥司他韦抗病毒治疗 磷酸肌酸钠营养心肌，持续静脉泵入肾上腺素及左西孟旦强心及 V-A ECMO 辅助维持循环，给予抗凝、增强免疫、镇静、抑酸护胃等治疗。

◎ 初始治疗方案分析

该患者是由暴发性心肌炎引起的心源性休克，其起病急骤，病情进展极其迅速，很快出现血流动力学异常以及严重心律失常，根据《心源性休克诊断和治疗中国专家共识（2018）》，对于此类患者应采取"以生命支持为依托的综合救治方案"，尽早给予循环支持治疗，并适当考虑给予免疫调节治疗。

（1）暴发性心肌炎所引发的心肌损伤发生较早，应尽早行抗病毒治疗以降低患者病死率并改善预后，由于入院未检测病毒种类，即予更昔洛韦 250mg q12h 联合奥司他韦 150mg bid 抗病毒经验性治疗。更昔洛韦与奥司他韦虽属一类药物，但两者抗病毒的范围有所不同，更昔洛韦主要针对巨细胞病毒，奥司他韦主要针对甲型流感、乙型流感等流感病毒，如条件允许时仍需完善相关病毒基因检测。此外，暴发性心肌炎的免疫损伤也发生较早并且严重，应早期、足量使用免疫调节治疗，对于该患者入院后即予丙种球蛋白治疗，起到抗病毒、抗炎的双重作用，免疫球蛋白一方面可通过提供被动免疫帮助机体清除病毒，另一方面通过抗原提呈细胞及 T 辅助细胞功能，抑制细胞免疫过度活化，降低细胞毒性 T 细胞对心肌细胞的攻击，并减少细胞因子产生，从而减轻心肌细胞损伤，改善左心室功能、减少恶性心律失常发生和死亡。同时，免疫调节治疗还包括应用糖皮质激素，糖皮质激素具有抑制免疫反应、抗炎、抗休克、抗多器官损伤等作用，消除变态反应，抑制炎性水肿，减轻毒素和炎症因子对心肌的不良影响，2017 年《成人暴发性心肌炎诊断与治疗中国专家共识》推荐开始每天 200mg 甲泼尼龙静脉滴注，连续 3~5 天后依情况减量。

（2）《心源性休克诊断和治疗中国专家共识（2018）》指出，针对心源性休克患者，血管活性药物为其基础治疗用药，其可增加心输出量、提高血压，维持血流动力学稳定，从而改善脏器灌注。本案例中，该患者治疗期间血压进行性下降，并反复出现心搏骤停、意识丧失等情况，心功能持续恶化，多系统灌注持续不足，入院立即予左西孟旦、肾上腺素强心治疗。肾上腺素通过作用于心房中的 β_2 受体，升高血压，增加心脏指数，但由于其增加心肌纤维收缩力弱于去甲肾上腺素，会消耗更多的能量，降低心脏效率，并且大剂量使用时会表现出负性肌力作用，甚至可引起肾上腺素能神经过度激活诱发的急性儿茶酚胺性心肌病，故肾上腺素在心源性休克中不建议作为血管活性药物使用，仅仅作为心脏骤停的复苏治疗。经升压药及血管扩张剂治疗后，心功能仍改善不佳，外周微循环仍未明显改善，需应用正性肌力药物，建议首选多巴酚丁胺，多巴酚丁胺的起始剂量常为 2~3μg/（kg·min）静脉滴注，静脉滴注速度根据症状、尿量变化或临床情况加以调整，其血流动力学作用和剂量呈正比，剂量可以增加到 15μg/（kg·min）。而左西孟旦与传统的正性肌力药物不同，主要通过两种机制作用于心肌，一是与肌钙蛋白 C 结合，增加肌钙蛋白与钙离子复合物的构象稳定性，促进横桥与细肌丝的结合，增强心肌收缩力；二是通过介导 ATP 敏感的钾通道而发挥血管舒张作用和轻度抑制磷酸二酯酶的效应，扩张心外膜冠状动脉的同时也扩张肌内阻力血管，增强冠脉血流量，降低冠脉循环阻力。

（3）理想的循环辅助装置对于心源性休克患者恢复周围脏器的组织灌注，促进重要脏器功能恢复尤为重要。目前，国内外临床应用成熟的循环辅助装置主要有 IABP、ECMO、LVAD。本案例中，该患者需借助 ECMO、IABP 外源性辅助维持基本生命体征。大量临床研究表明，合用 IABP 等其他左心室减压技术能显著改善 ECMO 疗效。

（4）严重心源性休克患者常合并快速进展的急性呼吸衰竭、急性肾损伤等重要脏器功能障碍，一般可用机械通气及床旁持续肾脏替代治疗，同时予相关药物辅助对症治疗。该案例中患者发生急性呼吸衰竭，原因为：①肺毛细血管静水压快速增高导致造成肺泡通气不足、肺内静脉 – 动脉分流及弥散功能障碍。②左心室后负荷增加，导致心输出量下降，且肺顺应性下降，气道阻力升高，呼吸做功增加，心脏负担加重，形成恶性循环。此患者出现呼吸衰竭后立即予气管插管接呼吸机辅助通气，提高氧供，改善器官灌注，防止低灌注引起其他脏器损害。

◎ 用药监护要点

（1）心率、CVP：根据个体化特征，该患者长期、大剂量使用血管活性药物，使用过程中，常常会导致心肌缺血或梗死延展，导致或增加心律失常等，因此，应用时需要严密监测血流动力学状态，深静脉给药，仔细滴定用量，尽量缩短大剂量药物应用时间。

（2）电解质：病程中，患者偶有心脏停搏，不排除电解质紊乱为其诱因，应注意监测电解质情况，及时纠正电解质紊乱。

（3）肝功能、肾功能：严重心源性休克患者常合并急性肾损伤等并发症，应注意监测血钾及肌酐水平的变化。

◎ 治疗总结

本案例中此患者曾有上呼吸道感染病史，随后立即出现胸闷憋喘，起病急骤，病情进展极其迅速，很快出现血流动力学异常以及严重心律失常，诊断考虑"暴发性心肌炎"。在 V-A ECMO+IABP 辅助维持循环下予更昔洛韦＋奥司他韦积极抗病毒治疗，持续静脉泵入左西孟旦肾上腺素及血管活性药物，予患者充分镇静镇痛及机械通气减轻心脏负荷，评估患者容量，尽量脱水减轻心脏前负荷，将血压维持在适当水平，保证组织灌注及避免增加心脏后负荷；予气管插管接呼吸机辅助通气。

五、病毒性心肌炎患者药物治疗案例分析

📋 病历摘要

患者，女性，59 岁。

主诉：一过性黑朦伴胸闷、乏力 6 天。

现病史：患者 6 天前无明显诱因下出现一过性黑朦，伴胸闷不适及乏力，当时不能站立，蹲下后黑朦症状好转，自行在家卧床休息，感肩部肌肉酸胀不适，5 天前晨起床时再次出现黑朦，继而跌倒，无外伤，后出现呕吐 1 次，呕吐物为胃内容物，至当地医院急诊就诊，心电监护示心率 20 次／分，血压测不出，立即予以异丙肾上腺素提高心率并完善心电图示三度房室传导阻滞，立即转至 ICU，予以异丙肾上腺素维持心率、化痰、抑酸、哌拉西林他唑巴坦抗感染、营养心肌、维持水电解质平衡等治疗，4 天前 20:30 患者再次出现心率下降，最低 20 次／分，伴血压下降，联系心内科会诊后经右股静脉放置临时起搏器，后心率维持在 60~80 次／分，血压维持在 90/50mmHg 左右，查肌钙蛋白 I 持续上升、肝酶增高、尿量逐渐减少，床旁超声心动图示心脏收缩减弱，入院 3 天前行冠脉造影示冠脉未见明显狭窄，并于术中放置主动脉球囊反搏（IABP）辅

助循环，后患者血压较前上升、肝酶下降、尿量增多，但床旁超声心动图仍示心脏收缩极差，生命指征不稳，予以放置 V-A ECMO 辅助循环，转至上级医院就诊。发病 1 周前曾有鼻塞流涕等上感症状，自服"感冒冲剂、快克、阿莫西林、头孢"等药物后症状好转。病程中镇静状态，气管插管接呼吸机辅助通气，四肢皮温低，大便未解，近期体重未见明显变化。

既往史：20 年前有甲状腺功能亢进病史，曾口服药物治疗，近期未监测甲状腺功能。2019 年曾有类似黑矇发作 2 次，未予重视。

体格检查：T 36.2℃，P 99 次 / 分，R 19 次 / 分，右桡动脉监测 MAP 80mmHg［肾上腺素 0.02μg/（kg·min），去甲肾上腺素 14μg/min］，SaO$_2$ 100%（呼吸机辅助呼吸），镇静状态，双下肺未闻及干湿性湿啰音，心率 99 次 / 分，律齐，心前区听诊未闻及病理性杂音；腹软，无压痛及反跳痛，肝脾肋下未及，四肢皮温低，双下肢无水肿，双侧足背动脉搏动不能触及。右桡动脉导管在位通畅，右股动脉 ECMO 导管在位通畅，左股静脉 ECMO 导管在位通畅，右股动脉转流管在位通畅。

入院诊断：

1. 病毒性心肌炎；

2. 心源性休克；

3. 三度房室传导阻滞，阿斯综合征，临时起搏器置入术后；

4. 急性肝损伤；

5. 急性肾损伤；

6. 甲状腺功能亢进。

诊断依据：

1. 辅助检查

（1）入院前：TnI 5.71μg/L，NT-pro BNP 14275pg/ml，ALT 65U/L，AST 152U/L，Cr 229μmol/L，CRP 23.58mg/L，WBC 7.35×10^9/L，D- 二聚体 6383μg/L。

（2）复查：TnI 24.36μg/L，NT-pro BNP ＞ 25000pg/ml，ALT 3848U/L，AST 5745U/L，Cr 265μmol/L，CRP 60.6mg/L，WBC 14.19×10^9/L，D- 二聚体 448μg/L。

2. 心电图提示 窦性心律；一度房室传导阻滞；Q 波异常（V1~4）；T 波异常；电轴左偏。

3. 心脏彩超（入院前） 心功能：EF 25%；心肌受累疾患：心肌炎？左室壁广泛节段运动异常，左心房轻度扩大，室间隔局部增厚，主动脉瓣钙化，二尖瓣、三尖瓣轻度反流，左心功能重度减低。

4. 头颅＋胸部 CT 未见明显异常。

5. 出院前心脏彩超 EF 62%；起搏器植入术后、主动脉瓣钙化伴轻度反流、左室内假腱索形成、左心房扩大、左室舒张功能减低、二尖瓣轻度反流。

🔬 治疗经过及用药分析

完善各项检查：血常规、尿常规、大便常规、生化全套、血气分析、甲状腺全套、纤溶功能、心脏彩超、心梗标志物、EB 病毒核酸检测、巨细胞病毒核酸检测，明确患者病毒性心肌炎的病原学。

给予抗病毒、抗休克、增强心肌收缩力、营养心肌等治疗。

（1）更昔洛韦（250mg Ivdrip qd）与磷酸奥司他韦（75mg bid po）：患者休克，病因考虑病毒性心肌炎所致，入院后积极治疗原发病，因入院初患者病毒感染种类未明确，根据 2017《成人暴发性心肌炎诊断与治疗中国专家共识》，两类抗病毒药物可联合应用。后病原学结果提示患者 EB 病毒阳性，予更昔洛韦抗病毒治疗，停用奥司他韦。

（2）肾上腺素和去甲肾上腺素：病程中患者血压不能维持，予去甲肾上腺素、肾上腺素持续泵入维持循环、增强心肌收缩力，并根据血压变化调整药物泵速。肾上腺素是强有力的血管收缩剂，同时还具有 β 肾上腺素能作用，可明显升高血压，并增强心肌收缩。去甲肾上腺素以兴奋 α 受体为主，缩血管作用强大。这两种药物渗出到皮下可致皮肤坏死，可用酚妥拉明对抗。

（3）哌拉西林他唑巴坦钠（4.5g Ivdrip q8h），亚胺培南西司他丁钠（1g Ivdrip q8h），达托霉素（0.5g Ivdrip qd）：患者入院前即存在上呼吸道感染症状，且已放置 V-A ECMO 辅助循环，入院后炎症指标明显升高，需考虑 ECMO 导管相关感染的可能，故予哌拉西林他唑巴坦钠，达托霉素、亚胺培南西司他丁经验性抗感染治疗，并根据病原学结果调整抗生素治疗方案。

（4）胸腺法新（1.6mg Iv qd）：病毒诱发的免疫反应同样介导的心肌损伤，致敏的 T 淋巴细胞介导的自身免疫反应在这一过程中起重要作用。胸腺肽可以通过分泌细胞因子完成淋巴细胞亚群间的免疫协调，提高免疫功能，减少病毒诱发的免疫反应介导的心肌损伤。

（5）左西孟旦［12.5mg 0.1μg/（kg·min）泵入］：左西孟旦既可以以钙离子浓度依赖的方式与心肌肌钙蛋白 C 结合产生正性肌力作用，也可以通过血管平滑肌细胞上的 KATP 通道，产生血管扩张性效应，降低心脏前后负荷，改善心肌供氧。

（6）环磷腺苷葡胺（180mg Ivdrip qd）：环磷腺苷葡胺既可以使细胞质内的钙离子浓度降低，也可以抑制炎性递质的释放及血小板的活化，改善微循环，降低心肌耗氧量，从而改善心肌细胞的代谢。

（7）还原型谷胱甘肽（1.2g Ivdrip qd）：患者肝功能异常，考虑与病毒感染及休克低灌注相关，在积极治疗原发病的同时予保肝治疗。

◎ 病因分析

心肌炎指由各种原因引起的心肌炎性损伤所导致的心脏功能受损，包括收缩、舒张功能减低和心律失常。病因包括感染性疾病病程中发生的心肌炎、过敏或变态反应所致的心肌炎及化学、物理或药物所致的心肌炎，其中感染是最主要的致病原因，病原体以病毒最为常见，包括肠道病毒、腺病毒、巨细胞病毒、EB 病毒和流感病毒等。

暴发性心肌炎是心肌炎最为严重和特殊的类型，主要特点是起病急骤，病情进展极其迅速，患者很快出现血液动力学异常以及严重心律失常，并可伴有呼吸衰竭和肝、肾功能衰竭，早期病死率极高。暴发性心肌炎通常由病毒感染引起，在组织学和病理学上与普通病毒性心肌炎比较没有特征性差别。此病冬春季发病较多，各年龄段均可发病，但以平时身体健康的青壮年多见，无明显性别差异，长时间疲劳可能易发。一般认为，当急性心肌炎突然发生且进展迅速，很快出现严重心力衰竭、低血压或心源性休克，需要应用正性肌力药物、血管活性药物或机械循环支持治疗时，可以诊断为暴发性心肌炎。

对于该患者而言，有胸闷乏力症状，起病前有上呼吸道感染的前驱症状，心肌损伤标志物明显增高，心脏超声提示心脏收缩明显减弱，循环需要肾上腺素、去甲肾上腺素及 V–A ECMO 辅助支持；结合患者病史及辅助检查，考虑患者存在暴发性心肌炎导致的心源性休克。

◎ **初始治疗方案分析**

2017 年《成人暴发性心肌炎诊断与治疗中国专家共识》指出：对于暴发性心肌炎，临床上应尽早采取积极的综合治疗方法，除一般治疗（严格卧床休息、营养支持等）和普通药物治疗（营养心肌、减轻心脏负荷、保护胃黏膜等）外，还包括抗感染、抗病毒、糖皮质激素、丙种球蛋白、血浆和血液净化、生命支持措施（主动脉内球囊反搏、体外肺膜氧合、呼吸机辅助呼吸、临时起搏器植入等），必要时可行心脏移植。

所有病毒性暴发性心肌炎患者均应尽早给予联合抗病毒治疗，由于病毒侵犯、复制及其引发的心肌损伤均发生于疾病早期，故应尽早行抗病毒治疗。奥司他韦、帕拉米韦等药物可抑制流感病毒的神经氨酸酶，从而抑制新合成病毒颗粒从感染细胞中释放及病毒在人体内复制播散，对 A 型和 B 型流感病毒有作用。阿昔洛韦对 EB 病毒等 DNA 病毒有效，更昔洛韦对巨细胞病毒有效。

所有暴发性心肌炎患者均应尽早给予糖皮质激素和丙种球蛋白进行免疫调节治疗。针对免疫反应介导的病理生理环节采用相应的免疫治疗，理论上有阻断发病环节、减轻炎症、缓解临床症状、挽救濒死心肌、改善患者预后的作用。

暴发性心肌炎合并休克十分常见，几乎所有患者均并发急性左心衰竭或全心衰竭。休克机制涉及泵功能衰竭、全身毒性作用和容量不足等方面。心源性休克的治疗药物主要包括血管收缩药物和正性肌力药物。常用的升压 / 正性肌力药物包括多巴胺（中等及大剂量）、多巴酚丁胺、去甲肾上腺素、肾上腺素、米力农及左西孟旦等。

◎ 用药监护要点

（1）使用青霉素类抗生素需仔细询问患者过敏史，进行青霉素皮试，皮试阴性才可使用。需询问患者有无 β- 内酰胺类抗生素过敏史，β- 内酰胺类抗生素会导致丙戊酸钠浓度降低，导致癫痫风险增加，并且还会导致中枢神经系统不良反应，如有相应症状发生，应减少本品的使用或停药。

（2）更昔洛韦会导致全血细胞减少，应密切监测患者血常规。

（3）使用左西孟旦期间应严密监测患者的血压和心率的变化，关注有无室性心律失常，以便及时调整药物输注速度。

（4）注射用还原型谷胱甘肽可引起过敏性休克，用药过程中需严密监测患者症状和体征。

（5）患者合并症较多，服用多种药物，应注意药物间的相互作用。

◎ 治疗总结

患者中年女性，因黑矇、胸闷乏力入院，结合病史、临床表现及辅助检查符合病毒性心肌炎的诊断，后患者出现心率、血压明显下降，考虑为病毒性心肌炎导致的心源性休克。对于患者的治疗，病因方面予以更昔洛韦、磷酸奥司他韦抗病毒治疗，胸腺法新增强免疫力，注射用环磷腺苷葡胺改善心肌能量代谢，营养心肌等治疗。针对心源性休克方面，入院后予以主动脉内球囊反搏、体外肺膜氧合给予生命支持；予以肾上腺素、去甲肾上腺素、左心孟旦等维持血压、增加心肌收缩力。整个治疗过程中，针对患者的心源性休克，积极去除病因，密切监测生命体征，动态调整血管收缩药物和正性肌力药物的种类及剂量。用药过程中，密切监测药物对肝肾功能、电解质、血常规等的影响，确保合理用药，避免药物不良反应的发生。

六、冠心病急性非 ST 段抬高型心肌梗死 Killip I 级心源性休克患者药物治疗案例分析

▤ 病历摘要

患者，女性，70 岁。

主诉：反复发作性胸闷心悸 11 年，再发 9h。

现病史：患者 11 年前无明显诱因下出现胸闷心悸，行经皮冠状动脉造影示 LAD 斑块浸润，中段 50% 狭窄，RCA 斑块浸润，开口 50% 狭窄。24h 动态心电图：室性期前收缩总数 1722 次 /24h，监测中出现室性期前收缩二三联律。予以抗血小板聚集、调脂、降血压、营养心肌、抗心律失常等治疗后病情好转出院。6 年前患者无明显诱因下再次

出现胸闷心悸，性质同前，心脏彩超示：EF 0.67，主动脉瓣、二尖瓣瓣环钙化、室间隔增厚、左室舒张功能减低、主动脉瓣轻度反流。予以调脂、扩冠、抗血小板聚集、改善心肌代谢、降压等治疗后病情较前好转出院。9h前患者晾衣服时突然出现胸闷，伴大汗，头晕，休息后无缓解，无胸痛、气喘，无端坐呼吸。拨打120送至医院，途中心电监测示：室上性心动过速，心率180次/分，给予胺碘酮75mg缓慢静脉注射，硝酸甘油一片舌下含服，入抢救室后患者出现嗜睡，心率50次/分，血压46/25mmHg，予补液，多巴胺，去甲肾上腺素泵入维持血压，纠正低钾血症等对症治疗，后血压上升至113/73mmHg，心率回升至58次/分。讨论并征得患者家属同意后，行急诊造影检查：左主干无明显管腔狭窄，左前降支斑块浸润，近段血管扩张，中段50%狭窄，第一、二对角支及间隔支管壁规则，未见明显狭窄；左回旋支血管扩张，斑块浸润，第一、二缘支管壁规则，未见明显狭窄；右冠状动脉斑块浸润，开口50%狭窄，近、中段血管扩张，无介入治疗指征。后拟"冠心病急性非ST段抬高型心肌梗死心源性休克"收入CCU。

既往史：既往有"高血压"病史20余年，血压最高220/110mmHg，目前服药情况不详；有"慢性支气管哮喘"病史五十余年，平时反复发作。有"脑出血"病史3年，未留有后遗症。3年前因"甲状腺癌""甲状腺切除术"。

家族史：其父因"脑出血"去世；其子因"肥厚性梗阻性心肌病"去世。

体格检查：T 36.0℃，P 59次/分，R 20次/分，BP 119/90mmHg，神志清，精神可，心率59次/分，律齐，心音有力，各瓣膜区未闻及病理性杂音。

辅助检查：

入院时：TnI 1.8ng/ml，NT-pro BNP 268pg/ml，D-二聚体221μg/L，血红蛋白113g/L。

心电图（入院时）：阵发性室上性心动过速；ST段异常；右心室高电压。

胺碘酮静脉注射后复查心电图提示为室性心律。

出院前心脏彩超：心功能：EF：79%，左心房略扩大，主动脉瓣钙化伴轻中度反流，三尖瓣脱垂伴轻度反流，二尖瓣轻度反流，室间隔增厚（1.3cm），轻度肺动脉高压，左室舒张功能减低。

入院诊断：

1. 冠心病急性非ST段抬高型心肌梗死冠状动脉扩张Killip Ⅰ级心源性休克；

2. 心律失常室上性心动过速；

3. 高血压3级（极高危）；

4. 甲状腺瘤切除术后；

5. 支气管哮喘；

6. 陈旧性脑出血。

◐◑ 治疗经过及用药分析

完善各项检查：血常规、尿常规、粪便常规、生化全套、血气分析、甲状腺功能、纤溶功能、心脏彩超、心梗标志物、糖化血红蛋白、电解质、24h 动态心电图。

给予抗休克、扩冠、增强心肌收缩力、营养心肌、抗心律失常等治疗。

患者老年女性，因"反复发作性胸闷心悸 11 年，再发 9h"入院。患者既往多次发作胸闷心悸，此次发病时心电图提示室上性心动过速，予以胺碘酮静脉推注及硝酸甘油含服，该患者入抢救室后心率 50 次 / 分，血压 46/25mmHg，不能排除药物相关不良反应。胺碘酮及硝酸甘油在使用时均应监测血压，对严重低血压患者禁止使用。入院后经补液、多巴胺、去甲肾上腺素血管活性药物使用后患者血压、心率恢复。心电图提示 ST 段异常，Q 波异常，实验室检查提示肌钙蛋白升高，遂行急诊冠状动脉造影提示左前降支中段 50% 狭窄，右冠状动脉开口 50% 狭窄，未行进一步介入治疗。结合症状体征及辅助检查，考虑为冠状动脉非阻塞性心肌梗死（MINOCA）。

◎ 初始治疗方案分析

（1）急性冠脉综合征：二级预防双联抗血小板治疗阿司匹林联合硫酸氢氯吡格雷片；降脂治疗 - 他汀类，依折麦布。

（2）抗心律失常：室性期前收缩总数 1722 次 /24h，监测中出现室性期前收缩二三联律，病程中有发作性室上性心动过速。对于恶性心律失常导致严重血流动力学障碍，需立即纠正心律失常，对于血流动力学相对稳定者，根据临床症状、心功能状态以及心律失常性质，选择适当的治疗策略及抗心律失常药物，同时积极纠正电解质，血气酸碱失衡等内环境紊乱。

（3）纠正心源性休克：主要包括血管收缩药物和正性肌力药物。①去甲肾上腺素：抗休克的血管活性药。主要用于抢救急性低血压和周围血管扩张所引起的休克等，本品是强烈的 α 受体激动药，对 $β_1$ 受体作用较弱，对 $β_2$ 受体几乎无作用。通过 α 受体的激动作用，可引起小动脉和小静脉血管收缩。本品使用时药液外漏易导致局部组织坏死，须在中心静脉置管后使用。②多巴胺：人体合成去甲肾上腺素和肾上腺素类物质的前体适用于心肌梗死、创伤、内毒素败血症、心脏手术、肾功能衰竭、充血性心力衰竭等引起的休克综合征。

◎ 用药监护要点

（1）抗血小板聚集药物及抗凝药物时需监测患者出血症状。

（2）他汀联合依折麦布降脂，需要监测患者肝功能指标，关注患者有无肌肉酸痛症状。

（3）左甲状腺素钠片需监测患者甲状腺功能变化。

（4）厄贝沙坦氢氯噻嗪需监测患者血压变化，血钾水平

（5）胺碘酮使用期间需监测血压，心电图变化，如 Q-T 间期延长，房室传导阻滞，监测甲状腺功能，肺功能，肝功能。

（6）去甲肾上腺素期间需监测动脉压、中心静脉压、尿量。

◎ 治疗总结

患者老年女性，因胸闷心悸 9h 入院，考虑冠状动脉非阻塞性心肌梗死伴心源性休克。治疗上予血管活性药物及正性肌力药物纠正休克，维持循环稳定；胺腆酮纠正心律失常；急诊造影提示左前降支中段及右冠状动脉开口 50% 狭窄，予抗血小板聚集及降脂治疗。病程中出现阵发性室上性心动过速时，应监测血压，选择合适的抗心律失常药物，谨慎使用硝酸甘油，在积极抗心律失常治疗及纠正电解质稳定后心律恢复正常，后患者胸闷心悸症状明显缓解，好转出院，进一步需行射频消融治疗室上性心动过速。

（陈立娟　郝纯澍　鄢高亮　王雪樵）

参考文献

［1］中华医学会心血管学会心血管急重症学组．心源性休克诊断和治疗中国专家共识（2018)［J］．中华心血管病杂志，2019（4）：265-277.

［2］Baran D, Grines C, Bailey S, et al. SCAI clinical expert consensus statement on the classification of cardiogenic shock: This document was endorsed by the American College of Cardiology（ACC）, the American Heart Association（AHA）, the Society of Critical Care Medicine（SCCM）, and the Society of Thoracic Surgeons（STS）in April 2019. Catheterization and cardiovascular interventions［J］. official journal of the Society for Cardiac Angiography & Interventions, 2019, 94（1）: 29-37.

［3］Henry TD, Tomey MI, Tamis-Holland JE, et al. Invasive Management of Acute Myocardial Infarction Complicated by Cardiogenic Shock: A Scientific Statement From the American Heart Association［J］. Circulation, 2021, 143（15）: e815-e829.

［4］VanDiepen S, Katz JN, Albert N M, et al. Contemporary Management of Cardiogenic Shock: A Scientific Statement From the American Heart Association［J］. Circulation, 2017, 136（16）: e232-e268.

第六章
肿瘤心脏病的药物治疗

第一节　概述

心脏病和肿瘤是全球发病率和死亡率两大主要原因，占全球疾病死亡的 70%，两者具有共性的许多危险因素，又相互影响。近年来一门新兴交叉学科 – 肿瘤心脏病学应运而生，弥补了心脏病与肿瘤交叉领域的空白，越来越被医学界关注和重视。

抗肿瘤目前治疗方式基于以下几种：手术、化学药物治疗、放疗、生物靶向治疗、免疫治疗以及中医疗法。在提高肿瘤患者存活率和降低肿瘤复发率的同时需关注抗肿瘤治疗相关的心血管毒性（cancer therapy–related cardiovascular toxicity，CTR–CVT），避免引起心血管损伤增加心血管负担。

一、肿瘤心脏病临床表现和诊断

（一）临床表现

抗肿瘤治疗主要造成以下几种心血管损伤：心肌功能障碍和心力衰竭、冠状动脉疾病、心脏瓣膜受损、心律失常、高血压、血栓栓塞性疾病、肺动脉高压以及心包疾病。抗肿瘤治疗方式的不同、药物剂量的不同以及治疗时间长短的不同均可影响不同心血管疾病的严重程度，其中最为严重的并发症即心肌损伤和心力衰竭，抗肿瘤治疗的心血管毒性可直接损害心脏结构及功能，加速心血管疾病进程继而影响患者预后。

经典的化疗涉及多种药物，可造成广泛的心脏毒性，其中蒽环类药物是典型的心脏毒性药物；蒽环类抗肿瘤药物心脏毒性呈剂量依赖性，极为常见且严重，早期即可通过促活性氧生成、DNA 断裂、线粒体功能障碍、内皮损伤、进行性诱发心室重构，导致最终心肌功能障碍，形成心力衰竭，并且进程不可逆；研究表明，蒽环类药物的早期影响通常发生在治疗后 1 年以内，晚期毒性通常数年（中位时间为 7 年）后发生。氟尿嘧啶类药物可导致冠状动脉痉挛引起心肌缺血，甚至进展为急性心肌梗死诱发心律失常，其中症状性心肌缺血和无症状心肌缺血发生率分别为 18% 和 7%~10%。铂类化合物可通过损伤内皮细胞、增加血小板聚集力和减少一氧化氮活性导致高血压、血栓形成和心肌梗死。近些年发展迅速的肿瘤靶向药物治疗亦可导致心血管损伤：VEGFR-2 单抗、索拉非尼、舒尼替尼等药物可通过降低内皮细胞 NO 合成酶活性、内皮功能、细胞增殖和增加氧化应激，促进高血压、静脉血栓和心肌梗死；贝伐单抗、索拉非尼和舒尼替尼治疗的高血压风险分别增加 7.5 倍、6.1 倍和 3.9 倍，血栓形成风险分别为 3.8%、1.7% 和 1.4%，静脉血栓事件是肿瘤术后最常见的死亡原因。化疗和血管内皮生长因子抑制剂的联合使用使静脉血栓栓塞和复发静脉血栓栓塞的风险分别增加 6 倍和 2 倍；尼罗替尼、达沙替尼可促进肺动脉高压形成；CTLA-4、PD-1 可造成不同程度的心肌炎和血管炎；抗 HER2 引起心肌损伤及心衰通常不严重，且经干预治疗多可逆转。放疗可使心肌梗死发生率增加 2~7 倍，慢性心包炎也是最常见的放射性心脏毒性表现之一，低剂量的放射性辐射即可引起心包炎；放疗还可直接损伤心脏瓣膜，引起瓣膜回缩钙化，引起二尖瓣和主动脉瓣疾病；高剂量的放疗还可增加颈动脉等大动脉的内膜和中膜厚度，导致血管狭窄。

（二）临床诊断

抗肿瘤治疗相关心功能不全（cancer therapy-related cardiac dysfuction，CTRCD）定义及诊断标准见表 6-1。

表 6-1 CTRCD 定义及诊断标准

抗肿瘤治疗相关心功能不全（CTRCD）		
症状性 CTRCD（心力衰竭表现）	极重度	心衰严重，需使用正性肌力药物、机械循环支持或需要心脏移植
	重度	心衰症状明显需住院治疗
	中度	心衰症状比较明显，需门诊进行强化抗心衰治疗，如使用利尿剂
	轻度	心衰症状轻微，无需强化抗心衰治疗
无症状性 CTRCD	重度	新发现的 LVEF<40%
	中度	新发现的 LVEF 下降 ≥ 10% 且在 40%~49% 或新发现的 LVEF 下降 <10% 且在 40%~49% 且满足以下条件之一： ①新发现的 G2S 下降 >15% ②心脏标质物升高
	轻度	LVEF ≥ 50% 且新发现的 G2S 下降 >15% 且（或）心脏标质物升高

二、药物治疗目的和原则

（一）治疗目的

早期识别心脏毒性和临床症状和体征对于心脏保护的早期干预至关重要，有效的心血管药物治疗有助于降低与肿瘤治疗相关潜在的长期心血管发病率和死亡率。

（二）治疗原则

1. **筛查** 具有心血管疾病或心血管疾病危险因素的肿瘤患者在抗肿瘤治疗过程中发生心脏毒性的风险更高，故对癌症患者进行已知心血管危险因素的筛查十分重要。

2. **风险评估** 对于有心脏并发症风险的癌症患者，需此采用生物标记物（brain natriuretic peptide/NT-pro brain natriuretic peptide，BNP/NT-pro BNP、肌钙蛋白等）和影像学检查（超声心动图和心脏磁共振等）定期评估心脏收缩舒张功能以及结构的改变。

3. **药物使用推荐** 对于有计划接受已知心脏毒性药物抗肿瘤治疗的左室射血分数正常但具有心血管危险因素的患者，尤其是使用多种心脏毒性药物的患者，可考虑预防性使用 ACEI/ARB 或 β 受体拮抗剂减少心脏毒性的发生；抗肿瘤期间若 LVEF 下降 > 10%，且 LVEF ≥ 40%，考虑开始使用 ACEI/ARB 或 β 受体拮抗剂进行心脏保护治疗；抗肿瘤治疗过程中肌钙蛋白升高的无症状患者也需开始进行心脏保护治疗；若患者基线 LVEF < 40% 或者抗肿瘤治疗过程中绝对值下降 > 20%，需考虑中止化疗及启动心脏保护治疗。

4. **多学科协作** 建议心脏科、肿瘤科、血液科以及放射科等专家及早密切合作，以确保患者终身心血管健康，避免癌症治疗中不必要的中断。

三、肿瘤心脏病的药物治疗研究进展

抗肿瘤治疗相关的心血管毒性的早期识别及干预格外重要。研究显示在西班牙进行的一项对 90 名血液恶性肿瘤患者进行的单中心试验中，随机分配接受依那普利和卡维地洛治疗的患者在抗肿瘤治疗 6 个月时心衰或 LVEF < 45% 发生率与安慰剂相比显著降低。另一项研究将接受 HER2 拮抗剂治疗的 94 名乳腺癌患者随机分为培哚普利、比索洛尔或安慰剂，结果表明培哚普利和比索洛尔均能有效防止 LVEF 的下降；然而，在预防左心室重构（通过左心室容积变化来衡量）方面没有统计学差异。此外，一项对 200 名接受蒽环类药物治疗的乳腺癌患者进行的随机、安慰剂对照试验发现，卡维地洛治疗 6 个月后患者心脏舒张功能明显改善，尽管 LVEF 没有显著变化。另一项对 HER2 阳性乳腺癌患者的研究表明，曲妥珠单抗引起的心脏毒性在以前接触过蒽环类药物的患者中比那些没有接触过蒽环类药物的患者更常见（38%vs.25%，P=0.002），赖诺普利和卡维地洛都能有效地预防接受曲妥珠单抗和蒽环类药物治疗的患者的心脏毒性。荟萃分析表明，右雷佐生可显著降低阿霉素的心脏毒性。这些研究为肿瘤心脏病的药物研究提

供了证据，但总体的试验结果反映了不同的研究人群，以及不同的抗癌疗法和临床试验终点。根据目前已有的抗肿瘤方案和已知的心血管危险因素，需要进一步的研究来明确有效预防心脏毒性的最佳患者群体选择和治疗方案，重点关注发生心脏毒性的高风险患者。

心脏保护的时机和选择取决于各种临床变量。如果由于既有心血管疾病、既往含蒽环类药物化疗或心血管危险因素控制不佳而导致基线心脏毒性风险较高，则必须严格优化危险因素控制，并应考虑预防性心脏保护用药方案。对于 LVEF < 40% 的患者来说，除非没有有效的癌症替代疗法，否则不建议使用蒽环类药物和 HER2 抑制剂，LVEF 位于 40%~50% 之间的患者，蒽环类药物可以与 ACEI/ARB 或 β 受体拮抗剂联用，HER2抑制剂可以和 ACEI 一起联用来对抗化疗药物的心脏毒性。在接受舒尼替尼等 VEGF 抑制剂治疗的患者出现心脏毒性体征和症状时，建议评估和优化血压控制，并中止抗肿瘤治疗，直到临床病情稳定。使用先前的抗肿瘤方案进一步治疗的风险及益处取决于以下几个临床因素：左心室功能障碍的严重程度、临床心力衰竭状态、癌症预后和癌症治疗的有效性，若计划使用先前产生心脏毒性的药物进行再治疗，强烈建议继续使用心脏保护性药物，如 ACEI/ARB 和 β 受体拮抗剂。

总之，对于因任何抗肿瘤治疗而出现心功能不全的患者，无论 LVEF 或症状有无改善，都应无限期地继续心血管护理，包括指南指导下的标准心血管内科治疗。除基础的药物治疗外，生活方式的改善也有利于降低抗肿瘤治疗的心脏毒性，例如，健康饮食、戒烟、定期锻炼、控制体重等，尤其是有氧运动被认为是预防化疗所致心脏毒性的一种很有前途的非药理学策略。此外，肿瘤学家、心脏病学家和专职医疗保健专业人员之间的密切合作可在一定程度上确保根据当前最佳临床治疗方案为癌症患者提供更优质的临床护理。心脏肿瘤学的范围涉及较广，不仅包括目前对于抗肿瘤治疗相关的心脏毒性的预防、监测和防治，未来还需对心血管健康影响最小的新型抗癌治疗方法开发进行更深度地探索。

第二节　临床药物治疗案例分析

一、肿瘤治疗相关心肌炎患者药物治疗案例分析

📖 病历摘要

患者，女性，56 岁。

主诉：胸腺瘤治疗后 2 年，胸闷、气促伴发热 4 天。

现病史：患者 2017 年 8 月因"腹部不适、咳嗽 1 月"就诊于我院，诊断纵隔肿物，穿刺活检病理：免疫表型支持为胸腺瘤 B3 型。胸外科会诊后无法手术治疗。行 GC 方案姑息化疗 [吉西他滨针 ＋ 卡铂针（波贝）]。患者 2019 年 7 月 12 日行"PD-1 抑制剂（具

体不详)+紫杉醇"化疗1周,7月19日开始出现发热,体温高峰不详,同时出现咳嗽、咳痰、胸闷、气促、心悸等不适,伴恶心、呕吐,呕吐物为胃内容物,无喷射性呕吐,无畏寒、寒战,无头晕、黑矇、意识障碍,无夜间阵发性呼吸困难、端坐呼吸、双下肢水肿等,无腹痛、腹泻、腹胀,上述症状进行性加重,并出现精神状态变差,为进一步诊治就诊于我院急诊。发病以来,患者精神状态、睡眠、饮食差,大小便基本正常,体重近期无明显变化。

既往史:无高血压、糖尿病、冠心病病史,无心房颤动、甲状腺疾病、高脂血症、脑梗死、风湿性心脏病等病史。

个人史:生于原籍,久居本地,无疫区、疫情、疫水接触史,无有毒物质接触史,无吸毒史,无吸烟、饮酒史。

婚育史:已婚,配偶身体健康,子女体健。

家族史:无高血压、糖尿病、冠心病、肿瘤家族病史。

查体:T 36.5℃,P 132次/分,R 25次/分,BP 91/72mmHg。急性病面容,表情痛苦。胸廓外形无畸形,呼吸急促,三凹征阴性。心尖冲动在第5肋间左锁骨中线内0.5cm,心界不大。双侧肺呼吸音低,左下肺呼吸音明显,双下肺可闻及湿啰音,未闻及胸膜摩擦音。心率132次/分,心律不齐,可闻及期前收缩,各瓣膜听诊区未闻及杂音,未闻及心包摩擦音。腹部外形正常,腹式呼吸存在,腹软,全腹无压痛、反跳痛,未触及包块,无液波震颤,肝脏肋下无触及,脾脏肋下无触及,胆囊肋下无触及,Murphy征阴性,双侧输尿管无压痛。移动性浊音阴性,双侧肾区无叩痛,膀胱无叩痛。肠鸣音4次/分,无气过水声。双下肢无水肿。

急诊辅助检查:

检验:CKMB > 80ng/ml,MYO > 500ng/ml,TnI 12.3ng/ml,BNP 1520pg/ml。

心电图:窦性心律,V1~V4、I、AVL导联ST抬高,频发室性期前收缩。

心脏超声:左室前壁、室间隔心肌搏动减弱,左室收缩功能减低,LVEF 44%。

急诊冠脉造影:左右冠脉开口正常,冠脉供血右优型;左右冠脉未见狭窄,前向血流TIMI3级。同时行急诊IABP植入术。

入院诊断:

1. 免疫检查点抑制剂相关性心肌炎(G4 - 重度);

心力衰竭

心源性休克

频发室性期前收缩

2. 胸腺瘤 化疗后(PD-1抑制剂)。

诊断依据:

1. 中年女性,急性起病,病情进行性加重。

2. 临床上主要表现为胸腺瘤PD-1抑制剂治疗1周后突发胸闷、气促伴发热。

3. 查体:急性面容,心衰及休克表现:血压低,呼吸、心率增快,心脏听诊可闻及期前收缩，肺部听诊可闻及呼吸音低，双下肺啰音。

4.辅助检查：心电图提示ST段抬高、频发室性期前收缩，心肌酶、肌钙蛋白升高，心脏超声提示心脏功能受累，冠脉造影未见冠脉狭窄及血栓形成。

治疗经过及用药分析

患者2019年7月22日因"胸腺瘤治疗后2年，胸闷、气促伴发热4天"入院。入院查体：T 36.5℃，P 132次/分，R 25次/分，BP 91/72mmHg。急性病面容，表情痛苦，呼吸急促，双侧肺呼吸音低，左下肺呼吸音明显，双下肺可闻及湿啰音，未闻及胸膜摩擦音。心率132次/分，心律不齐，可闻及期前收缩，各瓣膜听诊区未闻及杂音，未闻及心包摩擦音。腹软，全腹无压痛、反跳痛，未触及包块，无液波震颤，肝脾脏肋下无触及。双下肢无水肿。结合患者病史及辅助检查结果，可明确诊断：①免疫检查点抑制剂相关性心肌炎（G4 - 重度）、心力衰竭、心源性休克、频发室性期前收缩。②胸腺瘤化疗后（PD-1抑制剂）。

（1）一般治疗：患者入院前已停用PD-1抑制剂，患者病情危重，入院后立即给予心电监护、血压监测、指脉氧监测、吸氧等治疗。

（2）器械支持治疗：IABP辅助治疗（治疗1周后拔除IABP）。

（3）药物治疗见表6-2。

表6-2　激素用药方案

时间	药品名称	剂量（单位）	给药途径	频次
第1天	甲泼尼龙琥珀酸钠 0.9%氯化钠注射液	500mg 100ml	输液	每日1次
第2天	甲泼尼龙琥珀酸钠 0.9%氯化钠注射液	500mg 100ml	输液	每日1次
第3天	甲泼尼龙琥珀酸钠 0.9%氯化钠注射液	500mg 100ml	输液	每日1次
第4天	甲泼尼龙琥珀酸钠 0.9%氯化钠注射液	250mg 100ml	输液	每日1次
第5天	甲泼尼龙琥珀酸钠 0.9%氯化钠注射液	120mg 100ml	输液	每日1次
第6天	甲泼尼龙琥珀酸钠 0.9%氯化钠注射液	80mg 100ml	输液	每日1次
第7天	甲泼尼龙琥珀酸钠 0.9%氯化钠注射液	80mg 100ml	输液	每日1次
第8~12天	泼尼松片	40mg/8片	输液	每日1次

（4）对症治疗：利尿、抗心律失常、补钾、营养心肌等见表6-3。

表6-3　其他药物治疗情况

日期（2019年）	药品名称	剂量（单位）	给药途径	频次
7.23~8.2	磷酸肌酸钠针 0.9% 氯化钠注射液	1000mg 100ml	输液	每日1次
7.23~8.4	辅酶Q10片	10mg	口服	每日3次
7.23~8.3	替普瑞酮胶囊	50mg	口服	每日2次
7.23~8.4	门冬氨酸钾镁片	2片	口服	每日3次
7.23~7.26	盐酸利多卡因针 氯化钠注射液	20ml 20ml	微量泵泵入	首次50mg静脉注射；后0.5mg/min持续
7.26~8.4	美托洛尔片	6.25mg	口服	每日2次
7.23~7.25	泮托拉唑钠针 0.9% 氯化钠注射液	40mg 100ml	输液	每日1次
7.26~8.4	奥美拉唑镁肠溶片	20mg	口服	每日1次

除上述药物外，根据患者血电解质情况对症补充氯化钾口服液，维持患者血钾在 4.0mmol/L 以上。根据患者病情及出入量对症予呋塞米针利尿治疗。复查患者血钙正常，未额外加用补钙药物。

患者胸闷、气促、发热症状好转，生命体征逐渐稳定，入院1周后拔出 IABP。患者出院时无胸闷痛、心悸、气促、呼吸困难等不适，BP 125/72mmHg，心率 85 次 / 分，R 20 次 / 分，T 36.5℃，神情，双肺呼吸音清，心律齐，各瓣膜听诊区未闻及杂音，腹软无压痛，双下肢无水肿。肌酸激酶同工酶恢复正常，心电图 ST 段回落，复查心脏超声室壁运动较前明显好转。患者病情稳定后出院。

◎ 初始治疗方案分析

该患者为典型免疫检查点抑制剂（immune checkpoint inhibitors，ICIs）相关心肌炎。ICIs 是近年来肿瘤治疗的重要进展，代表药物包括细胞毒性 T 淋巴细胞相关抗原 –4（cytotoxic T lymphocyte associated antigen–4，CTLA–4）抑制剂和程序性细胞死亡蛋白 –1（programmed cell death protein–1，PD–1）抑制剂。该类药物为患者带来显著生存获益的同时，对各器官的免疫毒性成为临床中不可回避的新问题，特别是 ICIs 相关心肌炎，在所有器官免疫毒性中致死性最高。ICIs 相关心肌炎的临床表现与普通心肌炎类似，轻症患者可无症状，重症患者可出现心源性休克、心衰、猝死、高度方式传导阻滞等。与普通心肌炎不同的是，ICIs 相关心肌炎预后极差，高达 46% 的患者出现主要不良心脏事件（心血管死亡、心脏骤停、心源性休克和血流动力学不稳定的完全性传导阻滞），病死率高达 40%。及时识别并进行治疗是改善该疾病病死率的关键。2019 年，美国心脏病协会对 ICIs 相关心肌炎的诊治进行了总结，2020 年中国抗癌协会整合肿瘤心脏病学分会联合多家学会发布了免疫检查点抑制剂相关心肌炎监测与管理中国专家共识。其中对 ICI 相关心肌炎的治疗进行了详细讲解，内容见图 6-1。

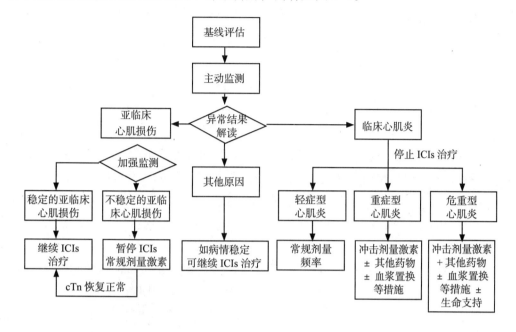

图 6-1　ICIs 相关心肌炎诊疗流程

（1）一般治疗：因其病死率高，对于明确 ICIs 相关心肌炎的患者，应立即停用 ICIs，对于重症患者应嘱卧床休息，并对生命体征实施评估，进行心电监护、动态测量血压，必要时给予氧疗。

（2）支持治疗：对于重症患者，应给予相应器械支持治疗，如高度房室传导阻滞患者行临时起搏器植入，心源性休克或心衰的患者可给予 IABP 甚至 ECMO 治疗。

病例治疗分析：此病例患者 ICIs 相关心肌炎诊断明确，已出现心源性休克、心衰等表现，为重度心肌炎（G4），患者入院时已停用 PD-1 抑制剂。在快速评估患者状态后我院立即急诊行 IABP 植入术，同时给予心电监护、血压检测、指脉氧检测、低流量吸氧、卧床休息等。

（3）药物治疗：糖皮质激素应作为 ICIs 相关心肌炎治疗的首选及核心方案，早期足量的糖皮质激素有助于改善心肌炎预后。

对重症型和危重型心肌炎患者推荐静脉注射甲泼尼龙（1g/d）冲击治疗 3~5 天，病情改善后甲泼尼龙改为 1~2mg/（kg·d）（视情况缓慢过渡到口服等效泼尼松），每 1~2 周减量 1 次，减量过程可能持续 6 周，减量过程中，如心肌炎再次加重，可视情况选择上调激素剂量或联合吗替麦考酚酯、他克莫司、英夫利昔单抗等其中一种药物。但患者对药物效果良好，无需加用其他药物。需要注意的是，与病毒性心肌炎不同，作为 ICIs 相关心肌炎治疗的基石，及时足量的使用糖皮质激素是改善患者预后的关键，因此，临床一旦确诊 ICIs 相关心肌炎，应尽快给予糖皮质激素治疗，尤其重症心肌炎患者。

对轻症型心肌炎推荐静脉注射甲泼尼龙 1~2mg/（kg·d），或视情况口服等效泼尼松 5~7 天（甲泼尼龙 4mg= 泼尼松 5mg），病情改善后开始减量，每 1~2 周减量 1 次，减量过程不宜短于 4~6 周，直至心脏损伤生物标志物恢复到基线水平后停用。

（4）其他药物治疗：对于出现心衰的患者，应按照心衰指南给予规范治疗，如对症利尿、ACEI/ARB 抑制心肌重构，必要时可予强心治疗。心肌炎可发生各种心律失常，如室性期前收缩、室性心动过速、心房颤动、房室传导阻滞等；对于快速性心律失常需予药物控制心室率，预防心律失常发作；对于合并血流动力学障碍的恶性心律失常甚至需电除颤或电复律。对于缓慢性心律失常，必要时需植入临时起搏器。

病例治疗分析：此病例患者出现心衰，住院期间积极给予利尿治疗，保证每日出入量负平衡，同时在 IABP 的辅助下，患者气促症状很快缓解，血压稳定，入院 1 周后拔出 IABP。患者在院期间出现频发室性期前收缩，予利多卡因持续泵入治疗，患者血压回升后加用美托洛尔平片，室性期前收缩明显减少，未出现室速、室颤等恶性心律失常。

（5）药物不良反应及药物相互作用分析：糖皮质激素可出现多种不良反应，包括血糖升高、深静脉血栓形成、骨质疏松、继发感染等，因此治疗期间需监测血糖水平，并采取适当措施预防深静脉血栓，骨质疏松，继发细菌、真菌、肺孢子虫肺炎等感染；此外，激素有导致消化性溃疡风险，可使用 H_2 受体拮抗剂和胃黏膜保护剂。

病例治疗分析：此病例患者住院期间给予抑酸、预防下肢血栓（下肢气压泵）治疗，患者在整个药物治疗过程中未发现明显的药物相互作用和不良反应事件。

◎ 治疗总结

心肌炎是免疫检查点抑制剂相关的高致死性免疫不良反应，因症状不典型，确诊时通常为严重阶段，病死率可达到 40%，预后极差。及时诊断并治疗可降低病死率，早期、足量的糖皮质激素有助于改善患者预后，危重患者常需联合多种药物和非药物治疗措施。

二、抗肿瘤治疗相关心功能不全患者药物治疗案例分析

📖 病历摘要

患者，陈某，女性，65 岁。

主诉：肢体水肿 1 周。

现病史：患者 1 周前无明显诱因出现凹陷性手足水肿，无胸闷、胸痛，无气促、呼吸困难，无头晕、恶心、呕吐，无咳嗽，无胸痛，无吞咽困难，无声嘶，无呕吐，无腹

痛，无头痛，无骨痛。患者精神胃纳好，大小便正常，体重无明显变化。

既往史：发现右侧乳腺肿物 20 年，3 个月前颈胸腹部 CT 平扫＋增强：右侧乳腺癌并右侧腋窝、颈部淋巴结、双肺及右侧肺门淋巴结多发转移。2021 年 3 月 9 日行乳房病损微创旋切术，2021 年 3 月 13 日行输液港植入术。2021 年 3 月 13 日予行多西他赛＋曲妥珠单抗＋帕妥珠单抗方案化疗第一程，后每 4 周化疗一次；2021 年 4 月 12 日予行多西他赛＋赫赛汀＋帕捷特方案化疗第 2 程；2021 年 5 月 13 日予行多西他赛＋曲妥珠单抗＋帕捷特方案化疗第 3 程。否认高血压、糖尿病、冠心病等病史。

个人史：无烟酒嗜好。

婚育史：无特殊。

家族史：无特殊。

查体：体温 36.6℃ 脉搏 86 次 / 分，呼吸 20 次 / 分，血压 129/81mmHg。神志清，精神可。双下肺呼吸音减弱，双肺未闻干湿啰音。心率 86 次 / 分，律齐，各瓣膜听诊区未闻及病理性杂音。腹软，无压痛、反跳痛，肝脾肋下未触及。左侧手及足部、右侧足部凹陷性水肿。

辅助检查：2021 年 3 月 9 日切除组织病理诊断：①（右乳腺肿物）乳腺浸润性癌，Ⅱ级；分期：cT4bN2M1；分型：Luminal B2（ER 3+ 95% PR 1+ ＜ 1% CerbB2 3+ Ki67 70%）。②右侧腋窝淋巴结 1、2：纤维组织中可见腺癌。

2021 年 3 月 10 日超声心动图：轻度三尖瓣反流。心脏舒张功能正常。心脏收缩功能正常。LVEF 67%。

2021 年 6 月 21 日白细胞 $11.98×10^9$/L，中性粒细胞比值 79.1%，血红蛋白 53g/L；ALB 27.6g/L。三大常规、肝肾功能、电解质、凝血指标，心电图等检验指标无明显异常。

入院诊断：

1. 水肿原因待查（营养不良性？心源性？药物性？淋巴性？）。

2. 右侧乳腺浸润性腺癌，肺、颈部淋巴结转移。

3. 贫血。

4. 低蛋白血症。

治疗经过及用药分析

患者于 2021 年 6 月 21 日因"肢体水肿 1 周"入院，入院查体：体温 36.6℃，脉搏 86 次 / 分，呼吸 20 次 / 分，血压 129/81mmHg。双下肺呼吸音减弱，心律齐，各瓣膜听诊区未闻及病理性杂音。左侧手及足部、右侧足部凹陷性水肿。该患者既往确诊右侧乳腺浸润性癌，肺、颈部淋巴结转移，入院前检查明确合并贫血和低蛋白血症，近期出现水肿，原因未明，须考虑营养不良性、心源性、药物性、淋巴性等因素。入院后积极完善相关检查，暂时给予药物减轻容量负荷，改善低蛋白血症、贫血等。药物治疗方案见表 6-4。

表 6-4　患者急性期药物方案

药品名称	剂量（单位）	给药途径	频次
呋塞米注射液	20mg	静脉注射	每日 2 次
B 型 Rh（+）红细胞悬液	2U	输液	1 次
20% 人血白蛋白	100ml	输液	每日 1 次

◎ **初始治疗方案分析**

该患者为老年女性，因"肢体水肿 1 周"入院，入院查体：脉搏 86 次 / 分，呼吸 20 次 / 分，血压 129/81mmHg。双下肺呼吸音减弱，左侧手及足部、右侧足部凹陷性水肿。该患者初步诊断"1. 水肿原因待查：营养不良性？心源性？药物性？淋巴性？ 2. 右侧乳腺浸润性癌，肺、颈部淋巴结转移。3. 贫血。4. 低蛋白血症"，给予药物减轻容量负荷、改善低蛋白血症、贫血等治疗。治疗方案分析如下：

（1）患者本次以"肢体水肿"为主诉入院，予利尿及补充白蛋白、输血等对症处理。水肿原因多样，常见的全身性水肿按病因分为心源性水肿、肾源性水肿、肝源性水肿、营养不良性水肿等。辅助检查已明确合并低蛋白血症及中度贫血，结合此患者既往的肿瘤病史，优先考虑肿瘤消耗继发营养不良。由于血浆蛋白减少，有效渗透压降低，血管内水分进入组织间隙而引起浮肿，可通过利尿及补充白蛋白治疗提高血浆渗透压并降低静水压，以改善水肿情况。

（2）患者既往的肿瘤病史并有化疗药物使用史，须同时警惕和筛查化疗药物对心血管系统损伤引起心源性水肿可能。

◎ **初始药物治疗监护要点**

（1）患者静脉应用呋塞米利尿，注意监测患者血电解质水平，避免低钾血症等电解质紊乱；补充白蛋白后注意复查血浆白蛋白水平。

（2）注意监测血压情况，及时调整降压药物和药物的剂量。

入院第 5 天（2021 年 6 月 27 日）开始，患者开始诉腹胀、纳差，伴气促症状，症状逐渐加重，并出现端坐呼吸。

查体：体温 36.7℃，脉搏 98 次 / 分，呼吸 26 次 / 分，血压 118/72mmHg。手足水肿较前减轻，双下肺呼吸音弱，心律齐，余大致同前。

辅助检查：2021 年 6 月 25 日脑利钠肽前体 1493.0pg/ml，2021 年 6 月 28 日脑利钠肽前体 5162.0pg/ml。脑利钠肽前体升高，利尿处理下持续升高，结合症状考虑急性充血性心力衰竭，加予强心药物、加强利尿治疗。

2021 年 6 月 26 日全血常规：白细胞计数 17.79×10⁹/L，中性粒细胞比值 91.5%，血红蛋白 69g/L。考虑合并感染，予抗感染治疗。

2021 年 6 月 28 日生化检查：钾 3.44mmol/L ↓，白蛋白 31.10g/L ↓。低钾血症，

予补钾处理，定期复查。低蛋白血症有所改善。

2021 年 6 月 28 日超声心动图：轻度二尖瓣反流；轻度三尖瓣反流。心脏舒张功能正常。心脏收缩功能正常。LVEF 56%。

◎ **用药调整**

调整后药物见表 6-5。

表 6-5　患者病情好转后调整药物方案

药品名称	剂量（单位）	给药途径	频次
缬沙坦	80mg	口服	每日 1 次
氯化钾缓释片	500mg	口服	每日 3 次
呋塞米注射液	80~100mg	微量泵泵入	每日 1 次
头孢唑啉钠注射液	1g	输液	每日 2 次
地高辛注射液	0.25mg	静脉注射	每日 1~2 次
20% 人血白蛋白	100ml	输液	每日 1 次
B 型 Rh（+）红细胞悬液	2U	输血	2 次，不同日

◎ **药物治疗分析**

（1）患者出现进行性加重的呼吸困难症状，伴有肢体水肿，脑利钠肽前体显著升高，患者抗肿瘤药物治疗后，LVEF 较基线降低 > 10%，考虑"抗肿瘤治疗相关心功能不全"（cancer therapy related cardiac dysfunction，CTRCD）。CTRCD 基于超声心动图，一般定义为 LVEF 降低 > 10%，绝对值 < 50%，或整体纵向应变（GLS）下降 > 15%，急性或亚急性患者发生于疗程结束 2 周内，更常见的是慢性患者，发生于疗程结束 1 年内或以上。

心力衰竭是最常见的抗肿瘤治疗相关心血管疾病，目前研究证实多种抗肿瘤药物均可能导致心衰。肿瘤治疗导致心衰或左室功能不全的机制主要包括：①直接作用于心室肌细胞，使心肌细胞收缩功能受损或导致心肌病；②降低心脏射血功能，代表药物为蒽环类药物、抗 HER2/ErbB2 靶向治疗药物等；③作用于外周血管系统，使外周血管阻力升高，增加心脏后负荷，代表药物为血管生成抑制剂、酪氨酸酶抑制剂；④作用于心肌间质细胞，导致心肌间质纤维化，降低心肌顺应性，代表为纵隔、胸膜腔内放疗；⑤作用于冠状动脉，导致心肌供血不足，代表为氟尿嘧啶、卡培他滨、纵膈腔内放疗等。

该患者抗微管剂（多西他赛）、单克隆抗体（曲妥珠单抗、帕妥珠单抗）均可能出现 CTRCD，予暂停用药。

（2）对于 CTRCD 的药物治疗主要参照心力衰竭相关指南，急性期予利尿强心治疗。《2018 中国心力衰竭诊断和治疗指南》中指出，呋塞米适用于有明显液体潴留或伴有肾功能受损的患者。患者有肢体水肿，存在液体潴留，有应用呋塞米的指征。洋地黄类药物地高辛可以抑制心肌细胞膜 Na^+-K^+-ATP 酶活性，使心肌细胞膜内外 Na^+-K^+ 主动偶联转运受损，Na^+-Ca^{2+} 交换活跃，心肌细胞内 Ca^{2+} 浓度增高，激动心肌收缩蛋白从而增加心肌收缩力，使衰竭心脏心输出量增加，血流动力学状态改善，同时，对于心衰伴快速心室率患者，可减慢心室率。

（3）贫血的处理：明确贫血原因，严重时考虑输血。贫血在心衰患者中很常见，与心衰的严重程度独立相关，并且与预后差和活动耐力下降有关。应积极寻找贫血病因，病因学上纠正贫血。

◎ 用药监护要点

（1）监测患者血电解质水平，纠正低钾血症。

（2）注意监测血压、心率情况，未见药物相关不良反应。

经过上述处理，患者呼吸困难明显减轻、水肿消退。逐渐停用静脉药物（包括利尿剂、正性肌力药、抗生素），序贯为口服药物，病情继续好转。

查体：脉搏 80 次/分，呼吸 20 次/分，血压 107/61mmHg。手足水肿消退，双下肺呼吸音清，心律齐，余大致同前。

辅助检查：2021 年 7 月 5 日，脑钠肽前体 1938pg/ml。2021 年 7 月 5 日，全血常规：白细胞计数 11.21×10^9/L，中性粒细胞比值 77.1%，血红蛋白 99g/L。

2021 年 7 月 11 日，脑钠肽前体 436.9pg/ml。2021 年 7 月 11 日，全血常规：白细胞计数 9.03×10^9/L，中性粒细胞比值 63.2%，血红蛋白 93g/L。

◎ 用药调整

调整后药物（出院带药）见表 6-6。

表 6-6　患者出院带药方案

药品名称	剂量（单位）	给药途径	频次
缬沙坦	80mg	口服	每日 1 次
卡维地洛	5mg	口服	每日 2 次
氯化钾缓释片	500mg	口服	每日 3 次
呋塞米	40mg	口服	每日 1 次
地高辛片	0.25mg	口服	每日 1 次

◎ 药物治疗分析

改善心肌重构、改善预后药物的应用。β 受体拮抗剂通过拮抗交感神经系统、肾素血管紧张素醛固酮系统和过度激活的神经体液因子，在心血管疾病的恶性循环链中起到重要阻断作用，从而延缓或逆转心肌重构，发挥改善内源性心肌功能的"生物学效应"，减少心脏性猝死及降低总死亡率。肾素－血管紧张素－醛固酮系统阻断药物，包括血管紧张素转化酶抑制剂及血管紧张素受体拮抗剂，通过抑制该系统激活，减少其血管收缩、心肌正性肌力作用，减少去甲肾上腺素、醛固酮和血管加压素等分泌，使心脏前后负荷减轻，使外周血管和冠状血管阻力降低，使心肌纤维化及细胞凋亡减慢。二者均是目前指南推荐用于心力衰竭治疗，可有效改善患者预后的主要药物。

◎ 治疗总结

1. 患者既往确诊肿瘤，接受化疗过程中出现进行性加重的呼吸困难症状，伴有肢体水肿，脑利钠肽前体显著升高，复查 LVEF 较基线降低 > 10%，考虑"肿瘤治疗相关的心功能不全"。

2. 对于 CTRCD 的药物治疗，主要参照心力衰竭相关指南，急性期予利尿强心等治疗，同时积极纠正贫血及感染等常见诱因。病情稳定后，及时加予 β 受体拮抗剂、肾素－血管紧张素－醛固酮系统阻断药物等改善心肌重构及预后的药物。

三、达沙替尼引起的肺高压患者药物治疗案例分析

圁 病历摘要

患者，女性，44 岁。

主诉：反复呼吸困难 1 月。

现病史：患者 1 月前剧烈活动（约爬 5 层楼梯）后感呼吸困难，间中有夜间阵发性呼吸困难，端坐休息后可逐渐缓解，无咳嗽咳痰，无头晕头痛，无黑矇，无晕厥，无胸痛胸闷，无恶心呕吐，无腹痛腹胀，无四肢乏力。未予重视。1 周前患者做日常家务即感呼吸困难，伴双下肢乏力、心悸，余症状同前。遂至当地医院就诊，行心脏超声示：右心室轻度扩大，右心房扩大，中重度三尖瓣反流（反流面积为 9.95cm^2），重度肺动脉高压（pulmonary arterial hypertension，PAH）（PASP 为 83mmHg）。遂予利尿等对症治疗后患者症状缓解。今患者为进一步治疗收入我院。发病以来，患者精神一般，睡眠一般，饮食一般，大小便正常，体重无明显改变。

既往史：患者发现慢性髓系白血病（chronic myelocytic leukemia，Cml）3~4 年，目前服用达沙替尼治疗；余无特殊。

查体：T 36.7℃，P 73 次／分，R 20 次／分，BP 112/65mmHg，体重 56.8kg，身高 163cm。双侧肺呼吸音清，未闻及干湿啰音。HR 73 次／分，律齐，P2 稍增强，各瓣膜区未及明显杂音。腹软，全腹无压痛、反跳痛，肝、脾脏肋下无触及，双下肢无水肿。

入院诊断：

1. 重度肺动脉高压；
2. 心功能Ⅱ级；
3. 慢性髓系白血病。

💊💊 治疗经过及用药分析

◎ 治疗经过

患者入院后完善三大常规、电解质、凝血指标、甲状腺功能、肝肾功能、血脂、ST2 等检查，提示患者轻度贫血，肝酶、尿酸轻度升高，心肌二项：脑利钠肽前体 1437.0pg/ml ↑，高敏肌钙蛋白 T 15.6pg/ml ↑；余基本正常。心脏超声示：右房、右室扩大，右室壁厚约 3.9mm；主肺动脉扩张，左肺动脉 16mm，右肺动脉 19mm，其内未见血栓；三尖瓣瓣环扩张，开放尚可，关闭不拢；余瓣膜形态正常。房室间隔连续，未见 PDA；心包腔见液性暗区：右室游离壁旁 6.5mm；下腔静脉内径 18mm，塌陷率小于 50%；右室功能参数：三尖瓣环 M 型位移 18mm；三尖瓣环右室壁组织速度 S' 12cm/s 三尖瓣反流，彩束面积 8.1cm²，估测肺动脉收缩压 76mmHg。超声提示超声提示重度肺高压原因待查；中重度三尖瓣反流；微量心包积液；EF 64%。

入院后给予螺内酯 20mg qd ＋ 呋塞米 20mg qd ＋ 比索洛尔 2.5mg qd ＋ 培哚普利叔丁胺片 2mg qd 抗心衰，达沙替尼 100mg qd 抗肿瘤，辅以多烯磷脂酰胆碱胶囊 228mg tid 护肝等对症治疗。

风湿免疫指标、血管炎、肝炎、HIV 等检查均阴性。腹部 B 超未见明显异常。肺动脉 CTA 示：心脏右房、右室增大，室壁心肌未见增厚。左室、左房未见异常。主肺动脉及左、右肺动脉增宽，内未见充盈缺损。主动脉未见异常。左肺上叶可见少许条索影。右肺下叶类圆形透亮影、薄壁。所及肝 S7 小圆形低密度灶，增强扫描无强化。综合检查结果未见明显肺部疾病、结缔组织病、肺栓塞等疾病。完善左右心导管测压诊断肺动脉高压重度。考虑诊断"第一大类肺动脉高压"，结合患者长期口服达沙替尼，考虑药物相关性肺动脉高压。予停用达沙替尼，完善骨髓穿刺活检病理诊断示：送检物为成熟的板层骨，未见有效骨髓腔，造血细胞罕见，请结合临床，必要时再送检。Ag(－)，Fe(－)。建议血液科就诊明确慢性髓系白血病治疗方案。患者 6 分钟步行距离（467m），NT-pro BNP ＞ 1400pg/ml，合并微量心包积液，WHO-FC 心功能分级Ⅱ级，经评估患者为中低危肺动脉高压，建议他达拉非或他达拉非联合安立生坦治疗。结合患者经济情况，经患者及家属商量后，决定先使用他达拉非 5mg qd 治疗。

2019 年 12 月 2 日复查 BNP 降至 145.1pg/ml，肝酶降至正常。心脏超声示：各房室不大，右室壁厚约 3.4mm；主肺动脉增宽，其内未见血栓；三尖瓣关闭欠佳；尖瓣反流，彩束面积 2.7cm²，估测肺动脉收缩压 58mmHg。超声提示：轻度三尖瓣反流；中度肺动脉高压。

2020年3月2日复查心脏超声示：各房室不大；三尖瓣反流，彩束面积1.3cm²，估测肺动脉收缩压31mmHg。超声提示：轻度三尖瓣反流。

◎ 初始治疗方案分析

（1）患者中年女性，诊断慢性髓系白血病3年余，口服伊马替尼1年，后因胃肠道不适更改为达沙替尼片100mg口服qd，持续2年余。1月前出现症状，超声示肺动脉压力升高；我院NT-pro BNP升高；考虑PAH查因。已完善风湿免疫指标、血管炎、甲状腺功能、肺动脉CTA等检查，未见明显肺栓塞、结缔组织病、甲亢、HIV相关PAH。达沙替尼是第二代络氨酸激酶抑制剂，可阻断肿瘤细胞加速复制的信号，用于治疗Cml。美国FDA称达沙替尼有诱发PAH风险，然而其机制尚不清楚。达沙替尼可以抑制Src家族激酶。Src家族激酶在平滑肌细胞增殖和血管收缩中起关键作用，PAH发生可能与达沙替尼抑制Scr家族激酶从而引起平滑肌增生相关。也有假说认为达沙替尼可造成肺内皮损伤，减弱肺缺氧血管收缩反应从而造成肺高压。在使用达沙替尼治疗时，应评估患者肺部情况。使用该药患者出现气促、右心衰等症状时，排除其他原因后，应考虑达沙替尼相关PAH。若通过右心导管检查确诊PAH后应停用该药，停药后PAH有可能逆转。患者已停用达沙替尼。可能诱发药物性肺高压的药物分类，见表6-7。

表6-7　可能诱发药物性肺高压的药物分类

分类	药物
影响5-羟色胺代谢的药物（和相关厌食剂）	阿米雷司、苯氟雷司、右芬氟拉明、芬氟拉明、甲苯丙胺、苯丙醇胺、选择性5-羟色胺再摄取制剂、色氨酸
干扰素	INF-α
抗病毒药	索非布韦
小分子酪氨酸激酶抑制剂	达沙替尼、卡非佐米、泊那替尼
单克隆抗体/免疫调节药物	贝伐珠单抗、环孢素、来氟米特、利妥昔单抗、曲妥珠单抗Emtansine
阿片类药物	丁丙诺啡、可卡因、曲马多
化疗药物	烷化剂和烷化剂样药物、紫杉醇、沙利度胺

（2）药物相关PAH治疗方案：目前主张和IPAH一致。根据危险分层，患者属于中低危PAH，可考虑初始联合和初始单药治疗，建议他达拉非或他达拉非联合安立生坦治疗。结合患者经济情况，可先使用他达拉非治疗1月后复查。

（3）抗凝治疗：早期研究显示半数以上IPAH患者存在血栓，且抗凝治疗可改善预后。但近年来PAH注册登记研究和系统回顾分析显示抗凝治疗存在不一样的效果：抗凝治疗对系统性硬化症肺高压患者不能获益甚至会增加死亡风险。这可能与靶向药物使用相关。因此，该患者 D-二聚体（比浊法）730ng/ml↑，轻度升高但未使用抗凝治疗。

（4）地高辛：可以增加心脏收缩，改善心输出量，但其在 PAH 患者中的长期疗效尚不明确；可用于降低 PAH 患者发生快速房性心律失常的心室率。该患者无心律失常，未使用地高辛。

（5）贫血的治疗：患者轻度贫血，为小细胞低色素性，不排除缺铁性贫血，建议完善铁蛋白等检查以及补铁治疗。

◎ **用药监护要点**

（1）患者右心衰为主，使用呋塞米及螺内酯等利尿剂，需要监测体重、肾功能、电解质等生化指标，避免低血容量和电解质紊乱。

（2）PAH 患者在合并左心功能障碍或者冠心病、高血压使可使用比索洛尔、培哚普利，使用时需观察血压、心律等，注意药物间相互作用。

◎ 治疗总结

药物诱导的 PAH 并不常见，导致 PAH 的药物治疗数据非常有限，主要来自于病例报告和观察性研究。大多数药物暴露与 PAH 之间的相关机制仍不明确。一旦考虑药物引起的 PAH 应当立即停用该药。患者危险分层为中低危，应考虑联合用药治疗肺高压，但由于经济原因选择单药治疗。治疗 1 月后复诊，根据症状、心脏超声以及 NT-pro BNP 检查结果，患者若为低危状态，建议继续使用他达拉非治疗，并定期随诊；若为中危状态，推荐三种靶向药物联合使用；若为高危状态，建议包括静脉注射前列环素类药物的联合治疗方案，并进行肺移植评估。

（黎励文　夏爽　彭晓宇　钟琪　陈姣华）

参考文献

［1］徐兰，夏爽，黎励文. 肿瘤心脏病学：交叉学科的机遇与挑战［J］. 中华心血管病杂志，2021，49（2）：198-204.

［2］Zamorano JL, Lancellotti P, Rodriguez Muñoz D, et al. ESC Scientific Document Group. 2016 ESC Position Paper on cancer treatments and cardiovascular toxicity developed under the auspices of the ESC Committee for Practice Guidelines：The Task Force for cancer treatments and cardiovascular toxicity of the European Society of Cardiology（ESC）［J］. Eur Heart J，2016，37（36）：2768-2801.

［3］Lyon AR, López-Fernández T, Couch LS,et al. 2022 ESC Guidelines on cardio-oncology developed in collaboration with the European Hematology Association（EHA），the European Society for Therapeutic Radiology and Oncology（ESTRO）and the International

Cardio-Oncology Society（IC-OS）［J］. Eur Heart J，2022，23（10）.

［4］GBD 2017 DALYs and HALE Collaborators. Global,regional, and national disability-adjusted life-years（DALYs）for 359 diseases and injuries and healthy life expectancy（HALE）for 195 countries and territories,1990-2017：a systematic analysis for the Global Burden of Disease Study 2017［J］. Lancet，2018，392（10159）：1859-1922.

［5］Curigliano G, Lenihan D, Fradley M, et al. ESMO Guidelines Committee. Electronic address：clinical guidelines@esmo. org. Management of cardiac disease in cancer patients thro μ ghout oncological treatment：ESMO consensus recommendations［J］. Ann Oncol，2020，31（2）：171-190.

［6］Campia U, Moslehi JJ, Amiri-Kordestani L, et al. Cardio-Oncology：Vascular and Metabolic Perspectives：A Scientific Statement From the American Heart Association［J］. Circulation，2019，139（13）：e579-e602.

［7］McDonagh TA, Metra M, Adamo Metal. ESC Scientific Document Group. 2021 ESC Guidelines for the diagnosis and treatment of acute and chronic heart failure［J］. Eur Heart J，2021，42（36）：3599-3726.

［8］Totzeck M, Schuler M, Stuschke M, et al. Cardio-oncology-strategies for management of cancer-therapy related cardiovascular disease［J］. Int J Cardiol，2019，280：163-175.

［9］Alexandre J, Cautela J, Ederhy S, et al. Cardiovascular Toxicity Related to Cancer Treatment：A Pragmatic Approach to the American and European Cardio-Oncology Guidelines［J］. J Am Heart Assoc，2020，9（18）：e018403.

［10］Nurgül Y, Ahmet E. Dasatinib-induced pulmonary arterial hypertension［J］. J Clin Pharmacol，2018，84（5）：835-845.

［11］Alicia C, Wendy S, David P,et al. Multicentre randomised placebo-controlled trial of oral anticoagulation with apixaban in systemic sclerosis-related pulmonary arterial hypertension：the SPHInX study protocol［J］. BMJ Open，2016，6（12）：e011028.

第一节　概述

冠状动脉粥样硬化性心脏病指冠状动脉发生粥样硬化引起管腔狭窄或闭塞，导致心肌缺血缺氧或坏死而引起的心脏病，简称冠心病（coronary heart disease，CHD）。1979年，WHO 将冠心病分为 5 型：①隐匿型或无症状型冠心病；②心绞痛；③心肌梗死；④缺血性心肌病；⑤猝死。近年来，欧美指南根据患者发病特点和治疗原则的不同分为以下两类：①慢性心肌缺血综合征（chronic ischemic syndrome，CIS）：包括稳定型心绞痛、缺血性心肌病和隐匿型冠心病等；②急性冠脉综合征（acute coronary syndrome，ACS）：包括不稳定型心绞痛（unstable angina，UA）、ST 段抬高型心肌梗死（ST-segment elevation myocardial infarction，STEMI）和非 ST 段抬高型心肌梗死（non-ST-segment elevation myocardial infarction，NSTEMI）。

一、冠心病临床表现和诊断

（一）临床表现

稳定型心绞痛也称劳力性心绞痛，特点为劳动负荷诱发的阵发性前胸压榨性疼痛或闷痛，每次发作持续数分钟，休息或用硝酸酯类制剂后疼痛消失。疼痛发作的性质、程度、频率及诱发因素在数周至数月内无明显变化。

ACS 是冠心病中急性发病的临床类型，近年又将 UA 和 NSTEMI 合称为非 ST 段抬高型 ACS（NSTE-ACS）。UA 一般表现为以下三个特征之一：静息型心绞痛，初发型心绞痛（1 个月内新发），恶化型心绞痛（近 1 个月内加重）。NSTEMI 的临床表现与 UA 相似，但比 UA 程度更严重，持续时间更长。

STEMI 临床表现为剧烈而持续的胸痛、心电图及心肌损伤标志物的动态变化，严重者可以出现急性循环功能障碍。发病前数日常有乏力、心悸、气短、心绞痛等先兆症状，其中以初发型或恶化型心绞痛最为突出。患者的症状与梗死面积大小、部位、冠脉侧支循环情况也密切相关。

（二）临床诊断

所有胸痛患者均应行静息心电图检查，约半数稳定型心绞痛患者可为正常心电图，也可能有陈旧性心肌梗死的改变或非特异 ST 段和 T 波异常。NSTE-ACS 患者最有诊断价值的心电图表现是 ST-T 的动态变化。

对于 STEMI 患者，典型的心电图动态变化为其特征之一，对梗死的诊断、定位、预后评估等均有帮助。心电图特征性改变有：在面向透壁心肌坏死区的导联上出现特征性改变，包括 ST 段弓背向上抬高（呈单相曲线）、病理性 Q 波、T 波倒置，宽而深，双肢对称。在背向梗死区的导联上则出现相反的改变，即 R 波增高、ST 段压低、T 波直立并增高。

心电图负荷试验（运动负荷试验），通过增加心脏负荷以诱发心肌缺血，达到诊断冠心病的目的。运动中应持续监测心电图改变，出现典型心绞痛及心电图 ST 段水平型或下斜型压低 ≥ 0.1mv 持续 2min 为运动试验阳性标准。本试验有一定比例的假阳性和假阴性，不能作为诊断冠心病的金标准。

心肌损伤标志物是鉴别 UA 和急性心肌梗死的主要标准。急性心肌梗死时，cTn、CK-MB、肌红蛋白等常有明显升高。心肌损伤标志物升高水平与心肌梗死范围及预后明显相关。与传统的心肌酶（如 CK、CK-MB）相比，心脏肌钙蛋白（cTn）具有更高的特异性和敏感性。cTn 增高，并超过正常上限，提示心肌坏死。肌钙蛋白 I（cTnI）或 T（cTnT）起病 3~4h 后升高，cTnI 于 11~24h 达高峰，7~10d 降至正常，cTnT 于 24~48h 达高峰，10~14d 降至正常。有 10%~20% 的患者，肌钙蛋白反应较慢，建议检测高敏肌钙蛋白 I（hs-cTnI），可在 60min 内快速确定是否为心肌梗死。

多数稳定型心绞痛患者静息超声心动图检查无异常，陈旧性心肌梗死者或严重心肌缺血者可以探测到坏死区或缺血区心室壁的运动异常，运动或药物负荷超声心动图检查可以评价心肌灌注和存活性。同时此技术可以评估心脏整体和局部功能，诊断并发症如室壁瘤、乳头肌功能失调、室间隔穿孔等。

放射性核素检查包括心肌灌注显像、心室腔显像、心肌代谢显像等，有助于判断心肌缺血或坏死。心脏磁共振可同时获得心脏解剖、心肌灌注与代谢、心室功能及冠状动脉成像信息。冠脉内超声检查（IVUS）、冠脉内光学相干断层显像（OCT）以及冠脉血流储备分数测定（FFR）等也可用于冠心病的形态及功能评估，并有助于指导冠心病的介入治疗。

进行冠状动脉三维重建，冠状动脉 CTA 作为无创的检查手段敏感性达 95%~99%，特异性为 64%~83%。具有较高的阴性预测价值；但其对狭窄程度的判断有一定误差，特别是当钙化存在时会影响冠脉狭窄程度判断。

冠状动脉造影术是有创性检测手段，目前仍然是诊断冠心病的金标准。冠状动脉造影能提供详尽的血管结构方面的信息，可以明确诊断及血管病变情况，并指导治疗策略及判断预后。

二、药物治疗目的和原则

（一）治疗目的

稳定型冠心病药物治疗主要有两个目的：

1. 预防进展为急性心肌梗死及猝死，延长生存时间，改善患者预后；

2. 减少心肌缺血发作，缓解心肌缺血症状，提高患者生活质量。NSTE-ACS 治疗目的在于稳定斑块、改善残余心肌缺血、并进行长期二级预防。STEMI 患者急性期药物治疗的目的是尽早进行心肌再灌注，挽救濒死心肌、减少心肌梗死范围。梗死后药物治疗的目的是防止梗死扩大，缩小缺血范围，逆转心室重构，改善远期预后。

（二）治疗原则

应该根据 ACS 和 CIS 的分类，选择不同的药物治疗策略。

对有适应证的 STEMI 患者，静脉内溶栓仍是较好的选择。溶栓药物有：阿替普酶（rt-PA）、替奈普酶、尿激酶、重组人尿激酶原等。对发病 3h 内的患者，溶栓治疗的即刻疗效与直接经皮冠脉介入治疗（percutaneous coronary intervention，PCI）基本相似；有条件时可在救护车上开始溶栓治疗。

对于 NSTEMI，所有患者均应给予积极抗栓治疗而非溶栓治疗，包括抗血小板和抗凝两部分。临床常用的抗血小板药物环氧化酶 -1 抑制剂（阿司匹林）、腺苷二磷酸受体抑制剂（氯吡格雷等）、血小板糖蛋白 Ⅱb/ Ⅲa 受体拮抗剂（替罗非班等）、环核苷酸磷酸二酯酶抑制剂（西洛他唑）；抗凝药有普通肝素（UFH）、低分子肝素（LMWH）、磺达肝癸钠（fondaparinux sodium）和直接凝血酶抑制剂（比伐卢定，bivalirudin）。

所有冠心病患者至少需服用一种抗血小板药物，最常用的药物是阿司匹林，无禁忌证者均应长期服用。无论血脂水平如何，均应给予他汀类药物，并根据目标 LDL-C 水平调整剂量。接受 PCI 治疗的患者术后应给予至少 1 年的双联抗血小板治疗。β 受体拮抗剂和血管紧张素转换酶抑制剂（ACEI）可改善心肌梗死患者生存率，应结合患者的临床情况采用最大耐受剂量长期治疗。不能耐受 ACEI 的患者可改用血管紧张素受体拮抗剂（ARB）类药物。无明显肾功能损害和高血钾的患者，经有效剂量的 ACEI 与 β 受体拮抗剂治疗后左心室射血分数（LVEF）仍小于 40% 者，可应用醛固酮拮抗剂治疗。

为减低冠心病患者的心绞痛发作的频率和程度，增加运动耐量，可硝酸酯类药物、β 受体拮抗剂、钙通道阻滞剂等单用或联用。

三、冠心病的药物治疗研究进展

冠心病是目前危害人类健康的主要杀手之一，虽然介入技术的进步和药物的发展已使冠心病患者的预后有了明显的改善，但其死亡率仍居高不下。近年来，冠心病相关的药物研发是心血管领域最活跃领域之一，主要集中在抗血小板药物、调脂药物和抗炎治疗。

（一）抗血小板治疗

抗血小板治疗是冠心病药物治疗的关键，如何针对不同心血管风险的冠心病患者制定个体化的精准抗血小板方案，并使患者获得最大程度的临床净获益是当前迫切需要解决的问题。

1.DAPT 疗程　在阿司匹林基础上加用一种血小板 P2Y12 受体抑制剂的双联抗血小板治疗（DAPT）是预防缺血风险升高的冠心病患者心脏不良事件的基石。虽然 PCI 术后 12 个月的 DAPT 是目前国内外指南推荐的标准治疗方案，但最佳的 DAPT 方案一直是临床争议的焦点。TWILIGHT 系列等多项大型随机对照研究提示，替格瑞洛作为短期 DAPT 后的单药抗血小板治疗方案可能是一种平衡缺血和出血风险的优化治疗策略。

2.基因指导下制定抗血小板治疗策略　氯吡格雷是一种前体药，需在肝脏内通过 CYP2C19 转化为活性代谢产物才能与血小板 P2Y12 受体结合。CYP2C19 功能缺失性等位基因（LOF）可降低人体对氯吡格雷的代谢能力，导致血小板反应活性升高，进而引起心血管风险的增加。CYP2C19 基因突变的发生率不低，且亚洲人 CYP2C19 LOF 携带率高于白人，基于基因指导的个体化抗血小板治疗策略可能是未来精准治疗的方向。《冠心病双联抗血小板治疗中国专家共识》指出，在特定情况下，高缺血风险患者可以进行血小板功能指导 DAPT 升阶治疗，高出血风险患者可以进行血小板功能和基因分型检测指导 DAPT 降阶治疗。

低剂量利伐沙班联合阿司匹林新型抗栓方案：冠心病患者的主要缺血终点事件，如心梗、卒中等，发生既有血小板激活聚集又有凝血因子激活参与。COMPASS 研究为冠心病的抗栓治疗提供了证据：阿司匹林 100mg/d 加利伐沙班 2.5mg bid 双联抗栓治疗（DATT）与单用阿司匹林相比，能显著降低慢性冠脉综合征（CCS）和（或）外周动脉疾病患者的心血管死亡、卒中或心梗的复合终点事件。据此，2019ESC 的 CCS 指南推荐，窦性心律的心梗后或多支冠脉病变 CCS 患者，若有高缺血风险但无高出血风险（Ⅱa，A），低剂量 DATT 可作为 DAPT 的替代治疗。

在研抗血小板药：Revacept（可溶性 dimeric GP Ⅵ-Fc fusion protein）是一种新型的 GP Ⅵ 受体拮抗剂，作用于斑块破裂暴露的胶原蛋白，抑制胶原诱导的血小板黏附和聚集，并有效减少出血等并发症。在动物试验和 Ⅰ 期临床试验中，该药表现出抑制动脉粥样硬化血栓形成而很少影响全身性凝血和出血的特征。2021 年公布的 Ⅱ 期临床试验 ISAR-PLASTER 显示，PCI 前静脉给予 Revacept，与安慰剂相比，不增加出血风险。目前正计划针对 ACS 患者开展Ⅲ期临床研究。

3.其他　以血小板受体作为抗血小板治疗的靶点还有 GPIb 受体、蛋白激酶受体 -1（PAR-1）、TXA2 受体、钙离子依赖型凝集素样受体 2（CLEC-2）、免疫受体酪氨酸激活基序受体（ITAM receptors）等，这些新型抗血小板靶点有望在冠脉疾病的治疗中，既能发挥抗血小板聚集作用又不明显增加出血的风险。

（二）调脂治疗

脂质代谢异常是冠状动脉粥样硬化性心脏病最重要的危险因素，越来越多的研究数据支持"LDL-C 水平越低越好"。但对于极高危患者，往往需要他汀类联用胆固醇吸收抑制剂或 PCSK9 抑制剂以使 LDL 达标。更低的 LDL-C 目标和残留 ASCVD 风险推动了对新调脂药物的研究。

1. Inclisiran   是一种靶向 PCSK9 mRNA 的小干扰核苷酸（siRNA）分子，可直接抑制肝脏中 PCSK9 蛋白的合成，降低肝脏 LDL-C 受体的降解，增加肝脏清除 LDL-C 的能力。研究表明，Inclisiran 对已使用最大耐受剂量他汀治疗的患者，使血 LDL-C 进一步降低 50%，并显著降低非 HDL-C 和 ApoB。安全方面的重点是与注射相关的不良事件。Inclisiran 的一大优势是只需每年注射 2 次。

2. **Bempedoic acid**   是一种人工合成的二羧酸衍生物，通过抑制肝脏 ATP- 柠檬酸裂解酶（ACL），作用于 HMG-CoA 还原酶上游，从而减少胆固醇合成。CLEAR 系列研究证实了 Bempedoic acid 单药能降低 LDL-C 15%~25%，与依折麦布联用降低 LDL-C 的幅度可达 38%。2020 年美国 FDA 批准了 Bempedoic acid 作为降 LDL-C 治疗一线口服药物的替代治疗或辅助用药。

3. **Evinacumab-dgnb**   是抗血管生成素样蛋白 3（ANGPTL3）的单克隆抗体，可以中和 ANGPTL3，激活脂蛋白和内皮脂肪酶，显著降低 TG 和 LDL-C 水平。目前美国 FDA 批准用于纯合子型家族性高胆固醇血症患者。

4. **降 TG 药物**   Volanesorsen 是一种 ApoC- Ⅲ反义核苷酸（ASO）抑制剂，研究表明该药能使 TG 水平降低 70%~80%。Pemafibrate 是过氧化物酶体增殖物激活受体（PPAR）α 受体的强效激动剂，能显著降低 TG，改善 HDL 代谢，促进胆固醇逆向转运，在试验中显示出抑制炎症和抗动脉粥样硬化的作用。

（三）抗炎治疗

在动脉粥样硬化病变形成过程中，炎症反应和氧化应激发挥了重要作用。以炎症为靶点是治疗动脉粥样硬化的新的研究方向。

1. **卡那单抗（Canakinumab）**   是一种以 IL-1β 为靶标的单克隆抗体，可降低血浆 IL-6 和 hs-CRP 等炎症标志物水平。CANTOS 研究表明，对于心梗后 hs-CRP > 2mg/L 的患者，卡那单抗能够在优化药物治疗的基础上进一步降低心梗后心血管事件的风险达 15%，并首次证实了抗炎药物在冠心病二级预防中的作用。但卡那单抗的缺点是价格非常昂贵，且有增加致死性感染的风险。

2. **秋水仙碱**   秋水仙碱可通过多途径发挥抗炎作用，影响内皮细胞和血小板的功能，抑制血管损伤后血管平滑肌细胞、纤维细胞等的增殖。COLCOT 研究中，0.5mg/d 的秋水仙碱可降低急性心梗患者 2 年内心血管事件风险达 23%。2020 年公布的 LoDoCo2 研究纳入 5552 例慢性冠心病患者，结果显示 0.5mg/d 秋水仙碱可以进一步降低心血管死亡、自发性心肌梗死等缺血事件风险约 31%。这两项研究为秋水仙碱用于急、慢性冠心病患者的常规二级预防提供了有力证据。

第二节　临床药物治疗案例分析

一、不稳定型心绞痛、高血压 3 级（很高危）患者药物治疗案例分析

📋 病历摘要

患者，女性，66 岁。

主诉：反复活动后胸闷 2 月，加重 2 周。

现病史：患者于 2 月前出现活动后胸闷，位于胸前区，呈阵发性，持续约 2~3min，无黑矇、心悸等不适，休息后可自行缓解。近 2 周患者胸闷症状发作频繁，最多时一日 4 次，每次持续约 2min，伴头晕黑矇、乏力，偶有濒死感，至我院就诊，拟"胸闷待查，首先考虑不稳定型心绞痛"收住院。发病以来，食欲正常，睡眠正常，大小便正常，体重无减轻。

既往史：高血压病史 30 余年，最高 190/90mmHg，平素口服氨氯地平阿托伐他汀钙片、缬沙坦片降血压，自述血压控制可。糖尿病病史 10 年，平素口服阿卡波糖、那格列奈片、盐酸吡格列酮片降血糖，血糖未严格监测。否认精神疾病史，否认肝炎、结核、疟疾病史，无消化性溃疡病，既往无用药史。

个人史：生于原籍，久居本地，无疫区、疫情、疫水接触史，无有毒物质接触史，无吸毒史，无吸烟史。

婚姻史：25 岁结婚，育有 1 子。

家族史：父亲、母亲、兄弟姊妹有高血压病史。

入院诊断：

1. 胸闷原因待查（首先考虑不稳定型心绞痛）；

2. 高血压 3 级（很高危）；

3. 2 型糖尿病。

诊断依据：

1. 活动后胸闷 2 月，加重 2 周。

2. 既往高血压、糖尿病病史。

3. 查体　P 65 次 / 分，BP 153/75mmHg。心肺听诊无殊。

4.辅助检查　ECG：①窦性心律；②PR间期延长；③T波改变。

💊 治疗经过及用药分析

入院后积极完善相关检查，同时给予抗血小板、降脂、降压等药物治疗。药物治疗方案见表7-1。

表7-1　初始治疗方案

药品名称	剂量（单位）	给药途径	频次
阿司匹林片	100mg	口服	每日1次（7am）
瑞舒伐他汀钙片	10mg	口服	每日1次（7am）
阿利沙坦酯片	240mg	口服	每日1次（7am）
氯吡格雷片	75mg	口服	每日1次（7am）
泮托拉唑钠胶囊	40mg	口服	每日1次（7am）
琥珀酸美托洛尔缓释片	23.75mg	口服	每日1次（7am）
硝酸异山梨酯片	20mg	口服	每日3次
曲美他嗪缓释片	35mg	口服	每日2次（7am、4pm）
阿卡波糖	50mg	口服	每日3次
盐酸吡格列酮片	15mg	口服	每日1次

◎ 初始治疗方案分析

该患者为一老年女性，因"活动后胸闷2月，加重2周"入院，入院查体：T 36.5℃，P 65次/分，R 18次/分，BP 153/75mmHg。神志清，精神可，全身皮肤巩膜无黄染，颈静脉无怒张，双肺呼吸音清，双肺未闻及湿啰音。心律齐，各瓣膜听诊区未闻及明显病理性杂音。腹平软，肝脾肋下未及。双下肢无明显水肿。神经系统查体阴性。初步诊断"1.胸闷原因待查（首先考虑不稳定型心绞痛）；2.高血压3级（很高危）；3.2型糖尿病"，入院后完善相关检查，同时给予抗血小板、调脂、降压等药物治疗。

（1）《冠心病双联抗血小板治疗中国专家共识》中指出，血小板的激活与聚集在动脉粥样硬化血栓形成的发生发展过程中具有重要作用，因此抗血小板是治疗冠心病的关键。在阿司匹林基础上加用一种血小板P2Y12受体抑制剂（氯吡格雷）的双联抗血小板治疗（DAPT）是预防冠心病患者心脏及全身缺血事件的基石。患者既往劳力型心绞痛，近期症状明显加重，考虑不稳定型心绞痛，发生心血管血栓事件风险高，有明确的DAPT指征，因此予阿司匹林联合氯吡格雷。上消化道出血是长期抗血小板治疗过程中最常见的并发症，使用PPI可减轻阿司匹林治疗患者的消化道损伤，并预防出血及复发出血。在 DAPT 时，应给予患者泮托拉唑护胃治疗。

（2）血脂异常是动脉粥样硬化最重要的危险因素之一，不稳定心绞痛患者血脂异常尤其是 LDL-C 水平升高是导致心血管事件发生、发展的关键因素。对于不稳定心绞痛患者血脂管理，现有指南一致强调，LDL-C 为主要调脂干预靶点。随着临床证据的不断丰富，LDL-C 水平目标值已经在 1.8mmol/L（70mg/dl）基础上进一步降低至 < 1.4mmol/L（55mg/dl）或进一步增加降脂幅度。因此给予患者瑞舒伐他汀钙片调脂治疗。

（3）根据《冠心病合理用药指南》，β 受体拮抗剂能够抑制心脏 β₁ 肾上腺素能受体，减慢心率，减弱心肌收缩力，降低血压，从而减少心肌耗氧量，减少患者心绞痛发作，增加运动耐量。硝酸酯类药物为内皮依赖性血管扩张剂，能改善心肌灌注，缓解心绞痛症状。但硝酸酯类药物会反射性增加交感神经张力，使心率加快，因此常联合负性心率药物如 β 受体拮抗剂或非二氢吡啶类 CCB 治疗冠心病。曲美他嗪通过调节心肌能源底物，抑制脂肪酸氧化，优化心肌能量代谢，改善心肌缺血及左心功能，缓解心绞痛，可与 β 受体拮抗剂等抗心肌缺血药物联用。对此患者，我们给予硝酸异山梨酯及美托洛尔缓释片改善心绞痛症状，予以曲美他嗪改善心肌能量代谢。

（4）ACEI/ARB 在冠心病患者治疗中的作用已有多项循证依据。OPTIMAAL 研究和 ELITE-Ⅱ研究结果显示，对心肌梗死后合并心力衰竭的患者，在改善心血管终点事件（心脏性猝死、心脏骤停等）方面氯沙坦与卡托普利相似，但依从性更好。国家 1.1 类新药阿利沙坦酯是氯沙坦主要活性产物 EXP3174 的前体药物，可延续氯沙坦经典的心血管保护作用，且阿利沙坦酯不经过肝脏代谢，使用更安全，患者的依从性更好。此患者长期口服阿利沙坦控制血压，因此入院后继续使用阿利沙坦控制血压，并改善冠心病预后。

（5）患者既往有糖尿病病史，目前口服降糖药物控制，入院后予监测血糖，根据血糖情况再进一步调整治疗方案。

纵观初始治疗方案，药物的选择合理有效，用法用量正确。但药师认为入院开始使用改善心肌代谢的药物曲美他嗪的必要性有待商榷。

◎ 初始药物治疗监护要点

（1）患者应用阿利沙坦、美托洛尔、硝酸异山梨酯片等控制血压、扩张冠脉，应注意监测患者的血压和心率，血压不低于 90/60mmHg，心率不低于 55 次 / 分。

（2）注意监测患者消化道出血情况。目前双联抗血小板，消化道出血风险较高，常规给予护胃，监测血常规、粪便隐血等情况。

入院第 2 天患者诉胸闷症状较前缓解。查体：神志清，脉搏 58 次 / 分，呼吸 18 次 / 分，血压 115/70mmHg。继续给予抗血小板、控制血压、改善心室重构、扩张冠脉改善心绞痛症状等药物治疗。择期行冠脉造影术评估冠脉病变情况。

（3）辅助检查：血常规：血小板总数 175×10^9/L、白细胞总数 6.2×10^9/L。脑钠肽 308pg/ml。生化检查显示：总胆固醇 5.21mmol/L，低密度脂蛋白－C 3.12mmol/L。

ECG：①窦性心律；②P-R间期延长；③T波改变（图7-1）。心脏彩色多普勒超声：左室舒张功能减退；各节段未见运动异常，EF 75.4%。

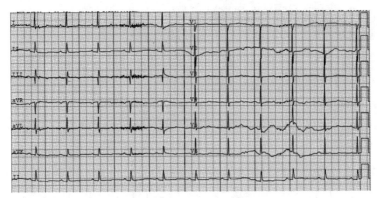

图7-1　入院心电图

行冠脉造影术示：左主干正常；左前降支全程弥漫性病变伴严重钙化，最严重处90%狭窄；左回旋支开口50%狭窄；右冠开口及近段90%狭窄伴严重钙化，中段50%狭窄，远段50%狭窄。遂行右冠PCI术，择期左冠PCI术。

行IVUS检查示：右冠中段至开口弥漫性狭窄伴钙化，最严重处管腔面积2.46mm^2，斑块负荷84%。植入3.0mm×33mm支架后，复查IVUS示支架贴壁良好，支架内最小管腔面积5.67mm^2。

患者入院后予阿卡波糖、吡格列酮口服降糖治疗，监测空腹及餐后血糖均控制欠佳，内分泌科会诊后建议予门冬胰岛素注射液8-6-6U三餐前即刻皮下注射，地特胰岛素注射液10U qn；根据餐后2h血糖调整相应餐前门冬胰岛素注射液剂量，根据空腹血糖调整地特胰岛素注射液剂量。血糖控制目标：空腹血糖7mmol/L，餐后血糖10mmol/L左右。防止低血糖反应。

◎ 用药调整

增加药物见表7-2。

表7-2　增加药物

药物名称	用量	用法	频次
替格瑞洛片	90mg	口服	每日2次（7am、4pm）
恩格列净片	10mg	口服	每日1次（7am）
门冬胰岛素注射液	8U	皮下注射	每日1次（6am）
门冬胰岛素注射液	6U	皮下注射	每日1次（11am）
门冬胰岛素注射液	6U	皮下注射	每日1次（4pm）
地特胰岛素注射液	10U	皮下注射	每日1次（10pm）

停止药物见表 7-3。

表 7-3　停止药物

药物名称	用量	用法	频次
氯吡格雷片	75mg	口服	每日 1 次（7am）
阿卡波糖片	50mg	口服	每日 3 次
盐酸吡格列酮片	15mg	口服	每日 1 次（7am）

◎ 用药调整分析

（1）考虑患者严重冠脉三支病变，不稳定型心绞痛，《冠心病双联抗血小板治疗中国专家共识》中指出，替格瑞洛是一种能够与 P2Y12 受体可逆性结合的活性药，与氯吡格雷相比作用更强、起效更快。疗效不受 CYP2C19 基因多态性的影响。研究显示CYP2C19 功能缺失等位基因携带者应用替格瑞洛在预防缺血终点事件方面比氯吡格雷更有效，且两组大出血发生率相似。PLATO 研究纳入 18624 例多种临床类型的 ACS 患者，对替格瑞洛或氯吡格雷联合阿司匹林抗血小板治疗进行了比较，发现替格瑞洛较氯吡格雷能进一步改善 ACS 患者的预后，显著降低主要不良心血管事件率（P < 0.001），且不增加主要出血风险。因此该患者抗血小板方案调整为阿司匹林联合替格瑞洛双联抗血小板。

（2）《2 型糖尿病合并动脉粥样硬化性心血管疾病患者降糖药物应用专家共识》建议，对于 2 型糖尿病合并冠心病的患者，在选择降糖药物时，除关注降糖治疗外，还应特别注意心血管安全性问题；对于血糖控制不佳的这类患者，在二甲双胍等标准治疗的基础上可考虑优先选择具有明确心血管获益证据的降糖药物（如恩格列净）治疗。

◎ 用药调整监护要点

（1）阿司匹林联合替格瑞洛双联抗血小板，出血风险增大，应加强监测血常规。

（2）胰岛素控制血糖，加用恩格列净改善心血管获益，应注意监测血糖，避免低血糖发作。

入院第 6 天患者病情平稳，未诉特殊不适，予带药出院。拟一月后处理左前降支病变。

◎ 出院带药

见表 7-4。

表 7-4　患者出院带药

药品名称	用量	用法	注意事项
阿司匹林片	100mg	每日 1 次（7am）	应坚持长期服用，注意消化道出血

药品名称	用量	用法	注意事项
替格瑞洛片	90mg	每日 2 次（7am、4pm）	应坚持长期服用，注意消化道出血
瑞舒伐他汀钙片	10mg	每日 1 次（7am）	1 月后复查血脂及监测肝功能及肌酶情况
阿利沙坦酯片	240mg	每日 1 次（7am）	监测血压
琥珀酸美托洛尔缓释片	23.75mg	每日 1 次（7am）	监测血压、心率。心率低于 55 次 / 分时应考虑减量
泮托拉唑钠胶囊	40mg	每日 2 次（7am、4pm）	应坚持长期服用
硝酸异山梨酯片	20mg	每日 3 次（7am、11am、4pm）	注意头痛的不良反应
曲美他嗪缓释片	35mg	每日 2 次（7am、4pm）	
恩格列净片	10mg	每日 1 次（7am）	监测血糖，防止低血糖反应
门冬胰岛素注射液	8U	每日 1 次（6am）	监测血糖，防止低血糖反应
门冬胰岛素注射液	6U	每日 1 次（11am）	监测血糖，防止低血糖反应
门冬胰岛素注射液	6U	每日 1 次（4pm）	监测血糖，防止低血糖反应
地特胰岛素注射液	10U	每日 1 次（10pm）	监测血糖，防止低血糖反应

◎ 再次入院

一月后患者再次入院，行左前降支 PCI 术。入院生化检查显示：总胆固醇 3.5mmol/L，低密度脂蛋白 -C 1.69mmol/L。肌钙蛋白正常。再次冠脉造影：左前降支近中段起弥漫性病变，最重处 90% 狭窄伴严重钙化；右冠原支架内 85% 狭窄。考虑患者右冠支架 1 月，即出现严重再狭窄，行右冠 IVUS 检查：右冠支架内最小管腔面积 2.99mm^2，严重钙化导致局部支架膨胀不全，送 Quantum maverick 3.25mm × 15mm 球囊在右冠支架内以 16~20atm 扩张。复查 IVUS 示：支架内最小管腔面积 4.49mm^2，撤出导丝（图 7-2）。

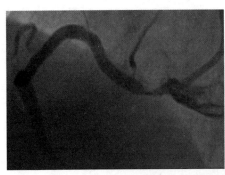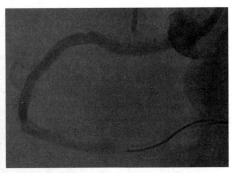

图 7-2 冠脉造影图（右冠脉）

左图为术前，右图为术后

前降支严重钙化伴狭窄，行冠脉内旋磨术。术后复查 IVUS 示前降支远段支架内最小面积 7.1mm²，支架扩张贴壁良好，TIMI 血流 3 级（图 7-3）。

考虑患者冠脉多种病变，病变重，短期内支架再狭窄，且他汀治疗后 LDL-C 未达标。建议患者加用 PCSK9 抑制剂（阿利西尤单抗或依洛尤单抗）。

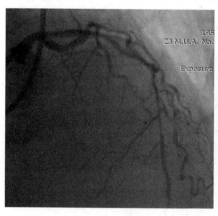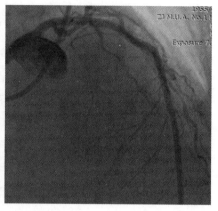

图 7-3　冠脉造影图（左前降支）

左图为术前，右图为术后

◎ **用药分析**

《急性冠状动脉综合征患者血脂管理临床路径专家共识》建议，对于两年内复发血管事件且服用最大耐受剂量他汀类药物的患者，可考虑调脂治疗目标为 LDL-C 水平 < 1.0mmol/L（< 40mg/dl）。ODYSSEY Outcomes 研究显示，ACS 患者经阿利西尤单抗治疗后 LDL-C 水平可降至 1.38mmol/L（53mg/dl），与安慰剂组相比，阿利西尤单抗组治疗第 12 个月时 LDL-C 水平降幅为 61.0%，48 个月时 LDL-C 降幅为 54.7%，主要终点事件发生风险降低 15%，全因死亡风险下降 15%；对 LDL-C 降至极低水平［≤ 0.39mmol/L（15mg/dl）］者进行的亚组分析显示，心血管事件发生风险进一步降低 29%，且不增加新发糖尿病、出血性脑卒中等不良反应。FOURIER 研究纳入的 ASCVD 患者（大多为稳定性冠心病患者）经依洛尤单抗治疗 48 周后，LDL-C 水平降幅为 59%，Lp（a）水平降幅为 26.9%，主要心血管事件发生风险降低 15%。

◎ **出院带药**

入院第 4 天患者病情平稳，未诉特殊不适，予带药出院，见表 7-5。

表 7-5　患者出院带药

药品名称	用量	用法	注意事项
阿司匹林片	100mg	每日 1 次（7am）	应坚持长期服用，注意消化道出血

药品名称	用量	用法	注意事项
替格瑞洛片	90mg	每日 2 次（7am、4pm）	应坚持长期服用，注意消化道出血
瑞舒伐他汀钙片	10mg	每日 1 次（7am）	1 月后复查血脂及监测肝功能及肌酶情况
阿利沙坦酯片	240mg	每日 1 次（7am）	监测血压
琥珀酸美托洛尔缓释片	23.75mg	每日 1 次（7am）	监测血压、心率。心率低于 55 次 / 分时应考虑减量
泮托拉唑钠胶囊	40mg	每日 2 次（7am、4pm）	应坚持长期服用
硝酸异山梨酯片	20mg	每日 3 次（7am、11am、4pm）	注意头痛的不良反应
曲美他嗪缓释片	35mg	每日 2 次（7am、4pm）	
恩格列净片	10mg	每日 1 次（7am）	监测血糖，防止低血糖反应
门冬胰岛素注射液	8U	每日 1 次（6am）	监测血糖，防止低血糖反应
门冬胰岛素注射液	6U	每日 1 次（11am）	监测血糖，防止低血糖反应
门冬胰岛素注射液	6U	每日 1 次（4pm）	监测血糖，防止低血糖反应
地特胰岛素注射液	10U	每日 1 次（10pm）	监测血糖，防止低血糖反应
PCSK9 抑制剂（阿利西尤单抗）	75mg	2 周 1 次皮下注射	关注注射局部不良反应

◎ 治疗总结

患者为老年女性，因"活动后胸闷 2 个月，加重 2 周"入院，综合病史、临床表现及辅助检查，诊断为"不稳定型心绞痛，高血压 3 级（极高危），2 型糖尿病"。

入院后积极完善相关检查，冠脉造影提示严重三支病变，并先后 2 次给予血运重建治疗。与此同时，给予冠心病规范药物，包括双联抗血小板、强化降脂、改善心绞痛症状药物等。对合并存在的糖尿病等危险因素，积极使用具有心血管保护作用的降糖药物。患者症状缓解，病情好转。

整个治疗过程，患者药物的使用遵循临床指南，并根据病情作相应调整。药物用法用量、疗程以及停药、换药合理，有效保证了心脏介入治疗的效果，减少了不良反应发生的风险。

二、急性前壁 ST 段抬高型心肌梗死患者药物治疗案例分析

📋 病历摘要

患者，男性，67岁。

主诉：反复胸闷胸痛3年，加重2h。

现病史：患者3年前活动量大时出现胸闷胸痛，位于胸前区，呈压榨感，休息3~5min后可缓解。2h前走路时出现胸痛，程度较前剧烈，伴恶心、出汗，休息后胸痛无法完全缓解，遂至我院急诊就诊，查心电图示：V1~4导联ST段弓背向上抬高0.3~0.5mV；TnI 0.012ng/ml，急诊收住院。病来，神清，胃纳可，睡眠正常，大小便无殊，体重无明显增加或减轻。

既往史：高血压病史10年，血压最高165/90mmHg，未予诊治；体检发现高脂血症，不规律服用他汀类药物；胃病史5年余，未明确诊断。否认糖尿病病史，否认脑梗病史，否认肝肾疾病史，否认手术、输血史。

个人史：生于并居住于本地；无疫区、疫情、疫水接触史；无有毒物质接触；吸烟史20余年，平均每天15支左右，未戒烟；否认饮酒史。

婚姻史：24岁结婚，育有1子1女，子女及配偶体健。

家族史：否认家族中类似疾病史，否认遗传性疾病史。

入院查体：T 37.3℃，P 88次/分，R 20次/分，BP 114/67mmHg。神志清，精神软，急性病容，两肺呼吸音稍粗，未见明显啰音，心律齐，各瓣膜听诊区未闻及病理性杂音，腹软，无压痛、反跳痛，肝脾肋下未触及，双下肢无明显浮肿。

入院诊断：

1. 急性前壁 ST 段抬高型心肌梗死；

2. Killip I 级；

3. 高血压2级（很高危）。

诊断依据：

1. 患者老年男性；反复胸闷胸痛3年，加重2h。

2. 既往高血压病史，高脂血症病史。

3. 查体　P 88次/分，BP 114/67mmHg，急性病容，两肺未及啰音，心脏听诊无殊。

4. 辅助检查　心电图示：窦性心律，V1~4导联ST段弓背向上抬高0.3~0.5mV。

💊 治疗经过及用药分析

患者因"反复胸闷胸痛3年，加重2h"入急诊室，仍有胸痛无法缓解，急性病容，初步诊断："1.急性前壁 ST 段抬高型心肌梗死 Killip I 级；2.高血压2级（很高

危）。"开通胸痛中心绿色通道，拟行急诊 PCI。术前予吗啡注射液 5mg 皮下注射镇痛，阿司匹林肠溶片 300mg 口服、替格瑞洛片 180mg 负荷量口服抗血小板，阿托伐他汀片 20mg 口服调脂稳定斑块。行急诊 PCI，冠脉造影示左前降支中段急性闭塞；左回旋支近段 70% 狭窄，中远段 60% 狭窄；右冠弥漫性病变，最重处约 70% 狭窄；行左前降支急性闭塞开通，抽吸出大量血栓，予药物洗脱支架 1 枚植入。术后替罗非班注射液 2.5mg+0.9% 氯化钠注射液 40ml（共 50ml），微泵走速 10ml/h，维持 24h〔换算后约 0.15μg/（kg·min）〕。急诊 PCI 后初始治疗方案见表 7-6。

表 7-6 急诊 PCI 初始治疗方案

药品名称	剂量（单位）	给药途径	频次（临时医嘱）
阿司匹林肠溶片	300mg	口服	once
替格瑞洛片	180mg	口服	once
阿托伐他汀片	20mg	口服	once
吗啡注射液	5mg	皮下注射	once
替罗非班注射液	0.15μg/（kg·min）	微泵泵入	持续医嘱（24h）

◎ **急诊 PCI 初始治疗方案分析**

（1）患者急性前壁 ST 段抬高型心肌梗死，紧急情况下予镇痛、强化抗血小板、调脂治疗，行急诊 PCI 开通闭塞血管。

（2）患者急性 ST 段抬高型心肌梗死，入院时仍有胸痛，予吗啡镇痛。《ESC急性 ST 段抬高心肌梗死管理指南》指出，急性心梗时镇痛非常重要，可缓解患者症状，减轻交感兴奋，减轻心脏负荷。吗啡属于阿片类受体激动剂，有较好的镇痛及镇静作用，适合急性心梗有明显症状的患者。

（3）急性 ST 段抬高型心肌梗死拟行急诊 PCI，患者既往未服用抗血小板药物时，需负荷量双联抗血小板药物（阿司匹林 +P2Y12 ADP 受体拮抗剂）顿服，快速抑制血小板聚集，阻止急性血栓形成。阿司匹林又名乙酰水杨酸，通过抑制血小板的前列腺素环氧酶（COX），防止血栓素 A2（TXA2）生成，从而抑制血小板聚集，过程不可逆。替格瑞洛是一种 P2Y12 ADP 受体拮抗剂，通过与 P2Y12 ADP 受体结合，抑制 ADP 介导的血小板活化和聚集。替格瑞洛是非前体药，无需肝脏代谢激活即可直接起效，且与 ADP 受体的结合是可逆的，因此与传统的氯吡格雷相比，替格瑞洛具有起效快、作用强的特点。PLATO 研究中，替格瑞洛相较于氯吡格雷，在不增加主要出血的情况下，可进一步降低急性冠脉综合征患者复合终点事件和心血管死亡风险。如无法获得替格瑞洛，也可选择氯吡格雷 300~600mg 口服。

（4）患者介入术中可见大量血栓，血栓负荷重，术后予替罗非班微泵维持强化抗血小板。替罗非班是非肽类血小板糖蛋白 Ⅱb/ Ⅲa 受体拮抗剂，通过阻止糖蛋白 Ⅱb/ Ⅲa 与纤维蛋白原的结合，阻断血小板表面的交联及聚集，具有可逆性、半衰期短、作用强的特点，适合血栓负荷重的患者。

（5）阿托伐他汀属于他汀类药物，是治疗动脉粥样硬化的基石。他汀类药物通过竞争性抑制内源性胆固醇合成限速酶——羟甲基戊二酰辅酶 A（HMG-CoA）还原酶，阻断羟甲戊酸代谢途径，使细胞内胆固醇合成减少而降低血脂水平。此外，他汀类药物还有改善内皮功能、抗氧化应激、抗炎、抗血栓等作用。

◎ 初始药物治疗监护要点

（1）患者使用吗啡，需注意血压及呼吸情况，警惕低血压及呼吸抑制。

（2）患者使用阿司匹林、替格瑞洛、替罗非班强化抗栓治疗，需注意出血情况，特别是颅内出血、胃肠道大出血等，应关注出血表现及血红蛋白变化。

（3）替罗非班可导致急性和（或）严重的血小板减少，导致出血风险大大增加，需定期复查并监测血小板水平。

（4）患者行急诊 PCI 后胸闷胸痛缓解，入院第 2 天未诉明显不适，查体：T 37.1℃，P 82 次 / 分，R 20 次 / 分，BP 124/78mmHg，神清，双肺呼吸音清，心律齐，各瓣膜听诊区未闻及病理性杂音，双下肢无明显浮肿。辅助检查：白细胞 9.32×10^9/L，中性粒细胞 74%，血红蛋白 132g/L，血小板 1.76×10^9/L；肌酸激酶同工酶 78ng/ml；肌钙蛋白 I16.32ng/ml；总胆固醇 8.33mmol/L，低密度脂蛋白胆固醇 5.75mmol/L；血肌酐 65μmol/L；血糖 5.98mmol/L；血钾 3.33mmol/L；心电图提示 V1~4 导联 ST 段回落，可见偶发室性期前收缩；超声心动图提示左室前壁心肌节段性运动减弱，左室收缩功能减低 LVEF 49%。继续予抗血小板、调脂、改善心肌重构、扩冠及护胃、稳定电解质等治疗。

◎ 用药调整

入院第 2 天调整药物方案见表 7-7。

表 7-7　入院后药物治疗方案

药品名称	剂量（单位）	给药途径	频次
阿司匹林肠溶片	100mg	口服	qd
替格瑞洛片	90mg	口服	qd
阿托伐他汀片	20mg	口服	qn
依折麦布片	10mg	口服	qd
酒石酸美托洛尔片	12.5mg	口服	bid
沙库巴曲缬沙坦钠片	25mg	口服	bid
单硝酸异山梨酯片	20mg	口服	bid
泮托拉唑肠溶片	40mg	口服	qd
枸橼酸钾口服液	10ml	口服	tid

◎ 药物治疗分析

患者行急诊 PCI 后开通闭塞血管，胸闷胸痛症状缓解，后续行急性心梗及冠心病二级预防治疗。

患者冠状动脉粥样硬化性心脏病，左前降支闭塞行药物洗脱支架植入，术后需阿司匹林＋替格瑞洛双联抗血小板治疗 1 年以上，1 年后根据患者冠心病是否稳定决定是否停用替格瑞洛，阿司匹林终身服用。

患者血脂检查提示总胆固醇（TC）和低密度脂蛋白胆固醇（LDL-C）显著增高。《欧洲心脏病学会/欧洲动脉粥样硬化学会血脂异常管理指南》指出，为降低心血管不良事件，在高危和极高危患者中，LDL-C 水平应尽可能降低，对极高危患者的二级预防，建议 LDL-C 比基线降低≥ 50% 且< 1.4mmol/L。我国人群多数无法耐受大剂量强化他汀类药物治疗，对极高危心血管疾病患者需强化降脂治疗时，可考虑初始常规剂量他汀联合依折麦布。依折麦布与他汀类药物机制不同，是胆固醇吸收抑制剂，服用后通过附着于小肠绒毛刷状缘，选择性抑制小肠胆固醇转运蛋白，减少肠道内胆固醇吸收，从而降低肝脏内胆固醇储量并增加血液中胆固醇清除。依折麦布联合他汀可抑制胆固醇从外部吸收及体内合成，更安全有效达到降脂目的，并可长期使用。

患者急性心梗，心电监护见室性期前收缩，LVEF 49%，如无明显禁忌，应在 24h 内尽早使用 β 受体拮抗剂如美托洛尔。美托洛尔是选择性 $β_1$ 受体拮抗剂，通过阻滞心脏 β 受体以及抑制交感神经活性、减少儿茶酚胺释放等途径，在 3 方面起作用：①减慢心率、降低血压，最终减少心肌耗氧，缓解心绞痛症状，提高运动耐量；②稳定心律，预防室上性及室性心律失常，减少恶性心律失常及心源性猝死发生；③改善心肌重构，减缓心梗后心功能下降，改善心梗后心衰患者预后。

β 受体拮抗剂宜从低剂量开始使用，逐渐加量，滴定到患者可耐受的最大剂量。

沙库巴曲缬沙坦钠片（ARNI）由血管紧张素 Ⅱ 受体拮抗剂缬沙坦和脑啡肽酶抑制剂沙库巴曲组成。沙库巴曲是前体药物，经过代谢后可抑制脑啡肽酶，减少利钠肽、缓激肽等多种血管活性肽的降解，通过增强利钠肽系统（NPs）活性，发挥利尿排钠、扩张血管、改善心肌重构等作用。缬沙坦是血管紧张素 Ⅱ 受体拮抗剂（ARB），选择性作用于血管紧张素 Ⅱ 的 Ⅰ 型（AT1）受体，通过抑制肾素血管紧张素醛固酮系统（RAAS）活性，起到扩张血管、降压、改善心肌重构、延缓肾病进展等作用。复合制剂沙库巴曲缬沙坦钠片，可同时增强 NPs 活性、抑制 RAAS 系统，更有效地达到降压、改善心肌重构的作用。《中国急性心肌梗死后心室重构防治专家共识》推荐了 ARNI 类药物用于急性心肌梗死后心室重构的防治。心肌梗死后患者若能耐受 ACEI/ARB 类药物，可考虑以 ARNI 替代 ACEI/ARB。

患者冠心病心肌梗死，仍有多支血管存在狭窄，使用单硝酸异山梨酯片扩张冠脉，预防心绞痛发作。单硝酸异山梨酯属于硝酸酯类，可释放一氧化氮，激活鸟苷酸环化酶，增加 cGMP 水平，激活 cGMP 依赖性蛋白激酶，舒张血管平滑肌，达到扩张动静脉的作用。单硝酸异山梨酯一方面可选择性扩张冠状动脉，增加冠脉血流及心肌灌注，缓解冠脉痉挛；另一方面，也可通过扩张外周动静脉降低心脏前后负荷，减少心肌耗氧；是冠心病患者缓解症状重要药物。

◎ 用药监护要点

（1）患者双联抗血小板治疗，需注意出血情况，特别是患者既往有胃病病史，需注意胃肠道出血情况，关注出血症状及血红蛋白变化，必要时加强护胃治疗。

（2）患者阿托伐他汀、依折麦布联合降脂，需监测肝功能异常、肌痛等不良反应。

（3）美托洛尔、沙库巴曲缬沙坦、单硝酸异山梨酯均有降压作用，需密切监测血压情况，避免血压过低导致冠脉灌注不足。美托洛尔减慢心率、降低心肌收缩力（负性肌力作用），需监测心率，警惕缓慢型心律失常及心肌收缩力降低诱发急性心衰发作。沙库巴曲缬沙坦和枸橼酸钾口服液，均有升高血钾作用，应监测血电解质。

入院第 4 天，患者无明显胸闷胸痛不适，查体：T 37.3℃，P 75 次 / 分，R 20 次 / 分，BP 105/76mmHg，神志清，双肺呼吸音清，心律齐，各瓣膜听诊区未闻及病理性杂音，双下肢无明显浮肿。辅助检查：血红蛋白 134g/L；肌酸激酶同工酶 25ng/ml；肌钙蛋白 I0.965ng/ml；总胆固醇 6.98mmol/L，低密度脂蛋白胆固醇 4.15mmol/L；丙氨酸氨基转移酶 28U/L；血肌酐 73μmol/L；血钾 4.23mmol/L；心电图提示窦性心律，V1~V4 导联 ST 段回落，Q 波形成；动态心电图示窦性心律，频发室性早搏 2548 次 /24h。继续予抗血小板、调脂、改善心肌重构、扩冠及护胃等药物治疗。

◎ 用药调整

增加药物见表 7-8，停用药物见表 7-9。

表 7-8　增加药物

药品名称	剂量（单位）	给药途径	频次
琥珀酸美托洛尔缓释片	47.5mg	口服	qd

表 7-9　停用药物

药品名称	剂量（单位）	给药途径	频次
酒石酸美托洛尔片	12.5mg	口服	bid
枸橼酸钾口服液	10ml	口服	tid

◎ 用药调整分析

患者心率偏快，动态心电图提示频发室性期前收缩，血压尚可，因此美托洛尔加量并改为长效制剂，增加血药浓度稳定性及患者依从性。患者血钾恢复到 4.0mmol/L 以上，可暂停补钾药物，防止高钾。

患者病情稳定，可予出院，出院带药见表 7-10。

表 7-10　出院带药

药品名称	剂量（单位）	给药途径	频次
阿司匹林肠溶片	100mg	口服	qd
替格瑞洛片	90mg	口服	qd
阿托伐他汀片	20mg	口服	qn
依折麦布片	10mg	口服	qd
琥珀酸美托洛尔缓释片	47.5mg	口服	qd
沙库巴曲缬沙坦钠片	25mg	口服	bid
单硝酸异山梨酯片	20mg	口服	bid
泮托拉唑肠溶片	40mg	口服	qd

◎ 治疗总结

患者老年男性，因"反复胸闷胸痛 3 年，加重 2h"入院，既往高血压病史，高脂血症病史，心电图提示急性前壁 ST 段抬高心肌梗死，行急诊 PCI，冠脉造影示冠脉左前降支闭塞，予开通并植入药物洗脱支架，后续超声心动图、心肌酶学均符合急性心肌梗死诊断。入院后给予阿司匹林、替格瑞洛、替罗非班抗血小板治疗，阿托伐他汀、依折麦布降脂，美托洛尔、沙库巴曲缬沙坦改善心室重构，单硝酸异山梨酯片扩张冠脉改善症状，泮托拉唑护胃等治疗。整体治疗过程，患者的药物使用遵循临床诊断和循证医学依据，药物用法用量、疗程合理。

三、急性非 ST 段抬高型心肌梗死、PCI 术后的患者药物治疗案例分析

🗐 病历摘要

患者，男性，36 岁。

主诉：胸痛 10 余天。

现病史：患者 10 余天前无明显诱因出现剧烈胸痛，持续 4~5min 自行缓解，每天达 2~3 次，休息时也可发生，无腰背放射痛，无恶心呕吐，无头晕头痛。当地医院胃镜无殊，心电图未见异常。TnI 0.192ng/ml。冠脉 CTA：右冠状动脉弥漫性混合斑块，中段管腔重度狭窄，接近闭塞；回旋支近段混合斑块，管腔中重度狭窄。精神可，胃纳睡眠可，二便无殊，体重未见明显变化。

既往史：患者过去体质良好。无高血压；无糖尿病；无肾病等疾病史。

个人史：无疫区居留史。无冶游史。无饮酒习惯。有吸烟习惯，已吸 10 余年，每天 1 包。

婚育史、家族史：无殊。

入院查体：体温 36.7℃，脉搏 85 次 / 分，呼吸 18 次 / 分，血压 124/75mmHg。心律齐，各瓣膜区未闻及明显杂音，双下肢轻度水肿。

辅助检查：

1. 外院冠脉 CTA　右冠状动脉弥漫性混合斑块，中段管腔重度狭窄，接近闭塞；回旋支近段混合斑块，管腔中重度狭窄。左前降支中段浅表心肌桥。

2. 心电图　Ⅱ、Ⅲ、aVF 导联及 V4~V6 导联 ST 段压低，T 波倒置（图 7-4）。

3. 血脂谱　总胆固醇 8.27mmol/L；甘油三酯 3.53mmol/L；高密度脂蛋白 - C 0.65mmol/L；低密度脂蛋白 - C 5.79mmol/L；

4. 血清肌钙蛋白 Ⅰ　0.25ng/ml，CKMB 正常。

5. 超声心动图　左室舒张功能减退，EF 54%

入院诊断：

1. 冠状动脉粥样硬化性心脏病；

2. 急性冠脉综合征；

3. 急性非 ST 段抬高性心肌梗死；

4. 心功能 Ⅰ 级（Killip 分级）；

5. 高脂血症。

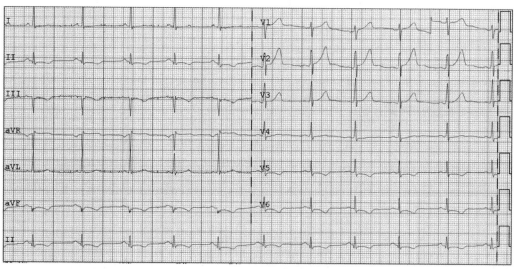

图 7-4　Ⅱ、Ⅲ、aVF 导联及 V4~V6 导联 ST 段压低，T 波倒置

治疗经过及用药分析

患者入院后完善相关辅助检查，予阿司匹林 100mg qd+ 替格瑞洛 90mg bid 双联抗血小板治疗，阿托伐他汀 20mg qd 调脂、琥珀酸美托洛尔 47.5mg qd、贝那普利 10mg qd 预防心肌重构，低分子肝素 4000U qd 皮下注射抗凝，泮托拉唑 40mg qd 护胃。

入院后第二天，排除禁忌，行冠状动脉造影：左主干正常；左前降支弥漫性病变，最狭窄处 70% 狭窄；左回旋支中段 90% 狭窄；右冠中段 99% 狭窄。行右冠 PTCA+ 药物支架 1 枚植入，回旋支 PTCA+ 药物球囊 1 枚释放。

术后规律服药，患者未再发胸痛。因患者血脂明显增高，合并严重冠脉疾病，属于极高危人群，故原用药方案上加用依洛尤单抗 1 支皮下注射每两周 1 次。

◎ **出院带药**

见表 7-11。

表 7-11 出院带药

药品名称	剂量（单位）	给药途径	频次
阿司匹林肠溶片	100mg	口服	qd
替格瑞洛片	90mg	口服	bid
阿托伐他汀片	20mg	口服	qd
贝那普利片	10mg	口服	qd
琥珀酸美托洛尔缓释片	47.5mg	口服	qd
依洛尤单抗	1 支	皮下注射	q2w

◎ **初始治疗方案分析**

（1）《冠心病双联抗血小板治疗中国专家共识》中指出，血小板的激活与聚集在动脉粥样硬化血栓形成的发生发展过程中具有重要作用，因此抗血小板是治疗冠心病的关键。在阿司匹林基础上加用一种血小板 P2Y12 受体抑制剂的双联抗血小板治疗（DAPT）是预防冠心病患者心脏及全身缺血事件的基石。

针对急性冠脉综合征的首诊患者，应该尽快给予负荷剂量（阿司匹林 300mg+ 氯吡格雷 300mg 嚼服，或阿司匹林 300mg+ 替格瑞洛 180mg 嚼服），快速抑制血小板聚集，防止血管局部血栓形成，避免血管管腔完全闭塞，保障心肌血流灌注。对于已经接受过双抗治疗，但未负荷，且服药时间少于 3 天的患者，也应该在首诊当日或手术当天，保证阿司匹林 / 氯吡格雷的用药总量达到 300mg。该患者入院之前已经服用了双抗，且时间超过 3 天，故长期用药方案上应给予阿司匹林 100mg qd 及替格瑞洛 90mg bid 的维持剂量。

对于急性冠脉综合征患者行介入治疗术后，应在阿司匹林基础上加用 P2Y12 受体抑制剂；替格瑞洛或氯吡格雷在介入术后需要服用至少 12 个月，后长期服用阿司匹林。其中，对于高出血风险的患者，应考虑 3~6 个月后停用 P2Y12 受体抑制剂或阿司匹林，保留另外一种。

（2）阿托伐他汀是他汀类药物中的代表，作用机制为竞争性抑制内源性 HMG-CoA 还原酶，进而阻断羟甲戊酸代谢途径，使细胞内胆固醇合成减少、细胞膜表面低密度脂蛋白受体增加，从而降低血脂水平。他汀类药物均有非常广泛的药理学作用，它们通过降低血总胆固醇、低密度脂蛋白和甘油三酯，以及升高高密度脂蛋白，进而发挥改善内皮功能、抗氧化应激、抗炎、抗血栓等作用，是治疗动脉粥样硬化的基石。受体内激素酶系代谢周期的影响，他汀类药物的服药时间有一定的要求，如辛伐他汀、氟伐他汀、匹伐他汀等药物建议晚上服用，而阿托伐他汀和瑞舒伐他汀则不受影响，可在一天中任意时间点服用。该患者冠心病诊断明确，且合并高脂血症，规范服用他汀类药物，对此患者可明显获益。

（3）血管紧张素转化酶抑制剂（ACEI）/血管紧张素受体抑制剂（ARB）能逆转左心室肥厚、血管增厚、延缓动脉粥样硬化进展，减少斑块破裂和血栓形成，还有利于心肌氧供/氧耗平衡和心脏血流动力学，并降低交感神经活性。目前多个指南和专家共识均明确推荐，急性冠脉综合征建议使用 ACEI/ARB 类药物。该患者使用贝那普利 10mg qd，后期需要关注血压情况，以及有无刺激性干咳症状。

（4）美托洛尔是选择性 β 受体拮抗剂的代表药物，它具有以下药理学作用：减慢心率、减弱心肌收缩力、降低血压，最终减少心肌耗氧，缓解心绞痛症状；稳定心律，减少恶性心律失常及心源性猝死发生；改善心肌重构，预防和改善心梗后心衰。美托洛尔有平片和缓释片两种剂型，缓释剂型的美托洛尔能够更有效、长时间地维持有效血药浓度，降低峰谷波动对人体的不良影响，因而首选缓释剂型。

（5）高脂血症是冠心病患者重要的危险因素，该患者年轻，但血管病变特别严重，考虑高脂血症在其疾病的发生与发展过程中起到了非常重要的作用。因此血脂的干预，在该患者的用药方案中至关重要。

根据《超高危 ASCVD 患者血脂管理中国专家共识》建议，动脉粥样硬化性心血管疾病（ASCVD）患者并存以下情况之一视为超高危。①复发的 ASCVD 事件（下列事件 2 年内发作两次或以上：ACS、缺血性卒中 /TIA、急性肢端缺血）；②冠状动脉多支血管病变（两支或以上主要冠状动脉狭窄超过 50%）；③近期 ACS；④心、脑或外周动脉多血管床动脉粥样硬化性血管疾病；⑤ LDL-C ≥ 4.9mmol/L（190mg/dl）；⑥糖尿病。

该患者的情况符合第②⑤两条，属于超高危 ASCVD 人群。对于超高危患者，指南中要求 LDL-C 降低至 < 1.4mmol/L 且降幅 ≥ 50%；对于 2 年内发生 ≥ 2 次主要不良心血管事件的患者，建议 LDL-C 降至 < 1.0mmol/L 且降幅 ≥ 50%。因而，该患者的 LDL-C 控制的目标值是 LDL-C 降低至 < 1.4mmol/L 且降幅 ≥ 50%。

患者入院 LDL-C 5.79mmol/L，选择阿托伐他汀钙为初始降脂药物，虽然阿托伐他汀为中高强度他汀，但根据药理学特性和临床试验观察，其平均降脂幅度 50%，单药治疗很难将患者 LDL-C 降至 1.4mmol/L 以下。因此，血脂的干预宜采用联合用药方案。依洛尤单抗为 PCSK9 抑制剂，可在他汀治疗的基础上进一步降低 LDL-C 水平，故该患者加用依洛尤单抗注射液 140mg q2w 皮下注射。

◎ **用药监护要点**

（1）血常规、大便 OB：服用双抗期间要注意有无出血，尤其是胃肠道出血，定期复查血常规及大便 OB。

（2）生化指标：ACEI 长期使用可升高血钾及肌酐，应注意监测血钾及肌酐水平的变化，建议患者门诊复查电解质及肌酐。阿托伐他汀的主要不良反应是肝功能损伤和肌病，使用时需测肝功能、肌酸激酶等指标，并询问患者是否有肌酸、肌痛、肌无力等症状。使用他汀类药物及 PCSK9 抑制剂需要定期复查，监测血脂，明确 LDL-C 是否达标。

（3）血压、心率：ACEI 与 β 受体拮抗剂同时使用时，可能出现低血压，需监控血压；使用 β 受体拮抗剂注意对心率的影响，以静息状态下心率控制在 55~60 次 / 分为宜。

🎯 **治疗总结**

患者青年男性，结合症状、辅助检查结果，诊断为"冠状动脉粥样硬化性心脏病，急性冠脉综合征，急性非 ST 段抬高性心肌梗死"。

入院后冠脉造影提示严重三支病变，在冠心病规范药物治疗的基础上，进行了血运重建治疗，对于发生次全闭塞的右冠状动脉进行了支架植入，对于严重狭窄的回旋支进行了药物球囊治疗，而对于前降支狭窄病变选择药物保守治疗。对于合并的危险因素，积极进行干预，以减缓冠脉疾病进展。在他汀类药物治疗的基础上，加用 PCSK9 抑制剂强化降脂，进一步强化降脂，降低心血管不良事件的风险。

整个治疗过程，以临床指南和专家共识作为依据，治疗策略合理，用药规范，使患者最大程度从治疗中获益。

四、ACS 合并三支病变患者药物治疗案例分析

📋 **病历摘要**

患者，男性，44 岁。

主诉：胸闷胸痛 2 天入院。

现病史：患者 2 天前活动后出现胸闷胸痛，位于心前区，压榨样，持续性，伴右腹

部疼痛不适，同时有大汗淋漓、恶心、四肢湿冷等不适，当地医院胸部 CT 提示冠脉少许钙化，血化验具体不详，予阿司匹林及稳心颗粒。回家后仍有胸闷胸痛不适，今日至我院急诊，查肌钙蛋白 I 22.530ng/ml。心肌酶谱：磷酸肌酸激酶 1115U/L；肌酸激酶同工酶 111U/L。脑钠肽（前体）定量 435pg/ml。心电图：Ⅱ、Ⅲ、aVF 导联异常 Q 波（图 7-5）。超声心动图无殊。予阿司匹林、氯吡格雷抗血小板，低分子肝素抗凝，单硝酸异山梨酯抗心绞痛及护胃等治疗，患者胸闷症状好转，拟"急性心肌梗死"转入。病来神清，胃纳一般，睡眠一般，二便无殊，体重无明显变化。

　　既往史：高脂血症病史 3 年。

　　个人史：无久居异地及疫区居住和接触史。

　　婚育史：已婚，育有 1 女。女儿及配偶健康。

　　家族史：父母体健，姐妹 2 人。

　　查体：T 37.4℃，P 76 次 / 分，R 20 次 / 分，BP 116/61mmHg。精神可，双肺呼吸音清，未闻及明显干湿啰音，律齐，双下肢无水肿。

　　入院诊断：

　　1. 冠心病 急性心肌梗死 Killip Ⅰ级；

　　2. 高脂血症。

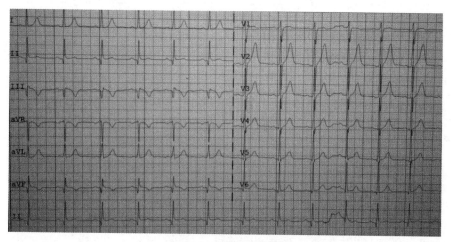

图 7-5　患者心电图

🔎💊 治疗经过及用药分析

　　入院后继续阿司匹林 100mg qd、氯吡格雷 75mg qd 抗血小板，依诺肝素 4000U q12h 抗凝，阿托伐他汀 20mg qd 降脂及稳定斑块，单硝酸异山梨酯 20mg bid 抗心绞痛，培哚普利 4mg、美托洛尔 23.75mg qd 改善心脏重构，泮托拉唑 40mg qd 护胃等药物治疗，排除禁忌后于入院后第二天行冠脉造影。

　　冠脉造影结果：左主干正常；左前降支近中段重度狭窄；左回旋支中段中重

度狭窄；右冠中段全闭，可见左前降支提供侧支循环使右冠中远段显影。行右冠 PTCA+Promous Premier 药物支架 2 枚植入，术后 TIMI 血流 3 级。术后复查血常规：白细胞 $5.9 \times 10^9/L$，血红蛋白 129g/L，血小板 $263 \times 10^9/L$。心肌酶谱常规检查：乳酸脱氢酶 393U/L；肌酸激酶同工酶 29U/L；天冬氨酸氨基转移酶 43U/L，丙氨酸氨基转移酶 133U/L。Cr 69μmol/L。脑钠肽（前体）定量 248pg/ml。入院 3 天经过上述药物及 PCI 治疗，患者未述明显胸闷胸痛，根据血压心率情况，美托洛尔加量至 47.5mg qd，出院当日监测 P 76 次 / 分，BP 116/61mmHg。同时加用依洛尤单抗注射液 140mg q2w 皮下注射，予以出院，

◎ 出院带药

见表 7-12。

表 7-12　出院带药

药品名称	规格 / 数量	单次量 / 用法	给药方式
阿司匹林片	100mg × 30 片 /1 盒	100mg/ 每日 1 次	饭前口服
氯吡格雷片	75mg × 14 片 /2 盒	75mg/ 每日 1 次	饭后口服
阿托伐他汀钙片	20mg × 14 片 /2 盒	20mg/ 每晚 1 次	饭后口服
琥珀酸美托洛尔缓释片	47.5mg × 7 片 /2 盒	47.5mg/ 每日 1 次	至少半杯水送服
培哚普利叔丁胺片	4mg × 30 片 /1 盒	4mg/ 每日 1 次	早餐前口服
单硝酸异山梨酯片	20mg × 48 片 /1 盒	10mg/ 每日 2 次	饭后口服
依洛尤单抗注射液	140mg	140mg/ 每 2 周 1 次	皮下注射
泮托拉唑片	40mg × 7 片 /2 盒	40mg/ 每日 1 次	饭前口服

◎ 初始治疗方案分析

患者为中年男性，急性心肌梗死诊断明确，既往有高脂血症病史。药物治疗包括积极的抗心肌缺血、抗血小板、抗凝及稳定斑块治疗。目的在于缓解心绞痛症状、稳定斑块、纠正血流动力学异常。

（1）缓解缺血性疼痛药物

①β 受体拮抗剂：减轻心脏负荷、快速缓解缺血是治疗 AMI 的基础，β 受体拮抗剂通过减弱心肌收缩力、降低心率和心室壁压力前负荷而缓解缺血。用药后静息心率目标值为 55~60 次 / 分，如无明确禁忌证，应早期开始使用。美托洛尔缓释片 23.75mg 起始，每日 1 次口服，逐步增加剂量至达标心率。

②硝酸酯类：硝酸酯类药物应该应用于所有无禁忌证的患者，该药为内皮依赖性血管扩张剂，能够扩张冠状动脉，同时通过静脉舒张减轻心脏负荷，可以明显缓解急性

胸痛的发作。硝酸酯类药物最常见的不良反应为头痛，为减少头痛的发生率，刚开始使用单硝酸异山梨酯片可使用较小剂量 10mg，每日 2 次，口服维持，后期耐受可调整为 20mg，每日 2 次，口服维持。

（2）抗血小板与抗凝治疗

①阿司匹林：是通过抑制血小板的前列腺素环氧酶、从而防止血栓素 A2 的生成而起作用，此作用为不可逆性。首剂口服 300mg 负荷量，以后 100mg/d 维持。

②氯吡格雷：为 ADP 受体拮抗剂，与阿司匹林合用提高抗血小板疗效。首剂口服 300mg 负荷量，如果接受急诊介入治疗，应给予 300~600mg，以后 75mg/d 维持。

③低分子肝素：如果没有活动性出血或肝素引起的血小板减少或过敏反应，在抗血小板治疗基础上加用低分子肝素对所有急性冠脉综合征有益。依诺肝素具有较强的抗 Xa 因子和 IIa 因子活性作用，且不需要实验室监测凝血功能。

（3）他汀类药物：有效降低 LDL-C 和胆固醇水平，同时可稳定或逆转斑块，抑制炎性因子的表达，稳定血管内皮细胞作用，从而发挥降脂以外的心血管保护作用，从而减缓动脉粥样硬化的发展，改善预后，降低终点事件。

（4）血管紧张素转化酶抑制剂（ACEI）：能逆转左心室肥厚、血管增厚、延缓动脉粥样硬化进展，能减少斑块破裂和血栓形成，另外有利于心肌氧供 / 氧耗平衡和心脏血流动力学，并降低交感神经活性。患者起始使用培哚普利 4mg qd 口服，后期根据血压情况，可耐受情况下可加量至 8mg qd。

急性心肌梗死除了尽快开通罪犯血管，最大限度地降低心血管并发症发生与死亡的总体危险，同时也需要积极治疗及干预冠心病危险因素。在冠心病众多危险因素中，高脂血症是其中最重要的一项。根据《超高危 ASCVD 患者血脂管理中国专家共识》建议，对于超高危患者，要求 LDL-C 降低至 < 1.4mmol/L 且降幅 ≥ 50%；对于 2 年内发生 ≥ 2 次主要不良心血管事件的患者，考虑 LDL-C 降至 < 1.0mmol/L 且降幅 ≥ 50%。该患者为近期 ACS，故为超高危患者，因而，该患者的 LDL-C 控制的目标值是 LDL-C 降低至 < 1.4mmol/L 且降幅 ≥ 50%。患者入院 LDL-C 5.82mmol/L，虽然阿托伐他汀预计平均降幅 50%，但患者 LDL-C 水平高，单服用他汀难以降低至 < 1.4mmol/L。研究表明，依洛尤单抗可在他汀基础上进一步降低 LDL-C 水平达 59%~75%，故该患者加用依洛尤单抗注射液 140mg q2w 皮下注射。

◎ **用药监护要点**

（1）血常规、大便 OB：服用阿司匹林及氯吡格雷期间要注意有无出血，尤其是胃肠道出血，定期复查血常规及大便 OB。

（2）电解质、肌酐：ACEI 长期使用可升高血钾及肌酐，应注意监测血钾及肌酐水平的变化，建议患者门诊复查电解质及肌酐。

（3）血压、心率：ACEI 与 β 受体拮抗剂同时使用时，可能出现严重的低血压，需严密监控血压；使用 β 受体拮抗剂注意对心率的影响，以静息状态下心率控制在

55~60 次 / 分为宜。

（4）肝功能、CK：阿托伐他汀的主要不良反应就是肝功能损伤和肌病，使用时需测肝功能、肌酸激酶等指标，并询问患者是否有肌酸、肌痛、肌无力等症状。若氨基转移酶超过正常值上限的 3 倍或肌酸激酶超过正常值上限的 10 倍，需及时向医师反映，及时停药。

（5）血脂类：使用他汀类药物及 PCSK9 抑制剂需要定期复查，监测血脂尤其是 LDL-C 情况。

五、冠心病稳定型心绞痛患者药物治疗案例分析

病历摘要

患者，男性，64 岁。

主诉：活动时胸闷 5 年余，再发 2 天。

现病史：患者 5 年余前反复出现活动时胸闷，位于胸骨后，呈压迫样，伴气急，休息约 3min 症状可缓解，未就诊。2 天前上述症状再发，性质部位同前，于我院就诊，查血清肌钙蛋白 I、心肌酶谱、常规心电图未见明显异常，冠状动脉 CTA 示：前降支中段斑块伴管腔中度狭窄，拟"冠状动脉粥样硬化性心脏病"收治入院。病来精神可，睡眠可，胃纳可，大小便无殊，近期体重无明显变化。

既往史：高血压病 10 年，未规律服药及监测。

个人史、婚育史、家族史：无殊。

入院查体：血压 150/97mmHg，心率 85 次 / 分，心肺无殊。

辅助检查：

1. 常规心电图：窦性心律，正常心电图。

2. 冠状动脉 CTA：前降支中段斑块伴管腔中度狭窄。

入院诊断：

1. 冠状动脉粥样硬化性心脏病，稳定型心绞痛。

2. 高血压 1 级（很高危）。

治疗经过及用药分析

入院后完善相关辅助检查，予阿司匹林 100mg qd+ 氯吡格雷 75mg qd 双联抗血小板治疗，瑞舒伐他汀 10mg qn 降脂，琥珀酸美托洛尔 47.5mg qd 控制心率，氯沙坦 50mg qd 降压，单硝酸异山梨酯扩血管。行冠状动脉造影：前降支中段 75% 狭窄，FFR 0.85。术后停用氯吡格雷，继续其他药物治疗，未再次发作胸闷。

◎ 初始治疗方案分析

（1）抗血小板药物：结合患者病史及冠状动脉 CTA 等辅助检查结果，诊断冠状动脉粥样硬化性心脏病、稳定型心绞痛。考虑到冠状动脉造影时可能同期行冠状动脉介入治疗，故术前予阿司匹林 100mg qd+ 氯吡格雷 75mg qd 双联抗血小板治疗。冠状动脉造影术示前降支中段 75% 狭窄，FFR 0.85，未予冠状动脉介入治疗，故术后予停用氯吡格雷，继续阿司匹林单药抗血小板治疗。在稳定性冠心病患者中，阿司匹林（75mg qd）较安慰剂降低约 34% 的心肌梗死及猝死发生率。根据《稳定性冠心病诊断与治疗指南》，无急性冠脉综合征及冠状动脉介入治疗病史者，推荐阿司匹林长期服用（75~100mg、每日 1 次）。

（2）他汀类降脂药物：患者为稳定型心绞痛合并高血压。根据《中国胆固醇教育计划调脂治疗降低心血管事件专家建议》，患者属于极高危人群，要求低密度脂蛋白（LDL-C）< 1.8mmol/L（70mg/dl）或较基线水平降低幅度 ≥ 50%，可在生活方式改变的基础上启动他汀类药物治疗。

（3）缓解症状、改善缺血的药物：美托洛尔同时具有降压和控制心率的作用。根据《稳定性冠心病诊断与治疗指南》，只要无禁忌证，β 受体拮抗剂应作为稳定性冠心病患者的初始治疗药物。β 受体拮抗剂通过抑制心脏 β 肾上腺素能受体，减慢心率、减弱心肌收缩力、降低血压以减少心肌耗氧量，还可通过延长舒张期以增加缺血心肌灌注，减少心绞痛发作和提高运动耐量。目前更倾向于选择性 $β_1$ 受体拮抗剂，如琥珀酸美托洛尔、比索洛尔。应用 β 受体拮抗剂治疗期间心率宜控制在 55~60 次 / 分。

（4）硝酸酯类药物：内皮依赖性血管扩张剂，能减少心肌需氧和改善心肌灌注，改善心绞痛症状。长效硝酸酯类用于降低心绞痛发作的频率和程度，并能增加运动耐量。长效硝酸酯类不适用于心绞痛急性发作，适用于慢性长期治疗。每天用药时应注意给予足够的无药间期（8~10h），以减少耐药性的发生。

（5）降压药物：患者高血压合并冠状动脉粥样硬化性心脏病，本案例中予氯沙坦 50mg qd 降压。根据《血管紧张素Ⅱ受体拮抗剂在冠心病患者中的临床应用建议》，建议冠状动脉粥样硬化性心脏病使用肾素 – 血管紧张素 – 醛固酮系统（RAAS）抑制剂（RAASi）治疗，尤其合并高血压病和（或）心功能不全的患者，需要及早应用 ARB 治疗保护血管内皮、预防和（或）逆转心肌重构。对于该患者，在可耐受情况下，降压目标为 130/80mmHg 以下，如血压控制不佳，需考虑联合其他类型降压药物如钙离子拮抗剂治疗。

◎ 用药监护要点

（1）患者术前服用阿司匹林和氯吡格雷抗血小板治疗，出院前予调整为阿司匹林单药抗血小板治疗。使用抗血小板药物之前需评估出血风险。阿司匹林常见的不良反应是胃肠道不适和消化道出血，少数可能发生过敏反应。使用前需要评估有无出血性疾病、活动性出血（颅内出血、胃肠道出血、泌尿生殖系统出血等）、活动性消化性溃疡、严重控制不良的高血压以及严重过敏反应或不能耐受等禁忌证。如无上述情况，也需评估有无高出血风险因素，包括：高龄、女性、肾功能不全、慢性心力衰竭、血小板减少、贫血、低体重指数、合用口服抗凝药等。并在使用中继续监测相关风险以及有无出血表现。

（2）患者首次服用他汀类降脂药物，应于4~6周内复查血脂、肝酶和肌酸激酶。如血脂参数能达到目标值，且无药物不良反应，逐步改为每6~12个月复查1次。如治疗1~3个月后，血脂仍未达到目标值，如他汀类药物治疗后 LDL-C 仍 ≥ 1.8mmol/L（70mg/dl），建议联用依折麦布，如仍不达标，可考虑加用 PCSK9 抑制剂。

（3）患者服用美托洛尔控制心率及改善症状。使用期间需注意监测血压、心率。虽然美托洛尔为选择性的 β_1 受体拮抗剂，目前认为对于慢性阻塞性肺疾病以及哮喘患者并非禁忌，但在上述疾病患者使用该类药物时仍需谨慎，注意监测病情变化。

（4）单硝酸异山梨酯扩张冠状动脉改善心绞痛症状。硝酸酯类药物每天用药时应注意给予足够的无药间期（8~10h），以减少耐药性的发生。

（5）氯沙坦降压以及改善冠心病预后。其主要不良反应是血钾升高、血管性神经水肿（罕见）。应注意监测血钾及肌酐水平变化。双侧肾动脉狭窄、妊娠期妇女、高钾血症者禁用。对于该患者，在可耐受情况下，降压目标为130/80mmHg以下，需监测血压，必要时调整治疗。

◎ 治疗总结

患者主要诊断为稳定型心绞痛，未行冠状动脉介入治疗，但需要坚持服用指南推荐药物以缓解症状、提高生活质量及改善预后。高血压是冠心病的危险因素之一，该患者发现高血压多年，未规律监测及控制血压，故还需要对患者进行充分宣教。嘱患者低盐低脂饮食，规律监测血压，监测血脂，评估病情变化；监测药物相关不良反应，嘱患者如有出血表现或胸闷胸痛等不适再发或加重及时就诊。

六、老年 AMI 合并心功能不全患者药物治疗案例分析

圁 病历摘要

患者，女性，80岁。

主诉：反复心悸5年余，胸痛3h。

现病史：患者5年前休息时出现心悸，持续约数分钟自行缓解，未行任何诊疗。期间反复出现心悸，每次持续约数分钟，发作时间与频率不定，与运动无关。3h前无明显诱因出现胸痛，位于胸骨后、剑突下，呈绞痛，伴大汗，自服"救心丸"3粒无效。至我院急诊。

既往史：高血压8年余，规律服用硝苯地平30mg qd，自述血压控制良好，平时收

缩压 130mmHg 左右。体检时发现肾囊肿 3 年余，未行特殊处理。

个人史、婚育史：无殊。

家族史：父母已故，具体原因不详。有 1 妹 3 弟，均体健。

入院查体：听诊双肺呼吸音粗，未闻及干湿啰音；心律齐，各瓣膜听诊区未闻及明显病理性杂音。

辅助检查：

1. 心脏彩超：左室壁节段性运动减弱（间壁及下壁），左房增大，二尖瓣反流（中度＋），肺动脉压增高（PASP 45mmHg）。

2. 心电图：窦性心动过缓，Ⅲ、aVF ST 段抬高，Ⅲ 导联 Q 波形成，Ⅰ、aVL 导联 ST 段压低伴 T 波倒置（图 7-6）。

入院诊断：

1. 冠状动脉粥样硬化性心脏病；急性下壁 ST 段抬高型心肌梗死，Killip Ⅰ 级；

2. 高血压病；

3. 肾囊肿。

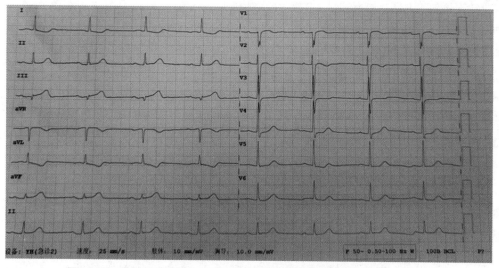

**图 7-6　窦性心动过缓，Ⅲ、aVF ST 段抬高，Ⅲ 导联 Q 波形成，
Ⅰ、aVL 导联 ST 段压低伴 T 波倒置**

治疗经过及用药分析

入院后予阿司匹林 300mg qd、氯吡格雷 300mg qd 负荷，瑞舒伐他汀 10mg qd 降脂稳定斑块，排除禁忌后立即启动急诊 PCI 术。冠脉造影提示：左主干正常；左前降支远端 30% 狭窄；左回旋支未见明显狭窄，钝缘支 30% 狭窄；右冠远端血栓形成，管腔完全闭塞。行右冠血栓抽吸，抽出少量红色血栓，予冠脉内缓慢注射替罗非班 10ml（2.5mg 替罗非班 /50ml N.S），同时以 10ml/h iv 微泵，并行右冠 PTCA+ Firebird2 药物

支架1枚植入术，重复造影见右冠支架完全打开，远端TIMI血流3级。术后停用替罗非班微泵，予低分子肝素4000U qd×3天抗凝。

术后患者胸痛较前明显好转，当天转入ICU病房监护。查血常规：白细胞计数$3.91×10^9$/L；中性粒细胞百分比85.9%；血红蛋白111g/L；血小板计数$125×10^9$/L；心肌酶谱：磷酸肌酸激酶804U/L；肌酸激酶同工酶107U/L；hs-cTnI 40.084ng/ml；总胆固醇3.07mmol/L；低密度脂蛋白-C 1.15mmol/L；pro BNP 379pg/ml。复查心电图提示Ⅱ、Ⅲ、aVF导联ST段抬高伴T波倒置（图7-7）。继续双联抗血小板治疗，低分子肝素抗凝，瑞舒伐他汀调脂稳定斑块，泮托拉唑、替普瑞酮护胃，呋塞米、螺内酯口服利尿。

术后第1天后患者由ICU病房转入心内科普通病房。入科后患者诉胸闷、气促，半卧位休息，P 55次/分，BP 112/70mmHg，查体：精神欠佳，听诊双肺呼吸音粗，左下肺少许啰音；心律齐，各瓣膜听诊区未闻及病理性杂音，双下肢轻度浮肿。NT-pro BNP定量2444pg/ml。复查超声心动图提示：左室收缩功能减低（校正LVEF：40%）左室壁节段性运动异常，左房增大，主动脉瓣反流（中等量）二尖瓣反流（中等量+）肺动脉压增高（PASP 51mmHg）左室舒张功能减低（限制型充盈障碍）双侧胸腔少量积液。改用呋塞米注射液20mg iv bid，人重组利钠肽0.5mg+50ml N.S以4ml/h iv微泵利钠利尿扩血管，监测血压和心率变化，监测出入量。

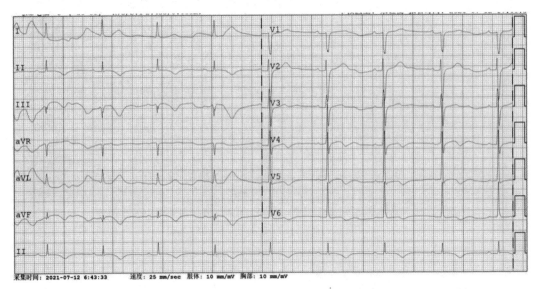

图7-7　术后复查心电图提示Ⅱ、Ⅲ、aVF导联ST段抬高伴T波倒置

术后第4天，患者胸闷气促明显缓解，P 55次/分，BP 108/67mmHg，NT-pro BNP定量536pg/ml，停用重组人脑利钠肽，改呋塞米为20mg qd口服，加用沙库巴曲缬沙坦12.5mg bid口服。因患者心率较慢，未加用β受体拮抗剂。术后1周患者出院，出院带药见表7-13。

表 7-13　出院带药

药品名称	剂量（单位）	给药途径	频次
阿司匹林肠溶片	100mg	口服	qd
硫酸氢氯吡格雷片	75mg	口服	qd
瑞舒伐他汀钙片	10mg	口服	qn
沙库巴曲缬沙坦钠片	12.5mg	口服	bid
呋塞米片	20mg	口服	qd
螺内酯片	20mg	口服	qd
泮托拉唑肠溶片	40mg	口服	qd
替普瑞通胶囊	50mg	口服	tid

◎ **初始治疗方案分析**

（1）急性心肌梗死的围术期抗栓治疗：急性 ST 段抬高型心梗行急诊 PCI 前，若患者未接受抗血小板治疗，需负荷阿司匹林 +P2Y12 ADP 受体拮抗剂行抗血小板治疗，快速抑制血小板聚集，阻止急性血栓形成。阿司匹林通过抑制血小板环氧化酶使血栓素 A2 合成减少，达到抗血小板聚集的作用，无禁忌证的 STEMI 患者均应立即嚼服肠溶阿司匹林 300mg 负荷剂量。氯吡格雷由肝脏细胞色素 P450 酶代谢形成活性代谢物，与 P2Y12 受体不可逆结合。根据《急性 ST 段抬高型心肌梗死诊断和治疗指南（2019）》，除非存在禁忌证如高出血风险，在直接 PCI 前（最迟在 PCI 时）推荐使用替格瑞洛，在替格瑞洛无法获得或有禁忌证时可选用氯吡格雷［600mg 负荷量（年龄 > 75 岁，负荷量 300mg）］。该患者为高龄女性，出血风险较高，遂使用氯吡格雷 300mg 负荷。患者术中可见右冠血栓，血栓负荷重，冠状动脉内注射及外周静脉微泵 GPⅡb/Ⅲa 受体拮抗剂替罗非班强化抗血小板治疗，有助于减少慢血流或无复流，改善心肌微循环灌注。

（2）心肌梗死后急性心功能不全的治疗：患者心肌梗死血运重建后出现胸闷气促、下肢浮肿等症状，肺部啰音，NT-pro BNP 升高，心脏彩超左室收缩功能降低，二尖瓣中重度反流，合并胸腔积液，考虑急性心功能不全，给予强化静脉利尿治疗的同时，微泵使用重组人脑利钠肽扩张静脉和动脉（包括冠状动脉），降低前后负荷。此外，重组人脑利钠肽具有一定的促钠排泄、利尿及抑制肾素 - 血管紧张素 - 醛固酮系统和交感神经系统的作用，可明显改善心衰患者的血流动力学和呼吸困难的相关症状。

（3）心肌梗死后抗心室重构的治疗：患者血运重建后行超声心动图检查提示左室增大（LVDd 50mm），收缩功能减低伴节段性运动异常，校正 LVEF 40%，二尖瓣反流（中等量 +），肺动脉压增高（PASP 51mmHg），因此，患者需要启动抗心室重构治疗，以降低未来心衰与心血管死亡的发生风险。沙库巴曲缬沙坦钠抑制脑啡肽酶，增加具有心血管保护作用的利钠肽水平；同时通过缬沙坦抑制血管紧张素 Ⅱ 作用的 Ⅰ 型（AT1）受体，抑制肾素 – 血管紧张素 – 醛固酮系统（RAAS）活性。根据《中国急性心肌梗死后心室重构防治专家共识》，ARNI 类药物适用于急性心肌梗死后心室重构的防治。患者因基础血压偏低，初始以 12.5mg bid 启动沙库巴曲缬沙坦治疗，待血压稳定后逐步滴定到最大耐受剂量。

对于急性心肌梗死后且 LVEF ≤ 40%，有心衰症状或合并糖尿病患者，尽早使用醛固酮受体拮抗剂（又称为盐皮质激素受体拮抗剂），患者使用螺内酯 20mg qd 口服治疗。此外，所有患者急性心肌梗死后均应尽早使用 β 受体拮抗剂如美托洛尔、比索洛尔等以预防或延缓心衰的进程，但患者由于心动过缓（HR 50~55 次 / 分），β 受体拮抗剂使用存在相对禁忌，因此未使用。

◎ 用药监护要点

（1）患者高龄女性，使用阿司匹林、氯吡格雷、替罗非班强化抗血小板抗栓治疗，需密切注意出血情况，特别是颅内出血、胃肠道大出血等，关注出血症状及血红蛋白变化；替罗非班可导致急性和（或）严重的血小板减少，导致出血风险大大增加，需定期复查并监测血小板水平。

（2）患者服用沙库巴曲缬沙坦（ARNI 类药物）抗左心室重构，需要注意 ARNI 对血压的影响较大，在初始用药时可导致血压下降过低，因此初始需要小剂量服用，密切监测血压变化，逐步滴定到最大耐受剂量；ARNI 长期使用可升高血钾及肌酐，特别是与螺内酯类药物合用，应注意监测血钾及肌酐水平的变化，建议门诊定期复查电解质及肌酐。

🎯 治疗总结

患者老年女性，因"反复心悸 5 年余，胸痛 3h"入院，既往高血压病史，心电图提示急性下壁 ST 段抬高心肌梗死，行急诊 PCI，冠脉造影示右冠远端血栓形成、管腔完全闭塞，行右冠血栓抽吸 +PTCA+ 药物支架 1 枚植入术，术后出现急性心功能不全表现。入院根据病情变化，予以阿司匹林、氯吡格雷抗血小板，瑞舒伐他汀钙降脂，呋塞米、螺内酯利尿改善心衰，人重组利钠利尿扩血管，沙库巴曲缬沙坦改善心室重构，泮托拉唑、替普瑞酮护胃等治疗。整体治疗过程，患者的药物使用遵循临床诊断和循证医学依据，药物用法用量、疗程根据病情相应增减和调整，有效地保证了治疗效果，减少不良反应的发生风险。

七、NSTEMI 合并急性心功能不全、高钠血症患者药物治疗案例分析

病历摘要

患者，男性，62 岁。

主诉：反复胸闷半月余，加重 2 天。

现病史：患者半月前午后休息时出现胸闷、呼吸困难，伴大汗淋漓，持续约数分钟后好转。此后患者午后反复出现胸闷，表现同前，持续时间进行性延长，20 余分钟，近 2 日出现夜间胸闷、呼吸困难情况，有闷醒。2 天前于我院门诊就诊，查心电图示：窦性心律；左室高电压；Ⅲ、aVF 异常 Q 波；ST 段、T 波改变（广泛 ST 段压低）；Q-Tc 延长。超声心动图：左室舒张功能减退。予阿司匹林、氯吡格雷抗血小板，匹伐他汀稳定斑块对症治疗。

既往史：高血压史 1 年余，血压最高约 167/92mmHg，长期服用厄贝沙坦 150mg qd、美托洛尔缓释片 47.5mg qd，血压控制一般。糖尿病病史 10 年，平素服用吡格列酮 30mg bid、达格列净 10mg qd、二甲双胍 0.5g tid、阿卡波糖 100mg tid，血糖控制不详。

个人史：出生并久居本地，无疫区、疫情、疫水接触史，无有毒物质接触史，无吸毒史。吸烟史 40 年，平均每天 5 支，未戒烟。有饮酒习惯，饮白酒 40 余年，约一日 50g。

婚姻史：29 岁结婚，育有 1 女。

家族史：2 兄 3 姐，其中 1 兄 2 姐已故，死因不详，余体健。

入院诊断：

1. 冠状动脉粥样硬化性心脏病；

2. 急性冠脉综合征；

3. 高血压 2 级（很高危）；

4. 2 型糖尿病。

诊断依据：

1. 反复胸闷半月余，加重 2 天。

2. 既往高血压、糖尿病病史。

3. 查体　P 83 次/分，BP 101/70mmHg。心律齐，未闻及明显杂音，双肺未闻及啰音。

4. 辅助检查　心电图Ⅲ、aVF 异常 Q 波；ST 段、T 波改变（广泛 ST 段压低），见图 7-8。

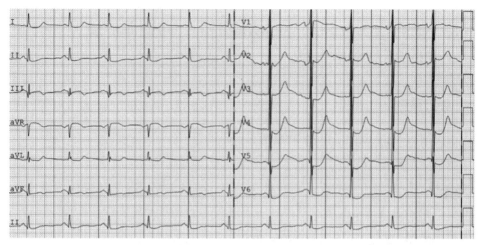

图 7-8　Ⅲ、aVF 异常 Q 波；ST 段、T 波改变（广泛 ST 段压低）

治疗经过及用药分析

入院后积极完善相关检查，告病重，低盐低脂糖尿病饮食，心电监护。同时给予抗血小板、抗凝、降脂、降压、降糖等药物治疗。初始治疗方案见表 7-14。

表 7-14　初始治疗方案

药品名称	剂量（单位）	给药途径	频次
阿司匹林肠溶片	100mg	口服	每日 1 次（7am）
氯吡格雷片	75mg	口服	每日 1 次（7am）
匹伐他汀钙分散片	2mg	口服	每日 1 次（7am）
泮托拉唑钠肠溶片	40mg	口服	每日 1 次（7am）
厄贝沙坦片	150mg	口服	每日 1 次（7am）
琥珀酸美托洛尔缓释片	47.5mg	口服	每日 1 次（7am）
依诺肝素钠	4000 单位	皮下注射	每 12 小时 1 次（8am、8pm）
阿卡波糖胶囊	100mg	口服	每日 3 次
吡格列酮片	30mg	口服	每日 1 次（7am）
恩格列净片	10mg	口服	每日 1 次（7am）

◎ 初始治疗方案分析

该患者为一中年男性，因"反复胸闷半月余，加重 2 天"入院。查体：P 83 次 / 分，BP 101/70mmHg。心律齐，未闻及明显杂音，双肺未闻及啰音。初步诊断"1. 冠状动脉粥样硬化性心脏病；2. 急性冠脉综合征；3. 高血压 2 级（很高危）；4. 2 型糖尿病"。入院后积极完善相关检查，告病重，低盐低脂糖尿病饮食，心电监护。同时给予抗血小板、抗凝、降脂、降压、降糖等药物治疗。

（1）阿司匹林是冠心病、急性冠脉综合征治疗的基石，如无禁忌证，无论采用何种治疗策略，所有患者均应口服阿司匹林首剂负荷量 150~300mg（未服用过阿司匹林的患者）并以 75~100mg/d 的剂量长期服用。P2Y12 受体抑制剂：除非有极高出血风险等禁忌证，在阿司匹林基础上应联合应用 1 种 P2Y12 受体抑制剂，并维持至少 12 个月。选择包括替格瑞洛（180mg 负荷量，90mg，每日 2 次维持）或氯吡格雷（负荷量 300~600mg，75mg/d 维持）。患者近期心绞痛症状显著加重，初步诊断考虑急性冠脉综合征，有明确的 DAPT 指征，因此采用阿司匹林联合氯吡格雷双联抗血小板治疗。

（2）除非有禁忌，所有急性冠脉综合征患者均应在抗血小板治疗基础上接受抗凝治疗，常用的抗凝药物有普通肝素、低分子肝素、磺达肝葵钠和比伐卢定。低分子量肝素起效快，使用方便，且较肝素诱导血小板减少症的发生率更低，急性冠脉综合征患者中常用的低分子量肝素为依诺肝素。

（3）他汀类药物有抗炎和稳定斑块的作用，无论基线血脂水平，急性冠脉综合征患者均应尽早（24h 内）开始使用他汀类药物。患者属于超高危 ASCVD 患者（急性冠状动脉综合征且合并糖尿病、吸烟 2 个高风险因素），LDL-C 目标值应为 < 1.4mmol/L 且较基线降幅超过 50%。

（4）上消化道出血是长期抗血小板治疗过程中最常见的并发症。使用 PPI 可减轻阿司匹林治疗患者的消化道损伤，并预防出血及复发出血；在使用氯吡格雷的患者中，预防性使用 PPI 也可降低上消化道出血的发生率。部分 PPI 通过 CYP2C19 竞争性抑制氯吡格雷的抗血小板作用，可能影响其临床疗效，因此与氯吡格雷联用时，推荐使用受 CYP2C19 影响较小的 PPI（如泮托拉唑、雷贝拉唑等），不建议氯吡格雷与奥美拉唑或埃索美拉唑同时使用。因此，患者入院初始治疗便给予了泮托拉唑减轻消化道损伤。

（5）β 受体拮抗剂可竞争性抑制循环中的儿茶酚胺对心肌的作用，通过减慢心率、降低血压和减弱心肌收缩力，降低心肌耗氧量，可减少心肌缺血反复发作，减少心肌梗死的发生，对改善近、远期预后均有重要作用。应尽早用于所有无禁忌的急性冠脉综合征患者。建议选择心脏 β₁ 受体选择性的药物如美托洛尔和比索洛尔，争取达到静息目标心率 55~60 次 / 分。

（6）对急性冠脉综合征患者，长期应用 ACEI 能降低心血管事件发生率，如果不存在低血压（收缩压 < 100mmHg 或较基线下降 30mmHg 以上）或其他已知的禁忌证（如肾衰竭、双侧肾动脉狭窄和已知的过敏），应该在 24h 内给予口服 ACEI。ARB 可替代 ACEI，生存率获益相似。该患者长期口服厄贝沙坦控制血压，因此入院后序贯厄贝沙坦控制血压，并改善急性冠脉综合征预后。

（7）降糖药心血管结局的研究证据 有荟萃分析显示二甲双胍可降低心血管事件发生风险，可能带来心血管获益。磺脲类、格列奈类、α - 糖苷酶抑制剂以及胰岛素的心血管结局为中性。噻唑烷二酮类药物可增加心力衰竭的风险。目前证据显示，新型

降糖药二肽基肽酶 - 4（dipeptidyl peptidase - 4，DPP - 4）抑制剂对心血管风险的影响整体呈中性（仅沙格列汀增加患者因心力衰竭住院风险）。胰高血糖素样肽受体激动剂（GLP - 1RA）能减少心血管死亡和动脉粥样硬化相关的事件。钠 – 葡萄糖共转运蛋白2抑制剂（SGLT2i）可降低心血管死亡及心力衰竭相关风险。患者既往糖尿病长期用药病史，入院后予监测血糖，根据血糖情况再进一步调整治疗方案。

通过上述初始治疗方案分析，药物的选择较为合理，用法用量正确。但药师认为以下方面有待商榷。

（8）噻唑烷二酮类药物可增加心力衰竭的风险，荟萃分析结果显示，吡格列酮降低主要不良心血管事件、心肌梗死和卒中风险，但增加心力衰竭风险，该患者继续使用值得商榷。

（9）PLATO 研究纳入来自多中心的多种临床类型的 ACS 患者，对替格瑞洛或氯吡格雷联合阿司匹林抗血小板治疗进行比较，发现替格瑞洛较氯吡格雷能进一步改善ACS 患者的预后，显著降低主要不良心血管事件发生率（9.8%：11.7%，HR=0.84，P < 0.001），且安全性良好，不增加主要出血风险。因此，指南推荐 ACS 患者 P2Y12 受体抑制剂建议使用替格瑞洛，而非氯吡格雷，除非出血风险大于潜在缺血获益。

◎ 初始药物治疗监护要点

（1）患者应用厄贝沙坦、美托洛尔缓释片等控制血压、减慢心率，应注意监测患者的血压和心率，血压不低于 90/60mmHg，心率不低于 55 次 / 分。服用 ARB 类药物，还需监测肾功能、电解质等情况。

（2）注意监测患者消化道出血情况。目前双联抗血小板、抗凝治疗，消化道出血风险较高，常规给予 PPI 护胃，监测血常规、粪便隐血等情况。

（3）患者长期糖尿病病史，服用多种降糖药物，注意监测血糖，避免低血糖发生。

（4）服用匹伐他汀降脂、稳定斑块，需监测肝功能、肌痛等不良反应，注意完善LDL-C，评估是否达标。

入院后急诊完善相关检验，高敏肌钙蛋白定量 8.747ng/ml（正常值 0~0.034），修正诊断为急性非 ST 段抬高型心肌梗死，调整抗血小板治疗方案。脑钠肽 987pg/ml（正常值 0~80），考虑心衰，给予利尿、扩血管治疗。

◎ 用药调整

增加药物见表 7-15，停止使用药物见表 7-16。

表 7-15　增加药物

药品名称	剂量（单位）	给药途径	频次
替格瑞洛片	90mg	口服	每日 2 次（7am、5pm）
呋塞米注射液	20mg	静脉注射	每日 1 次（7am）
单硝酸异山梨酯缓释片	40mg	口服	每日 1 次（7am）
0.9% 氯化钠注射液 重组人脑利钠肽针	50ml 0.5mg	微量泵泵入	持续医嘱

表 7-16　停用药物

药品名称	剂量（单位）	给药途径	频次
氯吡格雷片	75mg	口服	每日 1 次（7am）

◎ **用药调整分析**

（1）患者高敏肌钙蛋白定量 8.747ng/ml，诊断考虑急性非 ST 段抬高型心肌梗死，停用氯吡格雷，改替格瑞洛抗血小板治疗，替格瑞洛是一种能够与 P2Y12 受体可逆性结合的活性药，与氯吡格雷相比作用更强、起效更快。负荷量（180mg）可在 30min 内发挥显著的抗血小板作用，半衰期约 7h，疗效不受 CYP2C19 基因多态性的影响。

（2）患者脑钠肽 987pg/ml，考虑存在心衰、水钠潴留，予利尿、扩血管治疗。有液体潴留证据的急性心衰患者均应使用利尿剂。首选静脉祥利尿剂，如呋塞米、托拉塞米、布美他尼，应及早应用。既往没有接受过利尿剂治疗的患者，宜先静脉注射呋塞米 20~40mg（或等剂量其他祥利尿剂）。硝酸酯类药物适用于急性心衰合并高血压、冠心病心肌缺血、二尖瓣反流的患者。紧急时亦可选择舌下含服硝酸甘油。硝酸酯类药物持续应用可能发生耐药。重组人脑利钠肽针通过扩张静脉和动脉（包括冠状动脉），降低前、后负荷；同时具有一定的促进钠排泄、利尿及抑制肾素－血管紧张素－醛固酮系统和交感神经系统的作用。该药对于急性心衰患者安全，可明显改善患者血流动力学和呼吸困难的相关症状。

入院第 2 天，患者拟行冠脉造影，至导管室时，患者血氧饱和度低至 76%，胸闷气促明显，无法平卧，听诊满肺湿啰音、哮鸣音，改面罩吸氧，予呋塞米 20mg 静脉注射，吗啡 3mg 静脉注射，取消手术，返回病房。

（3）阿片类药物如吗啡可缓解焦虑和呼吸困难，急性肺水肿患者可谨慎使用。应密切观察疗效和呼吸抑制的不良反应。伴明显和持续低血压、休克、意识障碍、COPD 等患者禁忌使用。

患者急性心衰发作，返回病房后，心率 97 次 / 分，血压 133/85mmHg。急查肺部 CT：两肺间质性改变，两侧胸腔积液。予加强利尿、扩血管。

◎ **用药调整**

增加药物见表 7-17，停用药物见表 7-18。

表 7-17　增加药物

药品名称	剂量（单位）	给药途径	频次
0.9% 氯化钠注射液 托拉塞米	50ml 20mg	微量泵泵入	持续医嘱
0.9% 氯化钠注射液 硝酸甘油注射液	50ml 5mg	微量泵泵入	持续医嘱

表 7-18　停用药物

药品名称	剂量（单位）	给药途径	频次
呋塞米注射液	20mg	静脉注射	每日 1 次（7am）
单硝酸异山梨酯缓释片	40mg	口服	每日 1 次（7am）

入院第 3 天，患者胸闷气促症状逐渐缓解，监测血压波动在 80~90/50~60mmHg，予停用厄贝沙坦、美托洛尔缓释片等降压药物，加用多巴胺微量泵泵入升压治疗。患者心率波动在 80~90 次 / 分，予加用伊伐布雷定减慢心率。

增加药物见表 7-19，停用药物见表 7-20。

表 7-19　增加药物

药品名称	剂量（单位）	给药途径	频次
0.9% 氯化钠注射液 多巴胺	50ml 100mg	微量泵泵入	持续医嘱
伊伐布雷定	2.5mg	口服	每日 2 次（7am、5pm）

表 7-20　停用药物

药品名称	剂量（单位）	给药途径	频次
厄贝沙坦片	150mg	口服	每日 1 次（7am）
琥珀酸美托洛尔缓释片	47.5mg	口服	每日 1 次（7am）

◎ **用药调整分析**

（1）β 受体拮抗剂：在慢性心衰急性失代偿期，可继续维持使用；心动过缓（50~60 次 / 分）和血压偏低（收缩压 85~90mmHg）的患者可减少剂量；严重心动过缓（< 50 次 / 分）、严重低血压（收缩压 < 85mmHg）和休克患者应停用，可在病情平稳出院前应再次启动 β 受体拮抗剂。

（2）正性肌力药物：适用于低血压（收缩压＜90mmHg）和（或）组织器官低灌注的患者。短期静脉应用正性肌力药物可增加心输出量，升高血压，缓解组织低灌注，维持重要脏器的功能。多巴酚丁胺和多巴胺通过兴奋心脏 β_1 受体产生正性肌力作用。

（3）伊伐布雷定：通过特异性抑制心脏窦房结起搏电流减慢心率，在减慢心率的同时不影响血压和心脏功能。SHIFT 研究显示伊伐布雷定使慢性心衰患者的心血管死亡和心衰恶化住院的相对风险降低 18%。但急性失代偿性心衰是其相对禁忌证，药师认为该患者此时加用伊伐布雷定值得商榷，特别需注意合并低钾时，有导致 TdP 的风险。

患者入院后血糖控制欠佳，餐后血糖波动在 20~25mmol/L，空腹血糖波动在 13~15mmol/L，请内分泌科会诊，建议住院期间停用口服降糖药，改门冬胰岛素、地特胰岛素降糖治疗，根据血糖调整胰岛素剂量，避免低血糖。

◎ **用药调整**

增加药物见表 7-21，停用药物见表 7-22。

表 7-21　增加药物

药品名称	剂量（单位）	给药途径	频次
门冬胰岛素注射液	8U	皮下注射	每日 1 次（6am）
门冬胰岛素注射液	8U	皮下注射	每日 1 次（11am）
门冬胰岛素注射液	8U	皮下注射	每日 1 次（4pm）
地特胰岛素注射液	16U	皮下注射	每日 1 次（10pm）

表 7-22　停用药物

药品名称	剂量（单位）	给药途径	频次
阿卡波糖胶囊	100mg	口服	每日 3 次
吡格列酮片	30mg	口服	每日 1 次（7am）
恩格列净片	10mg	口服	每日 1 次（7am）

入院第 5 天，患者胸闷气促症状明显好转，生命体征平稳，行冠状动脉造影示：左主干正常；左前降支近中段弥漫性病变，最重 90% 狭窄；左回旋支近段 99% 狭窄；右冠细小，近中段 50% 狭窄。行回旋支 PTCA＋乐普药物支架 1 枚植入术后，TIMI 血流 3 级。

患者 PCI 术后返病房，胸闷气促症状基本消失，复查心电图 ST 段压低较前明显好转（图 7-9），但监测肌酐升高明显，血钠、血氯持续上升，肾内科会诊建议停用利尿剂，补充液体。加用谷胱甘肽抗氧化，调整药物后，血钠、血氯仍进行性上升，入院第 7 天转入监护室行 CRRT 治疗，次日电解质明显好转，再次转回心内科普通病房。PCI 术后复查心电图见图 7-10。患者住院期间肌酐、血钠、血氯水平见图 7-11、7-12、7-13。

术后增加药物见表 7-23，停用药物见表 7-24。

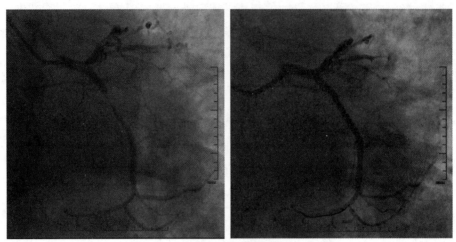

图 7-9　冠脉造影（处理回旋支）

左图为术前；右图为术后

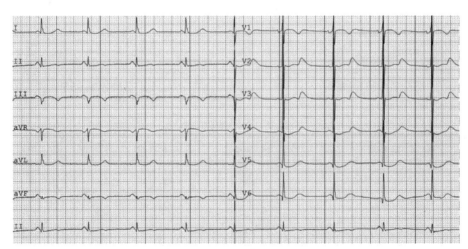

图 7-10　PCI 术后复查心电图

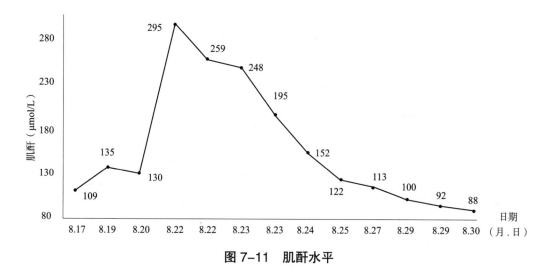

图 7-11　肌酐水平

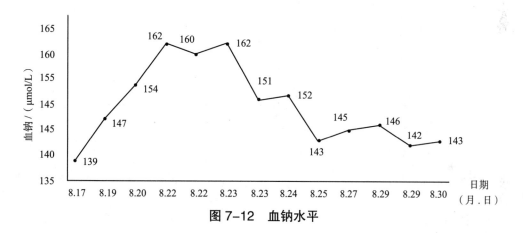

图 7-12　血钠水平

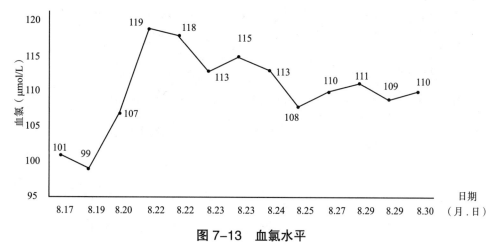

图 7-13　血氯水平

表 7-23　增加药物

药品名称	剂量（单位）	给药途径	频次
5% 葡萄糖注射液 谷胱甘肽	250ml 1200mg	静脉滴注	每日 1 次（7am）
5% 葡萄糖注射液 胰岛素注射液	250ml 3 单位	静脉滴注	每日 1 次（7am）

表 7-24　停用药物

药品名称	剂量（单位）	给药途径	频次
0.9% 氯化钠注射液 托拉塞米	50ml 20mg	微量泵泵入	持续医嘱

入院第 12 天，患者再次行 PCI 术，行前降支 PTCA+IVUS+Firebird2 药物支架 1 枚植入术。入院第 14 天，患者带药出院。

◎ 出院带药

见表 7-25。

表 7-25　出院带药

药品通用名	用量	用法	注意事项
阿司匹林片	100mg	每日 1 次（7am）	应坚持长期服用，注意消化道出血
替格瑞洛片	90mg	每日 2 次 （7am、4pm）	应坚持长期服用，注意消化道出血
匹伐他汀钙分散片	2mg	每日 1 次（8am）	1月后复查血脂及监测肝功能及肌酶情况
泮托拉唑钠肠溶片	40mg	每日 1 次（7am）	护胃药使用 1 个月后，无殊可停用
门冬胰岛素注射液	12U	每日 1 次（6am）	监测血糖，防止低血糖反应
门冬胰岛素注射液	12U	每日 1 次（11am）	监测血糖，防止低血糖反应
门冬胰岛素注射液	12U	每日 1 次（4pm）	监测血糖，防止低血糖反应
地特胰岛素注射液	16U	每日 1 次（10pm）	监测血糖，防止低血糖反应

出院教育

1. 服用阿司匹林、替格瑞洛等抗血小板药物，期间注意胃肠道反应及大便颜色，如有大便发黑、便血等异常改变，请及时就诊。

2. 平素低盐低脂饮食、适量活动、保持大便通畅、情绪管理。

3. 注意监测血压、心率、肝肾功能、血脂、血糖等指标。

4. 随访计划 2 周~1 个月后心内科门诊复诊，不适门诊随诊。出院后 1 年复查冠脉造影。

◎ 治疗总结

患者，男性，62 岁。因"反复胸闷半月余，加重 2 天"入院，结合病史、查体以及辅助检查，诊断考虑为："1. 冠状动脉粥样硬化性心脏病（急性非 ST 段抬高型心肌梗死）；2. 急性心力衰竭；3. 高血压 2 级（很高危）；4.2 型糖尿病。"患者入院后予阿司匹林、氯吡格雷抗血小板，依诺肝素抗凝，匹伐他汀降脂，厄贝沙坦、美托洛尔缓释片降压、降糖等药物治疗。住院过程中，患者发作急性左心衰，予加强利尿、扩血管治疗。血糖控制不佳，停用口服降糖药改门冬胰岛素、地特胰岛素降糖治疗。加强利尿以及 PCI 术后，患者肾功能、电解质进行性异常，停用利尿剂、补液及 CRRT 处理后，肾功能、电解质恢复正常水平。患者经过 2 次 PCI 及药物治疗后，症状完全缓解，最终顺利出院。

纵观患者整个治疗过程，药物的使用遵循临床指南，并根据病情变化作相应调整，及时请相关科室会诊，协助诊治。整体药物种类、用量、疗程以及停药、换药合理，有效地保证了冠脉介入治疗的效果，尽管发生了利尿剂等药物的不良反应，但由于及时处理，患者预后良好。由于血压偏低，本患者出院时暂未予加用 β 受体拮抗剂、ACEI/ARB/ARNI 等，后续门诊随诊可根据患者情况加用相关药物，并滴定至靶剂量。

（郭晓纲 赵莉莉 王启闻 胡晓晟）

参考文献

［1］中华医学会心血管病学分会动脉粥样硬化与冠心病学组 . 冠心病双联抗血小板治疗中国专家共识［J］. 中华心血管病杂志，2021，49（5）：432-454.

［2］中华医学会心血管病学分会动脉粥样硬化与冠心病学组，中华心血管病杂志编辑委员会 . 超高危动脉粥样硬化性心血管疾病患者血脂管理中国专家共识［J］. 中华心血管病杂志，2020，48（4）：280-286.

［3］中华医学会心血管病学分会 . 急性 ST 段抬高型心肌梗死诊断和治疗指南（2019）［J］. 中华心血管病杂志，2019，47（10）：766-783.

［4］中国医师协会胸痛专业委员会，中华心血管病杂志（网络版）编辑委员会，急性心肌梗死后心室重构防治专家共识起草组 . 急性心肌梗死后心室重构防治专家共识［J］. 中华心血管病杂志（网络版），2020，3（1）：1-7.

［5］Pereira NL, Farkouh ME, So D, et al. Effect of Genotype-Guided Oral P2Y12 Inhibitor Selection vs Conventional Clopidogrel Therapy on Ischemic Outcomes After Percutaneous Coronary Intervention：The TAILOR-PCI Randomized Clinical Trial［J］.

JAMA，2020，324（8）：761-771.

［6］Eikelboom JW, Connolly SJ, Bosch J, et al. Rivaroxaban With or Without Aspirinin Stable Cardiovascular Disease［J］. Nengl Med，2017，337（14）：1319-1330.

［7］Knuuti J,Wijns W,Saraste A,et al. 2019 ESC Guidelines for the diagnosis and management of chronic coronary syndromes［J］. EurHeart，2020，41（3）：407-477.

［8］Ray KK, Landmesser U, Leiter LA, et al. Inclisiran in Patientsat High Cardiovascular Risk with Elevated LDL Cholesterol［J］. N Engl J Med，2017，376（15）：1430-1440.

［9］Nidorf SM, Fiolet ATL, Mosterd A, et al. Colchicine in Patients with Chronic Coronary Disease［J］. N Engl J Med，2020，383（19）：1838-1847.

［10］Schwartz GG, Steg PG, Szarek M, et al. Alirocumab and cardiovascular outcomes after acute coronary syndrome［J］. N Engl J Med，2018，379（22）：2097-2107.

［11］Sabatine MS, Giµgliano RP, Wiviott SD, et al. Efficacy and safety of evolocumab in reducing lipids and cardiovascular events［J］. N Engl J Med，2015，372（16）：1500-1509.

第八章
血脂异常的药物治疗

第一节　概述

血脂是指血清中的胆固醇、甘油三酯和类脂（如磷脂）等的总称。血脂中的这些物质均不溶于水，必须与特殊的蛋白质结合即与载脂蛋白结合形成脂蛋白才能溶于血液，被运输至全身的器官及组织进行代谢及利用。载脂蛋白是脂质转运的载体，是脂质代谢及生理功能完成必不可少的物质，其主要功能是构成并稳定脂蛋白的结构；并参与修饰脂代谢相关酶的代谢及活性调节或者是一些酶的辅助因子；以及参与细胞膜表面受体的识别及结合，通过这些功能使脂质得以代谢及完成生理功能。人体内载脂蛋白有许多种，目前已发现有 20 多种载脂蛋白，按其组成及结构不同分为 ApoA、ApoB、ApoC、ApoD、ApoE 等五大类。

脂质的代谢是人体内复杂的生化反应，指人体内脂质在各种代谢相关酶的作用下合成与分解，加工成机体需要的物质，保证人体内正常生理机能的运作，参与机体的多种重要功能，如膜结构的组成、细胞及机体的能量代谢、免疫和信号传递等，当脂质代谢出现紊乱时，会引起一系列疾病，如动脉粥样硬化（atherosclerosis，AS）、肥胖、脂肪肝、糖尿病等。参与脂质代谢过程中最重要的物质是血浆脂蛋白，是脂质与载脂蛋白结合以后的一种脂类复合物的形式，根据其物理和化学特性等，其分类方法有两种，超速离心法和电泳法，可将脂蛋白分为乳糜微粒（chylomicrons，CM）、极低密度脂蛋白（very low density lipoprotein，VLDL）、中间密度脂蛋白（intermediate-density lipoprotein，IDL）、低密度脂蛋白（low density lipoproteins，LDL）、脂蛋白（a）和高密度脂蛋白（high density lipoprotein，HDL），他们的密度由小变大，分子的大小是由大到小。根据每种脂蛋白在体内代谢的过程可将脂质代谢过程划分为外源性代谢途径、内源性代谢途径及胆固醇逆转运（reverse cholesterol transport，RCT）。外源性脂质代谢途径是 CM 的主要代谢途径，是人体获取外源性胆固醇的主要方式。而内源性代谢途径及 RCT 则是机体获取外源性胆固醇后在体内不断代谢及利用等的主要处理方式。机体正是通过这些不同的代谢途径甚至之间的互相转化，实现脂质的代谢及其生理功能的发挥。

一、血脂异常临床表现和诊断

（一）临床表现

多数血脂异常患者早期无明显临床症状，多于体检时发现。血脂水平随年龄有一定增长，50~60岁时达高峰，之后逐渐稳定或有所下降。一般中青年女性血脂水平低于同龄的男性，但绝经期后会有显著升高，高于男性。

（1）黄色瘤、早发性角膜环和眼底改变：黄色瘤是由局部脂质沉积于皮肤真皮层内引起，可呈黄色、橘黄色或棕红色的结节、斑块或丘疹形状、质地柔软的局限性皮肤隆起，最常见于眼睛周围；角膜环见于角膜外缘，呈白色或灰白色，是角膜脂质沉积引起，常发生于老年人，也被称为老年环。若发生于40岁以下，多伴有严重的高脂血症，尤其是家族性高胆固醇血症。严重的高甘油三酯血症并伴有乳糜微粒血症可出现脂血症眼底改变，是富含甘油三酯的大颗粒脂蛋白沉积在眼底小动脉上，在眼底镜下可引起光散射。

（2）动脉粥样硬化：脂质在血管内皮下沉积引起动脉粥样硬化，导致心脑血管病变和周围血管病变。症状因动脉粥样硬化血管不同而有不同的临床表现，当冠状动脉严重受累后可以出现典型的压榨样胸痛，脑动脉受累时可出现头晕、肢体活动异常等脑缺血症状，而间歇性跛行是外周下肢动脉硬化的典型临床表现。家族性血脂异常患者可于青春期前引起冠心病甚至心肌梗死及猝死。

（3）其他：严重的高胆固醇血症尤其是纯合子家族性高胆固醇血症患者可出现游走性多关节炎，但这种关节炎多为自限性；严重的高甘油三酯血症（TG > 10mmol/L）可引起急性胰腺炎。

（二）血脂异常的临床分类和诊断

血脂在体内是不断代谢、合成的，因此稳定在一定的水平范围内，血脂水平可反映机体的脂类代谢状态，也是临床常规分析的重要指标。血脂检测的基本项目包括总胆固醇（total cholesterol，TC）、甘油三酯（triglyceride，TG）、低密度脂蛋白胆固醇（low-density lipoprotein cholesterol，LDL-C）和高密度脂蛋白胆固醇（high-density lipoprotein cholesterol，HDL-C）等。临床上根据这些项目的检测值将血脂异常分为4大类：

（1）高胆固醇血症　单纯胆固醇升高；

（2）高TG血症　单纯TG升高；

（3）混合型高脂血症　总胆固醇和TG均有升高；

（4）低HDL-C血症　HDL-C偏低。

除原发性的代谢异常引起血脂紊乱、血脂出现异常外，如前所述，血脂异常也可继发于其他原因如一些全身性疾病，其中包括糖尿病、肾病综合征、甲状腺功能减退症、肾功能衰竭、肝脏疾病、系统性红斑狼疮、骨髓瘤、急性卟啉病、多囊卵巢综合征；同时某些药物（包括利尿剂、β受体拮抗剂、糖皮质激素）等也可能引起继发性血脂升高。因此在诊断高脂血症的同时，也要寻求病因，进行对因治疗。

血脂异常的诊断标准目前仍部分沿用《中国成人血脂异常防治指南（2016 年修订版）》及参照《2020 年血脂异常基层诊疗指南》关于我国血脂合适水平及异常分层标准（表 8-1）。

表 8-1　血脂异常诊断及分层标准（mmol/L）

分层	TC	LDL-C	HDL-C	非 HDL-C	TG
理想水平		＜ 2.6		＜ 3.4	
合适水平	＜ 5.2	＜ 3.4		＜ 4.1	＜ 1.7
边缘升高	5.2~6.19	3.4~4.09		4.1~4.89	1.7~2.29
升高	≥ 6.2	≥ 4.1		≥ 4.9	≥ 2.3
降低			＜ 1.0		

血脂异常的临床分型分为高胆固醇血症（总胆固醇水平升高）、高甘油三酯血症（TG水平升高）、混合型高脂血症（总胆固醇及甘油三酯水平均升高）以及低 HDL-C 血症（HDL-C 水平降低）等几种。

早期检出血脂异常并对其进行动态检测，是预防心脑血管疾病的必要有效的措施。建议 20~40 岁成人至少每 5 年 1 次血脂检查；40 岁以上男性和绝经后期女性至少每年查 1 次血脂；冠状动脉粥样硬化性心脏病患者及其高危人群，应每 3~6 个月检测 1 次；首次发现血脂有异常者，应在 2~4 周内复查，如仍异常，即可诊断血脂异常，要根据不同水平加以不同干预。

（1）有动脉硬化性心血管疾病（arteriosclerotic cardiovascular disease，ASCVD）病史者；

（2）存在多项 ASCVD 危险因素（如高血压、糖尿病、肥胖、吸烟）的人群；

（3）有早发心血管疾病家族史者（男性一级直系亲属在 55 岁前或女性一级直系亲属在 65 岁前患缺血性心血管病）或有家族性高脂血症患者；

（4）皮肤或肌腱黄色瘤及跟腱增厚者。

二、药物治疗目的和原则

（一）治疗目的

血脂异常通常无症状，通过体检或发生相应的并发症或伴随情况如心脑血管疾病、糖尿病或糖耐量受损、胰腺炎等才能发现，因而尽早识别血脂异常并给予早期干预，可防止动脉粥样硬化的发生，减少心脑血管疾病、降低糖尿病等代谢综合征的风险，从而降低死亡率。

（二）治疗原则

1. 非药物治疗

（1）不良生活方式的改善。血脂异常明显受到饮食和生活方式的影响，饮食治疗和不良生活方式的改善应该贯穿血脂异常治疗的全过程。《中国居民膳食指南》对居民膳食推荐如下：

1）食物多样，谷类为主；

2）吃动平衡，健康体重；

3）多吃蔬果、奶类、大豆；

4）适量吃鱼、禽、蛋、瘦肉；

5）少盐少油，控糖限酒。

不良生活方式的改善对代谢综合征患者尤其重要。

（2）尽量避免使用对血脂有不利影响的药物。部分药物对血脂代谢有不良影响，如降压药物中的β受体拮抗剂和噻嗪类利尿药，因此，在高血压患者药物治疗时应该优化药物适应证，避免这些药物对血脂代谢的不良反应。

2. 药物治疗

经饮食和非药物治疗 3~6 个月血脂仍不能达标的患者或根据个体 ASCVD 危险程度分层需要考虑启动药物治疗。

（1）根据冠状动脉粥样硬化性心脏病患者的危险程度决定干预策略：ASCVD 是我国居民健康的重要威胁疾病，做好 ASCVD 的发病风险评估和预测，是一级预防心血管疾病、降低患病率、死亡率的重要基础。

对冠状动脉粥样硬化性心脏病患者进行危险评估，已确诊为冠心病的患者为极高危人群，符合以下条件之一者为高危人群：

1）LDL-C ≥ 4.9mmol/L；

2）1.8mmol/L ≤ LDL-C < 4.9mmol/L 且年龄 ≥ 40 岁的糖尿病患者。

无冠心病的个体，应根据 LDL-C 或 TC 水平、有无高血压病及其他相关危险因素包括吸烟情况、糖尿病、腰围、南北方区域、城乡、ASCVD 家族史等进行未来 10 年间的总体发病危险因素进行评估，ASCVD 的 10 年发病平均危险度分层，低危为 < 5%，中危为 5%~9%，高危为 ≥ 10%，具体见表 8-2。针对结果进行调脂治疗或者治疗性生活方式改变。

表 8-2 血脂异常危险分层以及目标值

危险分层	疾病或危险因素	LDL-C 目标值
极高危	ASCVD 患者	< 1.8mmol/L
高危	LDL-C ≥ 4.9mmol/L 或 TC ≥ 7.2mmol/L；糖尿病患者 1.8mmol/L ≤ LDL-C < 4.9mmol/L 或 3.1mmo/L ≤ TC < 7.2mmo/L 且年龄 > 40 岁；高血压 +2 项及以上危险因素	< 2.6mmol/L

危险分层	疾病或危险因素	LDL-C 目标值
中危	无高血压，2 项及以上危险因素	< 3.4mmol/L
低危	无高血压，0~1 项危险因素 < 3.4mmol/L；高血压无危险因素	< 3.4mmol/L

注：ASCVD 动脉粥样硬化性心血管疾病包括急性冠脉综合征（ACS）、稳定性冠心病、血运重建术后、缺血性心肌病、缺血性脑卒中、短暂性脑缺血发作、外周动脉粥样硬化病等；危险因素有吸烟，年龄（男性＞ 45 岁，女性＞ 55 岁），HDL-C ＜ 1.0mmol/L（40mg/dl）

此外，对 ASCVD 的 10 年发病风险为中危者且年龄＜ 55 岁的人群，定期进行 ASCVD 危险评估，以便进行早期干预。如存在以下危险因素≥ 2 项，则列为高危并进行严格降脂治疗：

　　1）收缩压≥ 160mmHg 或舒张压≥ 100mmHg；

　　2）非 HDL-C ≥ 5.2mmol/L；

　　3）HDL-C ＜ 1.0mmol/L；

　　4）体重指数（BMI）≥ 28kg/m²；

　　5）吸烟。

（2）将降低 LDL-C 作为首要干预措施：LDL-C 升高是 ASCVD 发病的独立危险因素，因此降低 LDL-C 水平，是改善动脉粥样硬化，减少 ASCVD 发病率及死亡率的有效且主要的措施。根据 2019 年 ESC 血脂管理指南指出，低危风险的 ASCVD 患者建议将 LDL-C 控制在 3.0mmol/L 以下，中危风险的 ASCVD 患者建议将 LDL-C 控制在 2.6mmol/L 以下，高危风险的 ASCVD 患者建议将 LDL-C 控制 1.8mmol/L 以下，极高危风险的 ASCVD 患者建议将 LDL-C 控制 1.4mmol/L 以下，而确证 ASCVD 且两年内经历过第二次血管事件的患者建议将 LDL-C 控制 1.0mmol/L 以下。

2. 调脂首选他汀类药物　临床上供选用的调脂药物可分为两大类。

（1）主要降低 TC 为主的药物，包括他汀类、胆固醇吸收抑制剂、普罗布考、胆酸螯合剂等；

（2）主要降低 TG 为主的药物：贝特类、烟酸类、高纯度鱼油制剂。

他汀类药物能显著降低心血管事件发病及死亡风险，目前临床常用且循证医学证据充分。研究证实，高强度他汀治疗会大幅度升高肌病风险，而未能显著降低 LDL-C 的水平，因此建议降脂治疗应参考患者血脂基线水平使用中等强度他汀作为起始剂量，根据个体疗效和耐受情况进行剂量调整。若治疗后仍不达标，考虑与其他药物联合使用，从而安全、有效的调脂。

因此新版指南明确指出 LDL-C 目标值越低越好，目前为止无明确阈值或安全性问题。新版指南的血脂管理更加严格，提出了 LDL-C 降幅以及绝对值的双达标，并对合并 ACS 的极高风险患者降脂进行了细致的治疗推荐。合并糖尿病血脂异常治疗：

　　1）极高危的 2 型糖尿病患者，推荐 LDL-C 较基线降低 50% 且 LDL-C 降至

< 1.4 mmol/L（55mg/dl）（Ⅰ，A）；

2）高危的 2 型糖尿病患者，推荐 LDL-C 较基线降低 50% 且 LDL-C 降至 < 1.8 mmol/L（70mg/dl）（Ⅰ，A）；

3）推荐高危或极高危 1 型糖尿病患者使用他汀类药物治疗（Ⅰ，A）；

4）在联合用药之前考虑他汀类药物强化治疗，如果未能达到目标值，考虑他汀类药物联合依折麦布（Ⅱa，B）；

5）不推荐考虑妊娠或者未采取有效避孕措施的绝经前糖尿病女性使用他汀类药物治疗（Ⅲ，C）。

急性冠脉综合征（ACS）患者降脂治疗：对于有 ACS 的患者，在最大耐受剂量他汀类药物和依折麦布治疗下，LDL-C 水平仍未达目标值，应考虑在 ACS 发生后早期（如果可能，在住院期间即启动使用）使用 PCSK9 抑制剂（Ⅱa，A）。

（三）降脂药物的分类及选择

降脂药是指能降低血浆甘油三酯或降低血浆胆固醇水平的药物。降血脂药物种类较多，分类也较困难。就其主要降血脂功能可分为降总胆固醇、主要降总胆固醇兼降甘油三酯、降甘油三酯、主要降甘油三酯兼降总胆固醇四大类。选择时根据血脂异常的不同情况选择有针对性的药物来调控降脂。以下是临床常用的一些药物：

1. 胆酸螯合剂 胆酸螯合剂，也称胆汁酸螯合剂，是一种碱性阴离子交换树脂，因为它很难溶于水，不易被消化酶分解破坏。与胆汁酸结合后呈现不可逆性的稳固结构，阻碍胆汁酸肠道内的重吸收，阻止胆酸或胆固醇从肠道吸收，促进胆酸或胆固醇随粪便排出，加速胆固醇向胆汁酸的转化，从而降低肝内及血液中的胆固醇水平。这类药有树脂类、新霉素类、谷固醇及活性炭等。新霉素类及谷固醇因其毒副作用大、疗效不理想，目前已被淘汰。活性炭近年来曾试用于临床，其确切疗效与安全性尚待进一步证实。文献报道临床应用较多的有阴离子碱性树脂。本类药物可用于除纯合子家族性高胆固醇血症（FH）以外的任何类型的高胆固醇血症。对各种类型的高甘油三酯血症无效。对 TC 与 TG 均升高的混合型高脂血症，应与其他类型降血脂药合用方有效。主要的胆酸螯合剂有考来烯胺（Cholestyramine）又名消胆胺，是一种苯乙烯型碱性阴离子交换树脂，通常用其氯化物，分子量超过 100 万道尔顿，不溶于水；考来替泊（Colestipol）又名降胆宁，该药也是一种阴离子交换树脂。地维烯胺也是阴离子交换树脂。胆酸螯合剂降 TC 作用是公认的，但因不良反应较多，患者难以长期坚持服用。胆酸螯合剂的主要不良反应常见的有胃肠道反应如恶心、腹胀、便秘等，血浆 TG 有所增加；大剂量时有时会导致脂肪痢。考来烯胺是氯化物形式，长期服用可能引起高氯血症；另外胆酸螯合剂可影响脂溶性维生素如维生素 A、D、K、E 等吸收及叶酸和其他一些弱酸性药物的吸收，如保泰松、维生素 C、苯巴比妥、洋地黄类等药物的吸收，应尽量避免与上述药物合用或者注意使用方式及时间。近年来，胆酸螯合剂的氨溴味虽有改善，某些胃肠道的不良反应也可设法克服，但它们仅能阻止胆酸及胆固醇从肠道吸收，对胆固醇的体内合成无抑制作用，而大部分高胆固醇血症患者，血中 TC 主要来自体内合成。因此，单用胆酸螯合剂，尚不能达到理想疗效。而与他汀类药物联合应用，胆固醇、LDL-C、ApoB 下降及 HDL-C 水平增加幅度更大。

2. HMG-CoA 还原酶抑制剂　3- 羟基 -3- 甲基戊二酰辅酶 A（HMG-CoA）还原酶抑制剂，即他汀类药物。人体内几乎全身各组织均可合成胆固醇，肝脏的合成能力最强，占到 3/4 以上。3- 羟基 -3- 甲基戊二酰辅酶 A 是肝细胞合成胆固醇过程中的限速酶，存在于细胞内质网中，负责催化合成甲基二羟戊酸，并生成体内多种代谢产物，之后甲基二羟戊酸经过脱羧、磷酸化等多步反应生成鲨烯，最后鲨烯环化为羊毛固醇后转变为胆固醇。3- 羟基 -3- 甲基戊二酰辅酶 A（HMG-CoA）还原酶抑制剂，与 HMG-CoA 的底物结构相似，可竞争性地与 HMG-CoA 结合，降低 HMG-CoA 与底物结合的活性，使合成甲基二羟戊酸减少，从而抑制胆固醇的生物合成。其次他汀类药物可直接使肝脏 LDL 受体密度增加，也可通过降低血清胆固醇浓度反馈性的使 LDL 受体密度增加，有助于 LDL 的分解和胆固醇的降解，从而使 LDL-C 清除增加。此外，研究显示他汀类药物还具有抑制动脉粥样硬化过程中的平滑肌细胞增生，从而延缓动脉粥样硬化，同时具有抗脂质氧化、抗炎、免疫抑制、调节内皮及血管舒缩功能及抑制血小板聚集和血栓形成等作用。HMG-CoA 还原酶抑制剂是一类新型的有希望的降血脂药。单用 HMG-CoA 还原酶抑制剂，或与胆酸螯合剂联用，对高胆固醇血症有更明显的疗效。他汀类药物多为甲基羟戊二酰辅酶 A（HMG-CoA）还原酶抑制剂，现有制剂有瑞舒伐他汀、阿托伐他汀、洛伐他汀、辛伐他汀、普伐他汀及匹伐他汀等。

他汀类药物其作用特点是每种他汀的起始剂量均有良好调脂疗效；而当剂量增倍时，LDL-C 进一步降低幅度仅约 6%（他汀疗效 6% 效应）。他汀剂量增倍，药费成比例增加，而降低 LDL-C 疗效的增加相对较小。因此，建议临床上依据患者血脂基线水平起始应用中等强度他汀，根据个体调脂疗效和耐受情况，适当调整剂量，若胆固醇水平不达标，与其他调脂药物（如依折麦布）联合应用，可获得安全有效的调脂效果（I 类推荐，B 级证据），几种常见不同他汀类药物的降脂强度见表 8-3。

表 8-3　几种常用不同他汀类药物的降脂强度

高强度（LDL-C 降低 ≥ 50%）	中强度（LDL-C 降低 30%~50%）	低强度（LDL-C 降低 < 30%）
阿托伐他汀 40~80mg 瑞舒伐他汀 20~40mg	阿托伐他汀 10~20mg 瑞舒伐他汀 5~10mg 辛伐他汀 20~40mg 普伐他汀 40~80mg 洛伐他汀 40mg 氟伐他汀 40mg 匹伐他汀 2~4mg 血脂康 200mg	辛伐他汀 10mg 普伐他汀 10~20mg 洛伐他汀 20mg 氟伐他汀 20~40mg 匹伐他汀 1mg

注：氟伐他汀 40mg Bid 是最大剂量，其他他汀均为 Qd 给药

他汀类药物不良反应：一般不良反应，如消化系统反应如恶心、腹泻或者便秘、头晕、皮肤反应皮疹等，这些不良反应一般不严重，随着用药时间延长可能减轻或消失；肌肉毒性是他汀类药物最普遍常见的不良反应，包括横纹肌溶解、肌痛、肌炎等。横纹肌溶解是最严重的罕见不良反应，据报道大概 106 人中有 1.5 人会发生这种情况。长期应用他汀类药物可以引起神经毒性，引起认知功能障碍、健忘、记忆力丧失、自杀冲动、多动神经症以及攻击行为等，一旦发现立即停药，这些症状是可逆性的。他汀类药物对肝脏的严重不良反应包括无症状氨基转移酶升高、胆汁淤积、肝炎甚至急性肝功能衰竭，其中，无症状氨基转移酶升高最为常见，因此临床上服用期间应定期监测肝功能。临床研究发现辛伐他汀和洛伐他汀能导致肝坏死和肝中毒。但也不能忽视其他他汀类药物的肝损害作用。此外，他汀类药物可抑制胞吞作用，进而阻碍近端小管对蛋白质的重吸收作用，可导致蛋白尿的发生。而且，他汀类药物用于严重肾功能衰竭患者时，药物血浆浓度增加，发生肌病和横纹肌溶解的几率大大增加，临床应用时应引起注意。

3. 烟酸及其衍生物 烟酸（Nicotinic Acid，又名 Niacin）属 B 族维生素，是人体中必不可少的营养成分，在促进人体正常生长发育上起重要作用。当用量超过作为维生素作用的剂量时，即大剂量时会通过减少脂质生成和促进其分解而发挥降脂作用，可降低甘油三酯及胆固醇水平，同时可以升高 HDL-C 水平。烟酸调节血脂的疗效及剂量与服药前的血脂水平有关，血脂水平异常较明显，服药剂量宜大，疗效也更明显。

阿昔莫司（Acipimox）又名氧甲吡嗪、乐脂平（Olbetam），是一种新的人工合成的烟酸衍生物，它的适用范围与烟酸相似，但有与烟酸相比具有抗脂肪分解作用的持续时间较长、效能较强等优点。

烟酸肌醇酯（Inositol Hexanicotinate）是由 1 分子肌醇与 6 分子烟酸结合而成的酯。该药从肠道吸收后在体内缓慢代谢，逐渐水解成烟酸和肌醇，然后发挥作用。它能缓和且持久地扩张外周血管，改善脂质代谢，并有溶解纤维蛋白、溶解血栓和抗凝血作用。其降血脂的适应证与烟酸相同。

烟酸及其衍生物药物具有广谱的调脂作用，可作为单一或者辅助治疗用药，用于高甘油三酯血症和混合型高脂血症，对 HDL-C 降低或者合并甘油三酯升高的患者尤其适用。烟酸的速释剂型不良反应较大，主要用其缓释剂型。常见不良反应有面部潮红、头痛、瘙痒等血管扩张反应，也可引起恶心、食欲减退、胃溃疡复发等消化道症状，严重的甚至引起急性暴发性肝功能衰竭。另外，还可引起肠炎、糖耐量下降，诱发痛风与青光眼等。与食物同时服用可减少胃肠道的不良反应。因此，2 型糖尿病、痛风、溃疡病、活动性肝炎及妊娠期妇女等禁用烟酸及其衍生物。

4. 贝特类 贝特类药物属于苯氧芳酸类调脂药，药物口服吸收良好，血浆蛋白结合率约 95%，不易分布到外周组织，大部分在肝脏与葡萄糖醛酸结合，少量以原型从肾脏排出。它主要是通过抑制腺苷酸环化酶，使脂肪细胞内 cAMP 含量减少，抑制脂肪组织水解，使血中非酯化脂肪酸含量减少，导致肝脏 VLDL 合成及分泌减少。还可以促进肝脏摄取脂肪酸和抑制肝脏合成甘油三酯。同时它可通过激活过氧化物酶增殖体激活受体（PPAR-α），诱导脂蛋白脂酶表达，活性增强，促进富含甘油三酯的脂蛋白颗粒中的甘油三酯水解，加速 VLDL 及 TG 的分解代谢。这些，终使血中 VLDL、TG、LDL-C 及 TC 的含量减少。贝特类药物还可以减少中性脂质在 VLDL 和 HDL 之间交换，避免形成富含甘油三酯的 HDL，减慢 HDL 和 Apo-A1 的清除速率。另外，它还可通过抑制肝细胞对胆固醇的合成及增加胆固醇从肠道的排泄，使血中 TC 含量减少。因此贝特类药物可用于治疗混合型血脂障碍及低 HDL 患者或以 TG 或 VLDL 升高为主的患者。对家族性高乳糜血症及 LDL-C 升高的这些患者无效。

贝特类药物不良反应主要有胃肠道不适恶心、腹泻腹胀、胆结石风险、肝功能损害、可能的肌肉损害。偶见皮肤瘙痒、荨麻疹、皮疹、脱发、头痛、失眠、性欲减退等，这些反应一般较轻，多见于服药初期，不需停药也可自行消退。贝特类药物与他汀类联用时，可能增加肌病的发生率。与口服抗凝药合用时可明显增强抗凝药的作用。

氯贝特（Clofibrate）又名氯贝丁酯、安妥明、冠心平、CPIB，是这类药中应用最早的一种，但它存在于 2017 年世界卫生组织公布的几大类致癌药物清单中，目前也较少应用。近几年来，发现氯贝特的一些衍生物，能保持其降血脂等优点，而发生胆结石等不良反应显著减少。这些衍生物调节血脂的能力和剂量差别较大。例如：利贝特（Lifibrate）又名新安妥明；氯贝酸铝（Alufibrate）及双贝特（Simfibrate）；益多酯（Etofylline Clofibrate）又名特调脂（Doulip）、洛尼特；苯扎贝特（Bezafibrate）又名必降脂；还有两种长效苯扎贝特，商品名为必降脂缓释片（Bezalip Retard）及脂康平；非诺贝特（Fenofibrate）又名力平之（Lipanthyl），另有与本类药在化学结构上相似的吉非贝齐（Gemfibrozil），又名诺衡（Lopid）、湘江诺衡、康利脂、洁脂（Gemnpid）。

5. 普罗布考　普罗布考又名丙丁酚，该药通过降低胆固醇的合成及促进胆固醇分解从而使血中胆固醇和低密度脂蛋白降低；同时它可以改变高密度脂蛋白亚型的性质和功能、影响软磷脂胆固醇酰基转移酶和胆固醇酯转移蛋白和载脂蛋白 E 的功能、使脂质化的胆固醇/总胆固醇比率恢复等作用，从而增强血高密度脂蛋白的逆转运。它具有高度脂溶性，能在脂肪组织中蓄积，停药后逐渐从脂肪组织中释出。药物有效作用可持续数周的时间。停药 6 个月，在脂肪组织和血中仍能检测到药物。普罗布考有降低 TC 及 LDL-C 水平的作用，但同时可使血清 HDL-C 水平降低，对 TG 无影响。适用于治疗高胆固醇血症。

本药在胃肠道吸收不稳定，与食物同服可增加其吸收。普罗布考的不良反应有胃肠道不适如腹泻、腹痛、腹胀、恶心、呕吐等，还有少见的一些不良反应如头痛、头晕、感觉异常、失眠、耳鸣、皮疹、皮肤瘙痒、血管神经性水肿、心电图的 Q-T 间期延长及室性心动过速及血小板减少等。因此，禁用于有容易使 Q-T 间期延长等的一些心脏病患者或者同时服用其他容易引起 Q-T 间期延长的药物。

6. 泛硫乙胺　又名潘特生，是泛酸的生物活性形式，属于维生素类。泛硫乙胺是泛酰巯基乙胺的二硫化物前药，泛酰巯基乙胺是构成辅酶 A 的重要成分，而辅酶 A 是脂质代谢和糖代谢的中心环节。泛硫乙胺通过促进脂肪酸 ß 氧化和抑制 HMG-CoA 还原酶活性而改善脂质水平，有效降低 TG、TC、LDL-C 水平，并可升高 HDL-C 水平。其调节血脂的能力是中等强度的，与阿昔莫司（乐脂平）及益多酯（特调脂）调节血脂的幅度相近似。泛硫乙胺突出优点是不良反应少而轻，对肝肾功能未见有害作用，且停药后1个月，仍能保持明显的调节血脂的效果。

7. 弹性酶 它是由猪胰脏提取或由微生物发酵产生的一种易溶解的弹性蛋白酶，是由 240 个氨基酸组成的多肽，其分子量为 25900。弹性酶能阻止胆固醇的合成及促进胆固醇转化成胆酸，从而使血清 TC 水平下降。另外，它还有抗动脉粥样硬化及抗脂肪肝的作用。该药主要用于除纯合子家族性高胆固醇血症（homozygous familial hypercholesterolemia，HFH）以外的高脂血症。一般以肠溶片的剂型存在，整片吞服，以防药物在胃中破坏丧失活性。不良反应可有轻度胃肠道反应偶见过敏反应等。一般无需治疗，停药即可恢复。

8. 依折麦布 依折麦布是第一个也是目前唯一一个胆固醇吸收抑制剂，通过选择性抑制小肠内的胆固醇转运蛋白，从而使胆固醇的吸收减少，降低血浆胆固醇水平以及肝脏胆固醇的储存量。因此可单独或者作为辅助治疗高胆固醇血症，可降低总胆固醇及 LDL-C 及载脂蛋白 B 水平。其不良反应常见的是消化道症状及肌肉骨骼和结缔组织方面的异常。

（四）降脂药物的不良反应及预防

降脂药物的主要不良反应为肝功能异常与肌病：

1. 若 AST 或 ALT 升高 3 倍或 3 倍以上伴总胆红素增高，应减量或暂停给药，复查肝功能，直至恢复正常。

2. 在用药过程中应询问患者有无肌痛、肌无力、乏力和发热症状，血 CK 升高超过 5 倍应停药，用药期间如有其他可能引起肌溶解的严重情况（败血症、创伤、大手术、低血压和抽搐），亦应暂停给药。

3. 他汀类与贝特类或烟酸类药物合用有增加肌病的风险。

4. 长期服用他汀类增加新发糖尿病的危险，但他汀类对心血管疾病的总体益处远大于此。

5. 他汀类治疗可引起一过性认知功能异常等神经系统不良反应，服药期间注意定期监测。

（五）特殊人群血脂异常的管理

1. 糖尿病患者应根据血脂异常的特点，首选他汀类药物治疗，若合并 TG 或伴低 HDL-C 者，可采用他汀类与贝特类联合治疗。

2. 高血压患者的调脂治疗可根据高血压指南建议，对于心血管综合危险因素分层处于中危风险的患者均应启动他汀类药物治疗。

3. 对于非心源性缺血性卒中或短暂性脑缺血发作（TIA）的患者，其中患者血脂

LDL-C ≥ 2.6mmol/L 且疗效证据明确，均应给予他汀类药物长期治疗；若由于颅内大动脉明显狭窄（狭窄 70%~99%）导致上述临床脑血管事件，他汀类治疗的目标值为 1.8mmol/L；对于同时伴有脑出血史的非心源性缺血性卒中或 TIA 的患者，均应权衡获益和风险合理使用他汀类药物。

4. 对于 80 岁以上的高龄老年人高胆固醇血症伴动脉粥样硬化性疾病或糖尿病患者，可从调脂治疗中获益，但由于目前尚无他汀治疗靶目标剂量的随机对照研究，故暂无特别推荐剂量。

三、血脂异常的药物治疗研究进展

血脂异常，又称高脂血症，目前已成为危害全球公民健康的最常见疾病之一，因其与动脉粥样硬化的发生、发展有密切关系，故备受医务工作者关注。《中国心血管健康与疾病报告》，2012~2015 年 CHS 研究显示，中国大于等于 35 岁居民血脂异常总体患病率为 34.7%。至 2019 年，高血脂人口占总人口的 7.1% 左右。且近年来，随着人民生活水平的提高和饮食习惯、起居方式的改变，高脂血症的发病率逐渐上升，呈现出家族化、年轻化的趋势。有效调节血脂水平，预防动脉粥样硬化的形成，对降低心脑血管疾病的发生率，具有重要的临床意义。近年来，血脂领域的进展可谓日新月异，已成为心血管领域研究的重点。

根据血清血脂水平，高脂血症主要分为高胆固醇血症、高甘油三酯血症、混合型高脂血症、低高密度脂蛋白血症四种。根据病因高脂血症主要分为原发性和继发性高脂血症两种，前者包括家族性高脂血症。其中，胆固醇（TC）、甘油三酯（TG）、低密度脂蛋白胆固醇（LDL-C）、高密度脂蛋白胆固醇（HDL-C）常作为判断血脂异常的指标。LDL-C 作为冠状动脉粥样硬化性心血管疾病（ASCVD）关键的致病因素，是新药开发、临床研究和血脂相关指南关注的要点。过去，临床常用的调脂药物主要是他汀、贝特类药物，以及少量烟酸和胆酸螯合剂等。药理作用方面也主要是抑制内源性脂质的合成和促进内源性的脂质转化、排泄、代谢两大方向。近年来，随着基因研究与生物技术的进步，血脂领域新药研究突飞猛进，以载脂蛋白、胆固醇酯转移蛋白（CETP）、前蛋白转化酶枯草溶菌素 /kexin9（PCSK9）、甘油三酯转运蛋白（MTP）等靶点为研究重点，涌现出了很多新药。其中，一部分已经获批，一些仍在评估中。

血脂异常的部分患者他汀单药治疗或者两种以上降脂药物联合应用仍不能很好地使上述各项脂蛋白达标或不能耐受他汀治疗，在此基础上，一些新型调节血脂药物则应运而生。

（一）前蛋白转化酶枯草溶菌素 /kexin9 型抑制剂（PCSK9 抑制剂）

单克隆抗体药物是目前生物医药领域中的研发热点，其具有靶向性强、特异性高、严重不良反应低等特点。以 PCSK9 为标靶的单克隆抗体可以与 PCSK9 发生特异性结合，从而阻断 PCSK9 与 LDL 受体（LDL-R）的相互作用，减慢 LDL-R 降解过程而发挥降低 LDL-C 水平的作用，是最先取得突破的 PCSK9 抑制类药物。该药与他汀联合使用可以降低血清 LDL-C 同时改善 Lp（a）、HDL-C；2019 年欧洲血脂异常管理指南对依洛尤单抗（Evolocumab）及阿利西尤单抗（Alirocumab）均作出推荐，上述两药均已在我国上市并得到比较广泛的使用。

PCSK9 作为一种高效安全的干预靶点近年来一直是开发降胆固醇治疗的热点。除 PCSK9 单克隆抗体外另一种靶向抑制 PCSK9 的方法是 RNA 干扰。在 I 期和 II 期临床试验中，小干扰 RNA（siRNA）Inclisiran，通过抑制 PCSK9 合成使 LDL-C 降低幅度高达 50%，且降低的幅度与剂量相关。PCSK9 和 LDL-C 水平的下降维持 ≤ 6 个月，且未观察到特定的严重不良事件。2020 年 3 月新英格兰杂志公布的 Inclisiran 治疗高低密度脂蛋白胆固醇患者的两个 III 期临床试验（ORION-10，ORION-11），结果发现，每 6 个月皮下注射一次 Inclisiran 可使低密度脂蛋白胆固醇水平下降 50%，PCSK9 水平下降 80% 左右，并且除注射部位不良反应外，未发生其他不良反应。

（二）ATP 柠檬酸裂解酶抑制药

Bempedoic Acid 是一种新型的、首次创新的口服小分子药物，通过抑制 ATP 柠檬酸裂解酶（3- 羟基 -3- 甲基戊二酰辅酶 A 还原酶上游的胞浆酶）的作用来抑制胆固醇的合成；目前已经在糖尿病患者以及对他汀依从性良好及不能耐受他汀的患者中进行了临床试验。结果显示 Bempedoic Acid 单药治疗可降低 LDL-C 水平约 30%，与依折麦布联用可降低 LDL-C 约 50%；目前 Bempedoic Acid III 期临床研究正在进行，旨在评估在动脉粥样硬化性心血管病，杂合子型家族性高胆固醇血症患者中应用的安全性及有效性，以及在高心血管风险患者 LDL-C 水平升高但对不能耐受他汀患者中应用的安全性及有效性。

（三）高剂量二十碳五烯酸乙酯（IPE）

长期摄入长链 Ω-3 不饱和脂肪酸，特别是二十碳五烯酸（EPA）和二十二碳六烯酸（DHA）与冠状动脉疾病相关的死亡率之间存在负相关，二十碳五烯酸乙酯（EPA-Ethyl，IPE）是二十碳五烯酸的高剂量、高纯度的合成衍生物，最初被批准用来治疗重度高甘油三酯血症，最近的研究发现它有其他有益作用。

ORIGIN、ASCEND、VITAL 研究等多项大规模随机对照研究均显示，低剂量 Ω-3 脂肪酸（1g/d）不能降低 ASCVD 高危患者的心血管疾病风险。而 REDUCE-IT 试验总共纳入 19212 例已确诊心血管病或糖尿病等高危因素，甘油三酯水平升高、已接收他汀治疗的高危患者，对其中 8179 例分组，随机分配接受 IPE 4g（每次 2g，每日 2 次）或安慰剂治疗，平均治疗 4.9 年。结果发现，IPE 组甘油三酯水平下降 18.3%，与安慰剂组相比，IPE 可显著降低不良心血管事件；在安全性方面 IPE 可能有增加心房颤动、心房扑动发生的风险。2020 年美国糖尿病学会（ADA）糖尿病管理指南中指出，确诊 ASCVD 或伴有其他心血管危险因素的患者，经他汀类药物治疗 LDL-C 达标，但甘油三酯仍在 1.5~5.6mmol/L 的患者，可联合应用 IPE 治疗。

而类似的设计如 STRENGTH 研究因阴性结果终止研究，提示鱼油的 ASCVD 预防作用不仅与剂量有关，可能也与种类有关。

（四）反义寡核苷酸

1. 靶向肝脏 LPA 反义寡核苷酸 AKCEA-Apo（a）- LRx 脂蛋白（a）（LPA）由一个类似于低密度脂蛋白（LDL）结构与载脂蛋白（a）共价结合而组成。脂蛋白（a）通过低密度脂蛋白样结构发挥促动脉粥样硬化作用，它的氧化磷脂形式也可引起促炎症反应，潜在导致心血管疾病的发生。既往研究发现，血浆脂蛋白（a）升高是心血管疾病和主动脉瓣钙化的独立遗传危险因素。

血浆脂蛋白（a）约有 99% 均为肝细胞产生。临床前研究证实，靶向肝脏 LPA 的信使 RNA（mRNA）的反义寡核苷酸（ASO）可特异性降低血浆脂蛋白（a）水平。2016年进行的一项 Ⅱa 期临床实验，是为期 12 周随机双盲、安慰剂对照、多中心的试验，以评估载脂蛋白（a）为靶点的反义寡核苷酸链的疗效。招募 64 名参与者，实验组皮下注射 100mg、200mg 以及 300mg 的 IONIS-Apo（a）- LRx，每周 1 次，连续 4 周，共 12 周。结果发现，在多剂量组第 36 天，IONIS-Apo（a）- LRx 可降低 LP（a），并且呈剂量依赖性，10mg 组的 LP（a）平均降低 66%，20mg 组的平均降低 80%，40mg 组的平均降低 92%（与安慰剂组 P=0.0007）。

目前关于靶向肝细胞的反义寡核苷酸 AKCEA-Apo（a）-LRx 的 Ⅱ 期临床研究正在进行，属于随机、双盲、安慰剂对照、剂量范围的试验，共纳入 286 例已确诊心血管疾病的患者，筛选脂蛋白（a）水平至少为 150mmol/L，患者接受 AKCEA-Apo（a）-LRx（每 4 周 20、40、60mg；每 2 周 20mg 或每周 20mg）或 0.9% 氯化钠注射液安慰剂皮下注射 6~12 个月［Apo（a）- LRx 的半衰期较长，约 1 个月］，主要终点是脂蛋白（a）水平从基线到第 6 个月的变化百分比。结果显示：6 组基线脂蛋白（a）平均值为204.5~246.6nmol/L。Apo（a）- LRx 引起脂蛋白（a）水平呈剂量依赖性下降，每 4 周20mg 剂量组平均下降 35%，每 4 周 40mg 下降 56%，每 4 周 60mg 下降 72%，每 2 周20mg 下降 58%，每周 20mg 下降 80%，安慰剂组为 6%（与安慰剂组 P < 0.003）。任何 Apo（a）-LRx 剂量组与安慰剂组在血小板计数、肝肾指标或流感样症状方面没有显著差异。最常见的不良反应是注射部位反应。在该实验中，我们发现靶向肝细胞的反义寡核苷酸 AKCEA-Apo（a）- LRx 能够有效降低心血管疾病患者的脂蛋白（a）水平。

2. 靶向载脂蛋白 C- Ⅲ 反义寡核苷酸 AKCEA-ApoCⅢ- LRx 绝大多数载脂蛋白C- Ⅲ 在肝脏中产生，存在于载脂蛋白 B（ApoB）的脂蛋白（LDL、IDL、VLDL 乳糜微粒、TRL 残留物）以及 HDL 上，并在它们之间相互转换。载脂蛋白 C- Ⅲ 具有促炎及促血栓的作用，两个孟德尔随机化分析表明 ApoC- Ⅲ 与心血管疾病（CVD）之间存在因果关系，若 ApoC- Ⅲ 功能缺失，可导致甘油三酯水平降低 40%，冠心病风险也降低 40%。目前靶向 ApoC- Ⅲ 的反义寡核苷酸药物 AKCEA-ApoC Ⅲ - LRx 正进行临床试验。

在Ⅰ/Ⅱb期临床研究中，共有 67 名健康志愿者和高甘油三酯患者接受多剂量的 AKCEA-ApoCⅢ-LRx 治疗。治疗 6 周后，AKCEA-ApoCⅢ-LRx 治疗的患者 ApoC-Ⅲ蛋白和甘油三酯表现出显著的剂量依赖性减少，ApoC-Ⅲ降低 84%，甘油三酯减少 71%。ApoB 也出现剂量依赖性降低 30%，高密度脂蛋白胆固醇（HDL-C）增加 100%；而且 ApoC-Ⅲ蛋白水平上次剂量后 90 天内保持降低超过 50%。受试者在研究中耐受性良好。无导致治疗停止的严重不良事件或严重不良事件，无血小板计数减少或肝肾功能损害，无注射部位反应或流感样症状。

2018 年启动的 AKCEA-ApoCⅢ-LRx Ⅱb期临床研究，共招募 114 名临床诊断 CVD 或心血管疾病高危患者，参与者通过皮下注射 AKCEA-ApoCⅠ-LRx 或安慰剂至少 6 个月。根据每周、每两周、每个月分为四个队列进行给药，药物剂量为月总剂量 10~50mg。AKCEA-ApoCⅢ-LRx 在今年 1 月于官网发布临床结果：与安慰剂相比，所有剂量下甘油三酯剂量依赖性降低，且高密度脂蛋白胆固醇（HDL-C）显著增加；在最高月总剂量 50mg 时，超过 90% 的患者血清甘油三酯 ≤ 150mg/dl；与安慰剂相比，实验组 ApoCⅢ、VLDL-C、残余胆固醇均显著降低。最常见不良反应为注射部位反应，主要为轻度、少见、多发生于每周给药组，在每月给药组最高注射剂量下，注射部位反应与安慰剂组相当，无血小板计数减少或肝、肾功能损害，85% 患者均完成治疗。AKCEA-ApoCⅢ-LRx 药物的 3 期临床结果值得期待。

3. ANGPTL3 抗体　遗传流行病学研究表明，ANGPTL3 基因缺失功能突变导致 TG 及非 HDL-C 降低，同时显著降低动脉粥样硬化疾病风险。同时进行的临床研究显示 ANGPTL3 单克隆抗体可降低血清 TG 及胆固醇水平。2020 年 ACC 会议发布的研究显示 ANGPTL3 单克隆抗体 evinacumab 可显著降低纯合子家族性高胆固醇血症（HFH）患者的 LDL-C 水平达 47%。更为令人惊奇的是对于 LDL 受体（LDL-R）功能完全缺失的纯合子患者，evinacumab 同样有效，提示 evinacumab 的降低胆固醇作用不依赖 LDL 受体。有研究评估了 evinacumab 治疗前后患者淋巴细胞 LDL-R 活性，结果显示 evinacumab 对 LDL-R 活性无影响，表明 evinacumab 可能通过与 LDL-R 无关的其他机制降低 LDL-C。如果存在 LDL 受体以外的 LDL 清除途径，将为纯合子 FH 患者的降脂治疗带来新的靶点和希望。目前正在研究的另一种降低 TG 的方法是通过反义寡核苷酸抑制 ANGPTL3I（ONIS-ANGPTL3-LRx）的产生，IONIS-ANGPTL3-LRx 是针对 ANGPTL3 的反义寡核苷酸，ANGPTL3 是清除甘油三酯脂蛋白（triglyceride lipoprotein，TRL）的另一个关键蛋白，可降低血浆 TG 水平幅度约 85%。

4. 可升高 HDL-C 的新型降脂药物　流行病学显示高 HDL-C 与较低的临床心脑血管事件相关，其中 Apo-A1 为 HDL-C 的主要成分，所以提高 Apo-A1 水平可能对降低动脉粥样硬化疾病事件带来获益。一方面，科学家们关注的焦点集中在 Apo-A1 模拟肽和重组形式的 HDL 上，它们具有体内 HDL 颗粒重塑和增强心脏保护活性的潜力；另一方面，增强富含 TG 的脂蛋白分解代谢的药物，如反义寡核苷酸 ApoC-Ⅲ，可使 TG

减少（约 70%）并伴随 HDL-C 显著升高（约 40%），现在也正在逐步研究开发中。

MILANO-PILOT 研究是一项以观察输入 APo-A1 MILANO HDL 模拟肽对 ACS 患者冠状动脉粥样硬化斑块消退影响的 Ⅱ 期双盲安慰剂对照试验，两组分别采用 MDCO-216（每周静脉注射 20mg/kg 治疗 5 周）及安慰剂进行干预，干预前后分别应用 IVUS 检查，观察的主要终点是斑块体积百分比（PAV）的变化，次要终点是总动脉粥样硬化体积的变化、斑块负荷最大的 10mm 节段之变化、斑块消退者的比例。结果显示，MDCO-216 对 IVUS 所显示的 PVA 及其他次要终点均无显著影响，并不能显著延缓冠脉疾病的进展。AEGIS1 研究是一项多中心随机对照研究，比较了多次给药 CSL112（一种重组的 Apo-A1）在心肌梗死患者中的安全性及耐受性，其有效性也有待进一步验证。

5. 其他可以降低 Lp（a）的药物　另一种正在研究的药物方法是选择性降低 Lp（a）浓度。目前基于针对 RNA 的疗法也正在临床研究中进行评估。对 Lp（a）值正常的患者以及 Lp（a）浓度升高的患者进行反义寡核苷酸药物治疗的研究结果表明，治疗后 Lp（a）浓度降低 > 90%。这些方法目前正在进行 Ⅱ ~ Ⅲ 期临床研究，并计划进一步进行预后研究，以明确降低 Lp（a）水平的降低是否可以带来心血管疾病风险下降的获益。

第二节　临床药物治疗案例分析

一、冠状动脉粥样硬化性心脏病患者药物治疗案例分析

📖 病历摘要

患者，王某，男性，46 岁。

主诉：因活动后胸痛 2 月入院。2 月前出现活动后胸痛，为发作性，持续数分钟至十几分钟不等，不伴出汗、肩臂部放射痛等。无反酸、嗳气等不适，无明显多尿、口干、多饮、多食、消瘦，无头晕、恶心、腹痛等症状。既往体检时发现血糖、血脂、血压升高，空腹血糖 11mmol/L，甘油三酯 20mmol/L，1 年余，未规律服药。血压最高达 170/110mmHg。吸烟 20 余年，每日 20~30 支，26 岁结婚，育 1 子。否认家族中高血压、冠心病家族史，父亲患有糖尿病。

入院诊断：

1. 冠状动脉粥样硬化性心脏病；

2. 不稳定型心绞痛；

3. 高血压 3 级（很高危）；

4. 混合型高脂血症；

5. 2 型糖尿病。

诊断依据：

1. 活动后胸痛 2 月。

2. 既往发现血糖、血脂、血压升高病史。

3. 查体 体温 36.2℃，脉搏 86 次 / 分，呼吸 20 次 / 分，血压 160/117mmHg，心肺腹未见异常。

4. 辅助检查 总胆固醇 6.56mmol/L，甘油三酯 16.76mmol/L，高密度脂蛋白胆固醇 0.57mmol/L，低密度脂蛋白胆固醇 2.95mmol/L；血糖 10.93 mmol/L。肝肾功能（－）。心电图示：窦性心律，电轴左偏，ST-T 改变。心脏彩超示：左室舒张功能减低。冠脉造影示：左前降支近端 90% 局限性狭窄，前向血流 TIMI3 级，冠心病、单支病变（累及 LAD）。于 LAD 病变处行药物球囊扩张治疗。

✧✧ 治疗经过及用药分析

◎ 治疗方案

阿司匹林肠溶片　每次 100mg　每日 1 次

硫酸氯吡格雷片　每次 75mg　每日 1 次

培哚普利叔丁胺片　每次 8mg　每日 1 次

硝苯地平控释片　每次 30mg　每日 1 次

阿托伐他汀钙片　每次 20mg　每晚 1 次

依洛尤单抗注射液　每次 420mg　每月 1 次

度拉糖肽注射液　每次 1.5mg　每周 1 次

术后随访患者未发作胸痛、胸憋等症状、血脂总胆固醇、LDL-C 水平逐渐下降，HDL-C 水平有所回升（表 8-4）。

表 8-4　随访患者血脂情况

时间	TC（mmol/L）	TG（mmol/L）	HDL-C（mmol/L）	LDL-C(mmol/L）
2021-03-09	6.56	16.76	0.57	2.95
2021-03-15	5.52	5.69	1.06	3.88
2021-03-23	4.10	5.11	0.97	2.79
2021-04-11	4.35	3.60	1.04	3.12
2021-04-22	2.30	3.01	0.81	1.26
2021-06-02	2.08	2.92	0.93	1.07
2021-06-07	1.95	2.99	0.96	0.87
2021-08-17	2.36	2.82	1.12	1.39
2021-09-08	1.93	2.11	1.1	0.93

◎ 初始治疗方案分析

该患者为中年男性，有高血压、高血脂病史，有吸烟史，胸痛症状典型，冠脉造影明确为冠心病单支病变，给予药物球囊治疗局部病变，考虑患者为年轻的 ASCVD 患者且合并 2 型糖尿病，属于血脂异常分级的极高危人群，降脂目标应达到 LDL-C < 1.4mmol/L，因此除冠心病二级预防用药外，降脂类药物为他汀类阿托伐他汀钙联用 PCSK9 抑制剂依洛尤单抗注射液每次 420mg，每月 1 次，随访半年后血脂 LDL-C 下降幅度 68.5%，已达标 LDL-C < 1.4mmol/L。强化降脂效果满意，随访半年内无再次缺血事件，极大程度预防了心血管事件再次发生。此病例中患者服用他汀类降脂药，可竞争性地与 HMG-CoA 结合，降低 HMG-CoA 与底物结合的活性，使合成甲基二羟戊酸减少，从而抑制胆固醇的生物合成，同时联合皮下注射 PCSK9 抑制剂，进一步降低患者胆固醇水平，阻止患者动脉粥样硬化的进一步进展，甚至是逆转动脉粥样硬化。该病例中患者在服用他汀类降脂药中并未发生肝功能损害、胃肠道反应及肌肉溶解等并发症，药物治疗反应良好。

二、急性非 ST 段抬高型心肌梗死、PCI 术后患者药物治疗案例分析

📖 病历摘要

患者，常某，男性，61 岁。

主诉：因发作性胸痛 10 年，持续胸憋痛 4h 入院。患者 10 年前出现发作性胸痛，持续数分钟至十几分钟不等，不伴出汗、肩臂部放射痛等。无反酸、嗳气等不适，于外院诊断"心绞痛"行 PCI 术，于 LAD 植入支架一枚（具体不详），后未规律服用冠心病二级预防药物。4h 前无明显诱因突然出现胸痛，胸骨后压榨样痛伴大汗，持续不缓解，无恶心、呕吐、晕厥等，就诊我院急诊，考虑"急性冠脉综合征"收入院。否认既往高血压、糖尿病病史。吸烟 30 余年，每日约 20 支，26 岁结婚，育 1 子。否认家族中高血压、糖尿病等家族史。

入院诊断：

1. 冠状动脉粥样硬化性心脏病；

2. 急性非 ST 段抬高型心肌梗死；

3. PCI 术后；

4. 支架内再狭窄；

5. 混合型高脂血症；

诊断依据：

1. 发作性胸痛 10 年，持续胸憋痛 4h。

2. 既往否认高血压、糖尿病病史。

3. 查体 血压 124/78mmHg, 脉搏 76 次 / 分, 双肺呼吸音粗, 双肺未闻及湿啰音, 律齐, 心率 76 次 / 分, 未闻及杂音。腹部查体未见明显阳性体征。双下肢无水肿。

4. 辅助检查 血脂：总胆固醇 6.33mmol/L, 甘油三酯 2.76mmol/L, 高密度脂蛋白胆固醇 0.74mmol/L, 低密度脂蛋白胆固醇 4.88mmol/L; 血糖 8.03 mmol/L。肌钙蛋白 15.2ng/L, 心肌酶 CK–MB65U/L。心电图示：窦性心律, V1~V6 导联 T 波倒置。心脏彩超示：左室前壁室壁运动幅度减低, EF 42%, 二尖瓣轻度反流。急诊行冠脉造影示：冠脉供血呈右优势型, 走行区未见钙化影, 左右冠脉开口正常, LM (－), 左前降支近端可见支架影, 支架内再狭窄 95%, 前向血流 TIMI2 级; 左回旋支远段不规则, 前向血流 TIMI3 级; 右冠中段 50% 节段性狭窄, 前向血流 TIMI3 级。诊断为冠状动脉粥样硬化性心脏病、双支病变（累及 LAD、RCA）。于 LAD 支架内再狭窄病变处行药物球囊扩张治疗。

🔵🔵 治疗经过及用药分析

◎ 治疗方案

阿司匹林肠溶片 每次 100mg 每日 1 次
硫酸氯吡格雷片 每次 75mg 每日 1 次
培哚普利叔丁胺片 每次 4mg 每日 1 次
阿托伐他汀钙片 每次 20mg 每晚 1 次
依洛尤单抗注射液 每次 140mg 每 14 天 1 次
术后随访 1 年患者无发作性胸痛等不适（表 8-5）。

表 8-5 术后随访血脂情况

时间	TC（mmol/L）	TG（mmol/L）	HDL–C(mmol/L)	LDL–C(mmol/L)
2020–07–11	6.33	2.76	0.74	4.88
2020–08–17	4.02	2.14	1.06	1.41
2020–12–02	3.02	2.12	1.11	0.74
2021–03–11	3.17	2.00	1.04	0.82
2021–07–05	3.44	3.01	1.12	0.92

◎ 初始治疗方案分析

该患者为中年男性, 无高血压、糖尿病等病史, 有吸烟史, 有胸痛症状 10 年, 此次反复胸痛再次发作, 症状典型, 冠脉造影明确为冠心病双支病变, 支架内再狭窄, 给予药物球囊治疗局部病变，考虑患者为 ASCVD 患者且为冠脉 PCI 术后再狭窄二次血运重建患者，考虑患者 LDL-C 4.88mmol/L，可能长期处于较高水平，应该严格降脂，降脂目标应达到 LDL-C＜1.4mmol/L，因此除冠心病二级预防用药外，降脂类药物为他汀类阿托伐他汀钙联用 PCSK9 抑制剂依洛尤单抗注射液每次 140mg，每 2 周 1 次，随访 1 年后，血脂 LDL-C 已达标＜1.4mmol/L，血脂 LDL-C 下降幅度 81.1%。强化降脂效果满意，随访 1 年无再次缺血事件发生。此病例患者再次发作冠状动脉粥样硬化斑块破裂，导致急性心肌缺血事件的再次发生，因此强化降脂、稳定斑块尤为重要，他汀类降脂药（竞争性地与 HMG-CoA 结合，降低 HMG-CoA 与底物结合的活性，使合成甲基二羟戊酸减少，从而抑制胆固醇的生物合成）同时联合皮下注射 PCSK9 抑制剂，强化降低患者胆固醇水平，从而降低再次发作心梗的风险。在该患者联合使用降脂药物治疗过程中，需密切监测患者的肝功能、肌酶等血生化指标，随访中问询患者是否发生厌食等消化道症状及有无肌肉疼痛等症状。如发生药物不良反应，需调整药物剂量，甚至是停用。此患者在用药过程中未发生药物的不良反应，无需调整降脂治疗方案。随访 1 年降脂疗效可靠，且对心血管事件的预防也有肯定的作用。

三、冠状动脉粥样硬化性心脏病、急性下壁心肌梗死患者药物治疗案例分析

病历摘要

患者，乔某，女性，50 岁。

主诉：因间断胸憋气紧 28h 入院。患者于 2020 年 9 月 16 日 7 时步行途中出现胸憋，伴气紧，无胸痛、肩背部放射痛，无全身大汗，无畏寒、发热，无咳嗽、咳痰，无恶心、呕吐，无反酸、胃灼热，休息 3~5min 后逐渐缓解，未重视及诊治；9 月 17 日凌晨 4 时 30 分睡觉中胸憋再发，伴气紧，伴全身大汗，伴恶心呕吐，呕吐物为少许胃内容物，症状持续不缓解，4 时 50 分急就诊于当地医院急诊科，心电图提示 II、III、AVF 导联 ST 段弓背向上抬高大于 0.1mv，考虑急性下壁心肌梗死，并于 5 时 40 分行溶栓治疗，半小时后 ST 段回落大于 50%，胸憋症状明显缓解，为进一步诊治入我院。既往高血压病史 6 月，最高达 170/110mmHg，平素规律口服非洛地平（每日 1 片）、厄贝沙坦氢氯噻嗪片（每日 1 片），血压控制尚可；2 型糖尿病病史 6 月余，平素规律口服二甲双胍片（每次 1 片，每日 3 次）、达格列净片（每日 1 片），血糖控制尚可。否认吸烟史，26 岁结婚，育 1 子 1 女。否认家族中高血压、冠心病家族史，姐姐有糖尿病史。入院查体：心率 94 次 / 分，血压：150/94mmHg，神志清楚，查体合作，全身皮肤黏膜未见黄染及出血点，全身淋巴结未触及肿大，双肺呼吸音清，未闻及干湿啰音。心率 94 次 / 分，律齐，各瓣膜听诊区未闻及病理性杂音，腹软无压痛，全腹无压痛反跳痛肝脾肋下未触及，双下肢无水肿。

入院诊断：

1. 冠状动脉粥样硬化性心脏病；

2. 急性下壁心肌梗死；

3. 心功能 Killip Ⅰ 级；

4. 高血压 3 级（很高危）；

5. 混合型高脂血症；

6. 2 型糖尿病。

诊断依据：

1. 间断胸憋气紧 28h。

2. 既往"高血压、糖尿病"病史。

3. 查体　T 36.5℃，P 94 次 / 分，R 20 次 / 分，BP 150/94mmHg。神志清楚，查体合作，全身皮肤黏膜未见黄染及出血点，全身淋巴结未触及肿大，双肺呼吸音清，未闻及干湿啰音。心率 94 次 / 分，律齐，各瓣膜听诊区未闻及病理性杂音，腹软无压痛，全腹无压痛反跳痛肝脾肋下未触及，双下肢无水肿。

4. 辅助检查　血脂：胆固醇 6.12mmol/L，甘油三酯 1.76mmol/L，高密度脂蛋白 1.39mmol/L，低密度脂蛋白 3.96mmol/L。心肌酶 CK-MB 85U/L，肌钙蛋白 Ⅰ 30ng/L。心电图：窦性心律，Ⅱ、Ⅲ、aVF 导联 ST 段弓背向上抬高 0.05~0.1mv，T 波倒置。急诊冠脉造影提示右冠近中段狭窄约 90%，考虑冠心病单支病变。

◯◯ 治疗经过及用药分析

◎ 治疗方案

（1）溶栓治疗：具体药物不详，外院考虑溶栓有效，来院时下壁导联心电图 ST 段抬高约 0.05~0.1mv，T 波倒置。

（2）介入治疗：入院后急诊行冠脉造影及 PCI 术，右冠近中段狭窄约 90%，诊断冠心病单支病变，RCA 植入支架 1 枚。

（3）药物治疗

阿司匹林肠溶片　每次 100mg　每日 1 次

替格瑞洛片　每次 90mg　每日 2 次

美托洛尔缓释片　每次 47.5mg　每日 1 次

曲美他嗪片　每次 30mg　每日 3 次

瑞舒伐他汀钙片　每次 20mg　每日 1 次

依折麦布片　每次 10mg　每日 1 次

PCSK9 注射液　每次 140mg　每 2 周 1 次

硝苯地平控释片　每次 30mg　每日 1 次

海捷亚片　每次 1 片　每日 1 次

二甲双胍片　每次 250mg　每日 3 次

达格列净片　每次 10mg　每日 1 次

术后随访患者未再发作心脏缺血事件（表 8-6）。

表 8-6　术后监测患者血脂（LDL-C）

时间	TC（mmol/L）	TG（mmol/L）	HDL-C（mmol/L）	LDL-C（mmol/L）
2020-09-18	6.12	1.76	1.39	2.22
2020-10-26	5.08	1.14	1.06	1.68
2020-12-30	3.02	1.02	0.91	1.02

◎ 初始治疗方案分析

该患者为中年女性，有高血压、糖尿病等病史，有胸憋痛症状 28h，症状典型，外院已行溶栓治疗，心肌标志物升高，急诊行冠脉造影及 PCI 术，右冠近中段狭窄约 90%，诊断冠心病单支病变，RCA 植入支架 1 枚。患者急性心肌梗死诊断明确，考虑患者为 ASCVD 患者且为急性心肌梗死患者，且合并 2 型糖尿病，总胆固醇 6.12mmol/L，LDL-C 为 2.22mmol/L，属于血脂异常分级的极高危人群，降脂目标应达到 LDL-C ＜ 1.4mmol/L，因此给予强化降脂治疗尽快使 LDL-C 达标，降脂类药物为瑞舒伐他汀钙片、依折麦布及 PCSK9 注射液三联药物联用，随访三月后，血脂 LDL-C 已达标 ＜ 1.4mmol/L。强化降脂效果满意，随访三月无再次缺血事件发生。PCSK9 与他汀联合使用可以降低血清 LDL-C 水平，在如今的临床治疗中，为一线医生优先选择的降脂治疗方案，降脂效果明显，依折麦布可抑制胃肠道内胆固醇吸收，三药联合应用，剂量不需要增大，药物不良反应发生率低，此病例中患者为急性冠脉综合征患者，冠状动脉粥样硬化斑块破裂，引起血栓栓塞事件，因此强化降脂、稳定血管内膜是治疗的基石。选择他汀类药物及 PCSK9 单抗药物联合治疗降脂优势明显。此病例中患者同时联合使用胆固醇合成抑制剂（他汀类药物）、胆固醇吸收抑制剂（依折麦布）及皮下注射 PCSK9 抑制剂，血脂迅速达标（＜ 1.4mmol/L），联合使用的优势明显，且观察随访三个月未发生明显药物不良反应，仅早期有轻微腹胀等不适，几周后耐受，无减药停药。

四、急性冠脉综合征（不稳定型心绞痛）患者药物治疗案例分析

📖 病历摘要

患者，任某，男性，60 岁。

主诉：因间断胸憋痛半月加重 1 天入院。患者半月前活动后出现心前区憋痛，伴心悸、乏力、出汗，休息后 3~5min 缓解，此后上述症状间断发作，性质同前，未诊

治，入院前一天晨起后无明显诱因再次发作上述症状，自觉症状较前加重，持续20min后缓解。否认既往高血压、糖尿病等病史。吸烟史30余年，每日40支，否认饮酒史，23岁结婚，育1子1女。否认高血压、糖尿病、冠心病等病家族史。入院查体：血压131/70mmHg，脉搏68次/分，双肺呼吸音粗，双肺未闻及干湿啰音，律齐，心率68次/分，未闻及杂音。腹部查体未见明显阳性体征。双下肢无水肿。

入院诊断：

1. 冠状动脉粥样硬化性心脏病；

2. 急性冠脉综合征（不稳定型心绞痛）；

3. 高胆固醇血症。

诊断依据：

1. 间断胸憋痛半月加重1天。

2. 否认既往高血压、糖尿病病史。

3. 查体　血压131/70mmHg，脉搏68次/分，双肺呼吸音粗，双肺未闻及湿啰音，心率68次/分，律齐，未闻及杂音，腹部查体未见明显阳性体征，双下肢无水肿。

4. 辅助检查　血常规、尿常规、便常规及肝肾功、血糖未见明显异常，肌钙蛋白及心肌酶未见明显异常。胆固醇6.89mmol/L，甘油三酯1.68mmol/L，高密度脂蛋白1.01mmol/L，低密度脂蛋白5.2mmol/L。心电图示：窦性心律，偶发室性期前收缩，Ⅱ、Ⅲ、aVF导联ST段轻度压低。心脏彩超：三尖瓣轻度反流，左室舒张功能减低。入院后择期行冠脉造影术，右冠近段80%左右狭窄，诊断冠心病单支病变，给予药物球囊扩张治疗。

◉◉ 治疗经过及用药分析

◎ 治疗方案

（1）介入治疗：冠脉造影术提示右冠近段80%左右狭窄，诊断冠心病单支病变，给予局部药物球囊扩张治疗。

（2）药物治疗

阿司匹林肠溶片　每次100mg　每日1次

硫酸氢氯吡格雷片　每次75mg　每日1次

美托洛尔缓释片　每次47.5mg　每日1次

瑞舒伐他汀钙片　每次20mg　每日1次

依洛尤单抗注射液　每次140mg　每2周1次

术后随随访患者未再发作心脏缺血事件（表8-7）。

表 8-7　术后随访患者血脂（LDL-C）情况

时间（年-月-日）	TC（mmol/L）	TG（mmol/L）	HDL-C（mmol/L）	LDL-C（mmol/L）
2020-05-06	6.89	1.68	1.01	5.20
2020-07-09	5.28	1.34	1.02	1.98
2020-10-13	3.35	1.12	0.95	1.33
2020-12-21	3.01	0.98	1.01	0.91

◎ 药物治疗分析

该患者为中年男性，无高血压、糖尿病等病史，有吸烟史，有胸痛症状半月加重 1 天，症状典型，冠脉造影术提示右冠近段 80% 左右狭窄，诊断冠心病单支病变，根据病变情况，给予局部药物球囊扩张治疗。考虑患者为 ASCVD 患者，LDL-C > 4.88mmol/L，处于较高水平，血脂异常分级为极高危人群，降脂目标应达到 LDL-C < 1.4mmol/L，因此除介入治疗及冠心病二级预防用药外，降脂类药物为他汀类瑞舒伐他汀联用 PCSK9 抑制剂依洛尤单抗注射液每次 140mg，每 2 周 1 次，随访半年后，血脂 LDL-C 已达标 < 1.4mmol/L，血脂 LDL-C 下降幅度 82.5%。强化降脂效果满意，随访半年无再次缺血事件发生。PCSK9 抑制剂单抗具有靶向性强、特异性高、毒副作用低等特点。以 PCSK9 为标靶的单克隆抗体可以与 PCSK9 发生特异性结合，从而阻断 PCSK9 与 LDL 受体（LDL-R）的相互作用，减慢 LDL-R 降解过程而发挥降低 LDL-C 水平的作用，是最先取得突破的 PCSK9 抑制类药物，依洛尤单抗及阿立西尤单抗也是应用比较早的两种 PCSK9 抑制剂。其与他汀联合使用可以降低血清 LDL-C 水平，此病例中患者为急性冠脉综合征患者，斑块易损不稳定，强化降脂、稳定血管内膜、稳定介入治疗后血管内斑块是治疗的基石。选择他汀类药物及 PCSK9 单抗药物联合治疗降脂优势明显，LDL-C 下降幅度可观。随访半年余，未见肌痛、肝功能异常等不良反应。

五、急性非 ST 段抬高型心肌梗死患者药物治疗案例分析

📋 病历摘要

患者，张某，男性，64 岁。

主诉：因间断胸痛 3 天入院。患者 3 天前开始活动时间断出现胸痛、憋气，位于心前区，为隐痛，向左肩部放射，持续十几分钟可自行缓解，一般体力活动即可出现，有时伴出汗，就诊我院门诊，查心电图：窦性心律，无明显 ST-T 改变，TnI 1.693ng/ml，CKMB 9.73ng/ml，MYO 47.46ng/ml，考虑"急性冠脉综合征"收入院。既往高血压病史 20 余年，未规律服药，高脂血症（具体不详）20 余年，未规律诊治。吸烟 40 余年，平均每日 10~20 支。28 岁结婚，育 2 女。否认高血压、高血脂、冠心病等病家族史。

入院查体：体温36.3℃，脉搏76次/分，呼吸19次/分，血压148/110mmHg，心率76次/分，律齐，各瓣膜听诊区未闻及杂音，双肺呼吸音清，未闻及干湿啰音，腹部查体未见阳性体征。

入院诊断：

1. 冠状动脉粥样硬化性心脏病；

2. 急性非ST段抬高型心肌梗死；

3. 心功能Killip Ⅰ级；

4. 高血压3级（极高危）；

5. 混合型高脂血症。

诊断依据：

1. 间断胸痛3天。

2. 既往"高血压、高血脂"病史。

3. 查体 血压：148/110mmHg，心肺腹查体未见异常。

4. 辅助检查 血常规、肝功、肾功、凝血功能、甲状腺功能、糖化血红蛋白、尿便无异常。CK 185.7U/L，CKMB 21.8U/L，TnI 6.23ng/ml，胆固醇5.99mmol/L，甘油三酯1.76mmol/L，高密度脂蛋白胆固醇1.39mmol/L，低密度脂蛋白胆固醇3.7mmol/L。心脏超声：左室舒张功能减低，收缩功能正常。

◎◑ 治疗经过及用药分析

◎ 治疗方案

（1）介入治疗：冠脉造影术提示右冠中段节段性狭窄80%左右，回旋支近端85%狭窄，诊断冠心病双支病变，分别给予支架植入治疗。

（2）药物治疗

阿司匹林肠溶片 每次100mg 每日1次

替格瑞洛片 每次90mg 每日2次

单硝酸异山梨酯缓释片 每次20mg 每日1次

曲美他嗪片 每次30mg 每日1次

阿托伐他汀片 每次20mg 每日1次

依折麦布片 每次10mg 每日1次

依洛尤单抗注射液 每次140mg 每2周1次

硝苯地平控释片 每次30mg 每日1次

海捷亚片 每次1片 每日1次

十个月后随访活动耐力较前提高，未再出现活动时胸痛、胸闷、憋气等症状（表8-8）。

表 8-8　术后随访患者血脂（LDL-C）情况

时间（年-月-日）	TC（mmol/L）	TG（mmol/L）	HDL-C（mmol/L）	LDL-C（mmol/L）
2020-01-08	5.90	1.76	1.58	3.70
2020-05-09	3.90	1.50	1.02	1.61
2020-08-13	2.60	1.30	0.95	0.26
2020-11-20	2.50	1.26	0.98	0.25

◎ 药物治疗分析

该患者为中老年男性，有高血压、高血脂等病史，有胸痛症状3天，症状典型，心肌标志物升高，冠脉造影提示右冠中段节段性狭窄80%左右，回旋支近端85%狭窄，诊断冠心病双支病变，分别给予支架植入治疗。患者急性心肌梗死诊断明确，考虑患者为ASCVD患者且为急性心肌梗死患者，TC及TG均升高，为混合型高脂血症，LDL-C 3.7mmol/L，属于血脂异常分级的极高危人群，降脂目标应达到LDL-C < 1.4mmol/L，给予强化降脂治疗尽快使LDL-C达标，降脂类药物为阿托伐他汀钙片、依折麦布及PCSK9抑制剂注射液三联药物联用，随访3月后，血脂LDL-C已达标 < 1.4mmol/L，LDL-C降低幅度为93.2%。强化降脂效果满意，随访三月无再次缺血事件发生。随访10月无胸痛等症状，无再次心血管事件，无药物不良反应。该病例长期有高血脂病史，未规律诊治，血清胆固醇不达标，追问病史该患者喜欢高胆固醇饮食，在使用胆固醇合成抑制剂（他汀类药物）抑制胆固醇合成（约占人体胆固醇70%）的同时，联合使用胆固醇吸收抑制剂（依折麦布）进一步降低胆固醇从肠道吸收（约占人体胆固醇30%），同时联用PCSK9抑制剂皮下注射，降脂效果明显，且未见明显不良反应。

六、不稳定型心绞痛患者药物治疗案例分析

病历摘要

患者，李某，男性，56岁。

主诉：间断胸憋、背困5年，加重10天入院。患者于5年前间断出现胸憋、背困，持续数分钟，有时伴出汗，未诊治。近10天自觉上述症状发作频繁，每日数次。就诊当地医院行CAG示：LM（-），LADm75%狭窄，LCXp不规则，RCAd 60%节段性狭窄。为求进一步诊治入院。既往高血压病史2年，口服"替米沙坦片"对症治疗，否认糖尿病、高血脂等病史。吸烟30余年，每日约30支，25岁结婚，育1女。否认糖尿病家族史，有冠心病、高血压病家族史。入院查体：血压126/77mmHg，脉搏76次/分，双肺呼吸音粗，双肺未闻及湿啰音，心率76次/分，律齐，未闻及杂音。腹部未见阳性体征。双下肢无水肿。

入院诊断：

1. 冠状动脉粥样硬化性心脏病；

2. 不稳定型心绞痛；

3. 高血压 1 级（很高危）；

4. 高胆固醇血症。

诊断依据：

1. 间断胸憋、背困 5 年，加重 10 天。

2. 既往高血压病史 2 年，口服替米沙坦片对症治疗。

3. 查体　血压 126/77mmHg，脉搏 76 次 / 分，双肺呼吸音粗，双肺未闻及湿啰音，律齐，心率 76 次 / 分，未闻及杂音。腹部未见阳性体征。双下肢无水肿。

4. 辅助检查　血常规、尿常规、便常规及肝肾功能、血糖未见明显异常，肌钙蛋白及心肌酶未见明显异常，胆固醇 5.41mmol/L，甘油三酯 1.62mmol/L，高密度脂蛋白 1.04mmol/L，低密度脂蛋白 2.95mmol/L。心脏彩超：二尖瓣反流（轻度）左室舒张功能减低。

◐◑ 治疗经过及用药分析

◎ 治疗方案

（1）介入治疗：冠脉造影术提示 LAD 中段 85% 左右狭窄，LCXp 不规则，RCAd60% 节段性狭窄，LAD 植入支架 1 枚。

（2）药物治疗

阿司匹林肠溶片　每次 100mg　每日 1 次

替格瑞洛片　每次 90mg　每日 2 次

单硝酸异山梨酯缓释片　每次 20mg　每日 1 次

曲美他嗪片　每次 30mg　每日 1 次

阿托伐他汀钙片　每次 20mg　每日 1 次

依洛尤单抗注射液　每次 140mg　2 周 1 次

苯磺酸氨氯地平片　每次 5mg　每日 1 次

随访 6 月未再出现活动时胸憋背困等症状（表 8-9）。

表 8-9 术后随访患者血脂情况

时间	TC（mmol/L）	TG（mmol/L）	HDL-C（mmol/L）	LDL-C（mmol/L）
2020-02-03	5.41	1.62	1.04	2.95
2020-03-09	3.90	1.40	1.02	1.39
2020-09-05	3.61	1.02	0.98	0.99

◎ 药物治疗分析

该患者为中年男性，有高血压病史，有吸烟史，胸憋、背困 5 年，加重 10 天，症状典型，冠脉造影术提示 LAD 中段 85% 左右狭窄，LCXp 不规则，RCAd60% 节段性狭窄，造影提示冠心病双支病变，LAD 中段植入支架 1 枚。考虑患者为 ASCVD 患者，且合并高血压病，LDL-C 2.95mmol/L，血脂异常分级为极高危人群，降脂目标应达到 LDL-C＜1.4mmol/L，降脂类药物为阿托伐他汀联用 PCSK9 抑制剂依洛尤单抗注射液每次 140mg，每 2 周 1 次，随访 7 月后，血脂 LDL-C 已达标＜1.4mmol/L，血脂 LDL-C 下降幅度 66.4%，强化降脂效果满意，随访 7 月无再次缺血事件发生。PCSK9 抑制剂与他汀联合使用可以降低血清 LDL-C 水平，此病例中患者联合使用胆固醇合成抑制剂（他汀类药物）及皮下注射 PCSK9 抑制剂，血脂迅速达标（＜1.4mmol/L），联合使用的优势明显，且观察随访 7 月未发生药物不良反应。

七、高血压 3 级、混合型高脂血症等患者药物治疗案例分析

📖 病历摘要

患者，李某，男性，82 岁。

主诉：因间断胸痛 4 年，加重 1 周入院。患者 4 年前劳累后出现胸痛，伴有气紧、心悸、乏力、头晕、恶性、肩背部疼痛等症状，不伴有头痛、黑矇、晕厥、发热等症状，持续 10min 左右，休息后缓解，未予特殊治疗。平素偶有胸痛、气紧发作，劳累或情绪激动可诱发，休息或舌下含服"速效救心丸"后约 10min 可缓解。1 周前患者无明显诱因再次出现上述症状，自觉程度较前加重，频率较前增加，且头晕明显。患者自发病以来，精神、食欲欠佳，时有反酸、胃灼热不适，大小便正常，体重无明显减轻。既往高血压病史 17 年，血压最高达 180/120mmHg，平素自行口服"酒石酸美托洛尔片、吲达帕胺片"降压治疗，未规律监测血压。发现"慢性支气管炎、过敏性哮喘"20 余年，近期未发作，未常规药物控制。否认糖尿病。对"磺胺类"药物过敏。吸烟 30 余年，每天 60 支，戒烟 20 年。饮酒 30 年，每天约 100ml。否认高血压、冠心病等家族史，其姐姐有糖尿病史。入院查体：T 36.2℃，P 64 次/分，R 18 次/分，BP 145/84mmHg，神志清楚，查体合作，全身皮肤黏膜未见黄染及出血

点，全身淋巴结未触及肿大，双肺呼吸音粗，未闻及干湿啰音。心率 64 次 / 分，律齐，各瓣膜听诊区未闻及病理性杂音，腹软无压痛，腹部无压痛反跳痛，肝脾肋下未触及，双下肢无水肿。

入院诊断：

1. 冠状动脉粥样硬化性心脏病；
2. 不稳定型心绞痛；
3. 高血压 3 级（很高危）；
4. 混合型高脂血症。

诊断依据：

1. 间断胸痛 4 年，加重 1 周。
2. 既往"高血压"病史，有长期吸烟史。
3. 查体　T 36.2℃，P 64 次 / 分，R 18 次 / 分，BP 145/84mmHg。神志清楚，查体合作，全身皮肤黏膜未见黄染及出血点，全身淋巴结未触及肿大，双肺呼吸音粗，未闻及干湿啰音。心率 64 次 / 分，律齐，各瓣膜听诊区未闻及病理性杂音，腹软无压痛，全腹无压痛反跳痛肝脾肋下未触及，双下肢无水肿。
4. 辅助检查　血脂：胆固醇 5.64mmol/L，甘油三酯 2.31mol/L，高密度脂蛋白 1.08mmol/L，低密度脂蛋白 3.03mmol/L。心肌酶 CK–MB:25U/L，肌钙蛋白 I＜ 0.01ng/L。心电图：窦性心律，大致正常心电图。

🧫 治疗经过及用药分析

◎ 治疗方案

（1）介入治疗：入院后行冠脉造影及 PCI 术，LADm80% 节段性狭窄，D2p–m60% 节段性狭窄，病变为分叉病变，诊断冠心病单支病变，于 LAD 狭窄局部行药物球囊扩张术。

（2）药物治疗

阿司匹林肠溶片　每次 100mg　每日 1 次

氯吡格雷片　每次 75mg　每日 1 次

美托洛尔缓释片　每次 47.5mg　每日 1 次

阿托伐他汀钙片　每次 20mg　每日 1 次

阿昔莫司　每次 250mg　每日 3 次

依洛尤单抗注射液　每次 140mg　每 2 周 1 次

◎ 药物治疗分析

术后随访患者未再发作心脏缺血事件，术后 3 个月随访，患者 LDL-C 降至

1.12mmol/L，甘油三酯降至 1.4mmol/L。该患者为老年男性，有高血压病史，有吸烟史，心绞痛症状典型，冠脉造影术提示 LAD 重度狭窄，为分叉病变，考虑冠心病单支病变，LAD 中段给予药物球囊扩张。考虑患者为冠状动脉粥样硬化性心脏病不稳定型心绞痛，且合并高血压病，血脂异常分级为极高危人群，降脂目标应达到 LDL-C < 1.4mmol/L，因此除介入治疗及冠心病二级预防用药外，降脂类药物为阿托伐他汀联用 PCSK9 抑制剂依洛尤单抗注射液每次 140mg，每 2 周 1 次，且该患者属于混合型高脂血症，甘油三酯也高，联合阿昔莫司控制混合型高脂血症，3、6、9、12 个月后随访，血脂 LDL-C 已达标 < 1.4mmol/L，且联合阿昔莫司后甘油三酯也降至正常，强化降脂效果满意，随访 12 个月无再次缺血事件发生，术后 3 个月后，双联抗血小板治疗改为单用阿司匹林肠溶片治疗。此病例为混合型高脂血症，在关注降低胆固醇尤其 LDL-C 水平的同时，兼顾甘油三酯，因此选用阿昔莫司联合治疗，阿昔莫司是人工合成的烟酸衍生物，它的适用范围与烟酸相似，但与烟酸相比具有抗脂肪分解作用的持续时间较长，效能较强等优点，通过减少脂质生成和促进其分解而发挥降脂作用，可以同时降低甘油三酯及胆固醇水平。烟酸调节血脂的疗效及剂量与服药前的血脂水平有关，血脂水平异常较明显，服药剂量宜大，疗效也更明显。患者服用阿昔莫司 250mg，每日 3 次，为常用剂量，服药期间未观察到不良反应。

八、冠状动脉粥样硬化性心脏病、不稳定型心绞痛等患者药物治疗案例分析

病历摘要

患者，吕某，男，48 岁。

主诉：因间断胸憋痛半年，加重半月余入院。患者半年前快步行走后间断出现胸憋痛，伴左上肢麻木、大汗，无气紧、心悸、乏力、头晕、恶心等症状，不伴有头痛、黑矇、晕厥、发热等症状，持续数分钟，休息后缓解，患者未予特殊治疗。半月前患者无明显诱因再次出现上述症状，自觉程度较前加重，且持续时间较长，约 20min 后缓解，此后上述症状频繁发作，每日发作频率为 5~6 次。患者自发病以来，精神、食欲欠佳，大小便正常，体重无明显减轻。既往高血压病史 10 年，血压最高达 160/110mmHg，平素自行口服"苯磺酸氨氯地平、培哚普利"降压治疗，血压控制于 110~120/80~90mmHg。自述发现血脂偏高 10 年余，具体不详，未规律诊治。否认糖尿病。吸烟 20 余年，约每日 10 支，无饮酒史。否认高血压、冠心病、糖尿病等家族史。入院查体：T 36.8℃，P 90 次 / 分，R 20 次 / 分，BP 116/82mmHg，神志清楚，查体合作，全身皮肤黏膜未见黄染及出血点，全身淋巴结未触及肿大，双肺呼吸音粗，未闻及干湿啰音。心率 90 次 / 分，律齐，各瓣膜听诊区未闻及杂音，腹软无压痛、反跳痛，肝脾肋下未触及，双下肢无水肿。

入院诊断：

1. 冠状动脉粥样硬化性心脏病；

2. 不稳定型心绞痛；

3. 高血压 3 级（很高危）；

4. 混合型高脂血症。

诊断依据：

1. 间断胸憋痛半年，加重半月余。

2. 既往"高血压"病史，有长期吸烟史。

3. 查体　T 36.2℃，P 64 次 / 分，R 18 次 / 分，BP 145/84mmHg。神志清楚，查体合作，全身皮肤黏膜未见黄染及出血点，全身淋巴结未触及肿大，双肺呼吸音粗，未闻及干湿啰音。心率 64 次 / 分，律齐，各瓣膜听诊区未闻及病理性杂音，腹软无压痛，全腹无压痛反跳痛肝脾肋下未触及，双下肢无水肿。T 36.8℃，P 90 次 / 分，R 20 次 / 分，BP 116/82mmHg。神志清楚，查体合作，全身皮肤黏膜未见黄染及出血点，全身淋巴结未触及肿大，双肺呼吸音粗，未闻及干湿啰音。心率 90 次 / 分，律齐，各瓣膜听诊区未闻及病理性杂音，腹软无压痛，全腹无压痛反跳痛肝脾肋下未触及，双下肢无水肿。

4. 辅助检查　血脂：胆固醇 6.72mmol/L，甘油三酯 1.73mol/L，高密度脂蛋白 0.88mmol/L，低密度脂蛋白 4.42mmol/L。心肌酶 CK–MB 12U/L，TnI < 0.01ng/L。心电图：窦性心律，V1~6 导联 T 波倒置低平，偶发房性期前收缩。心脏彩超：左室舒张功能减低，LV 48mm，IVS 10mm，LVPW 9mm，LVEF 58%。

💊 治疗经过及用药分析

◎ 治疗方案

（1）介入治疗：入院后行冠脉造影及 PCI 术，LADp 90% 局限性狭窄，D_1p–m 50% 节段性狭窄，病变为分叉病变，LCXd 50% 局限性狭窄，RCAm 70% 局限性狭窄，诊断冠心病三支病变，于 LADp 重度狭窄处行药物球囊扩张术。

（2）药物治疗

吲哚布芬片　　每次 0.1g　每日 2 次

替格瑞洛　　每次 90mg　每日 2 次

美托洛尔缓释片　　每次 95mg　每日 1 次

阿托伐他汀钙片　　每次 20mg　每日 1 次

苯磺酸氨氯地平　　每次 5mg　每日 1 次

培哚普利　　每次 8mg　每日 1 次

依洛尤单抗注射液　　每次 140mg　每 2 周 1 次

术后随访患者未再发作心脏缺血事件，术后 3、6、12 个月随访见表 8–10。

表 8-10　术后随访血脂情况

时间	TC（mmol/L）	TG（mmol/L）	HDL-C（mmol/L）	LDL-C（mmol/L）
术后 3 个月	5.22	1.62	1.27	2.95
术后 6 个月	4.91	1.70	1.11	1.47
术后 12 个月	3.81	1.40	1.63	1.10

◎ 药物治疗分析

术后 1 年复查冠脉造影，LADp 药物球囊扩张处局限性狭窄 10%，患者 LDL-C 降至 1.10mmol/L，甘油三酯降至 1.4mmol/L。该患者为中年男性，有高血压病史，有吸烟史，心绞痛症状典型，冠脉造影术提示 LAD 重度狭窄，诊断冠心病三支病变，LAD 近段药物球囊扩张。考虑患者不稳定型心绞痛患者，冠脉病变严重，为混合型高脂血症，血脂异常分级为极高危人群，降脂目标建议达到 LDL-C < 1.4mmol/L，因此除介入治疗及冠心病二级预防用药外，降脂类药物为阿托伐他汀联用 PCSK9 抑制剂依洛尤单抗注射液每次 140mg，每 2 周 1 次，随访 3、6、9、12 个月后随访血脂 LDL-C 已达标 < 1.4mmol/L，强化降脂效果满意，随访 12 个月无再次缺血事件发生，术后 9 个月后，双联抗血小板治疗改为单用吲哚布芬治疗。此病例中患者中年男性，因此强化降脂、稳定斑块显得尤为重要，他汀类降脂药同时联合皮下注射 PCSK9 抑制剂，强化降低患者胆固醇水平。在该患者联合使用降脂药物治疗过程中，监测患者的肝功能等血生化指标，此患者在用药过程中未发生药物的不良反应，无肝功能受损及肌肉溶解等不良反应出现。

九、急性冠脉综合征、高血压 2 级、高脂血症患者药物治疗案例分析

病历摘要

患者，文某，男性，38 岁。

主诉：因间断胸憋闷 1 年，加重伴背困 3 天入院。患者 1 年前劳累后出现胸憋闷，无背困、大汗，无气紧、心悸、乏力、头晕、恶心等症状，不伴有头痛、黑朦、晕厥、发热等症状，持续数分钟，休息后缓解，患者未予特殊治疗。3 天前患者无明显诱因再次出现上述症状，伴背困，持续时间约 20min 后缓解，近 3 天此后上述症状频繁发作。患者自发病以来，精神、食欲尚可，大小便正常，体重无明显减轻。既往有高血压病史 2 年，血压最高达 150/100mmHg，未诊治。自述发现血脂偏高 5 年余，具体不详，未规律诊治。否认糖尿病。吸烟 10 余年，约每日 40 支，无饮酒史。否认高血压、冠心病、糖尿病等病家族史。入院查体：T 36.3℃，P 99 次 / 分，R 20 次 / 分，BP 144/94mmHg，

神志清楚，查体合作，全身皮肤黏膜未见黄染及出血点，全身淋巴结未触及肿大，双肺呼吸音粗，未闻及干湿啰音。心率99次/分，律齐，各瓣膜听诊区未闻及病理性杂音，腹软无压痛、反跳痛，肝脾肋下未触及，双下肢无水肿。

入院诊断：

1. 冠状动脉粥样硬化性心脏病；

2. 急性冠脉综合征；

3. 高血压2级（很高危）；

4. 高脂血症。

诊断依据：

1. 间断胸憋闷1年，加重伴背困3天。

2. 既往"高血压"病史，高脂血症病史，有长期吸烟史。

3. 查体　T 36.3℃，P 99次/分，R 20次/分，BP 144/94mmHg，神志清楚，查体合作，全身皮肤黏膜未见黄染及出血点，全身淋巴结未触及肿大，双肺呼吸音粗，未闻及干湿啰音。心率99次/分，律齐，各瓣膜听诊区未闻及病理性杂音，腹软无压痛，全腹无压痛反跳痛肝脾肋下未触及，双下肢无水肿。

4. 辅助检查　血脂：胆固醇7.12mmol/L，甘油三酯1.46mol/L，高密度脂蛋白1.01mmol/L，低密度脂蛋白5.30mmol/L。心肌酶CK-MB 20U/L，肌钙蛋白 I < 0.01ng/L。心电图：窦性心律，Ⅱ、Ⅲ、aVF导联T波倒置，V3~V6导联T波低平，偶发房性期前收缩。心脏彩超：左室舒张功能减低。

〇〇 治疗经过及用药分析

◎ 治疗方案

（1）介入治疗：入院后行冠脉造影及PCI术，LADm70%局限性狭窄，LCXp-d 50%~90%节段性狭窄，RCAm70%局限性狭窄，诊断冠心病三支病变，于LCX重度狭窄处行药物球囊扩张术。

（2）药物治疗

阿司匹林肠溶片　每次100mg　每日1次

氯吡格雷　每次75mg　每日1次

美托洛尔缓释片　每次95mg　每日1次

阿托伐他汀钙片　每次20mg　每日1次

苯磺酸氨氯地平　每次5mg　每日1次

依洛尤单抗注射液　每次140mg　每2周1次

术后随访患者未再发作心脏缺血事件，术后3、6、9个月随访见表8-11。

表 8-11 术后随访血脂情况

时间	TC（mmol/L）	TG（mmol/L）	HDL-C（mmol/L）	LDL-C（mmol/L）
术后 3 个月	4.41	1.33	1.22	1.88
术后 6 个月	4.91	1.45	1.32	1.01
术后 9 个月	3.81	1.40	1.29	0.99

◎ **药物治疗分析**

术后 1 年复查冠脉造影，LCX 药物球囊扩张处局限性狭窄 20%，患者 LDL-C 降至 0.84mmol/L。该患者为中青年男性，有高血压病史，有吸烟史，心绞痛症状典型，冠脉造影术提示三支病变，结合心电图考虑 LCX 为导致心绞痛发作的罪犯血管，造影提示冠心病三支病变，LCX 给予药物球囊扩张治疗。考虑患者为不稳定型心绞痛患者，合并有高血压病史，血脂异常为总胆固醇及 LDL-C 升高为主，血脂分级为极高危人群，降脂目标应达到 LDL-C < 1.4mmol/L，因此除介入治疗及冠心病二级预防用药外，降脂类药物为阿托伐他汀联用 PCSK9 抑制剂依洛尤单抗注射液每次 140mg，每 2 周 1 次，随访 3、6、9、12 个月后随访，血脂 LDL-C 已达标 < 1.4mmol/L，强化降脂效果满意，随访 12 个月无再次缺血事件发生，术后 3 个月后，双联抗血小板治疗改为单用阿司匹林肠溶片治疗。此病例患者为年轻男性，生活方式存在不健康的方式，存在高血压病、高脂血症及长期吸烟的危险因素，且冠脉造影提示血管病变严重，因此在指导患者改善生活方式的基础上，强效降脂药物的使用尤为重要，阿托伐他汀联用 PCSK9 抑制剂依洛尤单抗注射液治疗后，血脂控制效果良好，且未发生药物不良反应，无消化道症状及肌肉酸痛等症状，没有出现肝酶及肌酶的增高，药物治疗反应良好。

◎ **治疗总结**

几例病例术前血脂均存在代谢异常，经积极强化降脂治疗后，术后随访 3 月 ~1 年不等，LDL 水平均降至 1.4mmol/L 以下，降幅达到了 50% 以上，降脂效果比较理想，同时也未再次发作心脏缺血的症状及血运重建等事件，治疗效果良好，降脂药物的方案值得借鉴。

脂质代谢是人体内重要且复杂的生化反应，指人体内脂质在各种相关酶的作用下合成与分解的过程，加工成机体所需要的物质，保证正常生理机能的运作，参与多种功能，如膜结构、能量代谢、免疫和信号传递等，当脂质代谢出现紊乱时，会引起血脂异常，会引起一系列机体代谢异常，如动脉粥样硬化、肥胖、脂肪肝、糖尿病等，从而引发一系列的疾病，尤其与心脑肾等重要器官的损害息息相关，是我国死亡率居高不下的主要原因。降低血脂尤其是 LDL-C 水平对出现心血管疾病发病及死亡拐点的出现意义重大。本文中的几例冠心病合并高脂血症患者介入术后给予强化联合降脂治疗（两联甚至三联）后 LDL-C 均降至 < 1.4mmol/L，LDL-C 水平平均降低幅度大于 50% 以上，随访无再次缺血事件及血运重建事件。降脂治疗对于 ASCVD 患者意义重大，联合降脂治疗可能作为高脂血症新的治疗趋势，值得临床借鉴及进一步验证。

（马登峰　杨丽兰　苏鑫　张书毓）

参考文献

［1］王继光，唐熠达，彭道泉 . 心脏病学实践 2020 第一分册：心血管疾病预防，高血压，代谢性疾病［M］. 北京：人民卫生出版社，2020：136-138，145-149.

［2］赵水平 . 中国血脂学［M］. 长沙：湖南科学技术出版社，2019：340-347.

［3］M François, Colin B, Catapano A L, et al. 2019 ESC/EAS Guidelines for themanagementofdyslipidaemias：Lipidmodificationtoreduce cardiovascular risk［J］. European Heart Journal，2019（1）：1.

［4］中华医学会 . 血脂异常基层诊疗指南（2019 年）［J］. 中华全科医师杂志，2019，18（5）：406-416.

［5］诸骏仁，高润霖，赵水平，等 . 中国成人血脂异常防治指南（2016 年修订版）［J］. 中国循环杂志，2016.

［6］霍勇，陈红 . 血脂异常规范化防治 - 从指南到实践［M］. 北京：北京大学医学出版社，2017：235-236.

［7］葛均波，徐永健，王辰 . 内科学［M］. 北京：人民卫生出版社，2018：759-761.

［8］罗心平，施海明，金波，等 . 实用心血管内科学医师手册［M］. 上海：上海科学技术出版社，2017：396-403.

［9］刘瑞娟，刘景陶，王强，等 . HMG-CoA 还原酶抑制剂研究进展［D］. 科技创新，2016，35：21.

第一节　概述

心肌病（cardiomyopathy）是一组异质性心肌疾病，由不同病因（遗传性病因较多见）引起心脏机械和电活动的异常，表现为心室不适当的肥厚或扩张。严重心肌病会引起心血管性死亡或进展性心力衰竭。心肌病通常分为原发性心肌病和继发性心肌病，其中原发性心肌病包括扩张型心肌病、肥厚型心肌病、限制型心肌病、致心律失常性右室心肌病和未定型心肌病。继发性心肌病指心肌病是全身性疾病的一部分。

目前心肌病的分类具体如下。

1. 遗传性心肌病　肥厚型心肌病、右心室发育不良心肌病、左心室致密化不全、糖原贮积症、先天性传导阻滞、线粒体肌病、离子通道病（包括长 Q-T 间期综合征、Brugada 综合征、短 Q-T 间期综合征、儿茶酚胺敏感室速等）。

2. 混合性心肌病　扩张型心肌病、限制型心肌病。

3. 获得性心肌病　感染性心肌病、心动过速心肌病、心脏气球样变、围生期心肌病。

本章着重讨论常见的 3 种诊断及治疗。

一、心肌疾病的临床表现和诊断

（一）临床表现

1. 扩张型心肌病　扩张型心肌病（dilated cardiomyopathy，DCM）是一类以左心室或双心室扩大伴收缩功能障碍为特征的心肌病。该病较为常见。我国发病率为 13~84/10 万。病因多样，约半数病因不详。目前病因考虑与病毒感染、免疫功能异常、遗传基因、交感神经系统异常等因素相关。本病预后差，确诊后 5 年生存约 50%，10 年生存约 25%。

临床表现：各年龄均可发病，但以中年居多。起病多缓慢，患者常先被发现有心脏扩大，心功能代偿而无自觉不适。经过一段时间后症状逐渐出现，这一过程有时可达 10 年以上。症状以充血性心力衰竭为主，其中以气短和水肿为最常见。最初在劳力后气急，以后在轻度活动或休息时也有气急，或有夜间阵发性气急。由于心输出量低，患者常感乏力。体格检查发现心率加速，心尖冲动向左下移位，可有抬举性搏动，心浊音界向左扩大，常可听得第三心音或第四心音，心率快时呈奔马律。由于心腔扩大，可有相对性二尖瓣或三尖瓣关闭不全所致的收缩期吹风样杂音，此种杂音在心功能改善后减轻。血压多数正常，但晚期病例血压降低，脉压小，出现心力衰竭时舒张压可轻度升高。脉搏常较弱，交替脉的出现提示心力衰竭，心力衰竭时两肺基底部可有湿啰音。右心衰竭时肝脏肿大，从下肢开始出现水肿，胸腔积液和腹水在晚期患者中不少见。各种心律失常都可出现，为首见或主要表现，并有多种心律失常合并存在而构成比较复杂的心律，可以反复发生，有时甚至顽固。高度房室传导阻滞、心室颤动、窦房阻滞或窦房结暂停可导致阿斯综合征，成为致死性原因之一。此外，尚可有脑、肾、肺等处的栓塞。

2. 肥厚型心肌病　肥厚型心肌病（hypertrophic cardiomyopathy，HCM）是一种遗传性心肌病，以心室非对称性肥厚为解剖特点，是青少年运动猝死的最主要原因之一。根据左心室流出道有无梗阻又可分为梗阻性 HCM 和非梗阻性 HCM。国外报道人群患病率为 200/10 万。我国有调查显示患病率为 180/10 万。

本病预后差异很大，是青少年和运动猝死的最主要一个原因。少数进展为终末期心衰，另有少部分出现心衰、房颤和栓塞。不少患者症状轻微，预期寿命可以接近常人。

临床表现：主要症状为：①呼吸困难，多在劳累后出现，是由于左心室顺应性减低，舒张末期压升高，继而肺静脉压升高，肺淤血之故。与室间隔肥厚伴存的二尖瓣关闭不全可加重肺淤血。②心前区疼痛，多在劳累后出现，似心绞痛，但可不典型，是由于肥厚的心肌需要增加而冠状动脉供血相对不足所致。③乏力、头晕与晕厥，多在活动时发生，是由于心率加快，是原已舒张期充盈欠佳的左心室舒张期进一步缩短，加重充盈不足，心输出量减低。活动或情绪激动时由于交感神经作用使肥厚的心肌收缩加强，加重流出道梗阻，心输出量骤减而引起症状。④心悸，由于心功能减退或心律失常所致。⑤心力衰竭，多见于晚期患者，由于心肌顺应性减弱，易发生心力衰竭与猝死。体格检查可发现心脏轻度增大，一般可听到第四心音。

对于梗阻性肥厚型心肌病患者，在胸骨左缘 3~4 肋间可听到粗糙的喷射性收缩期杂音，心尖部也可常听到收缩期杂音。该杂音的产生，除了心肌肥厚引起的流出道梗阻之外，另外一个重要的原因是收缩期血流经过狭窄处引起文丘里（Venturi）效应，使二尖瓣迁移靠近室间隔，进一步加重流出道梗阻。此外，由于心尖部二尖瓣关闭不全，这一杂音会随着心肌收缩力和左心室容量的变化而变化：当服用硝酸酯类药物时，会使左心室容量减少；或者做 Valsalva 动作时，胸腔压力增加，回心血量下降，均可导致杂音增强；反之，使用 β 受体拮抗药或采取下蹲体位时，使心肌收缩力减弱、左心室容量增加，杂音就相应减弱。

3. 限制型心肌病　限制型心肌病（restrictive cardiomyopathy，RCM）是以心室壁僵硬增加、舒张功能降低、充盈受限而产生临床右心衰症状为特征的一类心肌病。患者心房明显扩张，但早期左心室不扩张，收缩功能多正常，室壁不增厚或仅轻度增厚。随着病情进展左心室收缩功能受损加重，心腔可以扩张。除外某些有特殊治疗方法的病例，确诊后 5 年生存期仅约 30%。

临床表现：起病比较缓慢。最常见的症状包括呼吸困难、外周性水肿、心悸、疲劳等。晚期可出现肝脾大、腹水和全身性水肿。脉搏正常或弱而快。颈静脉压升高。S1 和 S2 正常，由于心室快速充盈突然终止，常出现 S3。功能性二尖瓣和三尖瓣反流的柔和收缩期较为常见。心包积液也可存在。内脏栓塞不少见。

（二）临床诊断

1. 扩张型心肌病　对于有慢性心力衰竭表现，超声心电图检查有心腔扩大与心脏收缩功能减低，即应考虑 DCM。鉴别诊断主要应该排除引起心脏扩大、收缩功能减低的其他继发原因，包括心脏瓣膜病、高血压性心脏病、冠心病、先天性心脏病等。可通过病史、查体及超声心电图、心肌核素显像、CMR、CTA、冠脉造影等检查，必要时做心内膜心肌活检（EMB）。诊断家族性 DCM 首先应排除各种继发性及获得性心肌病。家族性发病是依据一个家系中包括首发者在内有两个或两个以上 DCM 患者，或在患者的一级亲属中不明原因的 35 岁以下猝死者。仔细询问家族史对于诊断极为重要。基因检测有助于患者的确诊。

2. 肥厚型心肌病　肥厚型心肌病临床表现多样，无特异性心电图指示，与常见的冠心病难以区分，均有心绞痛、心电图 ST 段改变和异常 Q 波。在诊断冠心病依据不足又不能用其他心脏疾病进行合理解释时，结合患者的年龄可以考虑肥厚型心肌病可能。目前，超声心动图检查依然是诊断该病经典的无创性检查方法，超声心动图示舒张期室间隔厚度达 15mm 或与后壁厚度之比 ≥ 1.3。此外，CMR 越来越多用于诊断，利用心导管检查显示左心室腔与流出道的压力阶差可以辅助诊断。而应用连续多普勒测量左室流出道压差，结合影像上室间隔明显肥厚伴有二尖瓣前叶或腱索收缩前移，可以区分梗阻性和非梗阻性心肌肥厚。心室造影对诊断也有价值。临床上在胸骨下段左缘有收缩期杂音应考虑本病，用生理动作和药物影响血流动力学而观察杂音改变有助于诊断。此外，考虑遗传因素导致肥厚型心肌病的发生，致病基因的突变筛查对诊断也有重要意义。一个疾病先证者的 DNA 变异位点的发现，可遵循遗传规律用基因测序等技术评估家族成员的基因突变情况，判断是否为突变携带者以及预测发病的可能性。

3. 限制型心肌病　根据运动耐力下降、水肿病史及右心衰检查结果。如果患者心电图肢导联低电压、超声心动图见双房增大、室壁不厚或增厚、左心室不扩大而充盈受限，应考虑 RCM。心肌淀粉样变的心脏超声显示心室壁呈磨玻璃样改变。其他引起 RCM 的全身疾病包括血色病、结节病、高嗜酸细胞综合征、系统性硬化症等。病史需要询问放射、放疗史、药物使用史等。鉴别诊断应排除缩窄性心包炎，因两者的临床表现及血流动力学改变十分相似。缩窄性心包炎患者以往可有活动性心包炎或心包积液病史。查体可有奇脉、心包叩击音。胸部 X 线检查有时可见心包钙化。超声心动图有时可见心包增厚、室间隔抖动征。RCM 常有双心房明显增大、室壁可增厚。CMR 可见部分室壁延迟强化。心导管压力测定有助于与缩窄性心包炎相鉴别。心内膜心肌活检有助于发现缩窄的继发病因。

二、药物治疗目的和原则

（一）治疗目的

1. 扩张型心肌病　治疗旨在阻止基础病因介导的心肌损害，阻断造成心力衰竭加重的神经体液机制，控制心律失常和预防猝死，预防栓塞，提高生活质量和延长生存。

2. 肥厚型心肌病　肥厚型心肌病的治疗旨在改善症状、减少合并症和预防猝死。其方法主要是减轻流出道梗阻、改善心室顺应性、防止血栓栓塞事件、识别高危猝死患者。治疗需个体化。

3. 限制型心肌病　原发性 RCM 无特殊性治疗手段，主要为避免劳累、呼吸道感染等加重心力衰竭的诱因。该病引起的心力衰竭对常规治疗反应不佳，往往成为难治性心力衰竭。对于继发性 RCM，部分疾病有针对病因的特异性治疗。

4. 致心律失常性右室心肌病（ARVC）　本病病因未明，尚无有效治疗方法。目前主要针对右心衰竭进行治疗。

（二）治疗药物

1. 肾素－血管紧张素系统抑制剂　血管紧张素转换酶抑制剂（ACEI）可有效降低心肌病患者近期和远期预后，表现在总死亡率降低、心血管事件发生率降低。因此一旦明确诊断，确定无禁忌证后，应尽早开始使用，从小剂量开始，逐步上调剂量，每 1~2 周将剂量翻倍。无症状左室功能异常、轻度心力衰竭患者，以及住院患者，可较快上调剂量；剂量可根据患者的具体情况，采用临床试验中所规定的目标剂量（如卡托普利为 50mg，每日 3 次）或能够耐受的最大剂量。

（1）卡托普利（captopril）：本药为血管紧张素转换酶（ACE）抑制剂，能竞争性抑制 ACE。ACE 可将无活性的血管紧张素 I 转化为血管紧张素 II，后者为强血管收缩物质，本药能抑制血管紧张素 I 转化为血管紧张素 II，减少血管紧张素 II 的生成，从而抑制血管收缩，并减少醛固酮的分泌。还能抑制激肽 II，使激肽积聚，以及增加前列腺素及其代谢产物生成，促使血管扩张，血压下降。此外，本药也可直接作用于周围血管，降低血管阻力，使肾血流量增加，但不影响肾小球滤过。

本药能同时扩张动脉与静脉，降低周围血管阻力（后负荷）和肺毛细血管楔压（前负荷），从而改善心排血量，提高运动耐量，进而改善心力衰竭。

成人：心力衰竭起始剂量每日 12.5~25mg，分 2~3 次，必要时可逐渐增至 1 次

50mg，每日 2~3 次，若需进一步加量，宜观察疗效 2 周后再考虑。对近期大量使用利尿药、处于低钠（或低血容量）状态而血压正常或偏低者，初始剂量宜为 1 次 6.25mg，每日 3 次，以后再逐渐增至常用量。

（2）依那普利（enalapril）：本药为弱血管紧张素转换酶抑制剂（ACEI），但其活性代谢物依那普利拉为具有高亲和力的竞争性 ACEI，药效是卡托普利的 10~20 倍。本药虽主要通过抑制肾素 - 血管紧张素 - 醛固酮系统而降低血压，但对低肾素活性的高血压也有效。本药能扩张动脉与静脉，降低周围血管阻力（后负荷）及肺毛细血管楔压（前负荷），从而改善心排血量，提高患者的运动耐量，因而可用于治疗充血性心力衰竭。

1）心力衰竭：开始剂量为 1 次 2.5mg，每日 1~2 次，给药后 2~3h 内注意血压，尤其合用利尿药者。一般用量为每日 5~20mg，分 2 次口服。

2）肾功能损害：患者肌酐清除率为 30~80ml/min 时，初始剂量为每日 5mg；肌酐清除率 < 30ml/min，初始剂量为每日 2.5mg。透析患者透析日的剂量为 2.5mg。

本药是不含巯基的 ACEI，大多数患者耐受良好，不良反应一般轻微且短暂。可有头昏、头痛、嗜睡、口干、疲劳、上腹不适、恶心、心悸、胸闷、咳嗽、面红、皮疹和蛋白尿等。必要时减量，如出现白细胞减少，则需停药。

（3）培哚普利（perindopril）：老年人由小剂量（2mg/d，早晨服药）开始治疗，如果必要，1 个月之后增加至 4mg/d。如以前的检查显示肾功能异常并非是由于年龄造成的，必要时可以根据患者的肾功能状况调整剂量。肾功能不全时，培哚普利的剂量应按照肾功能不全的程度调整；如果肌酐清除率 ≥ 60ml/min，不需要调整剂量。

血管紧张素 Ⅱ 受体拮抗剂（ARB）：ARB 竞争性地与 Ang Ⅱ 的受体（AT1）结合，在受体水平阻滞 Ang Ⅱ 的作用。该类药物有：氯沙坦（losartan），50~100mg，每日 1 次；缬沙坦（valsartan），80~160mg，每日 1 次；替米沙坦（telmisartan），40~80mg，每日 1 次；厄贝沙坦（irbesartan），75~150mg，每日 1 次。ARB 适用和禁用对象与 ACEI 相同。

（4）ARNI：ARNI 有 ARB 和脑啡肽酶抑制剂的作用，后者可升高利钠肽、缓激肽和肾上腺髓质素及其他内源性血管活性肽的水平。ARNI 的代表药物是沙库巴曲缬沙坦钠。PARADIGM-HF 试验显示，与依那普利相比，沙库巴曲缬沙坦钠使主要复合终点（心血管死亡和心衰住院）风险降低 20%，包括心脏性猝死。

1）适应证：对于 NYHA 心功能 Ⅱ ~ Ⅲ 级、有症状的 HFrEF 患者，若能够耐受 ACEI/ARB，推荐以 ARNI 替代 ACEI/ARB，以进一步减少心衰的发病率及死亡率。

2）禁忌证：a. 有血管神经性水肿病史；b. 双肾动脉严重狭窄；c. 妊娠期、哺乳期妇女；d. 重度肝损害（Child-Pugh 分级 C 级），胆汁性肝硬化和胆汁淤积；e. 已知对 ARB 或 ARNI 过敏。

以下情况者须慎用：a. 血肌酐 > 221μmol/L（2.5mg/dl）或 eGFR < 30ml/（min · 1.73m^2）；b. 血钾 > 5.4mmol/L；c. 症状性低血压（收缩压 < 95mmHg）。

3）应用方法：患者由服用 ACEI/ARB 转为 ARNI 前血压需稳定，并停用 ACEI 36h，因为脑啡肽酶抑制剂和 ACEI 联用会增加血管神经性水肿的风险。小剂量开始，根据血压每次 50~100mg，每日 2 次，每 2~4 周剂量加倍，逐渐滴定至目标剂量。中度肝损伤（Child-Pugh 分级 B 级）、≥ 75 岁患者起始剂量要小。起始治疗和剂量调整后应监测血压、肾功能和血钾。在未使用 ACEI 或 ARB 的有症状 HFrEF 患者中，如血压能够耐受，也可以首选 ARNI。

（4）不良反应：主要是低血压、肾功能恶化、高钾血症和血管神经性水肿。相关处理同 ACEI。

2. β 受体拮抗剂　扩张型心肌病早期阶段，仅有心脏结构的改变，超声心动图显示心脏扩大、收缩功能损害但无 HF 的临床表现。此阶段应积极进行药物干预，包括应用 β 受体拮抗剂，可减少心肌损伤和延缓病变发展，尤其适用于心率快、伴室性心律失常，以及抗 β_1 肾上腺素受体抗体阳性的患者，β 受体拮抗剂的合理应用应强调个体化用药原则。确定目标剂量，应根据患者年龄、基础血压、全身状况和心率等，将 β 受体拮抗剂应用至目标剂量或患者可耐受的最大剂量，以使患者充分获益。

禁忌证主要包括支气管痉挛性哮喘、症状性低血压、心动过缓（< 60 次 / 分）或二度及以上房室传导阻滞、心力衰竭合并显著水钠潴留需要大剂量利尿剂、血流动力学不稳定需要静脉使用心脏正性肌力药物等。对其他的绝大多数心血管病患者 β 受体拮抗剂治疗利大于弊。合并无支气管痉挛的慢性阻塞性肺疾病或外周血管疾病的心血管病患者，仍可从 β 受体拮抗剂治疗中显著获益。糖尿病和下肢间歇性跛行不是绝对禁忌证。

（1）美托洛尔（metoprolol）：扩张型心肌病确定目标剂量，应根据患者年龄、基础血压、全身状况和心率等，将 β 受体拮抗剂应用至目标剂量或患者可耐受的最大剂量，以使患者充分获益。心率是公认的 β 受体有效阻滞指标，清晨起床前静息心率为 55~60 次 / 分（不低于 55 次 / 分），可认为 β 受体拮抗剂达到目标剂量或最大耐受剂量。

剂量应个体化，应空腹服药，进餐时服药可使美托洛尔的生物利用度增加 40%。起始剂量宜小，须从极小剂量开始应用。美托洛尔平片 6.25mg，每日 2 次；美托洛尔缓释片 12.5mg，每日 1 次。调整剂量宜缓，须以滴定方法调整 β 受体拮抗剂剂量。如患者可耐受前一个剂量，每隔 2~4 周将剂量加倍。出现不良反应或患者不能耐受时，应延迟加量。

肥厚型心肌病包括早期和轻症患者均适用 β 受体拮抗剂。梗阻性肥厚型心肌病使用较大剂量 β 受体拮抗剂可改善症状。美托洛尔缓释片 25~100mg，每日 1 次；或美托洛尔平片 25~50mg，每日 2~3 次。

（2）比索洛尔（bisoprolol）：口服，每日 1 次，起始剂量 1.25mg，最大剂量每日不超过 10mg。对有轻度或中度肝、肾功能不全者剂量不需调整；晚期肾功能不全（肌酐清除率 < 20ml/min）及严重肝功能不全者，每日剂量不宜超过 10mg。

3. 利尿剂　利尿剂消除水钠潴留，有效缓解心衰患者的呼吸困难及水肿，改善运动耐量。恰当使用利尿剂是心衰药物取得成功的关键和基础。若利尿剂用量不足，会降低对 ACEI 的反应，增加使用 β 受体拮抗剂的风险。不恰当的大剂量使用利尿剂则会导致血容量不足，增加发生低血压、肾功能恶化和电解质紊乱的风险。

1）适应证：有液体潴留证据的心衰患者均应使用利尿剂。

2）禁忌证：a. 从无液体潴留的症状及体征；b. 痛风是噻嗪类利尿剂的禁忌证；c. 已知对某种利尿剂过敏或者存在不良反应。

托伐普坦禁忌证：低容量性低钠血症；对口渴不敏感或对口渴不能正常反应；与细胞色素 P450 3A4 强效抑制剂（依曲康唑、克拉霉素等）合用；无尿。

3）应用方法：根据患者淤血症状和体征、血压及肾功能选择起始剂量，根据患者对利尿剂的反应调整剂量，体重每天减轻 0.5~1.0kg 为宜。一旦症状缓解、病情控制，即以最小有效剂量长期维持，并根据液体潴留的情况随时调整剂量。每天体重的变化是最可靠的监测指标。可教会患者根据病情需要（症状、水肿、体重变化）调整剂量。利尿剂开始应用或增加剂量 1~2 周后，应复查血钾和肾功能。

有明显液体潴留的患者，首选袢利尿剂，最常用呋塞米，呋塞米的剂量与效应呈线性关系。托拉塞米、布美他尼口服生物利用度更高。噻嗪类利尿剂仅适用于有轻度液体潴留、伴有高血压且肾功能正常的心衰患者。托伐普坦对顽固性水肿或低钠血症者疗效更显著，推荐用于常规利尿剂治疗效果不佳、有低钠血症或有肾功能损害倾向患者。

4）不良反应：①电解质丢失：利尿剂导致的低钾、低镁血症是心衰患者发生严重心律失常的常见原因。血钾 3.0~3.5mmol/L 可给予口服补钾治疗，而对于血钾 < 3.0mmol/L 应采取口服和静脉结合补钾，必要时经深静脉补钾。低钠血症（血钠 < 135mmol/L）时应注意区别缺钠性低钠血症和稀释性低钠血症，后者按利尿剂抵抗处理。若低钠血症合并容量不足时，可考虑停用利尿剂。低钠血症合并容量过多时应限制用量，考虑托伐普坦及超滤治疗。②低血压：首先应区分容量不足和心衰恶化，纠正低钠及低血容量水平，若无淤血的症状及体征，应先利尿剂减量；若仍伴有低血压症状，还应调整其他扩血管药物（如硝酸酯）的剂量。③肾功能恶化：利尿剂治疗中可出现肾功能损伤（血肌酐、尿素氮升高），应分析可能的原因并进行处理：a. 利尿剂不良反应，如果联合使用袢利尿剂和噻嗪类利尿剂者应停用噻嗪类利尿剂；b. 心衰恶化，肾脏低灌注和肾静脉淤血都会导致肾功能损害；c. 容量不足；d. 某些肾毒性的药物，如非甾体类抗炎药，会影响利尿剂的药效并且导致肾功能损害和肾灌注下降。增加 ACEI/ARB 或醛固酮受体拮抗剂引起肾功能恶化的风险。④高尿酸血症：对高尿酸血症患者可考虑生活方式干预和加用降尿酸药，参考《中国高尿酸血症相关疾病诊疗多学科专家共识》。痛风发作时可用秋水仙碱，避免用非甾体类抗炎药。⑤托伐普坦的不良反应：主要是口渴和高钠血症。慢性低钠血症的纠正不宜过快，避免血浆渗透压迅速升高造成脑组织脱水而继发渗透性脱髓鞘综合征。偶有肝损伤，应监测肝功能。

4. 洋地黄类 洋地黄类药物通过抑制 Na^+-K^+-ATP 酶，产生正性肌力作用，增强副交感神经活性，减慢房室传导。研究显示使用地高辛可改善心衰患者的症状和运动耐量。荟萃分析显示心衰患者长期使用地高辛对死亡率的影响是中性的，但降低住院风险。

地高辛是经过安慰剂对照试验评估和被美国 FDA 批准，可用于慢性心力衰竭治疗的洋地黄制剂中唯一的药物，适用于慢性心力衰竭的治疗。除了用于治疗急、慢性心力衰竭，特别适用于伴有房扑、房颤的心力衰竭，情况紧急时可先静脉给药。

地高辛的治疗应强调剂量个体化，剂量计算应按标准体重，因脂肪组织不摄取强心苷。

地高辛成人基本剂量为 0.125mg/d，该给药剂量安全可靠，中毒发生率明显降低。静脉注射用于不能口服或病情紧急者，常用剂量为 0.2~0.4mg（去乙酰毛花苷）。

（1）下列情况应慎用

　　1）低钾血症；

　　2）不完全性房室传导阻滞；

　　3）高钙血症；

　　4）甲状腺功能低下；

　　5）缺血性心脏病；

　　6）急性心肌梗死；

　　7）心肌炎；

　　8）肾功能损害。

（2）下列情况禁忌使用

　　1）任何强心苷制剂中毒；

　　2）室性心动过速、心室颤动；

　　3）梗阻性肥厚型心肌病（若伴收缩功能不全或心房颤动仍可考虑）；

　　4）预激综合征合并室上性心动过速、快速心房颤动或扑动；

　　5）单纯二尖瓣狭窄、窦性心律伴肺淤血；

　　6）窦房阻滞、二度或高度房室传导阻滞（除非安装起搏器保护）。

（3）不良反应

　　1）心律失常：最常见为室性期前收缩，快速性房性心律失常伴有传导阻滞是洋地黄中毒的特征性表现；

　　2）胃肠道症状；

　　3）神经精神症状（视觉异常、定向力障碍）。不良反应常出现于地高辛血药浓度 > 2.0μg/L 时，也见于地高辛血药浓度较低时，如合并低钾血症、低镁血症、心肌缺血、甲状腺功能减退。

5. 醛固酮受体拮抗剂　　研究证实在使用 ACEI/ARB、β 受体拮抗剂的基础上加用醛固酮受体拮抗剂，可使 NYHA 心功能 Ⅱ ~ Ⅳ 级的 HFrEF 患者获益，降低全因死亡、心血管死亡、猝死和心衰住院风险。

（1）适应证：LVEF ≤ 35%、使用 ACEI/ARB/ARNI 和 β 受体拮抗剂治疗后仍有症状的 HFrEF 患者；急性心肌梗死后且 LVEF ≤ 40%，有心衰症状或合并糖尿病者。

（2）禁忌证

　　1）肌酐 > 221μmol/L（25mg/dl）或 eGFR < 30ml/（min · 1.73m²）；

2）血钾＞5.0mmol/L；

3）妊娠期妇女。

（3）应用方法：螺内酯，初始剂量10~20mg，每日1次，至少观察2周后再加量，目标剂量20~40mg，每日1次。依普利酮，初始剂量25mg，每日1次，目标剂量50mg，每日1次。通常醛固酮受体拮抗剂应与袢利尿剂合用，避免同时补钾及食用高钾食物，除非有低钾血症。使用醛固酮受体拮抗剂治疗后3天和1周应监测血钾和肾功能，前3个月每月监测1次，以后每3个月1次。

（4）不良反应：主要是肾功能恶化和高钾血症，如血钾＞5.5mmol/L或eGFR＜30 ml/（min·1.73m^2）应减量并密切观察，血钾＞6.0mmol/L或eGFR＜20ml/（min·1.73m^2）应停用。螺内酯可引起男性乳房疼痛或乳房增生症（10％），为可逆性。

6. 伊伐布雷定　伊伐布雷定通过特异性抑制心脏窦房结起搏电流（If），减慢心率。SHIFT研究显示伊伐布雷定使心血管死亡和心衰恶化住院的相对风险降低18％，患者左心室功能和生活质量均显著改善。SHIFT中国亚组分析显示联合伊伐布雷定平均治疗15个月，心血管死亡或心衰住院复合终点的风险降低44％。

（1）适应证：NYHA心功能Ⅱ～Ⅳ级、LVEF≤35％的窦性心律患者，合并以下情况之一可加用伊伐布雷定：

1）已使用ACEI/ARB/ARNI、β受体拮抗剂、醛固酮受体拮抗剂，β受体拮抗剂已达到目标剂量或最大耐受剂量，心率仍≥70次/分；

2）心率≥70次/分，对β受体拮抗剂禁忌或不能耐受者。

（2）禁忌证

1）病态窦房结综合征、窦房传导阻滞、二度及以上房室传导阻滞、治疗前静息心率＜60次/分；

2）血压＜90/50mmHg；

3）急性失代偿性心衰；

4）重度肝功能不全；

5）房颤/心房扑动；

6）依赖心房起搏。

（3）应用方法：起始剂量2.5mg，每日2次，治疗2周后，根据静息心率调整剂量，每次剂量增加2.5mg，使患者的静息心率控制在60次/分左右，最大剂量7.5mg，每日2次。老年、伴有室内传导障碍的患者起始剂量要小。对合用β受体拮抗剂、地高辛、胺碘酮的患者应监测心率和Q-T间期，因低钾血症和心动过缓合并存在是发生严重心律失常的易感因素，特别是长Q-T间期综合征患者。避免与强效细胞色素P450 3A4抑制剂（如唑类抗真菌药、大环内酯类抗生素）合用。

（4）不良反应：最常见为光幻症和心动过缓。如发生视觉功能恶化，应考虑停药。心率＜50次/分或出现相关症状时应减量或停用。

7. 华法林　华法林（warfarin）为口服抗凝药，临床用于预防和治疗血栓栓塞性疾病，华法林起效慢（2~7 日），疗效易受年龄、个体差异、药物相互作用、日常饮食、自身疾病状况（如发热、腹泻等）等诸多因素影响，因而用药剂量不易掌握，易引起出血或治疗不达标，临床上常通过定期 INR 来判断治疗是否达标和指导剂量调整。INR 一般稳定维持在 2~3 之间，既可以很好地预防血栓形成，同时出血的可能性也很小。

标准的给药方法为每日 2.5~3mg，持续使用 5 日，一般同时与肝素合用，待华法林发挥作用后停用肝素或低分子肝素，监测凝血酶原时间，调整剂量，直至治疗范围。该药应根据个体化原则，根据 INR（2~3）调整用量。肝、肾功能损害、严重高血压、凝血功能障碍伴有出血倾向、活动性溃疡、外伤、先兆流产、近期手术者禁用。妊娠期妇女禁用，老年人或月经期妇女慎用。

以下为绝对禁忌证：严重出血性疾病、活动性出血、近期将要手术治疗的患者、没有控制的严重高血压、血小板低于 50×10^9/L 等。

8. 胺碘酮 胺碘酮（amiodarone）的电生理作用主要表现在抑制窦房结和房室交界区的自律性，减慢心房、房室结和房室旁路传导，延长心房肌、心室肌的动作电位时程和有效不应期，延长旁路前向和逆向有效不应期。因此它有广泛的抗心律失常作用，可抗房颤和室颤，可治疗房速和室速，也可治疗房室结折返性心动过速和房室折返性心动过速等。胺碘酮对电重构的肥厚心肌细胞急性电生理反应有利于其在抗心律失常中的应用。尽管胺碘酮延长 Q-T/Q-Tc 间期，但尖端扭转型室速不常见（发生率 < 1%），胺碘酮不加重心力衰竭并且有可能使其改善，产生促心律失常作用较其他药物小。心脏性猝死的一、二级预防应该首选 ICD，没有条件置入 ICD 者用药物治疗，首选胺碘酮预防或减少发作。

起始负荷量一般为每日 800~1600mg 分次服用，共 2~3 周。维持量一般不宜超过 400mg/d，女性或低体重者可减至每日 200~300mg 维持，有恶性室性心律失常病史的患者，口服胺碘酮不应过分强调小剂量。对已置入 ICD 者，合并应用小剂量胺碘酮（每日 200mg）可以减少室颤或室速发作次数，降低室速的频率，使发作时的血流动力学变化易于耐受。静脉：首剂静脉用药 150~300mg，用 5% 葡萄糖稀释后注射 10min。维持静脉滴注，初始 6h 以内以 1mg/min 速度给药；随后 18h 以 0.5mg/min 速度给药。第 1 个 24h 内用药总量（包括静脉首次注射、追加用量及维持用药）一般控制在 2.0~2.2g 以内。

（三）治疗原则

1. HFrEF 对初诊 HFrEF 患者的治疗流程见图 9-1。

（1）对所有新诊断的 HFrEF 患者应尽早使用 ACEI/ARB 和 β 受体拮抗剂（除非有禁忌证或不能耐受），有淤血症状和（或）体征的心衰患者应先使用利尿剂以减轻液体潴留。先用 β 受体拮抗剂和先用 ACEI/ARB 并无区别。当患者处于淤血状态时，ACEI/ARB 耐受性更好；若患者无明显水肿而静息心率比较快时，β 受体拮抗剂耐受性会更好。部分 HFrEF 患者可同时给予小剂量 β 受体拮抗剂和 ACEI/ARB。两药合用后可交替和逐步增加剂量，分别达到各自的目标剂量或最大耐受剂量。

（2）患者接受上述治疗后应进行临床评估根据相应的临床情况选择以下治疗：

①若仍有症状，eGFR ≥ 30ml/（min·1.73m²）、血钾 < 5.0mmol/L，推荐加用醛固酮受体拮抗剂；

②若仍有症状，血压能耐受，建议用 ARNI 代替 ACEI/ARB；

③若 β 受体拮抗剂已达到目标剂量或最大耐受剂量，窦性心率 ≥ 70 次 / 分，LVEF ≤ 35%，可考虑加用伊伐布雷定；

④若符合心脏再同步化治疗（cardiac resynchronous therapy，CRT）/ 植入式心脏复律除颤器（implantable eardioverter defibrillator，ICD）的适应证，应予推荐。以上治疗方法可联合使用，不分先后。

⑤若患者仍持续有症状。可考虑加用地高辛。

⑥经以上治疗后病情进展至终末期心衰的患者，可根据病情选择心脏移植、姑息治疗、左心室辅助装置的治疗。

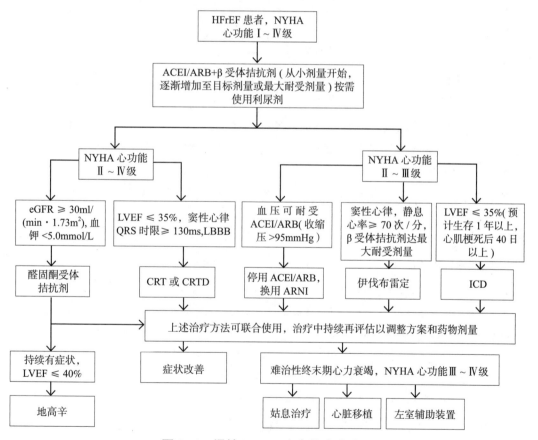

图 9-1　慢性 HFrEF 患者的治疗流程

2. 扩张型心肌病

（1）针对心力衰竭的药物治疗：在疾病早期，虽然已出现心脏扩大、收缩功能损害。但尚无心力衰竭的临床表现。此阶段应积极地进行早期药物干预治疗。包括 β 受体拮抗剂、ACEI 或 ARB（或沙库巴曲缬沙坦 ARNI）。可减缓心室重构及心肌进一步损伤，延缓病变发展。随病程进展，心室收缩功能进一步减低，并出现心力衰竭临床表现。此阶段应按慢性心力衰竭治疗指南进行治疗：

1）ACEI/ARB/ARNI 的应用所有：LVEF < 40% 心力衰竭患者若无禁忌证均应使用 ACEI，从小剂量开始，逐渐递增。直至达到目标剂量，滴定剂量和过程需个体化。对于部分由于 ACEI 不能耐受（如咳嗽）的患者可以考虑使用 ARB。

2）β 受体拮抗剂：所有 LVEF < 45% 的患者若无禁忌都应使用 β 受体拮抗剂，包括卡维地洛、美托洛尔和比索洛尔。应在 ACEI 和利尿剂的基础上加用，需从小剂量开始，逐步加量，以达到目标剂量或最大耐受剂量。

3）盐皮质激素受体拮抗剂（mineralocorticoid receptor antagonist，MRA）：包括依普利酮和螺内酯，为保钾利尿剂。对于在 ACEI 和 β 受体拮抗剂基础上仍有症状且无肾功能严重受损的患者应该使用，但应密切监测电解质水平，后者可引起少数男性患者乳房发育。

4）肼苯屈嗪和二硝酸异山梨酯：此两种药物合用可以作为 ACEI 和 ARB 不能耐受患者的替代。也可用于那些使用 ACEI、β 受体拮抗剂和 MRA 后仍有心力衰竭症状的患者。

5）伊伐布雷定：是 If 通道阻滞剂，它能减慢窦性心率，但并不减慢房颤时的心室率。对于不能耐受 β 受体拮抗剂、心率 ≥ 70 次/分的患者应该使用。

6）利尿剂的应用：能有效改善胸闷、气短和水肿等症状。通常从小剂量开始，如呋塞米每日 20mg 或氢氯噻嗪每日 25mg，根据尿量及体重变化调整剂量。

7）洋地黄：主要用于 ACEI/ARB/ARNI、β 受体拮抗剂、MRA 治疗后仍有症状，或者不能耐受 β 受体拮抗剂的患者，能改有效善症状，尤其用于减慢房颤心力衰竭患者的心室率。

8）最新研究针对射血分数减低伴或不伴有 2 型糖尿病的患者，应用 SGLT2i（如达格列净等）可有效改善心血管疾病的预后及潜在死亡率。

9）左西孟旦（levosimendan）：钙离子增敏剂，可以增加心肌细胞中钙离子和肌钙蛋白的连接，选择性收缩期 Ca^{2+} 增敏剂。因此，左西孟旦在增加心肌收缩力的同时，不增加心肌细胞内的 Ca^{2+} 浓度，不引起细胞内 Ca^{2+} 超载相关的心律失常；不需要增加细胞内 Ca^{2+} 转运能量消耗，因而不引起心肌耗氧量增加和交感神经激活。按临床患者需要可先负荷量 6~12μg/kg，时间应大于 10min，观察 30min；之后再按照 0.05~0.2μg/（kg·min）持续静脉滴注，一般不超过 24h，2 周后再次使用。

上述药物中 ACEI/ARB/ARNI、β 受体拮抗剂和 MRA 对改善预后有明确的疗效。而其他药物对远期生存的影响尚缺乏充分证据，但能有效改善症状。值得指出的是临床上一般不宜将 ACEI、ARB、MRA 三者合用。噻唑烷二酮（thiazolidinediones）、格列酮类（glitazones）可能加重心力衰竭，应该避免使用；NSAIDs 可能造成水、钠潴留，也应该避免使用。

（2）心力衰竭的心脏再同步化治疗（cardiac resynchronization therapy，CRT）：CRT 是通过置入带有左心室电极的起搏器，同步起搏左、右心室使心室的收缩同步化。这一治疗对部分心力衰竭患者有显著疗效。患者需要在药物治疗的基础上选用。

对于经充分药物治疗后大约 NYHA 心功能分级为Ⅲ级或非卧床Ⅳ级的患者，CRT 治疗的适应证为：左心室射血分数（LVEF）≤ 35%；左束支阻滞 QRS 波 ≥ 120ms，非左束支阻滞的患者 QRS 波 ≥ 150ms；预期有质量的寿命在 1 年以上。本治疗可缓解症状，改善心功能，降低死亡率。

对于经充分药物治疗后 NYHA 心功能分级为Ⅱ级的患者，CRT 治疗的适应证为：LVEF ≤ 35%；左束支阻滞 QRS 波 ≥ 130ms，非左束支阻滞的患者 QRS 波 ≥ 150ms；预期有质量的寿命在 1 年以上。

（3）心力衰竭其他治疗：严重心力衰竭内科治疗无效的病例可考虑心脏移植。在等待期如有条件可行左心机械辅助循环，以改善循环。也有试行左心室成形术者，通过切除部分扩大的左心室同时置换二尖瓣，以减轻反流、改善心功能，但疗效尚不确定。

（4）抗凝治疗：血栓栓塞是常见的并发症，对于有房颤或已经有附壁血栓形成或有血栓栓塞病史的患者须长期华法林、新型 Xa 因子或者Ⅱa 因子抑制剂等抗凝治疗。

（5）心律失常和心脏性猝死的防治：对于房颤的治疗可参考心律失常相关章节。置入心脏电复律除颤器（implantable automatic cardiovertor-defibrillator，ICD）预防心脏猝死的适应证包括：①有持续性室速史；②有室速、室颤导致的心搏骤停史；③ LVEF < 35%，NYHA 心功能分级为Ⅱ ~ Ⅲ级，预期生存时间 > 1 年，且有一定生活质量。

3. 肥厚型心肌病 药物治疗是基础。针对流出道梗阻的药物主要有 β 受体拮抗剂和非二氢吡啶类钙通道阻滞剂。当出现充血性心力衰竭时需要采用针对性处理。对房颤患者需要抗凝治疗。值得指出的是，对于胸闷不适的患者在使用硝酸酯类药物时需要注意排除流出道梗阻，以免使用后加重。

（1）减轻左心室流出道梗阻：β 受体拮抗剂是梗阻性 HCM 的一线治疗用药，可改善心室松弛。增加心室舒张期充盈时间，减少室性及室上性心动过速。非二氢吡啶类钙通道阻滞剂也具有负性变时和减弱心肌收缩力作用，可改善心室舒张功能，对减轻左心室流出道梗阻也有一定治疗效果，可用于那些不能耐受 β 受体拮抗剂的患者。由于担心 β 受体拮抗剂与钙通道阻滞剂联合治疗出现心率过缓和低血压，一般不建议合用。此外，丙吡胺能减轻左心室流出道梗阻，也是候选药物，但心脏外不良反应相对多见。

（2）针对心力衰竭的治疗：疾病后期可出现左心室扩大，左心室收缩功能减低，慢性心功能不全的临床表现。治疗药物选择与其他原因引起的心力衰竭相同，包括 ACEI/ARB/ARNI、β 受体拮抗剂、利尿剂、螺内酯甚至地高辛。

（3）针对房颤：HCM 最常见的心律失常是房颤，发生率达 20%。胺碘酮能减少阵发性房颤发作。对持续性房颤，可予 β 受体拮抗剂控制心室率。除非禁忌，一般需考虑口服抗凝药治疗。

此外，非药物治疗，包括手术治疗，对于药物治疗无效、心功能不全（NYHA Ⅲ～Ⅵ级）患者，若存在严重流出道梗阻（静息或运动时流出道压力阶差＞50mmHg），需要考虑行室间隔切除术。目前美国和欧洲共识将手术列入合适患者的首选治疗。酒精室间隔消融术经冠状动脉间隔支注入无水酒精造成该供血区域心室间隔坏死，此法可望减轻部分患者左心室流出道梗阻及二尖瓣反流，改善心力衰竭症状。其适应证大致同室间隔切除术。由于消融范围的不确定性，部分患者需要重复消融，长期预后尚不清楚，目前主要针对那些年龄过大、手术耐受差、合并症多、缺乏精良手术医师的情况。起搏治疗对于其他病因有双腔起搏置入适应证的患者，选择放置右心室心尖起搏可望减轻左心室流出道梗阻。对于药物治疗效果差而又不太适合手术或消融的患者可以选择双腔起搏。HCM是青年和运动员心源性猝死最常见的病因。猝死的风险评估和ICD能有效预防猝死的发生。预测高危风险的因素包括：曾经发生过心搏骤停、一级亲属中有1个或多个HCM猝死发生、左心室严重肥厚（≥30mm）、Holter检查发现反复非持续室性心动过速、运动时出现低血压、不明原因晕厥尤其是发生在运动时。

4. 限制型心肌病 特发性RCM无特异性治疗。袢利尿剂可减轻体循环静脉淤血和肺静脉淤血，然而，RCM患者需要较高充盈压以维持其心输出量，因此，需通过体检及测定血尿素氮和肌酐浓度来密切监测全身灌注情况，无其他原因的血肌酐和尿素氮水平升高提示灌注不足，应避免进一步利尿。降低心率的钙通道阻滞剂（如维拉帕米）通过控制心率增加充盈时间来改善舒张功能；β受体拮抗剂可抑制代偿性交感刺激对心肌细胞的长期有害作用；ACRI/ARB通过减少心肌血管紧张素Ⅱ的产生而降低心肌僵硬度。地高辛增加细胞内钙离子，应谨慎使用。出现高度传导阻滞时需要安置永久性双腔起搏器。心房颤动患者应行抗凝治疗以降低发生血栓栓塞的风险。对难治性心力衰竭者行心脏移植。

5. 致心律失常性右室心肌病（ARVC） 右室心肌病通常采用内科对症治疗，根据心律失常可选用各种抗心律失常药物，如应用胺碘酮控制室性心律失常，强心、利尿控制心力衰竭等。右心衰竭鉴于室壁心肌变薄，不宜作心内膜心肌活检和消融治疗，高危患者可植入埋藏式自动心脏复律除颤器。

（1）抗心律失常药物治疗：抗心律失常药物治疗目前尚缺乏前瞻性对照研究。药物治疗的主要目的在于减轻症状，如频发室性期前收缩导致的反复性心悸。由于缺乏循证医学的证据，药物治疗往往根据经验。室性心律失常通常出现于快速心室率之后，提示交感神经的兴奋是一个重要的参与因素，临床常常使用β受体拮抗剂，可能是抑制了交感神经。如果β受体拮抗剂无效，可以应用或加用胺碘酮以抑制室性心律失常。索他洛尔对于治疗室性心律失常的效果也较好，但需要监测Q-T间期，有专家认为其效果可能优于胺碘酮及β受体拮抗剂。少数患者可考虑应用Ⅰ类抗心律失常药物或几种抗心律失常药物联用，应在有经验的专家指导下进行，不推荐常规使用。患者如出现心房颤动、明显的心室扩张或室壁瘤时应抗凝治疗。

（2）ICD治疗：ICD治疗可以增加生存率，是目前唯一明确有效预防心源性猝死的治疗措施。临床研究证实 ICD 治疗可以改善预后，降低死亡率。建议在高危患者，特别是存在室性心动过速或晕厥证据患者中安装 ICD，推荐等级拟为ⅡA类，其他高危患者拟为ⅡB类。ARVC 患者的 ICD 在参数设置中应注意区分室上性心动过速及接近正常窦性心率的室性心动过速。

（3）射频消融：射频消融可以用于治疗 ARVC 室性心动过速，但成功率多数不到50%，往往易复发或形成新的室性心动过速，因此不作为首选治疗措施。由于相关研究病例数少，缺乏统一的入选标准及前瞻对照随机研究，目前推荐仅在有经验的大中心应用，高危患者在安装 ICD 下行射频消融，以减少 ICD 放电次数，延长 ICD 使用寿命。以上治疗无效的终末期患者建议外科心脏移植治疗。

三、心肌疾病的药物治疗研究进展

2021 年美国哈佛医学院的 Carolyn Y. Ho 教授公布了 VANISH 研究的最新结果，揭示了 ARB 用于处在疾病早期阶段的携带肌小节蛋白基因突变的 HCM 患者，其延缓HCM 的进展的疗效及安全性如何。研究结果提示，对于具有肌节蛋白变异基因的早期HCM 患者，缬沙坦可改善心脏重构的相关参数，如 NT-pro BNP、左室舒张末容积以及 E' 速度，对基线左室壁厚度更小的患者疗效更佳。在 ACC 2021 年会上公布的研究评估了心肌肌球蛋白抑制剂 mavacamten 对患者健康状况的影响，包括症状、身体和社会功能以及生活质量等。与安慰剂相比，mavacamten 可以显著改善症状性阻塞性肥厚型心肌病患者的健康状况，NNT 为 5。鉴于治疗的主要目标是改善症状、身体和社会功能以及生活质量，mavacamten 有望成为实现这一目标的新的潜在策略。

2021 年《ACC 专家共识决策路径：优化心力衰竭的治疗》（以下简称"ACC 2021共识"）更新，此共识最大亮点就是将血管紧张素受体脑啡肽酶抑制剂（ARNI）推荐为射血分数降低的心衰（HFrEF）首选用药。2014 年，心衰领域具有里程碑意义的PARADIGM-HF 研究结果显示：相比依那普利，ARNI 能进一步降低心血管死亡或心衰住院组成的主要复合终点风险 20%、心血管死亡风险 20%、心衰住院风险 21%。基于此重磅研究，ARNI 获得美国、欧洲、中国等国家心衰指南最高等级的Ⅰ类推荐，开创新的"新三角"格局。ACC 2021 共识 C 期 HFrEF 患者用药顺序，第一步：ARNI/ACEI/ARB（ARNI 首选）+β 受体拮抗剂 + 利尿剂（如有必要）。第二步：对于已接受 ARNI+β 受体拮抗剂治疗后仍有症状的患者，加用醛固酮受体拮抗剂（MRA）。第三步：对于已接受 ARNI+β 受体拮抗剂 +MRA 治疗后，仍有心衰症状，且肾小球滤过率（eGFR）≥ 30ml/（min·1.73m²）、NYHA Ⅱ~Ⅳ级的心衰患者，可加用 SGLT2i，治疗过程中需注意检测肾功能和相关临床症状。此外，其还补充了 HFrEF C 期治疗方案：在既往未行 ACEI/ARB 治疗的情况下优先使用血管紧张素受体脑啡肽酶抑制剂（ARNI），如有必要，β 受体拮抗剂联合利尿剂（按需使用）。

《柳叶刀》发表的一项研究对 EMPHASIS-HF、PARADIGM-HF 和 DAPA-HF 随机对照研究数据进行了交叉分析，间接评估新四联治疗（ARNI、β 受体拮抗剂、MRA 和

SGLT2i）与传统治疗（ACEI、ARB 和 β 受体拮抗剂）在 HFrEF 患者中的治疗效果，研究的主要终点为心血管死亡或首次心衰住院的复合终点。另外，研究者还分别评估了心血管死亡、首次心衰住院和全因死亡率。与传统治疗相比，新四联治疗：降低 62% 的心血管死亡或心衰再入院的主要复合终点事件风险（HR 0.38，95%CI 0.30~0.47）；降低 50% 的心血管死亡风险（HR 0.50，95%CI 0.37~0.67）；降低 68% 的心衰入院风险（HR 0.32，95%CI 0.24~0.43）；降低 47% 的全因死亡风险（HR 0.53，95%CI 0.40~0.70）；80 岁心衰患者无心血管死亡或首次心衰住院生存期增加 2.7 年，生存期增加 1.4 年；55 岁心衰患者无心血管死亡或首次心衰住院生存期增加 8.3 年，生存期增加 6.3 年。

2021 年 ESC《急性和慢性心力衰竭的诊断和治疗指南》对于 HFrEF 患者管理提供了简化的流程图，推荐使用 ACEI/ARNI（沙库巴曲缬沙坦可作为 ACEI 的替代药物）、β 受体拮抗剂（用于稳定的 HFrEF 患者）、MRA 和 SGLT2i，若有液体潴留可考虑使用袢利尿剂（均为 I 类推荐）。指南建议，以降低心衰住院和死亡风险（I，A）；对于未接受 ACEI 治疗的 HFrEF 患者，可考虑开始使用沙库巴曲缬沙坦（Ⅱb，B）。新型心衰新药可溶性鸟苷酸环化酶刺激剂维立西呱也被纳入最新 ESC 指南。新版指南为 HFrEF 治疗提供了建议。这一类别已经从中间值射血分数更改为轻度降低射血分数，以更好地定义该患者群体。药物治疗建议包括利尿剂（I，C）以及 ACEI、ARB、β 受体拮抗剂、MRA 和沙库巴曲缬沙坦（均为 Ⅱb，C）。对于心衰合并患者，直接口服抗凝剂优于拮抗剂；治疗推荐使用 SGLT2i（I，A）。

2020 年加拿大心脏学会（CCS）颁布了新的心力衰竭治疗指南，主要内容是：

（1）SGLT2i 在心衰合并或不合并 2 型糖尿病患者中的使用建议。建议将 SGLT2i（如恩格列净、卡格列净、达格列净）用于 2 型糖尿病合并动脉粥样硬化性心血管疾病（ASCVD）患者，以降低心衰住院和死亡风险（强烈推荐，高质量的证据）。建议将 SGLT2i（如达格列净）用于轻中度 HFrEF（LVEF ≤ 40%）合并 2 型糖尿病的患者，以改善症状和生活质量，并降低住院和心血管死亡风险（强烈推荐，高质量证据）。

（2）ARNI 类药物在射血分数保留的心衰（HFpEF）患者中应用的证据回顾。PARAMOUNT 研究是一项 Ⅱ 期临床试验，在 HFpEF 患者中比较了沙库巴曲缬沙坦和缬沙坦的效果。与缬沙坦相比，沙库巴曲缬沙坦降低了 NT-pro BNP 水平，改善了左房扩大，NYHA 分级也有所改善。

第二节　临床药物治疗案例分析

一、扩张型心肌病患者药物治疗案例分析

📋 病历摘要

患者，老年男性，75岁。

主诉：反复气喘10年，加重1周。

现病史：10年前无明显诱因出现气喘，多于冬季出现。伴咳少量白色泡沫痰。天气转暖后可缓解，就诊于当地诊所，给予相关药物（具体不详）对症治行后上述症状缓解。此后上述症状间断发作，1周前患者再次出现心慌、气喘，不能平卧，伴出冷汗，伴咳嗽、咳痰，活动后加重，休息后缓解，自行就诊于当地县中医医院、给予中药治疗后未见明显改善，后转诊于当地县人民医院，完善相关辅助检查，化验NT-BNP：2323.5pg/ml，胸部超声可见右侧血气积液，心脏彩超示"左房、左室扩大，左心收缩、舒张功能减低"，考虑"心功能不全、慢性阻塞性肺疾病急性加重期"，给予改善心功能、抗感染、平喘等对症治疗，联合无创呼吸机辅助呼吸后上述症状未见明显改善，后就诊于我院急诊。完善相关检查考虑冠状动脉性心脏病不除外，现为求进一步诊治收住。

既往史：高血压病史10余年。否认肝炎、结核等传染病史，否认糖尿病、癫痫等慢性病史，否认手术、外伤、输血史，否认食物、药物过敏史，预防接种史不详。

体格检查：体温36.3C，脉搏97次/分，呼吸19次/分，血压124/85mmHg，神志清、精神可，唇绀，桶状胸，左肺可闻及干湿啰音。心率97次/分，心律齐，各瓣膜听诊区未闻及病理性杂音。腹软，无压痛、反跳痛，肝脾肋下未触及。

辅助检查：

1. 实验室检验

（1）血常规：WBC 8.69×10^9/L、LYMPH 16.5%、NEUT% 70.2%、PLT 346×10^9/L、HGB 125g/L。

（2）心肌损伤标志物：NT-pro BNP 2430pg/ml、CK-MB、cTnI及MYO均正常。

（3）肝肾功能：AST 52U/L、ALT 29U/L、Cr 54.6μmol/L、GFR 98.2ml/（min·1.73m²）。

2. 影像学检查

（1）心脏彩超：左室扩大（重度）左室收缩及舒张功能减低（LVEF 45%）、二尖瓣关闭不全（轻度），见图9-2。

（2）心电图提示：窦性心律，完全性左束支传导阻滞，见图9-3。

（3）CT提示：左肺上叶舌段条索灶；心影增大，心包积液；左侧少量胸水。冠状动脉造影提示各冠脉血管段未见明显狭窄。

入院诊断：

1. 扩张型心肌病，心功能Ⅲ级；

2. 心律失常，完全性左束支传导阻滞；

3. 高血压3级（很高危）。

诊断依据：

1. 患者存在反复气喘，伴有咳嗽及咳痰，运动量下降等左心衰表现。

2. 查体　左下肺可闻及湿啰音。

3. NT-pro BNP升高，且＞1500pg/ml。心脏彩超提示左心系统扩大，LVEF 45%。

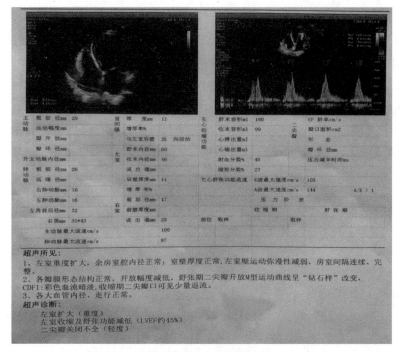

图9-2　心脏彩超

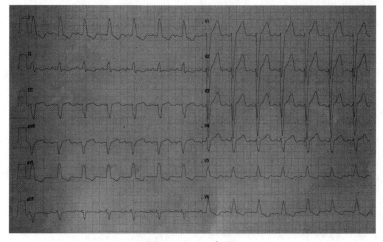

图9-3　心电图

治疗经过及用药分析

患者以气喘、咳嗽及咳痰为主，肺部存在湿啰音。血压水平尚可。整体表现为"湿暖"型心衰，治疗上应以利尿减负及正性肌力药物强心治疗为主。

初始治疗针对心力衰竭急性发作，以快速纠正心衰，改善患者症状为主。采用左西孟旦初始0.05μg/（kg·min），逐渐增至0.2μg/（kg·min）持续静脉滴注24h，左西孟旦注射液用法及用量见表9-1。沙库巴曲缬沙坦钠50mg（每日2次）、阿托伐他汀20mg（每日1次）、呋塞米片40mg（每日1次）、螺内酯片20mg（每晚1次）、琥珀酸美托洛尔片47.5mg（每日1次）。初始药物治疗方案见表9-2。

表9-1 左西孟旦注射液用法及用量

患者体重（kg）	0.025mg/ml 输液的配制方法					患者体重（kg）	0.05mg/ml 输液的配制方法				
	初始剂量输注时间应不小于10min（ml/h）		持续输注速率（ml/h）				初始剂量输注时间应不小于10min（ml/h）		持续输注速率（ml/h）		
	6μg/kg	12μg/kg	0.05μg/(kg·min)	0.1μg/(kg·min)	0.2μg/(kg·min)		6μg/kg	12μg/kg	0.05μg/(kg·min)	0.1μg/(kg·min)	0.2μg/(kg·min)
40	29	58	2	5	10	40	58	115	5	10	19
50	36	72	3	6	12	50	72	144	6	12	24
60	43	86	4	7	14	60	86	173	7	14	29
70	50	101	4	8	17	70	101	202	8	17	34
80	58	115	5	10	19	80	115	230	10	19	38
90	65	130	5	11	22	90	130	259	11	22	43
100	72	144	6	12	24	100	144	288	12	24	48
110	79	158	7	13	26	110	158	317	13	26	53
120	86	173	7	14	29	120	173	346	14	29	58

表9-2 初始药物治疗方案

药品名称	剂量	给药途径	频次	目的
左西孟旦注射液*	根据体重计算	静脉泵入	临时	增加心肌收缩力
沙库巴曲缬沙坦钠	50mg	口服	每日2次	扩管、利尿、强心
阿托伐他汀	20mg	口服	每日1次	降脂
呋塞米	40mg	口服	每日1次	利尿
螺内酯	20mg	口服	每日1次	改善心肌重构
琥珀酸美托洛尔	47.5mg	口服	每日1次	控制心室率，降低心肌氧耗

注：*左西孟旦注射液用法及用量对照表见表9-1

左西孟旦经稀释后使用，共有 2 种配伍方法：

（1）0.025mg/ml 输液的配制方法：将 5ml 左西孟旦注射液与 500ml 5% 葡萄糖注射液混合。

（2）0.05mg/ml 输液的配制方法：将 10ml 左西孟旦注射液与 500ml 5% 葡萄糖注射液混合。

经起始治疗后患者的症状及体征明显改善，血压稳定在 120~135/75~85mmHg 之间。在急性期得到控制之后，将针对远期预后进行干预。

治疗 2 周后患者血压、心率稳定，为达到目标维持量，调整治疗方案。沙库巴曲缬沙坦钠 100mg（每日 2 次）、琥珀酸美托洛尔片 47.5mg（每日 1 次）、螺内酯片 20mg（每日 1 次）。

随访半年后，患者症状明显缓解，可进行日常活动，呼吸困难消失。血压 120/60mmHg、心率 70~80 次 / 分。目前持续沙库巴曲缬沙坦钠 150mg（每日 2 次）、琥珀酸美托洛尔片 47.5mg（每日 1 次）、螺内酯片 20mg（每日 1 次）。加用沙库巴曲缬沙坦钠治疗后，生活质量明显改善，可进行日常生活和工作。

◎ 初始治疗方案分析

（1）对患者进行用药教育　加强患者的依从性，告知按时服药、按医嘱服药能够维持稳定血药浓度、血压水平，有利于改善预后。

（2）琥珀酸美托洛尔　可能加重支气管哮喘或其他慢性阻塞性肺疾病，可降低血压、心率，联合降压药应用时应严密监测血压、心率。

（3）呋塞米、螺内酯、沙库巴曲缬沙坦　均对血钾有影响，应严密监测血钾。

（4）沙库巴曲缬沙坦、琥珀酸美托洛尔　均可能影响肾功能，应小剂量起始，根据患者耐受情况，逐渐增加剂量至最大耐受量。

（5）密切注意血压、肝功能、肾功能、电解质的变化，以便调整药物。

◎ 治疗总结

患者使用左西孟旦适度增加心肌收缩力，使用后患者症状改善明显，同时辅助 ARNI 和 β 受体拮抗剂的尽快临床应用。ARNI 的使用，即便用药未达到目标维持剂量，获益依旧明显。患者症状明显减轻，需要定期复查。患者为我院早期的患者，在治疗上沿用了指南的推荐，ARNI、β 受体拮抗剂及 MRA 的三联方案。后期随着疾病的进展和发展，依据最新版指南，针对 HFrEF 患者可加用 SGLT2i 四联抗心衰治疗，以期达到最佳的心室重构抑制效果。

二、肥厚型心肌病伴室性心动过速患者药物治疗案例分析

病历摘要

患者，老年男性，68 岁。

主诉：间断性心悸 3 年，加重 2h。

现病史：3 年前无明显诱因出至现心悸，伴头晕、胸闷及气短，无恶心、呕吐、耳鸣、意识丧失等，症状持续约几分钟至十几分钟不等，发作频繁，就诊于我院心内科，行动态心电图检查后诊断："心律失常 – 频发房性期前收缩、频发室性期前收缩"（具体不详）给予口服"胺碘酮片"100mg 每日 2 次对症治疗，心悸症状好转，自行停服胺碘酮。此后多次因"心悸、胸闷、气紧"就诊于多家医院，明确诊断"心律失常 – 频发室性期前收缩，冠状动脉粥样硬化性心脏病、心功能Ⅲ～Ⅳ级（NYHA 分级）"予冠心病二级预防、抗心衰、减慢心室率等对症治疗后病情好转出院，院外上述心悸症状偶发作，未诊治。5h 前患者无明显诱因出现心悸，伴头晕，无胸痛，肩背部放射痛、咽部紧缩感，无头痛、恶心、呕吐、听力下降、意识丧失、大小便失禁等，心悸症状持续不缓解，就诊于我院急诊，行心电图检查，显示持续性室性心动过速，予胺碘酮注射液静点后，2h 前转为窦性心律。今为求进一步诊治住院，患者自发病以来，精神、食欲，因夜间阵发性呼吸困难睡眠欠佳，小便量较前减少，大便正常。

既往史：既往高血压病病史 2 年，血压最高时达 180/100mmHg，否认肝炎、结核等传染病史，否认糖尿病、癫痫等慢性病史，否认手术、外伤、输血史，否认食物、药物过敏史，预防接种史不详。

1. 体格检查　体温 36.5℃，血压 165/72mmHg，脉搏 84 次/分，心率 84 次/分。神志清楚、言语流利、查体合作，双肺呼吸音粗，可闻及湿啰音。心律不齐，可闻及期前收缩，各瓣膜听诊区未闻及明显病理性杂音。腹软、无压痛、反跳痛，移动性浊音阴性，双下肢轻度水肿。

2. 辅助检查

（1）实验室检验

1）血常规：WBC 8.69×10^9/L、LYMPH 16.5%、NEUT% 70.2%、PLT 346×10^9/L、HGB 142g/L。

2）心肌损伤标志物：cTnI 0.2ng/ml、MYO 26.21ng/ml、CKMB 11.67ng/ml。（当地医院）。cTnI 2.6ng/ml、MYO 485ng/ml、CKMB 96ng/ml、NT–pro BNP 8560pg/ml。

3）肝肾功能：AST 83U/L、ALT 26U/L、Cr 69.4μmol/L、GFR 83.85ml/（min·1.73m²）。凝血系列 APTT 15.8s、DDIM 8092ng/ml。

（2）影像学检查

1）心电图提示：窦性心律，左室高电压，ST–T 改变，见图 9-4。

2）心脏彩超：左心室舒张末期内径（LVEDD）57mm；室间隔厚度（IVST）15mm；左心室后壁厚度（LVPWT）14mm；LVEF 44%，见图9-5。

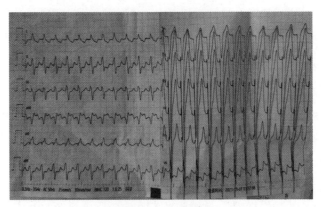

图9-4　心电图

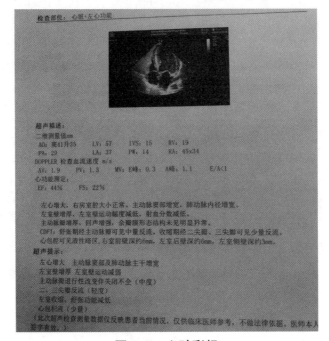

图9-5　心脏彩超

入院诊断：

1. 肥厚型心肌病，心功能Ⅲ级；

2. 心律失常，室性心动过速，频发室性期前收缩，左束支传导阻滞；

3. 冠状动脉粥样硬化性心脏病；

4. 高血压3级（很高危）。

诊断依据：

1. 患者存在间断性心悸，伴有胸闷、气短。

2. 查体　双肺呼吸音粗，可闻及湿啰音。心律不齐，可闻及期前收缩，各瓣膜听诊区未闻及明显病理性杂音。

3. NT-pro BNP 升高，且＞1500pg/ml。左心室舒张末期内径（LVEDD）57mm；室间隔厚度（IVST）15mm；左心室后壁厚度（LVPWT）14mm；LVEF 44%。

治疗目的： 治疗 HCM 旨在改善症状，预防因致命性心律失常导致的猝死，并积极减少并发症的发生。通过减少流出道梗阻、改善心肌顺应性、预防血栓栓塞时间。

治疗经过及用药分析

◎ 药物治疗

因患者入院时存在较重的心力衰竭症状，故起始治疗以药物纠正心衰，改善症状为主。待症状改善后，择期性器械辅助的治疗。

起始治疗方案：坎地沙坦酯胶囊 4mg（每日 1 次）、酒石酸美托洛尔片 25mg（每日 2 次）、重组人脑利钠肽 0.5mg 持续 24h 泵入、呋塞米注射液 20mg（每日 1 次）、盐酸胺碘酮注射液 0.3g 持续泵入。

经上述治疗后，患者仍有心力衰竭症状，故调整治疗方案为沙库巴曲缬沙坦钠 100mg（每日 2 次）、酒石酸美托洛尔片 25mg（每日 2 次）、呋塞米片 20mg（每日 1 次）、螺内酯片 20mg（每日 1 次）、苯磺酸氨氯地平 5mg（每日 1 次）、盐酸胺碘酮注射液 0.3g 持续泵入。药物治疗方案见表 9-3。

表 9-3 药物治疗方案

药物名称	剂量	途径	频次	目的
沙库巴曲缬沙坦钠	100mg	口服	每日 2 次	扩管、利尿、强心
酒石酸美托洛尔	25mg	口服	每日 2 次	控制心室率
呋塞米	20mg	口服	每日 1 次	利尿
螺内酯	20mg	口服	每日 1 次	改善心肌重构
苯磺酸氨氯地平	5mg	口服	每日 1 次	降低血压
盐酸胺碘酮注射液	0.5~1.0mg/min	持续泵入	每日 1 次	纠正心律失常

◎ 器械治疗

经抗心衰治疗，患者症状得到改善，逆转入下一步治疗，行 ICD 植入术，预防猝死风险。根据《中国心力衰竭诊断和治疗指南》推荐慢性心衰伴低 LVEF，曾有心脏停搏、心室颤动（室颤）或伴血流动力学不稳定的室性心动过速（室速）。建议 ICD 植入治疗，以降低心脏猝死及总死亡率。

◎ 药物治疗分析

经 3 个月的随访观察，患者症状明显改善，未再发生致死性心律失常事件。抑制心肌重构，减少住院率及死亡率，稳定心室率，减轻心肌耗氧量。经 3 个月的随访观察，患者症状明显改善，运动耐量增加。

◎ 治疗总结

HCM 是心源性猝死最常见的病因，ICD 能有效预防猝死的发生。预测高危风险的因素包括：曾经发生过心搏骤停、一级亲属中有 1 个或多个 HCM 猝死发生、左心室严重肥厚（≥ 30mm）。Holter 检查发现反复非持续室性心动过速，运动时出现低血压、不明原因晕厥尤其是发生在运动时。对于已接受 ARNI+β 受体拮抗剂治疗后仍有症状的患者，可加用醛固酮受体拮抗剂（MRA）治疗。该例患者也存在肥厚梗阻的可能，可根据跟踪随访的结果，考虑是否需要室间隔消融治疗。

三、肥厚型梗阻性心肌病患者药物治疗案例分析

▤ 病历摘要

患者，老年，女性，76 岁。

主诉：间断性胸闷、气短半年，加重 1 周。

现病史：半年前年前无明显诱因出现胸闷及气短，无恶心、呕吐、耳鸣、意识丧失等，多于"快走、爬坡"等活动后出现，休息后可缓解，故患者为重视。1 周前发作频繁，症状加重，就诊于我院心内科，行心脏彩超提示主动脉瓣狭窄（中度）、室间隔增厚、膜部瘤形成、肺动脉瓣中重度狭窄。为求进一步诊治收住院。患者自发病以来，精神、食欲，因夜间阵发性呼吸困难睡眠欠佳，小便量较前减少，大便正常。

既往史：2 月前诊断为"颅内多发动脉瘤"，未处理。否认肝炎、结核等传染病史，否认高血压病、糖尿病、癫痫等慢性病史，否认手术、外伤、输血史，否认食物、药物过敏史，预防接种史不详。

体格检查：体温 36.3℃，血压 143/99mmHg，脉搏 106 次 / 分。神志清楚、言语流利，查体合作，双肺呼吸音粗，未可闻及干湿啰音。心律齐，未闻及期前收缩，胸骨左缘第 3~4 肋间闻及较粗糙的喷射性收缩期杂音。腹软、无压痛、反跳痛，移动性浊音阴性，双下肢轻度水肿。

辅助检查：

1. 实验室检验

（1）血常规：WBC 9.36×10^9/L，LYMPH 16.8%，NEUT% 71.5%，PLT 324×10^9/L，

HGB 134g/L。

（2）心肌损伤标志物：NT-pro BNP 5020pg/ml，CK-MB 1.28ng/ml，cTnI 0.7ng/ml，MYO 55.3ng/ml。

（3）肝肾功能：AST 33U/L，ALT 37U/L，Cr 109.1μmol/L，CO_2 30.2μmol/L，BUN 8.22μmol/L，GFR 62.72ml/（min·1.73m²）。

2.影像学检查

（1）心电图：窦性心律，左室高电压，ST-T 改变。

（2）心脏彩超：左心室舒张末期内径（LVEDD）39mm；室间隔厚度（IVST）13mm；左心室后壁厚度（LVPWT）12mm；LVEF 33%。考虑肥厚型心肌病（梗阻性），左室流出道最大压差 148mmHg,SAM 征阳性；室间隔膜部瘤形成；肺动脉高压(重度)。

入院诊断：

1.肥厚型心肌病（梗阻型）心功能Ⅲ级；

2.肺动脉高压（重度）；

3.颅内多发动脉瘤。

诊断依据：

1.患者存在间断性心悸，伴有胸闷、气短。

2.查体 心律齐，未闻及期前收缩，胸骨左缘第 3~4 肋间闻及较粗糙的喷射性收缩期杂音。

3.NT-pro BNP 5020pg/ml。

4.心电图 窦性心律，左室高电压，ST-T 改变。心脏彩超：左心室舒张末期内径（LVEDD）39mm；室间隔厚度（IVST）13mm；左心室后壁厚度（LVPWT）12mm；LVEF 33%。考虑肥厚型心肌病（梗阻性），左室流出道最大压差 148mmHg，SAM 征阳性；室间隔膜部瘤形成；肺动脉高压（重度）。

治疗目的： 治疗 HCM 旨在改善症状，预防因致命性心律失常导致的猝死，并积极减少并发症的发生。通过减少流出道梗阻、改善心肌顺应性、预防血栓栓塞时间。

治疗经过及用药分析

◎ 药物治疗

该患者主要以梗阻引起的组织灌注不足和肺循环障碍为主，因此，改善心肌重构的同时，还应适度增加心肌收缩力，并减轻心脏负荷。

初始治疗方案：沙库巴曲缬沙坦钠100mg（每日 2 次）、琥珀酸美托洛尔片 47.5mg（每日 1 次）、呋塞米片 20mg（每日 1 次）、螺内酯片 20mg（每日 1 次）、安立生坦 5mg（每日 1 次）。药物治疗方案见表9-4。

表 9-4　药物治疗方案

药物名称	剂量	给药途径	频次	目的
沙库巴曲缬沙坦	100mg	口服	每日 2 次	扩管、强心、改善心肌重构
琥珀酸美托洛尔	47.5mg	口服	每日 1 次	控制心室率
呋塞米	20mg	口服	每日 1 次	减轻心脏负荷
螺内酯	20mg	口服	每日 1 次	改善心肌重构
安立生坦	5mg	口服	每日 1 次	降低肺动脉压

◎ 手术治疗

肥厚型梗阻性心肌病发生梗阻后加重心功能恶化及增加猝死风险。经上述药物治疗 1 月后，患者仍存在胸闷、气短，且血压较前下降。因此，对于药物治疗无效、心功能不全（NYHA Ⅲ～Ⅵ级）患者，若存在严重流出道梗阻（静息或运动时流出道压力阶差大于 50mmHg），需要考虑手术治疗。目前常规手术无水酒精消融、射频消融及外科室间隔切除术。

该例患者采用室间隔射频消融术，来改善患者梗阻所致的跨瓣压差增大。

术中应用 Carto3+ICE 三维指导，经左侧股静脉穿间隔进入左室流出道进行消融。术前压力左室心尖 255mmHg、主动脉瓣下 160mmHg、主动脉瓣上 120mmHg，压力阶差 135mmHg。消融部位在室间隔左室面 SAM 征处。术后压力左室心尖 190mmHg、主动脉瓣上 152mmHg，压力阶差 38mmHg。

◎ 药物治疗分析

建议患者术后常规口服抗凝药物治疗 3 个月，以预防血栓栓塞的可能。经 3 个月的随访观察，患者症状明显改善，运动耐量增加。配合 ARNI、β 受体拮抗剂及 MRA 药物治疗，患者心脏彩超提示室间隔厚度较前明显变薄，EF 提升至 0.45。

◎ 治疗总结

肥厚型梗阻性心肌病在应用正性肌力及利尿剂时存在相对的禁忌证情况，所以需要临床医生把握好指征，避免因过度强心导致心肌氧耗增加加重心衰，也要避免因利尿剂过量引起前负荷降低，导致组织灌注不足。对于药物治疗无效、心功能不全（NYHA Ⅲ～Ⅵ级）患者，若存在严重流出道梗阻（静息或运动时流出道压力阶差大于 50mmHg），需要考虑手术治疗。

四、扩张型心肌病伴心房颤动患者药物治疗案例分析

病历摘要

患者，老年，男性，72岁。

主诉：心悸、气短1年，加重2周。

现病史：1年前患者无明显诱因出现间断性心悸，反复在当地医院住院治疗，完善心脏彩超及冠脉造影都检查后考虑为扩张型心肌病。但患者一直未重视及正规诊治。2周前患者再次发作上述症状，且较前加重，不能平卧，伴有双下肢水肿。无胸痛、咯血及发热、腹痛等不适。在家自行口服药物后症状未缓解，故为求进一步诊治，来我院就诊。门诊以"扩张型心肌病"收入。患者自发病以来，精神、食欲，因夜间阵发性呼吸困难睡眠欠佳，小便量较前减少，大便正常。

既往史：10年心房颤动病史，间断口服阿司匹林抗板预防血栓。否认肝炎、结核等传染病史，否认高血压病、糖尿病、癫痫等慢性病史，否认手术、外伤、输血史，否认食物、药物过敏史，预防接种史不详。

体格检查：体温35.9℃，血压127/94mmHg，脉搏137次/分。神志清楚、言语流利，查体合作，双肺呼吸音粗，可闻及湿啰音。心律不齐，心音强弱不等，各瓣膜区未及明显杂音。腹软、无压痛、反跳痛，移动性浊音阴性，双下肢轻度水肿。

辅助检查：

1. 实验室检验

（1）血常规：WBC 7.82×10^9/L，LYMPH 17.11%，NEUT% 68.8%，PLT 174×10^9/L，HGB 172g/L。

（2）心肌损伤标志物：NT-pro BNP 16800pg/ml，cTnI 0.8ng/ml。

（3）肝肾功能：AST 25U/L，ALT 19U/L，Cr 64μmol/L，BUN 5.5μmol/L，GFR 92.99ml/（min·1.73m²）。

2. 影像学检查

（1）心电图提示：异位心律，心房颤动。

（2）心脏彩超：双房增大、左室增大；左室收缩功能减低；二尖瓣重度关闭不全；三尖瓣轻度关闭不全；EF 0.36。

（3）胸部CT：双肺下叶后基底段渗出性改变；右侧胸膜腔少量积液。

入院诊断：

1. 扩张型心肌病，心功能Ⅲ级；

2. 心律失常，心房颤动；

3. 胸腔积液。

诊断依据：

1. 患者存在心悸、气短1年，加重2周。

2. 查体　双肺呼吸音粗，可闻及湿啰音。心律不齐，心音强弱不等，各瓣膜区未及明显杂音。

3. NT-pro BNP 16800pg/ml。

4. 心电图　异位心律，心房颤动。心脏彩超：双房增大、左室增大；左室收缩功能减低；二尖瓣重度关闭不全；三尖瓣轻度关闭不全；EF 36%。

5. 胸部 CT　双肺下叶后基底段渗出性改变；右侧胸膜腔少量积液。

治疗目的：心房颤动作为 HCM 常见的心律失常，其可能会导致心室射血功能下降，引起心源性血栓栓塞的风险。因此，在纠正 HCM 导致的心力衰竭的同时，也应该根据 CHA_2DS_2-VASc 及 HAS-BLED 评分来权衡栓塞和出血的利弊，来决策抗凝治疗方案。

治疗经过及用药分析

◎ 药物治疗

扩张型心肌病的防治宗旨是阻止基础病因介导心肌损害，有效控制心衰和心律失常，预防猝死和栓塞，提高患者的生活质量及生存率。对于合并心房颤动的患者 CHA_2DS_2-VASc 及 HAS-BLED 评分中男性 ≥ 2 分和女性 ≥ 3 分者，应考虑接受口服抗凝治疗。可使用华法林或新型抗凝药，预防血栓形成及栓塞。

初始治疗方案：利伐沙班片 15mg（每日 1 次）、沙库巴曲缬沙坦钠 100mg（每日 2 次）、琥珀酸美托洛尔片 47.5mg（每日 1 次）、呋塞米片 20mg（每日 1 次）、螺内酯片 20mg（每日 1 次）、达格列净 10mg（每日 1 次）。药物治疗方案见表 9-5。

表 9-5　药物治疗方案

药物名称	剂量	给药途径	频次	目的
利伐沙班	15mg	口服	每日 1 次	预防血栓栓塞
沙库巴曲缬沙坦	100mg	口服	每日 2 次	扩管、强心、改善心肌重构
琥珀酸美托洛尔	47.5mg	口服	每日 1 次	控制心室率
呋塞米	20mg	口服	每日 1 次	减轻心脏负荷
螺内酯	20mg	口服	每日 1 次	改善心肌重构
达格列净	5mg	口服	每日 1 次	降低肺动脉压

◎ 抗凝治疗

抗血小板药物预防房颤患者血栓栓塞事件的有效性远不如抗凝药物。荟萃分析表明，华法林可使非瓣膜性房颤患者发生脑卒中的风险下降 64%，每年发生脑卒中的绝对危险度降低 2.7%，全因死亡风险下降 26%。虽然华法林的抗凝疗效确切，但该药应用也有一定局限性，因不同个体的有效剂量变异幅度较大且有效治疗窗较窄，故其抗凝作用易受多种食物和药物的影响，应在用药过程中定期监测凝血功能及国际标准化比值（international normalized rate，INR）。临床研究证实抗凝强度为 INR 2.0~3.0 时，华法林可有效预防房颤脑卒中事件，且并不明显增加出血的风险。非维生素 K 拮抗剂口服抗凝药（NOAC）具有良好的有效性和安全性，使用过程中无需常规监测凝血功能。

◎ 治疗总结

房颤是心衰患者最常合并的心律失常，二者具有共同的危险因素，常同时存在，相互促进，互为因果。Framinghan 心脏研究显示，在新发心衰患者中超过半数合并房颤，在新发房颤患者中超过 1/3 患有心衰，二者同时存在时死亡风险更高。研究表明对心衰患者进行心室率控制与节律控制预后相似，与心室率控制相比，节律控制并不能降低慢性心衰患者的病死率和发病率。目前建议心室率控制以减少运动和静息时的症状为目的，可以控制在 60~100 次 / 分，不超过 110 次 / 分。心衰合并房颤时血栓栓塞风险显著增加，抗凝治疗需要权衡获益与出血风险，建议使用 CHA_2DS_2–VASc 及 HAS–BLED 评分分别评估患者血栓栓塞和出血风险。

（王海燕　任何　谢华强　肖勋立）

参考文献

［1］Green EM, Wakimoto H, Anderson RL, et al. A small-molecule inhibitor of sarcomere contractility suppresses hypertrophic cardiomyopathy in mice［J］. Science，2016，351（6273）：617-621.

［2］Heitner SB, Jacoby D, Lester SJ, et al. Mavacamten Treatment for Obstructive Hypertrophic Cardiomyopathy：A Clinical Trial［J］. Ann Intern Med，2019，170（11）：741-748.

［3］HoCY, Mealiffe ME, Bach RG, et al. Evaluation of Mavacamten in Symptomatic Patients With Nonobstructive Hypertrophic Cardiomyopathy［J］. J Am Coll Cardiol，2020，75（21）：2649-2660.

［4］Ho CY, Olivotto I, Jacoby D, et al. Study Design and Rationale of EXPLORER-HCM：Evaluation of Mavacamten in Adults With Symptomatic Obstructive Hypertrophic Cardiomyopathy［J］. Circ Heart Fail，2020，13（6）：e006853.

［5］中华医学会心血管病学分会，中国心肌炎心肌病协作组. 中国扩张型心肌病诊断和治疗指南［J］. 临床心血管病杂志，2018，34（5）：421-434.

［6］Mann DL, Zipes DP, Libby P, et al. Braunwald's heart disease：a text book of cardiovascular medicine［M］. Elsevier Saunders，2015.

［7］Goldman L, Schafer AI. Goldman's Cecil Medincine［M］. 25th ed. Philadephia: PA: Elsevier Saunders, 2015.

［8］Eileen O' Meara, Michael McDonald, Michael Chan, et al. CCS/CHFS Heart Failure Guidelines: Clinical Trial Update on Functional Mitral Regurgitation, SGLT2 Inhibitors, ARNI in HFpEF, and Tafamidis in Amyloidosis［J］. Can J Cardiol, 2020, 36（2）: 159-169.

［9］杨杰孚, 廖玉华, 袁璟, 等. 中国扩张型心肌病诊断和治疗指南［J］. 临床心血管病杂志, 2018, 34（5）: 14.

［10］McDonagh TA, Metra M, Adamo M, et al. 2021 ESC Guidelines for the diagnosis and treatment of acute and chronic heart failure［J］. Eur Heart J, 2021, 42（36）: 3599-3726.

［11］Maddox TM, Januzzi JL Jr, Allen LA, et al. 2021 Update to the 2017 ACC Expert Consensus Decision Pathway for Optimization of Heart Failure Treatment: Answers to 10 Pivotal Issues about Heart Failure With Reduced Ejection Fraction: A Report of the American College of Cardiology Solution Set Oversight Committee［J］. J Am Coll Cardiol, 2021, 77（6）: 772-810.

第十章
感染性心内膜炎的药物治疗

第一节　概述

感染性心内膜炎（infective endocarditis，IE）是由细菌、真菌及其他微生物直接感染，通过血液流动直接侵犯心脏瓣膜、心室壁内膜或大动脉导致的炎症性疾病，常伴有赘生物形成。不同于由风湿热、系统性红斑狼疮、类风湿等导致的非感染性心内膜炎，IE感染最常受损部位是心脏瓣膜，但也有可能发生在室间隔缺损部位、心壁内膜和腱索等部位。瓣膜内皮损伤处聚集的血小板形成赘生物；菌血症时血液中的细菌黏附于赘生物并在其中繁殖。IE在临床上是一种病程复杂且危及生命的急症，IE的预防、手术、用药及预后均涉及心脏病学、外科学、微生物学、神经学及药学等各个领域，需要对应专业的专家共同参与诊治。

一、感染性心内膜炎临床表现和诊断

（一）临床表现

IE最常见临床表现是发热，多伴寒战、食欲减退、体重下降和乏力等，其次是心脏杂音，其他表现包括血管、免疫学异常，脑、肺或脾栓塞等。致病微生物的毒性通常决定了症状出现的急性状态，感染和症状的发作期间隔较短，也有的患者在感染细菌2周内表现症状。

在临床上，IE根据不同的类型进行分类，其特点与治疗方法也不同，及时准确的判断类型，有助于积极采取相应的治疗手段。

1. 根据病程分类

（1）急性感染性心内膜炎（acute infective endocarditis，AIVE）：AIVE多指因化脓性细菌直接感染而产生心内膜炎症的危重疾病，病原菌常为毒性强的细菌，如金黄色葡萄球菌（占50%以上）或真菌。AIVE起病急骤，进展迅速，临床表现为严重全身中毒

症状，伴寒战、高热、皮肤黏膜出血、休克、血管栓塞等表现，可发展为瓣膜破坏和少数迁徙性感染。该病的临床表现与败血症等疾病较为相似。由于心瓣膜和腱索的急剧损害，短期内出现高调的杂音或原有杂音性质迅速改变，常迅速发展成急性充血性心力衰竭而导致死亡。

（2）亚急性感染性心内膜炎（subacute infective endocarditis，SIVE）：SIVE 较 AIVE 多见，常由牙龈、泌尿生殖系统、胃肠道等手术或感染的无症状性菌血症引发，症状出现于诊断前 6 周~3 月，起病缓慢，中毒症状较轻，感染迁徙较少，临床表现常为多样性和不典型性，以发热最常见，全身感染的表现，如低热、乏力、食欲缺乏、消瘦、进行性贫血等症状，多有原发病变的心脏杂音并有新出现的杂音。

患者可有进行性贫血，有时可达严重程度，甚至为最突出的症状，贫血引起全身乏力、软弱和气急。病程较长的可有全身疼痛，体征主要是可听见原有心脏病的杂音或正常的心脏出现杂音。皮肤和黏膜的瘀点、甲床下线状出血、Osler 结、Janeway 损害近些年发生率有明显下降。脾脏常有轻至中度肿大。

2. 根据瓣膜材质分类

（1）自体瓣膜心内膜炎（native value endocarditis，NVE）：NVE 是指机体自身的心内膜或瓣膜受损、感染或败血症等而产生赘生物或栓子引起的血管损伤，是一种严重的心血管疾病。NVE 病程常为亚急性或慢性，发病平缓，常伴有低热症状，但临床表现和疾病特征并不明显，容易混淆于其他疾病的症状。常见病原菌为链球菌和葡萄球菌，分别占 NVE 病原微生物的 65% 和 25%，急性者常由金黄色葡萄球菌引起，亚急性者以草绿色链球菌最常见。

（2）人工瓣膜心内膜炎（prosthetic value endocarditis，PVE）：PVE 是指由于心脏类手术如瓣膜置换术等术后导致的微生物感染。PVE 发病较为凶险，临床表现并不典型，容易与本来术后正常出现的炎症或发热等症状混淆。早期 PVE 为手术后 1 年内，多为医院获得性感染，与手术过程中如手术切口、人工装置的植入、插管、消毒不严格等因素有关，PVE 发病凶险，死亡率高达 30%~80%。晚期 PVE 为手术后 1 年之后，发病多为慢性或亚急性，临床特征和 NVE 较为相似。

（3）静脉药瘾心内膜炎：多见于年轻男性。常见致病菌来源于皮肤，主要为金黄色葡萄球菌。

（二）临床诊断

根据《2023 欧洲心脏病学会感染性心内膜炎管理指南》，影像学特别是超声心动图作为疑诊 IE 患者的首要检查手段（Ⅰ，B）。根据《成人感染性心内膜炎预防、诊断和治疗专家共识》，推荐使用改良的 Duke 诊断标准，见表 10-1。

表 10-1 改良的 Duke 诊断标准

主要标准	血培养阳性	①2 次独立血培养检测出 IE，典型致病微生物：草绿色链球菌、牛链球菌、HACEK 族、金黄色葡萄球菌、无原发灶的社区获得性肠球菌 ②持续血培养阳性时检测出 IE 致病微生物：间隔 12h 以上取样时，至少 2 次血培养阳性；首末次取样时间间隔至少 1h，至少 4 次独立培养中大多数为阳性或全部 3 次培养均为阳性 ③单次血培养伯纳特立克次体阳性或逆相 I IgG 抗体滴度 > 1∶800
	心内膜感染证据	①心脏超声表现：赘生物、脓肿或新出现的人工瓣膜开裂 ②新出现的瓣膜反流
次要标准	易发因素：易于患病的心脏状况、静脉药瘾者	
	发热：体温 > 38℃	
	血管表现：重要动脉栓塞、脓毒性肺梗死、霉菌性动脉瘤、颅内出血、结膜出血或 Janeway 损害	
	免疫学表现：肾小球肾炎、Osler 结节、Roth 斑或类风湿因子阳性	
	微生物学证据：血培养阳性但不符合主要标准或缺乏 IE 病原体感染的血清学证据	

明确诊断：需满足下列 3 条之一：符合 2 条主要标准；符合 1 条主要标准和 3 条次要标准；符合 5 条次要标准

疑似诊断：需有下列 2 条之一：符合 1 条主要标准和 1 条次要标准；符合 3 条次要标准

二、药物治疗目的和原则

（一）治疗目的

IE 的治疗及预后与瓣膜条件、病原体种类和患者身体状况等都有关，能否早期诊断，尽早采用合理、有效的治疗非常重要。IE 治愈的关键在于清除心内膜或心瓣膜赘生物中的病原微生物。对于 IE 患者，病原微生物入侵机体受损部位，吞噬细胞在赘生物的纤维网包裹下不易进入，大量繁殖形成的高密度菌群对青霉素或其他抗菌药物的杀菌作用不敏感，因此，不同于一般细菌感染的治疗，IE 患者抗菌药物治疗是治疗本病最主要的手段。抗菌药物的治疗能最大限度减少感染的扩散，提高患者生存率，减少复发率，从而患者提高生活质量。

（二）治疗原则

IE 的治疗包括药物治疗和手术治疗，同时处理好并发症，IE 的成功治疗依赖于抗菌药物的微生物根除。

1. 早期手术治疗 是治疗 IE 的重要手段，关系着 IE 的预后效果。对于 NVE 以下情况应考虑手术：由瓣膜反流、瓣膜功能异常、超声发现赘生物、重要脏器栓塞、顽固性感染等所致心力衰竭。对于早期 PVE（手术后 3 个月），伴有人工瓣膜功能的异常或其自体瓣膜有手术征象等患者，应当积极手术治疗。心力衰竭、血栓事件及难治性感染均为 IE 早期手术治疗的指征。

2. IE 药物治疗 主要是抗感染治疗，也是最重要的治疗措施，其基本原则是尽早、杀菌剂、联用、大剂量、静脉给药、长疗程，具体为：①尽早进行病原学检查，在经验性抗菌药物使用前进行血培养，获得病原菌后进行药敏试验，根据药敏试验结果调整抗菌药物。②病原微生物被致密的生物膜包围，治疗药物应选择杀菌型并对生物膜被穿透性强、药物浓度高的抗菌药物，危重患者应覆盖全部可能病原菌。③联用 2 种具有协同作用的抗菌药物可增强疗效，是 IE 治疗的基础。④大剂量是指高于一般常用量，使感染部位达到有效浓度。IE 抗感染治疗一般应选择较大剂量的青霉素类、链霉素、头孢菌素类等杀菌剂，它们能穿透血小板 – 纤维素的赘生物基质，杀灭细菌，达到根治瓣膜的感染、减少复发的目的。由于细菌深埋在赘生物中为纤维蛋白和血栓等掩盖，需用大剂量的抗菌药物，并维持血中有效杀菌浓度。⑤静脉给药，能迅速发挥药效。⑥疗程要足够长，力求治愈，NVE 一般为 4~6 周，PVE 或真菌性心内膜炎的疗程需 6~8 周或更长，以降低复发率。

部分 IE 患者需外科手术治疗，移除已感染材料或脓肿引流，以清除感染灶。伴有较大赘生物的 IE 患者、心力衰竭或难以控制感染的患者均有急诊手术指征。并发急性主动脉瓣或二尖瓣关闭不全，导致严重血流动力学障碍而内科治疗无效者，可考虑外科做瓣膜置换术。

三、感染性心内膜炎的药物治疗研究进展

IE 虽然被定义为可治愈的疾病，但在临床上仍然是一种复杂且危及生命的疾病。IE 在全球范围内发病率为 0.003%~0.007%，病死率为 9.6%~26%，复发率 2.0%~22.5%，10 年生存率 60%~90%。IE 的重要危险因素包括人工瓣膜置换术、血液透析及各种血管内操作。IE 是病原微生物经血行途径直接侵袭心内膜、心瓣膜或邻近大动脉内膜而引起的炎症，常伴有赘生物的组成。赘生物主要由红细胞、白细胞、血小板、纤维蛋白及感染病原体沉着组成，赘生物的脱落容易引起栓塞等严重并发症。病理检查心脏赘生物是诊断 IE 的金标准，赘生物的培养也是确定病原微生物最直接有效的依据，对 IE 患者的诊断和治疗有重要意义。IE 临床治疗应根据药敏结果选用抗菌药物，应尽早明确 IE 病原菌，血培养阳性是 IE 诊断的基石。由于血培养阳性率低，检验周期长，在结果出来之前需要经验性抗感染治疗。赵娟等研究中报道 IE 患者心脏赘生物培养与血培养阳性率结果差别不大，分别为 38.86% 和 40.93%，主要病原菌以草绿色链球菌为主，葡萄球菌属和假单胞菌属也占较高比例，其中草绿色链球菌对青霉素 G 的耐药率仅 2.86%，而葡萄球菌和肠球菌属对青霉素 G 的耐药率已到 50% 以上。当部分 IE 患者赘生物培养为阳性，血培养结果为阴性时，赘生物培养结果可作为血培养的有效补充，提高 IE 的病原菌检出率。但近年来，有研究显示金黄色葡萄球菌比例不断增高，甚至超过草绿色链球菌，成为 IE 的主要病原菌，增加了 IE 的病死率。

1. 预防性治疗　预防性治疗仅针对易出现 IE 的心脏高危患者，如瓣膜置换术后、有 IE 病史、严重的先天性心脏病、心脏移植者等。预防性抗菌药物治疗建议在呼吸道感染、皮肤组织及肌肉组织感染时进行，《热病》中对细菌性 IE 的抗感染用药也作了相关推荐。植入人工瓣膜 1 年内最常见的病原菌为凝固酶阴性葡萄球菌和金黄色葡萄球菌，可在术前预防性使用抗菌药物，根据手术病程适当延长预防用药时间，必要时直至术后 48h。高危人群进行牙龈、根尖周组织及口腔黏膜穿孔等牙科操作时最常见病原菌为口腔内链球菌属，可预防性使用抗菌药物如阿莫西林、氨苄西林或头孢唑林，类似的预防不推荐用于胃肠道及泌尿生殖道操作。

2. 经验性治疗　对于疑似 IE、病情严重或不稳定患者，在获得血培养阳性结果前，应根据感染严重程度、受累心瓣膜类型、有无少见或耐药菌感染等危险因素制定经验性治疗方案，抗菌药物的选择应覆盖最常见的病原菌。

IE 的病原菌以细菌最常见，主要致病菌以革兰阳性菌为主，其中链球菌、金黄色葡萄球菌和肠球菌等最常见，三者合计占比高达 50% 以上。急性 IE 的致病微生物毒性强，主要由金黄色葡萄球菌引起，其次是肺炎球菌、淋球菌、脑膜炎球菌等。亚急性 IE 最常见致病菌为草绿色链球菌，但近年来已明显减少，IE 的主要病原菌由链球菌逐渐转变为各种葡萄球菌、肠球菌及革兰阴性菌等，病死率也随之升高。

根据《成人感染性心内膜炎预防、诊断和治疗专家共识》，IE 的经验性治疗（等待血培养结果），对于轻症 NVE，可使用阿莫西林、氨苄西林或青霉素，联合庆大霉素。如果青霉素治疗 3 天仍然发热，应加大青霉素剂量，分次静脉滴注，这样可避免因大剂量给药后可能引起的中枢神经系统毒性反应，如青霉素脑病等。对于 NVE 伴严重脓毒症（无肠杆菌科细菌、铜绿假单胞菌属感染危险因素），推荐选用万古霉素联合庆大霉素。对于 NVE 伴严重脓毒症，且有多重耐药肠杆菌科细菌、铜绿假单胞菌感染危险因素，推荐选用万古霉素联合美罗培南。而对于 PVE 患者，在等待血培养结果或血培养阴性时，推荐选用万古霉素联合庆大霉素和利福平。注意对于严重肾损伤患者应使用小剂量利福平，同时药物应根据肾功能调整剂量。

3. 致病菌药物治疗　根据《2015 年欧洲心脏病学会感染性心内膜炎管理指南》，抗菌药物的选择要考虑病原菌的敏感性、感染瓣膜的类型和患者的个体特征如对药物的变态反应等因素，具体选用哪些抗菌药物还需要结合药敏报告。例如，草绿色链球菌宜选用青霉素类，或头孢曲松联用庆大霉素等氨基糖苷类，也可选用第一代头孢菌素，或万古霉素联用庆大霉素等氨基糖苷类。对金黄色葡萄球菌或表葡菌甲氧西林或苯唑西林敏感者，可选用第一代头孢菌素或苯唑西林，联用庆大霉素等氨基糖苷类，也可选用头孢噻吩或头孢唑林联用庆大霉素等氨基糖苷类或磷霉素钠＋氨基糖苷类。对于甲氧西林或苯唑西林耐药者，可选用万古霉素或去甲万古霉素＋磷霉素钠，也可选用万古霉素联用利福平。肠球菌属感染者，可选用青霉素或氨苄西林联用庆大霉素等氨基糖苷类，或万古霉素联用庆大霉素等氨基糖苷类；仅在必要时应用万古霉素或去甲万古霉素＋氨基糖苷类，同时监测两药的血药浓度，联合用药不宜超过 2 周，用药期间应随访耳、肾毒性。肠杆菌科或铜绿假单胞菌可选用第三代头孢菌素或 β- 内酰胺类含酶抑制剂 + 氨基糖苷类。

对于高度怀疑 IE，但血培养反复阴性者，可凭经验按照肠球菌及金黄色葡萄球菌感染，选择大剂量的青霉素类和氨基糖苷类药物治疗 2 周，同时做血培养和血清学检查，真菌、立克次体及支原体引起的感染除外。《成人感染性心内膜炎预防、诊断和治疗专家共识》建议对革兰阴性杆菌导致的 IE 应选用具有抗假单胞菌活性的青霉素类或头孢菌素类联合氨基糖苷类治疗。目前还未出现万古霉素耐药菌株，当出现多重耐药菌感染时可考虑将万古霉素作为首选抗感染方案。氨基糖苷类与细胞壁抑制剂（如 β- 内酰胺类和糖肽类）联用具有协同杀菌作用，可缩短治疗时间和根除致病微生物。但由于氨基糖苷类会增加肾毒性，因此应每日 1 次给药以减少肾毒性。《2015 年欧洲心脏病学会感染性心内膜炎管理指南》对 IE 抗菌药物选用做了补充：不推荐氨基糖苷类用于治疗葡萄球菌感染性 NVE；仅有植入异物感染如 PVE 时考虑联用联用利福平，其他抗菌药物治疗 3~5 天待菌血症消失后可开始使用；推荐达托霉素和磷霉素用于葡萄球菌 IE 的治疗；治疗 IE 的抗感染方案大多已达成共识，但葡萄球菌感染性 IE 的最佳治疗仍存在争议。

综上，IE 的诊治应坚持早诊断、早应用抗菌药物，必要时早期手术，注意高危人群进行高危操作时预防性应用抗菌药物，抗感染治疗遵守基本原则，应格外关注耐药革兰阳性菌。

第二节 临床药物治疗案例分析

一、感染性心内膜炎患者药物治疗案例分析

📋 病历摘要

患者，男性，47 岁，65kg，160cm。

主诉：畏寒、发热 2 周。

现病史：患者 2 周前出现畏寒、发热，最高体温 38.4℃，感头昏、乏力、纳差、多汗，无咳嗽、咯痰、气紧，无胸痛、咯血，无呕吐、腹痛、腹泻，无尿频、尿急、尿痛，无皮疹、关节肿痛，发病前 10 天曾有拔牙史，自行予以"扑炎痛"等对症治疗，疗效欠佳，病情加重，发热次数呈进行性增加，到门诊就诊，门诊以"心内膜炎"收入心血管内科。患者自患病以来，精神状态较差，食欲食量较差，睡眠情况较差，体重无明显变化，大便正常，小便正常。

既往史：既往体健，否认肝炎、结核等传染病史。否认高血压病史，否认糖尿病史。否认冠心病史，否认脑卒中史，否认精神病史，否认职业病史，预防接种史不详，

否认药物。预防接种史不详。否认中毒及输血史。

个人史：出生并长期居住于当地，无疫区接触史，无吸烟、饮酒嗜好，无冶游史，无麻醉毒品摄入史，无重大精神创伤史。无有毒有害物质接触史。已婚，已育，体健。

体格检查：体温 37.9℃，脉搏 115 次 / 分，呼吸 20 次 / 分，血压 113/74mmHg，神志清晰，体型正常，自动体位。浅表淋巴结未及肿大。双肺呼吸音清晰，双侧未闻及干湿啰音和胸膜摩擦音。心界不大，心率 115 次 / 分，心律齐，主动脉瓣区可闻及杂音，无心包摩擦音。腹部平坦，无腹壁静脉曲张，无肠型及蠕动波，腹软，无压痛，无反跳痛，未触及包块。双下肢无水肿。

入院诊断：

1. 感染性心内膜炎；

2. 主动脉瓣反流（轻中度）伴狭窄（轻度）、二尖瓣狭窄（轻度）伴反流（轻度）。

诊断依据：

1. 症状：患者 2 周前患者出现畏寒、发热，最高体温 38.4℃，感头昏、乏力、纳差、多汗，发病前 10 天曾有拔牙史，自行予以贝诺酯等对症治疗，疗效欠佳，病情加重，发热次数呈进行性增加。

2. 体征　体温 37.9℃，脉搏 115 次 / 分，血压 113/74mmHg，心界不大，心率 115 次 / 分，心律齐，主动脉瓣区可闻及杂音。

3. 实验室检查　血常规：WBC 11.10×10^9/L，NEUT% 76.60%。

4. 辅助检查　心脏彩超：①主动脉瓣反流（轻中度）伴狭窄（轻度）；②二尖瓣狭窄（轻度）伴反流（轻度）；③主动脉瓣二叶式畸形？④左室收缩功能测值见上表（EF 58%，FS 31%）。床旁心电图：窦性心动过速，心率 105 次 / 分，电轴不偏，左室高电压，一度房室传导阻滞，频谱心电图异常。

治疗经过及用药分析

患者入院后完善血常规、血培养、降钙素原、肝功能、肾功能、电解质等相关检查，给予抗感染治疗。患者药物治疗方案见表 10-2。

表 10-2　初始治疗方案

药物名称	用法用量	用药时间
布洛芬滴剂	8ml（必要时口服）	3.17~3.22
美洛西林钠舒巴坦钠 0.9% 氯化钠注射液 100ml	3.75g 静脉滴注（ivdrip） 每 8 小时 1 次（q8h）	3.17~3.18

◎ **初始治疗方案分析**

（1）退烧：布洛芬有明显的抗炎、解热、镇痛作用，在给药 3~4h 体温降低最大。

患者反复发烧，最高体温 38.4℃，给予布洛芬滴剂 8ml 口服降温治疗。当患者低热时可采用物理降温法，使用解热镇痛抗炎药可能会掩盖病情，不利于观察抗菌药物使用后的疗效，当体温达 38.5℃以上时才开始服用布洛芬。

（2）抗感染：患者表现为反复畏寒、发热，最高体温 38.4℃，WBC 11.10×10^9/L，NEUT% 76.60%，主动脉瓣区可闻及杂音，伴头昏、乏力、纳差、多汗等全身中毒症状，为明确或可疑的感染引起的全身炎症反应综合征，同时伴有心脏功能障碍，心率 115 次/分，精神差。应用抗菌药物前，留取标本进行需氧瓶、厌氧瓶的培养。降钙素原是重症患者脓毒症早期诊断的有效指标。推荐初始经验性抗感染治疗方案采用覆盖所有可能致病菌，且在疑似感染组织内能达到有效浓度的单药或多药的联合治疗。

IE 典型致病菌为草绿色链球菌、牛链球菌、金黄色葡萄球菌及无原发灶的社区获得性肠球菌等，经验性选用抗菌药物。IE 抗感染治疗一般应选择较大剂量的青霉素类、氨基糖苷类、头孢菌素类等杀菌剂，它们能穿透血小板 – 纤维素的赘生物基质，杀灭细菌，达到根治瓣膜感染、减少复发的危险。抑菌剂和杀菌剂联合应用，有时也可获得良好的疗效。疗效取决于致病菌对抗生素的敏感度，若血培养阳性，可根据药敏选择药物。由于细菌深埋在赘生物中被纤维蛋白和血栓等掩盖，需用大剂量的抗生素，以维持血中有效杀菌浓度。有条件时可在试管内测定患者血清中抗生素的最小杀菌浓度，一般在给药后 1h 抽取，然后按照杀菌剂的血清稀释水平至少 1：8 时测定的最小杀菌浓度给予抗菌药物。疗程亦要足够长，力求治愈，一般为 4~6 周。

美洛西林钠舒巴坦钠为 4：1 比例组成的 β– 内酰胺酶抑制剂的复方制剂。美洛西林钠是青霉素类广谱抗生素，主要通过干扰细菌细胞壁的合成而起杀菌作用；舒巴坦钠对奈瑟菌科和不动杆菌外的细菌无抗菌活性，但是舒巴坦钠对由 β– 内酰胺类抗生素耐药菌株产生的多数重要的 β– 内酰胺酶具有不可逆性的抑制作用。舒巴坦钠可防止耐药菌对青霉素类和头孢菌素类抗生素的破坏，舒巴坦钠与青霉素类和头孢菌素类抗生素具有明显的协同作用。美洛西林钠舒巴坦钠对多种革兰阳性菌和革兰阴性菌均有杀菌作用，而且体外对多数细菌产生的 β– 内酰胺酶稳定。复方中的两药合用，可增强对多种产酶菌株和金黄色葡萄球菌、大肠埃希菌的抗菌作用；与美洛西林钠单药比较，复合制剂对不动杆菌属、粪产碱杆菌、黏质沙雷菌、产气杆菌、阴沟杆菌、枸橼酸杆菌、痢疾杆菌、铜绿假单胞菌等的抗菌作用均有不同程度的增强。美洛西林钠舒巴坦钠给药后迅速分布到各组织中，在血液、心、肺、肾、脾、肝中的浓度均很高，正常人脑组织中的浓度很低，大部分药物由肾排泄。给予患者美洛西林钠舒巴坦钠 3.75g+ 0.9% 氯化钠注射液 100ml ivdrip q8h 合理。

患者初始药物治疗原则合理，有上述药物使用适应证，无禁忌证，无药物间配伍禁忌，用法用量合理。

◎ 初始药物治疗监护要点

（1）布洛芬混悬滴剂应在体温达 38.5℃以上时才开始服用。布洛芬可能出现胃部不适的不良反应，注意监测体温。

（2）美洛西林钠舒巴坦钠静脉滴注速度不宜过快，每次滴注时间为 30~50min。注意观察有无腹泻、恶心、呕吐等不良反应，如有不适及时告知医务人员。注射部位是否出现皮疹、红斑等。

入院第 2 天患者诉心慌、胸闷、气紧，体温有所下降，无寒战，下午反复高热，最高达 39.0℃。查体：体温 37.6℃，脉搏 94 次 / 分，呼吸 20 次 / 分，血压 97/51mmHg，双下肺闻及少量湿啰音。心率 115 次 / 分，双下肢不肿。血培养提示有 G+ 菌，提示败血症，结合患者病史，提示有急性心内膜炎。患者血压偏低，有乏力等中毒症状，考虑重症感染，请感染科会诊后，建议加万古霉素联合阿米卡星抗感染治疗。

辅助检查：血常规：WBC 11×10^9/L、NEUT% 76.6%、超敏 C- 反应蛋白（hs-CRP）54.41mg。降钙素原（PCT）0.204μg/L。凝血功能、电解质、肾功能等均未见异常。动态心电图示：①基本心律：窦性心律，平均心率 97 次 / 分，最大 147 次 / 分，最小 67 次 / 分；②偶发室上性期前收缩 28 次；③多源性室性期前收缩 108 次；④短阵室性心动过速 2 阵；⑤间歇性一度房室传导阻滞；⑥部分 ST 段压低（ST 段于 V5、aVF 导联压低 0.05~0.10mv）；⑦心率变异性偏低。

◎ **用药调整**

停用美洛西林钠舒巴坦钠 3.75g+0.9% 氯化钠注射液 100ml ivdrip q8h；增加注射用盐酸万古霉 1g+0.9% 氯化钠注射液 100ml ivdrip q12h、硫酸阿米卡星注射液 0.6g+0.9% 氯化钠注射液 100ml ivdrip q12h。

◎ **用药调整分析**

患者反复高热，WBC 11×10^9/L，NEUT% 76.6%，PCT 0.204μg/L，血培养见革兰阳性菌，血压偏低，有乏力等中毒症状，考虑重症感染。对于无肠杆菌科细菌、铜绿假单胞菌属感染危险因素的重症感染患者，可选用万古霉素联合庆大霉素。万古霉素为糖肽类抗菌药物，作用机制是通过干扰细胞壁的合成，抑制细胞壁中磷脂和多肽的生成；与其他抗生素无交叉耐药性，主要用于心内膜炎、败血症、伪膜性肠炎等。阿米卡星和庆大霉素都为氨基糖苷类抗菌药物，其作用机制是作用于细菌体内的核糖体，抑制细菌蛋白质合成，并破坏细菌细胞膜的完整性，但庆大霉素的不良反应更大。万古霉素与氨基糖肽类抗菌药物联用起协同杀菌作用。由于万古霉素潜在肾毒性，一般不应与具有肾毒性的药物合用，如氨基糖苷类抗菌药物。给予患者万古霉联用阿米卡星，会增加肾毒性，应进行血药浓度监测（TDM）。

◎ **用药监护**

注意观察是否有注射部位疼痛或血栓静脉炎等发生，若有应立即告诉医生。因万古霉素合用氨基糖苷类抗菌药物，并大剂量治疗且疗程较长，会增加肾毒性，万古霉素应进行 TDM，同时监测肾功能。阿米卡星和万古霉素都有可能导致耳毒性的不良反应，为避免耳毒性，应定期监测听力。

患者为重症感染，可将谷浓度提升至 15~20μg/ml，若 > 20μg/ml，不良反应会增加。万古霉素血清浓度是监测其治疗效果最准确和最实用的方法，为确保万古霉素达到稳态血药浓度，其谷浓度应在第 4 剂给药前的 30min 进行监测。调整剂量后需要再次检测谷浓度，直到新的剂量方案中达到稳态血药浓度。一旦到达目标谷浓度，除非临床指标发生急剧变化，应至少一周测定 1 次谷浓度。若有漏掉的谷浓度，应在下一剂给药前 30min 重新检测。

万古霉素静脉滴注维持在 10~15mg/min 较合适，静脉滴注时间需要 ≥ 1h。若输注过快或剂量过大会增加出现红人综合征或过敏反应的风险。

第 4 天患者精神可，查体：体温 36.8℃，脉搏 79 次 / 分，呼吸 19 次 / 分，血压 105/68mmHg，双下肺闻及少量湿啰音。两次血培养结果均为格氏链球菌，药敏结果表示对万古霉素敏感，继续当前治疗方案。

第 7 天患者心累、气紧不适较前好转，查体：体温 36.9℃，血压 135/84mmHg，双下肺闻及少量湿啰音。心率 86 次 / 分。请感染科会诊后考虑感染性心内膜炎，建议维持当前治疗。

第 13 天患者无发热、心累、气紧，查体：体温 36.8℃，血压 109/72mmHg，双下肺闻及少量湿啰音。心律齐，主动脉瓣区可闻及杂音。

辅助检查：心脏彩超示：风湿性心脏病 – 联合瓣损害：a. 主动脉瓣反流（中度）伴狭窄（轻度);b. 二尖瓣狭窄（轻度）伴反流（轻度）。血常规、PCT、肾功能等未见异常。

第 22 天患者无发热，血压 113/60mmHg，心率 72 次 / 分，双下肺闻及少量湿啰音。用药调整：停用硫酸阿米卡星注射液 0.6g+0.9% 氯化钠注射液 ivdrip q12h。

第 24 天患者头昏、头痛，偶有低热，血压 100/60mmHg，心率 98 次 / 分，双下肺闻及少量湿啰音。

◎ 用药调整

增加硫酸妥布霉素注射液 120mg+0.9% 氯化钠注射液 100ml ivdrip q8h。

◎ 用药调整分析

硫酸妥布霉素注射液为氨基糖苷类抗生素，抗菌谱与庆大霉素近似，对大肠埃希菌、产气杆菌、克雷伯菌、奇异变形杆菌、铜绿假单胞菌等革兰阴性菌有抗菌作用。将阿米卡星更换为妥布霉素，仍是与万古霉素联用，更换抗菌药物不合理。

第 25 天患者仍有头昏、头痛，但有所好转，有反复低热，查体：血压 112/67mmHg，心率 98 次 / 分。请药剂科会诊，考虑感染性心内膜炎加重可能性不大，建议停用万古霉素和妥布霉素，抗感染治疗方案调整为增加足量青霉素 320 万单位 ivdrip q6h 治疗。

辅助检查：心脏彩色多普勒：风湿性心脏病 – 联合瓣损害：

（1）主动脉瓣反流（中度）伴狭窄（轻度）。

（2）二尖瓣狭窄（轻度）伴反流（轻度）。血常规、PCT 未见异常。

◎ 用药调整

停用注射用盐酸万古霉素 1g+0.9% 氯化钠注射液 100ml ivdrip q12h、硫酸妥布霉素注射液 120mg+0.9% 氯化钠注射液 100ml ivdrip q8h；增加青霉素钠 320 万单位 +0.9% 氯化钠注射液 100ml ivdrip q6h。

◎ 用药调整分析

患者血常规和 PCT 正常，症状较前有所好转，已用万古霉素 23 天，氨基糖苷类抗菌药物 22 天，考虑抗感染治疗有效，但不排除有病毒感染可能性，且 IE 加重可能性不大，可以进行降阶梯治疗。患者两次血培养为格氏链球菌，药敏试验示对青霉素 G 敏感，MIC 为 0.12μg/ml。对于自体瓣膜感染性心内膜炎，血培养结果为草绿色链球菌或其他链球菌，首选青霉素或氨苄西林联用庆大霉素。给予患者青霉素钠 320 万单位 +0.9% 氯化钠注射液 100ml ivdrip q6h 合理。

◎ 用药监护

（1）目前我国青霉素类抗菌药物说明书、《抗菌药物临床应用指导原则》和《中华人民共和国药典临床用药须知》均要求在使用青霉素类抗菌药物之前需常规做青霉素皮试，故先询问患者有无青霉素过敏史，在使用青霉素前需进行皮肤试验，结果为阴性才能使用。

（2）青霉素可发生严重不良速发型过敏反应：如过敏性休克。在输注青霉素过程中如发生过敏性休克，应立即停止输注，肾上腺素（1∶1000）：14 岁及以上患者单次 0.3~0.5ml 深部肌内注射，14 岁以下患者 0.01ml/kg 体重深部肌内注射（单次最大剂量 0.3ml），5~15min 后效果不理想者可重复注射，注射最佳部位为大腿中部外侧，同时保持气道通畅，吸氧，必要时气管插管或气管切开，给予糖皮质激素、抗组胺药物等治疗。

第 36 日患者体温正常，复查血常规、降钙素原等检查正常，复查两次血培养均为阴性，治疗有效。

第 37 日患者感染性心内膜炎抗感染疗程足够，患者出院，并转院行心脏瓣膜换瓣手术。

🪴 出院教育

1.出院后应合理膳食，宜进食高热量、高维生素、高蛋白、清淡有味容易消化的饮食，可少量多餐，减轻精神压力，保持心态平衡，避免感冒。预防复发，如出现发热、寒战及其他感染征兆时，考虑 IE 复发可能，需要及时就诊。复发可能是由于疗程不足或抗菌药物选择不佳导致，应根据致病菌和药敏试验选择抗菌药物，并适当延长抗感染疗程。

2. 监测体温的变化，注意有无局部疼痛等栓塞的征象，有无呼吸困难、少尿等心力衰竭的表现，定期心内科门诊随访。定期复查心电图、心脏彩超、血压、心率等。

◎ 治疗总结

1. 治疗过程总结　患者男，42 岁，因"畏寒、发热 2 周"入院，入院诊断："1. 感染性心内膜炎；2. 主动脉瓣反流（轻中度）伴狭窄（轻度）、二尖瓣狭窄（轻度）伴反流（轻度）"。入院后完善相关检查，先后给予布洛芬滴剂、美洛西林钠舒巴坦钠、万古霉素、阿米卡星、硫酸妥布霉素注射液、青霉素钠等药物治疗。患者感染得到控制，好转出院。整个住院期间，根据患者的症状变化调整用药方案，药物使用合理，但氨基糖苷类抗菌药物之间更换品种有待商榷。患者出院后定期门诊随访，病情稳定，感染未在复发。

2. 药师在本次治疗中参与的药物治疗工作　药师参与患者的整个治疗过程，对患者的治疗方案进行分析与建议，进行全程用药监护和用药教育。密切监测患者血常规、血培养、心率、血压、心脏彩超、心电图等检查，治疗期间未发现明显的药物相互作用和不良反应等药物相关性不良事件的发生。

二、感染性心内膜炎（血格鲁比卡菌）患者药物治疗案例分析

▤ 病历摘要

患者，女性，19 岁。

主诉：反复发热 2 余月，二尖瓣成形术后 1 周。

现病史：入院前 2 余月，患者因受凉后出现发热，最高体温 39℃，伴咳嗽，鼻阻，无头痛、头晕，无咳痰、胸闷、气紧、腹痛、腹泻等不适，于当地诊所打退烧针后体温降至正常，口服药物后好转。但患者病情反复，仍有发热。之后患者于当地医院神经内科就诊，考虑诊断"颅内感染，脑脓肿；感染性心内膜炎，二尖瓣脱垂"，四次血培养结果显示血格鲁比卡菌，给予抗感染治疗。之后患者转科行"二尖瓣成形术"，术中瓣膜赘生物培养阴性，术后患者仍有发热，体温波动在 36.7~38.9℃之间，转入心血管内科继续治疗。

既往史：平素健康状况良好，否认糖尿病、高血压、心脏病等慢性疾病，否认肝炎、结核等传染性疾病。按时预防接种，接种药品不详，无外伤史，无输血史，无药物过敏史。

个人史：出生原籍，否认疫区旅居史，无烟酒嗜好。否认长期毒物接触史，否认重大精神创伤史。

体格检查：体温 38.9℃，脉搏 98 次 / 分，呼吸 20 次 / 分，血压 126/88mmHg，体检未见明显异常。双肺呼吸音清晰，未闻及干湿啰音。心界不大，心律 98 次 / 分，律齐，各瓣膜听诊区未闻及病理性杂音。

辅助检查：血常规：WBC 15.28×10^9/L、NEUT% 85.50%、hs-CRP 83.45mg/L；凝血图（七项）示（PT）：国际标准化比率（INR）1.54、血浆凝血酶原时间测定 17.5s、血浆 D- 二聚体测定（定量）4.670mg/L FEU。PCT、肝功能、肾功能、心肌损伤标志物、NT-pro BNP、电解质等未见异常。心脏彩超示二尖瓣修复 + 成形术后 13 天，二尖瓣瓣尖及瓣下腱索增厚、回声增强，左室收缩功能测值正常，心动过速。胸部 CT 示：二尖瓣成形术后、感染性心内膜炎、脑脓肿治疗后，对比 20 天之前 MRI，右颞叶及岛叶区域脓肿病灶显著缩小，病灶前方区域迂曲增粗血管影，建议可结合 CTA 检查，除外继发动脉瘤或假性动脉瘤可能。颅脑 CT 示：右侧额叶、岛叶脑回肿胀，可见斑片状、条状异常信号影，考虑感染性病变，合并有坏死及软化，与我院 20 天之前 MRI 片比较：病变范围有缩小，建议 MRI 增强扫描。

入院诊断：

1. 感染性心内膜炎（血格鲁比卡菌）；
2. 二尖瓣成形术后；
3. 脑脓肿。

治疗经过及用药分析

患者入院后积极完善相关检查，同时给予药物抗感染、抗凝、利尿治疗。住院期间主要治疗药物见表 10-3。

表 10-3　初始治疗方案

药物名称	用法用量	用药时间
注射用盐酸万古霉素 0.9% 氯化钠注射液 100ml	1g ivdrip q12h	1 月 1 日~1 月 6 日
注射用哌拉西林钠他唑巴坦钠 0.9% 氯化钠注射液 100ml	4.5g ivdrip q8h	1 月 1 日~1 月 6 日
布洛芬混悬滴剂	8ml po prn	1 月 1 日~1 月 7 日
华法林钠片	2.5mg po qd	1 月 1 日~1 月 19 日

◎ 初始治疗方案分析

感染性心内膜炎治疗可分为抗菌药物治疗和外科治疗，由于患者为二尖瓣成形术后，主要以退烧、抗感染和抗凝治疗为主。

（1）退烧：患者发热，体温38.9℃，给予布洛芬混悬滴剂8ml po prn解热。根据布洛芬混悬滴剂说明书，该制剂主要用于儿童发热，患者仅在发热必要时使用。

（2）抗感染治疗：患者在初次入院时血培养血格鲁比卡菌，感染性心内膜炎诊断明确。在感染性心内膜炎中，最常见的致病菌有草绿色链球菌、金黄色葡萄球菌和肠球菌等阳性球菌，血格鲁比卡菌极其罕见。血格鲁比卡菌为兼性厌氧、触酶阴性革兰阳性球菌，隶属格鲁比卡菌属，类似非溶血性链球菌，无动力，不形成芽孢，常成双或短链状排列，主要见于血液、尿液和脑脊液标本。血格鲁比卡菌对万古霉素敏感，所有菌株对新霉素、红霉素、克林霉素、林可霉素有抵抗力。在临床上血格鲁比卡菌极少见，其所致的感染性心内膜炎更为罕见。查阅文献，目前国内虽然有关于血格鲁比卡菌致败血症的报道，但文献报道较少，值得临床参考。血格鲁比卡菌极难培养，患者第一次入院时血培养示血格鲁比卡菌，之后在上级医院及心血管内科住院均未再培养出。其感染一般为免疫力低下患者，可通过上呼吸道感染侵袭，顺血流扩散，故其先引起患者感染性心内膜炎，再引起脑脓肿可能性更大。患者血培养示血格鲁比卡菌，因血格鲁比卡菌对万古霉素敏感，故选择注射用盐酸万古霉素1g ivdrip q12h合理。根据万古霉素说明书用法用量：肾功能正常的患者成人每日常用剂量为2g，可分为每6h 0.5g或每12h 1g，临用前先用10ml注射用水溶解0.5g，再用100ml或100ml以上0.9%氯化钠或5%葡萄糖注射液稀释，每次静脉滴注时间至少60min以上，或应以不高于10mg/min的速度给药。该患者入院时肾功能正常，故万古霉素用法用量合理。

由于患者反复发热，可能同时合并肠杆菌科细菌、铜绿假单胞菌等感染，哌拉西林他唑巴坦为广谱β-内酰胺类抗菌药物，能覆盖这些细菌感染，故万古霉素联用哌拉西林钠他唑巴坦钠4.5g ivdrip q8h抗感染治疗。

（3）抗凝治疗：患者二尖瓣成形术后，出血风险和血栓的危险均低。根据《华法林抗凝治疗的中国专家共识》，植入人工生物瓣膜患者，二尖瓣置换术后建议服用华法林3个月。华法林最佳抗凝的目标范围为INR 2~3，因其半衰期长，华法林初始剂量主要为2.5mg和3mg，口服2~7天后出现抗凝作用，可在2~4周达到目标范围。对于住院患者口服华法林2~3天后开始每日或隔日监测INR，直到INR达到治疗目标并维持至少2天。患者1月1日入院后INR 1.54，使用华法林钠片初始剂量2.5mg/d，应于2~3天后复查。

◎ 初始药物治疗监护要点

（1）监测患者症状变化：患者发热、咳嗽等症状是否缓解，每日监测体温情况，每日查体时监测患者是否有心脏杂音。

（2）监测实验室检查指标：包括血常规、血培养等，关注心脏彩超结果，评估感染性心内膜炎赘生物情况和瓣膜情况。

（3）万古霉素：快速静脉滴注可能引起身体上部的潮红（"红颈"）或疼痛及胸部和背部的肌肉抽搐，因此万古霉素静脉滴注速度不宜过快，每次静脉滴注时间至少60min以上，或应以不高于10mg/min的速度给药。监测万古霉素静脉滴注时是否有喘息、呼吸困难、荨麻疹或瘙痒等不良反应的发生。

（4）肾功能：使用万古霉素应检查患者肾功能，一方面监测肾毒性，另一方面依据肾功能调整万古霉素用量。耳毒性：有报道使用万古霉素伴有听觉丧失的情况，应注意监测。

（5）必要时行血药浓度监测：应在第五次给药前抽血，测定万古霉素血药浓度。使谷浓度处于15~20mg/L内，若调整剂量后，需要再次监测谷浓度，直至患者在新的剂量方案中达到稳态血药浓度。

（6）当体温高于38.5℃时可服用布洛芬混悬滴剂，但一天服用次数最好不超过四次。

（7）服用华法林期间：定期复查凝血功能，其中"INR"是最重要的指标。INR过低不能防止血栓形成，过高容易引起出血（最危险的是脑出血）。INR目标值控制在2~3。

◎ **用药调整**

详见表10-4。

表10-4 治疗药物调整

药物名称	用法用量	用药时间
万古霉素 0.9%氯化钠注射液100ml	1g ivdrip q8h	1月7日~2月11日
注射用哌拉西林钠他唑巴坦钠 0.9%氯化钠注射液100ml	4.5g ivdrip q6h	1月7日~1月12日
华法林钠片	3mg po qd	1月19日~1月24日
华法林钠片	3.75mg po qd	1月24日~2月11日

◎ **用药调整分析**

（1）抗感染方案调整：第2天1月2日患者继续给予万古霉素1g ivdrip q12h联合哌拉西林钠他唑巴坦钠4.5g ivdrip q8h的抗感染方案治疗。同时，给予华法林抗凝，呋塞米利尿，氯化钾补钾等治疗。

1月6日血常规示中性粒细胞百分比80.42%，超敏C-反应蛋白57.08mg/L。虽然患者感染指标及症状有所好转，但经万古霉素和哌拉西林钠他唑巴坦钠联合治疗后仍然发热、头痛，体温波动在 37.5~38.9℃之间，考虑发热原因与感染未能彻底控制有关，立即调整抗感染方案为万古霉素 1g ivdrip q8h，哌拉西林钠他唑巴坦钠 4.5g ivdrip q6h，通过增加给药频次来维持血药浓度，并尽量延长每次滴注时间，确保较高浓度的抗菌药物能够穿透渗入赘生物内杀菌。万古霉素需在感染组织或体液中迅速达到高药物浓度以达杀菌作用，需要较长的疗程才能彻底治愈，一般 4~6 周。

1 月 7 日患者体温峰值有所降低，提示抗感染有效，维持治疗。为巩固疗效，抗感染联合使用 5 天，患者发热逐渐停止，1 月 12 日停用哌拉西林钠他唑巴坦，维持单用万古霉素 1g ivdrip q8h 维持治疗至少 6 周。经过 30 天抗感染治疗后，患者未在发热，复查血培养阴性，复查血常规正常。2 月 11 日停用万古霉素，患者生命体征平稳，体温正常，准予出院。

（2）抗凝治疗方案调整：1 月 4 日查 INR 1.52，1 月 18 日查 INR 1.23，已连续 2 次测得 INR 结果低于目标范围。华法林的剂量调整应根据 INR，每次增减的量为 0.5~1mg/d，1 月 19 日增加剂量为 3mg/d。患者于 1 月 23 日测得 INR 为 1.2，增加剂量至 3.75mg/d。之后患者 2 月 3 日 INR 1.38，由于患者于 2 月 9 日进行拔牙手术，术前 INR 低于 1.5，不需要停用华法林。术后 2 月 10 日测 INR 为 1.54，但患者 12 日出院，华法林未加量至 INR 达到目标范围 2~3。

（3）抗凝药物宣教：对患者进行华法林用药教育，最好保持固定的服药习惯，每天在相对固定时间服药，以防止漏服药物。如果某天因故忘记服药，可在第二天按照原来剂量服用，千万不要加倍服用。不可长时间自行停服华法林，不同厂家因制药工艺不同，药效也会不同，千万不要擅自更改药物厂家；分割药片时要注意剂量尽可能准确。抗凝强度稳定后（连续 3 次 INR 均在治疗目标内），每月复查 1 次，根据 INR 调整剂量，稳定后再三月一次复查，但最长不超过三个月复查一次。为了安全起见，在家服药期间一定要时常关注有无出血表现，如牙龈出血、皮肤或眼球瘀点或瘀斑、鼻出血、呕血或咯血、黑便、血尿等；如出现上述异常请及时就医。如果轻度出血（皮下或牙龈出血），不必停用华法林，但应及时复查 INR 并调整华法林用量。华法林的药效容易受很多因素影响，注意华法林与食物或药物之间的相互作用。华法林主要是通过对抗维生素 K 起抗凝作用，所以富含维生素 K 的食物可降低华法林抗凝作用，导致血栓形成，应避免大量食用，要保持相对稳定的饮食习惯，不要过量食用对华法林有影响的食物。

◎ 治疗总结

1. 治疗过程总结 患者，女，19 岁，因"反复发热 2+ 月，二尖瓣成形术后 1 周"入住心血管内科，诊断为："1. 感染性心内膜炎（血格鲁比卡菌）; 2. 二尖瓣成形术后; 3. 脑脓肿。"住院期间血培养结果显示血格鲁比卡菌，二尖瓣成形术后 1 周患者仍反复发热，先给予万古霉素 1g ivdrip q12h 联合哌拉西林钠他唑巴坦钠 4.5g ivdrip q8h 的抗感染方案治疗，华法林 2.5mg po qd 抗凝治疗，同时给予呋塞米利尿，氯化钾补钾等治疗。住院期间根据病情给予抗感染方案和抗凝方案调整，经万古霉素 1g ivdrip q8h 联合哌拉西林钠他唑巴坦钠 4.5g ivdrip q6h 治疗，华法林 3.75mg po qd 治疗后患者生命体征平稳，未在发热，复查血培养阴性，血常规等指标正常后出院。患者出院后定期门诊随访，病情稳定，INR 指标控制较好。

2. 药师在本次治疗中参与的药物治疗工作　药师对患者的整个抗感染和抗凝治疗过程进行全程用药监护和用药教育，密切监测患者体温、血常规、凝血指标、血培养、心脏彩超、心电图等检查，治疗期间未发现明显的药物相互作用和药物不良反应等情况。

三、肺部感染、感染性心内膜炎患者药物治疗案例分析

病历摘要

患者，女性，40 岁，已婚。

主诉：反复发热 40 余天。

现病史：入院前 40 余天，患者无明显诱因出现发热，最高体温达 40.2℃，发热反复，伴腰痛、头痛，偶感咳嗽、气紧、畏寒、寒战；伴偶感全身肌肉酸痛，伴活动后心累气紧；无恶心、呕吐不适；患者就诊于某三甲医院，血常规示 WBC 11.36×10^9/L、NEUT% 10.35%，给予输液（具体不详）后，症状稍缓解，后患者就诊于当地医院，给予口服中药（具体配方不详），西药（具体不详）后，发热症状仍然反复；现患者为求进一步治疗于 11 月 2 日入院，入院查体：体温 39.9℃，脉搏 105 次/分，呼吸 21 次/分，血压 111/60mmHg，贫血貌，皮肤、巩膜无黄染，颈静脉无怒张，肺部叩诊清音，双下肺闻及少许细湿啰音，心律齐，二尖瓣、三尖瓣区闻及收缩期吹风样杂音Ⅳ级；腹平软，无明显压痛、反跳痛及肌紧张，移动性浊音阴性，双下肢无水肿。

既往史：否认高血压、糖尿病病史，自诉有"先天性心脏病"（具体分类不详）。

个人史：无特殊。

婚育史：已婚，育有 1 子，爱人孩子均体健。

辅助检查：胸部 CT 示：

1. 双肺内散在条片影，考虑慢性炎变可能；

2. 双侧胸腔少量积液；

3. 少量心包积液；

4. 右侧腋窝淋巴结增多。

入院诊断：

1. 发热待诊：肺部感染？感染性心内膜炎？其他？

2. 贫血。

⚗️ 治疗经过及用药分析

患者入院后考虑肺部感染、感染性心内膜炎，予以哌拉西林舒巴坦 5g ivdrip q8h 抗感染治疗，同时完善血常规、PCT、肝肾功、血培养、心脏超声、心电图等辅助检查以明确诊断，2015 年 11 月 3 日血常规示：白细胞计数（WBC）9.99×10^9/L ↑、中性粒细胞百分比（NEUT%）90.5% ↑、中性粒细胞绝对值 9.04×10^9/L ↑、血红蛋白测定 78g/L ↓，降钙素原（PCT）0.46ng/ml，红细胞沉降率 86mm/h，心脏超声：主动脉瓣及瓣下赘生物形成并多处穿孔伴反流（大量），二尖瓣赘生物形成伴反流（中重度），主动脉瓣、降主动脉前向血流稍加速，左室收缩功能测值正常、舒张功能降低，心包少量积液，同时检验科报告，患者血培养（厌氧瓶）培养为 G⁻ 杆菌，继续予以哌拉西林舒巴坦抗感染治疗。11 月 5 日患者血培养回示肺炎克雷白杆菌，药敏试验提示哌拉西林、哌拉西林他唑巴坦、头孢曲松、头孢噻肟、头孢他啶、亚胺培南均敏感，少酸链球菌对青霉素 G、万古霉素、利奈唑胺均敏感，对克林霉素、红霉素耐药，且患者从昨日开始未再发热；气紧症状较之前明显缓解，故继续使用哌拉西林舒巴坦抗感染治疗。11 月 10 日患者再次出现发热，最高体温 38.9℃，活动后出现心慌、气紧，血常规 + 超敏 CRP：WBC 10.07×10^9/L ↑、NEUT% 85.2% ↑，红细胞沉降率测定 115mm/h ↑，临床医生考虑抗感染疗效不佳，更换抗生素为亚胺培南西司他丁钠 1g ivdrip q8h 治疗，同时血培养检查，行腹部彩超了解有无脏器栓塞等情况。患者换用亚胺培南西司他丁抗感染治疗后，体温逐渐恢复正常，未再诉活动后心慌、气紧，11 月 15 日及 12 月 14 日两次血培养均为阴性，12 月 20 日复查心脏超声示主动脉瓣及瓣下赘生物形成并瓣膜多处穿孔伴反流（重度），二尖瓣赘生物形成伴反流（中重度），主动脉瓣、降主动脉前向血流稍加速，左室收缩功能测值正常，心胸外科会诊：患者经亚胺培南西司他丁抗感染治疗后，目前病情较前稳定，有手术指征，可转心胸外科手术。12 月 20 日，患者经亚胺培南西司他丁治疗 40 天后转心胸外科，并于 12 月 27 日全麻下行 CPB 二尖瓣、主动脉瓣人工机械瓣膜置换术，术后患者出现发热，最高体温 38.8℃，WBC 14.74×10^9/L、NEUT% 89.6%，予以头孢哌酮他唑巴坦 2g ivdrip q8h+ 阿米卡星 0.4g ivdrip qd 继续抗感染治疗，华法林钠片 2.5mg po qn 抗凝治疗，经治疗后患者体温及炎性指标逐渐恢复正常，复查心脏超声示感染性心内膜炎：主动脉瓣、二尖瓣置换术后，人工瓣位置、功能正常，未见赘生物及周漏。1 月 3 日患者 INR 2.71，故将华法林剂量调整为 1.875mg po qn。1 月 12 日患者出院，出院时 INR 2.28，嘱患者继续口服华法林钠片 1.875mg po qn。

◎ 初始治疗方案分析

患者为中年女性，有先天性心脏病病史，主要表现为反复发热，伴腰痛、头痛、畏寒、寒战，伴偶感全身肌肉酸痛，活动后心累气紧，白细胞、中性粒细胞升高，血常规提示贫血，二尖瓣、三尖瓣区闻及收缩期吹风样杂音，心脏超声提示动脉瓣及瓣下赘生物形成并多处穿孔伴反流（大量），二尖瓣赘生物形成伴反流（中重度），血培养：肺炎克雷白杆菌、少酸链球菌，满足感染性心内膜炎 Duke 诊断标准，感染性心内膜炎诊断明确。感染性心内膜炎病死率高、预后差，应及早开始抗菌药物经验治疗，在获取病原学检查结果以后，根据治疗反应，结合药敏试验结果调整治疗方案，同时应及早请心胸外科评估手术指征。该患者入院后经验性给予哌拉西林舒巴坦抗感染治疗，哌拉西林舒巴坦为广谱抗菌药物，能覆盖感染性心内膜炎的常见病原体（草绿色链球菌、葡萄球菌等），经哌拉西林舒巴坦治疗 3 天后，血培养示肺炎克雷白杆菌、少酸链球菌，患者经治疗后未再发热、气紧症状较之前明显缓解，且药敏提示哌拉西林、哌拉西林他唑巴坦对肺炎克雷白杆菌和少酸链球菌均敏感，故继续使用哌拉西林舒巴坦抗感染治疗。11月 10 日，患者治疗 8 天后，再次出现发热，最高体温达 38.9℃，伴活动后心慌气紧，白细胞、中性粒细胞计数升高，血沉加快，考虑抗感染疗效不佳，分析其原因可能为细菌栓子脱落形成新的感染灶、致病菌已经耐药或有新的致病菌产生，可完善影像学检查以及血培养明确具体原因，同时结合患者病情以及家属诉求等实际情况，临床医生更换为对肺炎克雷白杆菌抗菌活性更为强大的亚胺培南西司他丁 1g ivdrip q8h 抗感染治疗。更改治疗方案后，患者体温逐渐恢复正常，未再诉活动后心慌、气紧，病情逐渐稳定，且连续两次血培养均为阴性，同时考虑患者主动脉瓣及瓣下赘生物形成并瓣膜多处穿孔伴反流（重度），二尖瓣赘生物形成伴反流（中重度），具有手术指征，故于 12 月 27 日全麻下行 CPB 二尖瓣、主动脉瓣人工机械瓣膜置换术。但患者术后出现发热，最高体温 38.8℃，白细胞、中性粒细胞计数均明显升高，考虑感染性心内膜炎术后复发可能，结合患者之前血培养结果，临床医生予以头孢哌酮他唑巴坦 2g ivdrip q8h+阿米卡星 0.4g ivdrip qd 抗感染治疗。经抗感染治疗后患者体温及炎性指标逐渐恢复正常，复查心脏超声示人工瓣位置、功能均正常，未见赘生物及周漏，治疗有效。

人工心脏瓣膜置换术后要求常规抗凝治疗，生物瓣膜一般需要 3 个月左右的短期抗凝，而机械瓣膜需要终生抗凝。华法林结构与维生素 K 相似，拮抗维生素 K 的作用，阻碍维生素 K 参与 Ⅱ、Ⅶ、Ⅸ 及 Ⅹ 等多种凝血因子的合成，从而产生抗凝作用，若无明确禁忌证，是人工瓣膜置换术后首选的抗凝药物。患者术后予以华法林 2.5g po qn，但使用后 INR 为 2.71，《中国血栓性疾病防治指南》建议主动脉瓣联合二尖瓣机械瓣置换患者长期服用华法林抗凝，INR 目标值为 2.0，范围在 1.5~2.5。该患者 INR 明显偏高，未在指南推荐范围内，故临床医生将华法林剂量降低为 1.875mg po qn，经调整后患者 INR 降低到 2.28，达到指南推荐的目标范围，故出院后继续予以该剂量维持治疗。

◎ **用药监护要点**

（1）常规监测患者体温、炎症标志物、血培养、心脏超声等评估抗感染疗效。

（2）头孢哌酮他唑巴坦化学结构含有甲硫四氮唑，可竞争乙醛脱氢酶的活性中心，阻止乙醛氧化，导致体内乙醛蓄积，从而引起双硫仑反应。表现为恶心、呕吐、面部潮红，严重导致胸痛、血压下降、视物模糊、呼吸困难等，用药期间应禁止饮酒或避免使用含有乙醇的药物。同时有使用头孢哌酮他唑巴坦后出现严重出血的病例报道，故在使用该药期间应监测凝血功能，注意是否出现出血、血小板减少、凝血障碍等情况。

（3）阿米卡星为临床常用的氨基糖苷类抗菌药物，该类药物均具有不同程度的耳毒性和肾毒性，若发生相关不良反应，患者可出现听力减退、耳鸣、血尿、排尿次数减少或尿量减少等临床表现，故应常规监测患者听力、肾功能情况。

（4）华法林主要经 CYP2C9、CYP1A2、CYP3A4 等肝药酶代谢，若同时合用该类肝药酶诱导剂或抑制剂可能导致华法林代谢增加或降低，影响华法林药物浓度，使 INR 达不到目标值；同时多种食物可能会影响华法林的疗效，如绿叶蔬菜、西蓝花、韭菜、胡萝卜和动物肝脏等富含维生素 K 的食物会不同程度减弱华法林的疗效，因此为了维持华法林抗凝疗效稳定，需密切监测 INR，根据 INR 调整华法林的给药剂量，因此用药期间应规律饮食，避免大幅度改变饮食习惯。

（5）华法林最常见不良反应为出血，故用药期间应观察患者皮肤是否出现紫癜，牙龈、黏膜出血，痰中是否带血，是否发生呕血等临床表现，同时应提醒患者监测大便颜色，如出现黑色大便应及时告知医务人员。

◎ 治疗总结

感染性心内膜炎在临床上是一种复杂而且危及生命的急症，其临床表现往往呈现多样性，甚至不典型，及早诊断治疗有利于控制病情，改善患者预后，改良 Duke 诊断标准仍然为临床最实用的诊断标准，但对于人工瓣膜感染性心内膜炎和心内起搏器相关感染性心内膜炎可能在早期诊断中诊断率偏低，该患者反复发热 40+ 天辗转某三甲医院治疗后病情仍未改善，提示部分临床医生对感染性心内膜炎的认识不足，警惕性不高，对于反复发热、心累气促、心脏杂音等患者应警惕感染性心内膜炎的可能，建议及早行心脏超声检查，以期早期诊断治疗，改善预后。感染性心内膜炎不是单一疾病，可能累及多系统，不是单学科医生能独立治疗的，抗菌治疗是治疗的基石，但除抗菌治疗外，外科手术是感染性心内膜炎治疗的另一重要手段，故临床上遇到该类患者应及时寻求心胸外科等外科科室帮助，评估手术指征，该患者心脏超声示主动脉瓣及瓣下赘生物形成并瓣膜多处穿孔伴反流（重度），二尖瓣赘生物形成伴反流（中重度），严重瓣膜功能不全，具有手术指征，故经过积极抗感染后及时行 CPB 二尖瓣、主动脉瓣人工机械瓣膜置换术，术后继续抗感染，最终患者病情得到有效控制，顺利出院。

四、感染性心内膜炎、急性心力衰竭、患者药物治疗案例分析

🗒 病历摘要

患者，男性，70岁。

主诉： 活动后心累、气促2余年，加重2个多月。

现病史： 入院前2余年，患者无明显诱因开始出现活动（劳力、爬坡、上楼）后心累、气促，不伴双下肢水肿，夜间可平卧，夜间阵发性呼吸困难及端坐呼吸，不伴胸痛、心悸、黑朦、晕厥等不适，曾于外院行心脏彩超检查，提示有二尖瓣中重度反流，三尖瓣轻中度反流，未予以特殊治疗。之后患者活动后心累、气促加重，逐渐出现双下肢水肿，伴乏力、纳差，伴咳嗽，无明显咳痰，无畏寒、发热等不适，入住心血管内科住院治疗。

既往史： 平素健康状况良好，否认高血压、糖尿病、慢支炎、肺气肿、肾脏病等慢性疾病史，否认肝炎、结核等传染性疾病史；否认手术外伤史；输血史，无药物过敏史，预防接种史不详。

个人史： 生于当地，长期居住于当地，否认疫区及武汉相关地区旅居史，否认武汉人员及发热人员接触史。吸烟30余年，每天10支叶子烟，已戒4年；饮酒30+年，偶饮酒，已戒4年。

体格检查： 体温37.5℃，脉搏70次/分，呼吸20次/分，血压79/50mmHg。双肺呼吸音低，闻及少许湿啰音。心界不大，心率70次/分，律齐，二尖瓣、三尖瓣听诊区闻及明显杂音。双下肢重度水肿。

入院辅助检查： 4月17日：急诊凝血图七项：INR 1.41、血浆凝血酶原时间（PT）16.00s↑、血浆D-二聚体1.10mg/L FEU；血常规+超敏CRP：白细胞计数（WBC）10.23×10^9/L，中性粒细胞百分比（NEUT%）87.0%、超敏C-反应蛋白151.56mg/L，降钙素原（PCT）1.51ng/ml；肾功能、肝功能、心肌损伤标志物等未见异常。心脏常规彩超：左房稍增大，升主动脉稍增宽，室间隔明显增厚，左室后壁稍增厚，左室流出道继发梗阻（中重度），二尖瓣前叶赘生物形成伴反流（中度），三尖瓣隔瓣裂伴反流（轻中度），左室收缩功能测值正常，舒张功能降低，心包腔中量积液，符合肥厚型梗阻性心肌病合并感染性心内膜炎超声改变。

入院诊断：

1. 感染性心内膜炎；

2. 急性心力衰竭；

3. 心瓣膜病：二尖瓣赘生物伴中度反流，三尖瓣轻中度反流，肺动脉轻度高压，心功能Ⅲ级；

4. 肥厚型梗阻性心肌病。

🦠 治疗经过及用药分析

患者入院立即安置心电监护，给予利尿、改善心功等治疗，积极完善相关检查，根据检查结果及时调整用药。主要药物治疗见表 10-5。

表 10-5　主要药物治疗

药物名称	用法用量	用药时间
注射用头孢噻肟钠 0.9%氯化钠注射液 100ml	2g ivdrip q8h	4 月 17 日~4 月 23 日
注射用盐酸万古霉素 0.9%氯化钠注射液 250ml	1g ivdrip q12h	4 月 24 日~5 月 26 日
注射用头孢哌酮钠舒巴坦钠 0.9%氯化钠注射液 100ml	3g ivdrip q12h	5 月 19 日~5 月 26 日

◎ 初始治疗方案分析

患者为老年男性，4 月 17 日入院体温 37.5℃，精神差，食欲差，咳嗽、咳痰，咳痰不利，查体：双肺呼吸音低，闻及少许湿啰音，二尖瓣、三尖瓣听诊区闻及明显杂音；心脏彩超示二尖瓣前叶赘生物形成伴反流（中度），双肺呼吸音低，闻及少许湿啰音；血常规 + 超敏 CRP：WBC 10.23×10^9/L、NEUT% 87.0%、hs-CRP 151.56mg/L，PCT 1.51ng/ml；诊断感染性心内膜炎，脓毒血症。入院后积极完善胸部 CT、痰培养、血培养等检查，初始治疗给予头孢噻肟抗感染，给予呋塞米和螺内酯利尿、氯化钾补钾、重组人脑利钠肽等治疗急性心力衰竭。

4 月 21 日因患者精神萎靡，仍咳嗽、咳痰，双肺呼吸音低，闻及少许湿啰音，胸部 CT 示左肺上叶上舌段少许炎变，双肺多个实性及磨玻璃结节，考虑炎性或淋巴增生结节；因合并肺部感染，继续头孢噻肟抗感染，同时给予沙丁胺醇雾化、氨溴索祛痰等治疗。4 月 24 日血培养提示山羊葡萄球菌，药敏试验结果示对环丙沙星、左氧氟沙星、莫西沙星、四环素、替加环素、万古霉素、利奈唑胺敏感。患者感染重，全身无力，头孢噻肟抗感染效果不佳，更换为万古霉素（1g ivdrip q12h）。5 月 11 日血常规 + 超敏 CRP：hs-CRP 17.13mg/L ↑，PCT 0.32ng/ml ↑；血常规、PCT 均较前好转。5 月 10 日至 5 月 19 日期间患者反复出现不明原因发热，最高体温为 38.5℃，感染未控制，加用头孢哌酮舒巴坦 3g q12h 加强抗感染治疗。5 月 16 日、5 月 19 日两次复查血培养均为阴性。治疗 7 天后患者未再发热，血常规、PCT 等指标正常，生命体征平稳并出院，出院带药包括头孢妥仑匹酯片 200mg po bid。

◎ 抗感染治疗方案分析

感染性心内膜炎根据病程发展分为急性和亚急性。亚急性感染性心内膜炎的特征是中毒症状较轻，病程较长，数周至数月，最常见病原菌为草绿色链球菌。根据感染性心内膜炎的 Duke 诊断标准，患者心脏彩超示二尖瓣前叶赘生物形成伴反流（中度），三尖瓣隔瓣裂伴反流（轻中度），提示有感染性心内膜炎超声改变。血培养阳性，符合两项主要诊断标准，感染性心内膜炎诊断明确。患者为自体瓣膜心内膜炎，亚急性，在病原学检查结果出来前应结合可能病原菌给予经验性治疗，考虑覆盖草绿色链球菌等感染，本应选用大剂量青霉素和氨基糖苷类药物联合治疗。但考虑患者入院时低热，精神差，咳嗽、咳痰，双肺呼吸音低，闻及少许湿啰音；白细胞计数和中性粒细胞百分比均升高，且 PCT 1.51ng/ml，结合患者呼吸道感染症状，怀疑合并肺部感染，给予头孢噻肟经验性抗感染治疗。4 月 21 日胸部 CT 结果证实患者存在肺部感染，考虑社区获得性肺炎（CAP）。根据《中国成人社区获得性肺炎诊断和治疗指南》，对于有基础疾病或 ≥ 65 岁老年人，CAP 常见病原菌为肺炎链球菌、流感嗜血杆菌、肺炎克雷伯菌等肠杆菌科，抗菌药物推荐选用青霉素类含酶抑制剂复合制剂；三代头孢菌素或其含酶抑制剂复合制剂等经验性治疗。头孢噻肟为第三代头孢菌素类抗菌药物，对革兰阴性杆菌抗菌作用强，同时也是第三代头孢菌素抗革兰阳性球菌的活性最强的，因此初始经验性选择头孢噻肟可同时覆盖 IE 和 CAP 的主要病原菌。

4 月 24 日患者血培养提示山羊葡萄球菌，药敏试验结果示万古霉素敏感。山羊葡萄球菌是从山羊身体分离出的一种致病菌，为葡萄球菌属。考虑患者仍咳嗽、咳痰，全身无力，感染重，症状未见好转，头孢噻肟治疗效果不佳，根据山羊葡萄球的特性和药敏试验结果，调整为万古霉素治疗。万古霉素对葡萄球菌属包括金葡菌和凝固酶阴性葡萄球菌中甲氧西林敏感及耐药株、各种链球菌、肺炎链球菌及肠球菌属等多数革兰阳性菌均有良好抗菌作用。经万古霉素治疗后，患者血常规、hs-CRP 指标较入院时有所下降，PCT 从 1.51ng/ml 降为 0.32ng/ml。5 月 10 日患者开始出现不明原因反复发热，结合患者 CAP 情况，万古霉素单一治疗主要覆盖多数革兰阳性菌，患者感染控制不佳。治疗感染性心内膜炎的基本原则包括联用至少 2 种协同作用的杀菌剂，患者为老年男性，既往多次入院，反复使用抗菌药物，考虑存在耐药革兰阴性杆菌的可能，故改为万古霉素联用头孢哌酮舒巴坦抗感染。头孢哌酮舒巴坦为头孢菌素含酶抑制剂复合制剂，具有广谱抗菌作用，其中舒巴坦对金黄色葡萄球菌及多数阴性杆菌产生的 β- 内酰胺酶具有强大的不可逆的抑制作用。经 2 种杀菌剂联合治疗后患者两次血培养结果为阴性，提示抗感染治疗有效。7 天后复查血常规等指标正常，生命体征平稳后准予出院。

◎ 用药监护要点

对患者进行个体化、规范化临床药学监护可及时发现其潜在的用药问题，优化临床用药方案，不仅提高疾病治疗效果，还能保证患者的用药安全，提高用药依从性，有助于缩短病程。感染性心内膜炎合并急性心衰患者需要用抗菌药物、利尿剂等治疗，对其进行个体化临床药学监护有助于感染的控制、血压的控制、心衰的改善。

万古霉素注意静脉滴注时间不少于 1h。静脉滴注过快有皮肤反应，浓度过高可致血栓性静脉炎，需要定期做血药浓度监测，但因条件有限，未能进行。由于万古霉素可能会随着血药浓度的增加导致耳毒性、肾毒性，患者使用万古霉素期间应监测听力和肾功能。

保持健康的生活方式，如低盐低脂饮食，多食蔬菜水果。急性心力衰竭期间限制饮水，注意尿量及体重的变化，适量运动，保持心情舒畅，避免情绪激动。定期复查胸部影像学、血常规、心脏彩超、肝肾功能、电解质等检查，定期门诊随访。

◎ 治疗总结

1. 治疗过程总结 患者，男性，70 岁，因"活动后心累、气促 2+ 年，加重 2+ 月"入院，诊断为"1. 感染性心内膜炎；2. 急性心力衰竭；3. 心瓣膜病：二尖瓣赘生物伴中度反流，三尖瓣轻中度反流，肺动脉轻度高压，心功能Ⅲ级；4. 肥厚型梗阻性心肌病。"

住院期间先后给予注射用头孢噻肟钠、注射用盐酸万古霉素、注射用头孢哌酮钠舒巴坦钠治疗，同时给予呋塞米和螺内酯利尿、氯化钾补钾、重组人脑利钠肽等治疗急性心力衰竭。经积极抗感染及对症治疗后，患者未再发热，血常规、PCT 等指标正常，两次复查血培养均为阴性，病情好转出院。患者出院后定期门诊随访，感染性心内膜炎未再复发，病情稳定。

2. 药师在本次治疗中参与的药物治疗工作 药师对患者的整个抗感染治疗过程进行全程用药教育、用药监护和随访，密切关注患者体温、血常规、胸部影像学、血培养、心脏彩超、心电图、肝肾功能、电解质等检查，治疗期间未发现明显的药物相互作用和药物不良反应等情况。

五、感染性心内膜炎、结构性心脏病患者药物治疗案例分析

▤ 病历摘要

患者，男性，58 岁。

主诉：上腹部疼痛 1 个多月，间断发热。

现病史：1 个多月前，患者无明显诱因出现腹痛，呈持续性隐痛，间断发热，体温波动在 37.5~38.9℃之间，咳嗽，无咳痰，无恶心呕吐、无咯血、无腹泻等不适，患者于上级医院住院就诊，诊断为"1. 结构性心脏病主动脉关闭不全（重度）升主动脉瘤；2. 感染性心内膜炎；3. 间歇性三度房室传导阻滞；4. 大动脉炎？5. 主动脉壁内血肿伴穿透性溃疡；6. 低蛋白血症；7. 心脏瓣膜病，主动脉重度反流？"，住院期间 5 月 22 日行手

术及对症治疗。经治疗后，患者病情改善，上级医院建议于当地医院继续治疗感染性心内膜炎。患者咳嗽，手术切口轻微疼痛，无胸痛、气紧、发热等不适，以"感染性心内膜炎"入院。

既往史：平素健康状况良好，无糖尿病、高血压病史，无乙肝、结核等传染病史，预防接种史不详，手术外伤史：于上级医院住院期间行心脏主动脉瓣环重建＋主动脉瓣生物瓣置换＋升主动脉置换＋临时起搏器导线安置术手术，无输血史，无药物过敏史。

个人史：出生并长期居住于当地，饮酒20多年，约50ml/d，戒酒10多年。吸烟10多年，目前已戒，否认疫区旅居史，否认毒物接触史。

体格检查：体温36.5℃，脉搏89次/分，呼吸22次/分，血压138/88mmHg。双肺呼吸音稍粗，未闻及明显干湿啰音，未闻及明显胸膜摩擦音。心律齐，各瓣膜听诊区未闻及病理性杂音。双下肢无明显水肿。

辅助检查：外院心脏瓣膜病理组织培养：人葡萄球菌（耐甲氧西林凝固酶阴性葡萄球菌）。血常规＋超敏CRP：白细胞计数 8.80×10^9/L、中性粒细胞百分比76.5%、超敏C-反应蛋白34.89mg/L；降钙素原0.29ng/ml；凝血图（七项）：国际标准化比率（INR）3.10、血浆凝血酶原时间（PT）35.00s、D-二聚体4.66mg/L FEU。BNP、心肌损伤标记物、肝功能、肾功能等未见异常。

入院诊断：

1. 感染性心内膜炎；

2. 结构性心脏病；

3. 心脏瓣膜病，主动脉重度反流，主动脉关闭不全（重度）；

4. 升主动脉瘤；

5. 间歇性三度房室传导阻滞，阵发性房性心动过速。

治疗经过及用药分析

患者入院后及时进行血常规、降钙素原、CRP、血培养、痰培养等指标，给予抗感染等治疗，密切观察病情变化。患者住院期间主要治疗药物见表10-6。

表10-6 主要治疗药物

药物名称	用法用量	用药时间
注射用盐酸万古霉素 0.9%氯化钠注射液100ml	1g ivdrip q12h	6月7日~6月22日
华法林钠片	0.625mg po qd	6月7日~6月9日 6月13日~6月22日
维生素K₁注射液	10mg ivdrip 一次	6月9日
盐酸胺碘酮片	0.2g po qd	6月18日~6月22日

◎ 初始治疗方案分析

患者于上级医院确诊为感染性心内膜炎，并于 5 月 23 日行手术，给予万古霉素抗感染治疗。患者此次入院主要以术后继续抗感染治疗感染性心内膜炎为主，使用抗菌药物之前及时抽取血培养、痰培养，在结果回报之前，参考患者在上级医院的心脏瓣膜病理组织培养结果，继续给予万古霉素 1g q12h 治疗。6 月 13 日患者因受凉后咳嗽加重，咳白泡沫痰，体温升高，最高 38.7℃，立即给予布洛芬退烧、氨溴索祛痰等对症处理，复查血常规＋超敏 CRP：白细胞计数 10.80×10^9/L、中性粒细胞百分比 88.79%、超敏 C-反应蛋白 49.54mg/L；降钙素原 0.24ng/ml，痰培养结果显示大肠埃希菌，药敏试验结果提示万古霉素敏感，继续使用万古霉素抗感染治疗。6 月 16 日患者未再发热，血常规、降钙素原正常，超敏 C-反应蛋白 25.12mg/L，血培养阴性。加上院外治疗时间，6 月 22 日患者万古霉素使用 30 天疗程，且病情较前明显好转，准予出院。

（1）抗感染治疗的合理性分析：患者在上级医院的心脏瓣膜病理组织培养结果为人葡萄球菌（甲氧西林耐药）。耐甲氧西林凝固酶阴性葡萄球菌（MRCNS）为低毒力条件致病菌，属于凝固酶阴性葡萄球菌（CNS）和耐甲氧西林葡萄球菌（MRSA）家族系列。随着大量的广谱抗菌药物的广泛使用，MRSA 的检出率和多重耐药性不断增加，MRCNS 也随之出现逐年增高趋势，常为医院感染的主要病原菌之一。MRCNS 感染后症状不典型，呈多重耐药现象。万古霉素是一种糖肽类抗生素，对葡萄球菌属包括金葡菌和凝固酶阴性葡萄球菌中甲氧西林敏感及耐药株、各种链球菌、肺炎链球菌及肠球菌属等多数革兰阳性菌均有良好抗菌作用。对于 MRCNS 引起的 NVE，常规采用万古霉素治疗 6 周。抗菌药物的选择应结合药敏试验报告。因患者在上级医院行手术治疗，心脏瓣膜病理组织培养：人葡萄球菌（耐甲氧西林凝固酶阴性葡萄球菌），可使用万古霉素继续治疗。虽然 6 月 13 日患者发热，呼吸道感染症状加重，但痰培养标本质量高，结果显示大肠埃希菌，药敏试验结果提示万古霉素敏感，不必换药。经患者使用万古霉素治疗 2 周后血培养阴性，血常规正常，证明治疗有效。此外，MRCNS 常为院内感染的耐药菌，医院应加强感染的防控管理，加强对围手术期环境及医务人员的消毒，定期对临床分离菌株的耐药性进行分析，制定抗感染方案以控制医院感染。

（2）抗凝治疗的合理性分析：根据《华法林抗凝治疗的中国专家共识》，只要具备抗凝治疗适应证应进行抗凝治疗，不应将出血危险因素作为抗凝治疗的禁忌证。INR 在目标范围内且轻微出血，不必立即停药或减量，应寻找原因并加强监测。患者长期服用华法林 0.625mg/d，入院后查 INR 3.10，未停用华法林，临床药师提醒医生注意 INR 并复查。如果 INR 出现异常升高或出血，应根据 INR 采取不同的措施。专家共识提出服用华法林期间，INR > 3.0~4.5（无出血并发症），适当降低华法林剂量，剂量可降低 5%~20% 或停服 1 次，1~2 日后复查 INR。当 INR 恢复到目标值以内后调整华法林剂量并重新开始治疗。加强监测 INR 是否能恢复到治疗水平，同时寻找可能使 INR 升高的因素。6 月 9 日查 INR 3.59，较之前升高，临床药师建议暂停华法林 2 日，并于 3 天后复查 INR，继续口服华法林，于 6 天后复查 INR，医生采纳建议，同时给予维生素 K 注射液治疗。6 月 13 日患者继续服用华法林 0.625mg qd。6 月 14 日和 6 月 18 日复查 INR 分别为 2.06、2.14，不需要调整华法林剂量。

◎ **用药监护要点**

（1）患者间歇性三度房室传导阻滞，阵发性房性心动过速，给予胺碘酮片口服（含出院带药），对其进行胺碘酮用药教育。胺碘酮片为Ⅲ类抗心律失常药物，为钾通道阻滞剂，兼有Ⅰ、Ⅱ、Ⅳ类抗心律失常药物作用，适用于室上性和室性心律失常的治疗，可用于器质性心脏病、心功能不全者，促心律失常反应少。胺碘酮半衰期（20~100 天）长且有明显个体差异，口服胺碘酮起效和消除都较慢，一般需数天或数周起效。常规用法用量为负荷量 0.2g tid 共 5~7 天，负荷量给药通常在几天到两周后发挥作用；之后改为 0.2g bid 共 5~7 天，以后 0.2g qd 维持治疗。患者按照 0.2g qd 口服，应从负荷量开始给药，以便使组织迅速饱和，发挥治疗作用。胺碘酮应在进餐时服用，在用药过程中不能擅自停药，同时避免饮用葡萄柚汁。如果忘服，应在记起时立即使用，但如果时间已接近该用下一次药时，则不要再用，应重新按平常规律用药，不可一次使用双倍剂量。应避免暴露于日光或紫外线下，以防发生光敏反应，如暴露后出现水泡、瘙痒、皮疹、发红、皮肤烧灼感、肿胀。华法林可与胺碘酮发生相互作用，避免同服，未经医生或药师允许，不要擅自使用或停用任何一种药物。由于胺碘酮表观分布容积大，主要分布在脂肪组织及含脂肪丰富的器官，其次为心、肾、肺、肝及淋巴结，故其有潜在致命性毒性，包括肺毒性、肝毒性、心毒性，用药期间应注意随访检查血压、心率、心电图、肝功能、甲状腺功能、肺功能、胸部 X 线片及眼科检查。

（2）华法林应每日固定时间口服，避免漏服。如果忘记服药，可在第二天按照原来剂量服用，千万不要加倍服用。不可擅自停药，不可随意更换厂家，分割药片时剂量尽可能准确。目前 INR 稳定，出院后 1 周复查 INR 使其维持在 2~3 之间，之后每月复查 1 次，最长不超过三个月复查一次。注意观察有无出血表现，如牙龈出血、皮肤瘀斑、鼻出血、黑便等。很多药物都会影响华法林的抗凝作用，应尽量避免同一时间服用胺碘酮和华法林，注意监测凝血功能。注意华法林与食物之间的相互作用，保持相对稳定的饮食习惯，不要过量食用对华法林影响大的食物。

（3）万古霉素静脉滴注时间需要 ≥ 1h，注意监测听力和肾功能，必要时进行 TDM 个体化治疗。

◎ 治疗总结

1. 治疗过程总结 患者，男性，58 岁，因"上腹部疼痛 1 月余，间断发热"入院，诊断为"1. 感染性心内膜炎；2. 结构性心脏病；3. 心脏瓣膜病，主动脉重度反流，主动脉关闭不全（重度);4. 升主动脉瘤;5. 间歇性三度房室传导阻滞，阵发性房性心动过速。"

住院期间给予注射用盐酸万古霉素、华法林钠片、维生素 K$_1$ 注射液、盐酸胺碘酮片等药物治疗，同时给予布洛芬退烧、氨溴索祛痰等对症处理。经治疗后患者未再发热，复查血常规、降钙素原正常，血培养阴性，抗感染疗程足够，病情好转出院。患者出院后定期门诊随访，按医嘱服用药物，未再发热，病情稳定。

2. 药师在本次治疗中参与的药物治疗工作 药师对患者的治疗过程进行全程监护，期间几次用药教育，关注患者是否定期门诊随访，密切关注患者体温、血常规、胸部影像学、血培养、心脏彩超等检查。考虑患者服用胺碘酮，监护其血压、心率、心电图、肝功能、甲状腺功能、肺功能等检查；考虑服用华法林，关注患者 INR 及凝血指标变化，是否存在出血症状。在整个住院期间及出院后门诊随访期间，未发现患者存在药物不良反应等情况。

六、肾上腺占位待诊、先天性心脏病待诊患者药物治疗案例分析

📋 病历摘要

患者，女性，30 岁，已婚。

主诉：发热 5 余天，发现肾上腺占位 1 天入院。

现病史：入院前 5 余天，患者无明显诱因出现发热，体温最高为 38.3℃，伴寒战、大汗淋漓、四肢无力，偶有头晕、头痛、纳差，无呕吐，无咳嗽、咳痰，无心悸、胸闷，无腹痛、腹泻等不适，遂至某区中医医院发热门诊购得"连花清瘟胶囊及对乙酰氨基酚"，服药后上述症状有缓解，因患者出现腹部不适，遂于 9 月 9 日在该中医医院完善全腹部 CT 示"左侧肾上腺区占位性病变"，患者为求进一步诊治至上级医院发热门诊就诊，测得体温为 38.2℃，门诊以"肾上腺占位"收入内分泌代谢及老年病科治疗。

入院查体：体温 38.5℃，脉搏 100 次 / 分，呼吸 20 次 / 分，血压 105/68mmHg，发育正常，营养良好，表情自如，检查合作，体型正力，步态正常，自动体位，神志清楚，自诉近期体重下降 3kg。

既往史：平素健康状况良好，无疾病史。

个人史：无特殊。

婚育史：已婚，育有一子，爱人孩子均体健。

辅助检查：某区中医医院全腹部 CT 示：

1. 左侧肾上腺区见软组织密度肿块影，大小约为 3.6cm×2.7cm×4.2cm，CT 值约为 28HU，边界清楚，性质？请结合临床及增强 CT 检查。

2. 肝脏钙化灶。新冠核酸检测均阴性。

入院诊断：

1. 肾上腺占位待诊；

2. 先天性心脏病待诊：室间隔缺损？

🔖 治疗经过及用药分析

入院后给予患者头孢丙烯片 0.5g po bid，盐酸酚苄明片 10mg po bid，复方锌布颗粒 6g po tid 退热等对症治疗。患者因肾上腺占位性质尚不明确，故积极完善 ACTH、皮质醇波动试验、高血压五项、甲氧基肾上腺素类物质、硫酸去氢表雄酮等相关激素测定及肾上腺增强 MRI 以明确诊断。9 月 15 日辅助检查：血浆促肾上腺皮质激素测定（ACTH）：ACTH 7.94pg/ml，皮质醇波动试验（8:00）：Cortisol 337.20nmol/L，皮质醇波动试验（24:00）：Cortisol 197.20nmol/L，皮质醇波动试验（16:00）：Cortisol 200.00nmol/L，甲状旁腺激素测定：PTH 93.20pg/ml ↑，肾上腺增强 MRI 示：左侧肾上腺占位，考虑肿瘤性病变，嗜铬细胞瘤？腺瘤？请结合临床及相关实验室检查。经相关科室会诊后建议患者肾上腺占位较大，有手术指征，需完善心脏彩超评估患者心功能。9 月 17 日心脏彩超结果显示先天性心脏病：室间隔缺损（嵴内型），室水平左向右分流，主动脉瓣右冠瓣稍脱入缺损口，肺动脉瓣前向血流加速，左室收缩功能测值正常，同时检验科危急值报告患者血培养示革兰阳性球菌，血常规 +CRP+SAA：WBC 8.67×10^9/L、NEUT% 87.5% ↑、hs-CRP 0.50mg/L，考虑血流感染，予以患者阿洛西林 2g ivdrip q8h 抗感染治疗，同时请全院多学科会诊：患者目前考虑感染性心内膜炎可能性大，建议复查血培养，复查心脏彩超，更换抗生素为青霉素 G 600 万单位 ivdrip q6h；患者目前无肾上腺肿块切除术及室间隔缺损修补术指征，待抗感染治疗结束，充分术前准备后，择期行手术治疗。9 月 19 日复查心脏彩超示：先天性心脏病：室间隔缺损（嵴内型），室水平左向右分流，室间隔左室面近缺损处纤细条状异常回声（赘生物？建议治疗后复查），主动脉瓣右冠瓣稍向缺损口脱入，肺动脉瓣前向血流稍加速，左室收缩功能测值正常，血培养示口腔链球菌，药敏试验示青霉素、头孢曲松、克林霉素、左氧氟沙星、万古霉素、利奈唑胺均敏感，故继续予以青霉素 G 抗感染治疗。9 月 28 日，患者经青霉素 G 治疗 12 天后无发热，未诉头晕、头痛、寒战、纳差、四肢无力等不适，患者要求出院，建议回当地医院继续青霉素 G 治疗至疗程足。

◎ 初始治疗方案分析

该患者为青年女性，既往体健，因"左侧肾上腺区占位性病变"入院考虑肿瘤性病变，嗜铬细胞瘤？腺瘤？但患者住院期间反复发热、血培养示口腔链球菌、心脏超声示室间隔左室面近缺损处纤细条状异常回声（赘生物？），满足感染性心内膜炎 Duke 诊断标准（符合两条主要诊断标准），感染性心内膜炎诊断明确。感染性心内膜炎的治疗原则要求应用杀菌剂，联合应用 2 种具有协同作用的抗菌药物，使用剂量一般需高于常用剂量，以便在感染部位达到有效的血药浓度，从而杀灭心脏赘生物中的病原菌。考虑该患者为青年女性，天然瓣膜，草绿色链球菌所致可能性较大，且患者无瓣膜重度反流、心力衰竭等表现，病情相对稳定，故使用青霉素 G 2400 万单位 / 天治疗。青霉素 G 为时间依赖性抗菌药物，大剂量应用时可引起中枢神经系统毒性反应（如青霉素脑病），故一天 4 次使用提高疗效，降低不良反应。经青霉素 G 治疗 2 天后，血培养示口腔链球菌，药敏试验示青霉素、头孢曲松、克林霉素、左氧氟沙星、万古霉素、利奈唑胺均敏感。《成人感染性心内膜炎预防、诊断和治疗专家共识》：草绿色链球菌所致感染性心内膜炎，按照对青霉素的敏感程度，治疗方案略有差异，对于青霉素敏感菌株（MIC ≤ 0.125mg/L）可选用青霉素、头孢曲松单药治疗或青霉素/头孢曲松联合庆大霉素治疗，对于青霉素中介菌株（0.125mg/L < MIC ≤ 0.5mg/L）可选用青霉素联合庆大霉素治疗，对于青霉素耐药菌株（MIC > 0.5mg/L）或青霉素过敏患者可选用万古霉素联合庆大霉素治疗。患者经青霉素 G 治疗后未再发热，治疗有效，故继续予以青霉素 G 2400 万单位/天治疗。经青霉素 G 治疗 12 天后患者多日未发热，未诉头晕、头痛及四肢乏力，无寒战、胸痛、胸闷、气促、心悸等不适，患者要求出院，但抗感染疗程不足（天然瓣膜：一般疗程 4~6 周，人工瓣膜 6~8 周或更长），故嘱患者于当地医院继续青霉素 G 治疗至疗程足后再经心内科或感染科医生评估是否停药。

◎ **用药监护要点**

（1）对于青霉素类抗菌药物，目前我国药品说明书、《中华人民共和国药典临床用药须知》《抗菌药物临床应用指导原则》和《β 内酰胺类抗菌药物皮肤试验指导原则》等权威文件资料均要求在使用之前需常规做皮试，故该患者在使用青霉素 G 前需进行皮肤试验，皮试阴性方可使用。

（2）研究表明，通过完整、规范的皮试诊断方法，青霉素皮试的阳性预测值为50%，故因加强用药监护，及时甄别严重不良反应，特别是速发型过敏反应：如过敏性休克、支气管痉挛、血管神经性水肿等。在输注青霉素 G 过程中如发生过敏性休克，应立即停止输注，更换输液瓶及输液器，救治过程严密监护心率、血压、呼吸及血氧饱和度等生命体征；同时予以肾上腺素（1∶1000）：14 岁及以上患者单次 0.3~0.5ml 深部肌内注射，14 岁以下患者 0.01ml/kg 体重深部肌内注射（单次最大剂量 0.3ml），5~15min 后效果不理想者可重复注射，注射最佳部位为大腿中部外侧，并保持气道通畅，吸氧，必要时气管插管或气管切开，给予糖皮质激素、抗组胺药物等治疗。

（3）监测患者体温、心率、血常规、肝肾功、血培养、心肌标志物、心脏超声等及时评估抗感染疗效。

🎯 **治疗总结**

感染性心内膜炎为心血管临床常见疾病之一，对于自体瓣膜感染性心内膜炎，草绿色链球菌仍然是最重要的病原体之一，经验治疗时应常规覆盖，青霉素仍然是该类病原体首选治疗药物，但该类药物为时间依赖性抗菌药物，应根据药物 PK/PD 注意给药剂量、给药频次等问题，尽可能避免处于临床疗效不佳时是药物品种选择不佳还是剂量不足的尴尬境地。当培养结果以及药敏试验回报后，应根据药敏报告并结合病情及时调整治疗方案，该患者病情较为稳定，初始经验治疗予以青霉素 G 2400 万单位 / 天单药治疗，药敏试验结果也显示青霉素 G 敏感，故一直使用该药治疗，最终也取得了较好的治疗效果，提示青霉素 G 等相对便宜的抗菌药物在临床上仍有"用武之地"，医疗机构应纳入抗菌药物分级管理目录中。另外，虽然该患者住院期间经青霉素 G 治疗 12 天后未再发热，病情得到有效控制，但感染性心内膜炎疗程较长（天然瓣膜：一般疗程 4~6 周，人工瓣膜 6~8 周或更长），故应嘱咐患者回当地医院继续输注青霉素 G 至足疗程后再由专科医生评估是否停药，以避免因疗程不足导致病情复发。

（宿怀予　黄亚　张富勇　周亚峰）

参考文献

［1］李宏建，高海青，周聊生，等. 临床药物治疗学—心血管系统疾病［M］. 北京：人民卫生出版社，2016：434-475.

［2］童荣生，李刚. 药物比较与临床合理选择—心血管疾病分册［M］. 北京：人民卫生出版社，2013：298-305.

［3］中华医学会心血管病学分会，中华心血管病杂志编辑委员会. 成人感染性心内膜炎预防、诊断和治疗专家共识［J］. 中华心血管病杂志，2014，42（10）：806-816.

［4］龚辉. 2015 欧洲心脏病学会感染性心内膜炎管理指南解读［J］. 世界临床药物，2016，37（5）：300-303.

［5］梁峰，胡大一，沈珠军，等. 2015 年欧洲心脏病学会关于感染性心内膜炎治疗指南解读［J］. 中国心血管病研究，2017，15（4）：302-309.

［6］Bin AA，Baddour LM，Erwin PJ，et al. Global and regional burden of infective endocarditis，1990-2010：a systematic review of the literature［J］. Glob Heart，2014，9（1）：131-143.

［7］LUK A，KIM M L，ROSS H J，et al. Native and prosthetic valve infective endocarditis：clinicopathologic correlation and review of the literature［J］. Malays J Pathol，2014，36（2）：71-81.

［8］赵娟，李艳明，刘宁，等. 感染性心内膜炎患者赘生物培养病原菌分布及耐药性［J］. 中国感染控制杂志，2018，17（6）：485-489.

［9］Baddour LM，Wilson WR，Bayer AS，et al. Infective endocarditis in adults：diagnosis,antimicrobial therapy，and management of complications：a scientific statement for healthcare professionals from the American heart association［J］. Circulation，2015，132（15）：1435-1486.

［10］HABIB G，LANCELLOTTI P，ANTUNES M J，et al. 2015 ESC guidelines for the management of infective endocarditis：the task force for the management of infective endocarditis of the European Society of Cardiology（ESC）endorsed by：European

Association for Cardio - Thoracic Surgery（EACTS），the European Association of Nuclear Medicine（EANM）[J]. Eur Heart J，2015，36（44）：3075-3128.

［11］DAROUICHER O. Treatment of infection associated with surgical implants [J]. NEngl J Med，2004，350（14）：1422.

［12］接丽莉，杨跃辉. 感染性心内膜炎的分类及其药物治疗现状 [J]. 中国临床药理学杂志，2018，34（19）：2355-2358.

［13］中华医学会心血管病学分会，中国老年学学会心脑血管病专业委员会. 华法林抗凝治疗的中国专家共识 [J]. 中国内科杂志，2013，52（1）：76-82.

［14］中华医学会呼吸病学分会. 中国成人社区获得性肺炎诊断和治疗指南（2016年版）[J]. 中华结核和呼吸杂志，2016，39（4）：253-279.

［15］《β- 内酰胺类抗生素 /β- 内酰胺酶抑制剂复方制剂临床应用专家共识》编写专家组. β- 内酰胺类抗生素 /β- 内酰胺酶抑制剂复方制剂临床应用专家共识（2020年版）[J]. 中华医学杂志，2020，100（10）：783-747.

［16］唐彬，王志祥，罗庆文. 注射用头孢哌酮他唑巴坦钠引起凝血功能障碍一例报告 [J]. 临床合理用药杂志，2013，6（9）：130-131.

［17］中国医师协会急诊医师分会，中国研究型医院学会休克与脓毒症专业委员会. 中国脓毒症 / 脓毒性休克急诊治疗指南 2018 [J]. 临床急诊杂志，2018，19（9）：567-588.

［18］中国药师专家小组. 万古霉素个体化给药临床药师指引 [J]. 今日药学，2015，25（2）：78-82.

［19］王健，梁芳果. 血格鲁比卡菌致败血症 1 例 [J]. 实用医学杂志，2008，24（1）：13.

［20］王仲，魏捷，朱华栋，等. 中国脓毒症早期预防与阻断急诊专家共识 [J]. 临床急诊杂志，2020，21（7）：517-529.

［21］Victoria Delgado，Nina Ajmone Marsan，Suzanne de Waha，et al. 2023 ESC Guidelines for the management of endocarditis [J]. European heart journal，2023（44）：3948-4022.

第十一章
心脏瓣膜病的药物治疗

第一节　概述

心脏瓣膜病主要是指二尖瓣、三尖瓣、主动脉瓣和肺动脉瓣的瓣膜，由于炎症、风湿热、黏液变性、退行性改变、先天性畸形、缺血性坏死以及感染或创伤等原因，所引起的单个或多个瓣膜功能和结构异常，导致瓣膜口狭窄或关闭不全。该疾病本身是心脏结构问题，尽管瓣膜病患者常常使用多种药物，但迄今为止，所有药物对于瓣膜结构均不能产生任何影响。只是当结构异常导致心脏功能改变时，通过药物针对心脏功能进行对症治疗。

一、心脏瓣膜病临床表现和诊断

（一）心脏瓣膜病的临床表现

在临床上，心脏瓣膜病主要表现为二尖瓣和主动脉瓣病变，通过超声技术可以直接观察到病变瓣膜存在增厚、钙化、粘连、交界处融合、瓣环增厚与钙化、瓣膜冗长导致脱垂等形态，也可以观察到二尖瓣腱索缩短、增粗等情况。基于病变形态特征可以判断瓣膜病的性质，当主动脉瓣增厚并伴有交界处融合时一般为风湿性；而瓣环仅仅增厚或钙化时则一般为老年性病变。当二尖瓣前叶增厚并且舒张期开放呈圆隆状时，通常诊断为风湿性病变；当二尖瓣后叶瓣环增厚或钙化时，则诊断为老年性退行性病变。而先天性的二尖瓣畸形仅见两个主动脉瓣，瓣膜脱垂可见瓣膜冗长，表现为二尖瓣于收缩期向左心房、主动脉瓣于舒张期向左心室流出道脱垂。瓣膜狭窄时，彩色血流呈像（color flow imaging，CFI）显示通过瓣膜的血流呈射流束，流速加快甚至呈现五色镶嵌，经连续多普勒（continuous wavedoppler，CW）可记录快速的血流速度，并且通过计算跨瓣压差可以判断瓣膜狭窄的程度。二尖瓣狭窄时，不仅可以从二维图像测定瓣膜口面积，也可以通过 CW 的压力减半时间法测定瓣膜面积。主动脉瓣狭窄时，采用脉冲多普勒

（pause wavedoppler，PW）和 CW 的连续方程式计算瓣膜口面积更为可靠。瓣膜反流时 CFI 呈现反流束，可以根据反流束的范围和面积判断反流程度。通常情况下，肺动脉瓣狭窄多为先天性，CFI 显示流经肺动脉瓣口时五色镶嵌的细射流束进入肺动脉后明显增宽且呈喷泉状，根据 CW 记录肺动脉流速及跨瓣压差可以判断狭窄程度。

二尖瓣狭窄的病因有很多，其中最为常见的是风湿热。风湿热是变态反应性疾病，常常侵犯心脏引起心肌炎，反复发作会导致二尖瓣的反复纤维化与钙化，最后导致瓣膜狭窄。由于二尖瓣开放受限，瓣口面积缩小，血流受阻引起一系列临床症状；二尖瓣狭窄呈渐进式发展，患者可能数年无明显症状。早期症状较轻，仅在活动后有气短表现，晚期则进展迅速，一旦症状出现，十年左右即可丧失活动能力，主要表现为呼吸困难、咯血、咳嗽、声嘶，听诊心尖部可闻及舒张中晚期隆隆样杂音。

二尖瓣关闭不全的典型症状是劳力性呼吸困难和心尖部收缩期杂音。急性二尖瓣关闭不全可以迅速表现出肺淤血及急性肺水肿症状，而慢性二尖瓣关闭不全则因为代偿期较长而较晚出现症状。当合并冠状动脉疾病时，不仅会出现心绞痛的临床症状，同时还有可能并发心房颤动和感染性心内膜炎。儿童对于二尖瓣关闭不全的病理改变具有很强的耐受性，所以当二尖瓣轻度至中度关闭不全时，一般都长期无症状表现。

主动脉瓣关闭不全是指舒张期的心脏主动脉内血液经病变主动脉瓣反流至左心室并使其负荷增加。左心室通过用力收缩将过多的血液排射至升主动脉而使自身做功增加，并通过增加心肌收缩力而使其自身逐渐出现代偿性心肌肥厚，进而发展为左心室扩张；左心室进行性扩张会使其收缩功能和射血分数下降，当扩张到一定程度时会因为不能维持必需的心排血量而出现充血性心衰。

主动脉瓣狭窄是指左心室连接到主动脉之间的部位狭窄，一部分是由先天性心脏病或主动脉瓣畸形引起的；另一部分则是长期高血压使血流冲击主动脉瓣而引起老年性主动脉瓣狭窄。主动脉瓣狭窄会导致心脏负荷过重、外周供血不足，严重时还可能会导致长期心衰。

（二）临床诊断

二尖瓣狭窄一般可根据心尖区有隆隆样舒张期杂音，并且伴有 X 线或心电图示左心房增大而进行诊断，确诊时需要依赖于超声心动图。

急性二尖瓣关闭不全时，如突然发生呼吸困难，心前区出现收缩期杂音，X 线心影不大而肺淤血明显并且伴有二尖瓣脱垂、感染性心内膜炎、急性心肌梗死、创伤和人工瓣膜置换术后等情况，即可明确诊断。慢性二尖瓣关闭不全时，心尖区有典型杂音并且伴有左心房、左心室增大时可初步诊断，确诊时仍需要依赖于超声心动图。

主动脉瓣关闭不全的症状较少，慢性主动脉瓣关闭不全可以持续多年无症状。当主动脉瓣反流逐渐加重而出现左心室扩张时，患者会逐渐出现活动或用力后心慌、气短、呼吸困难、夜间阵发性端坐呼吸、类似心绞痛症状和晕厥等情况。体格检查发现动脉血压舒张压降低和心脏舒张期杂音时，需要进一步的心脏超声检查判断主动脉瓣是否有病变以及病变的严重程度。心脏超声能够确定瓣膜的病变原因、左心室扩张程度和左心室收缩功能降低程度。

主动脉瓣狭窄可根据临床症状、查体时心底部主动脉瓣区喷射性收缩期杂音、超声心动图检查等进行明确诊断。

二、药物治疗目的和原则

（一）二尖瓣狭窄治疗原则

二尖瓣狭窄的药物能改善心脏功能、预防风湿热复发、防止感染以及治疗合并症。改善心脏功能的治疗如下。

1. 心力衰竭 遵循心衰治疗的一般原则，进行利尿、强心和扩血管治疗。当出现急性肺水肿时，避免使用以扩张小动脉为主的血管扩张药。

2. 心房颤动 治疗原则为控制心室率，争取恢复窦性心律，预防血栓栓塞。

（1）急性发作伴快速心室率：对于血流动力学稳定的患者，通过静脉注射去乙酰毛花苷将心室率控制在 100 次 / 分以内。若无效则可以静脉注射胺碘酮、普罗帕酮、β 受体拮抗剂（美托洛尔、艾司洛尔）或钙拮抗剂（维拉帕米、地尔硫䓬）；若出现急性发作伴有肺水肿、休克、心绞痛或昏厥时，需要立即电复律。

（2）慢性心房颤动：对于病程小于一年的患者，若左心房内径小于 60mm，并且无病态窦房结综合征或高度房室传导阻滞，则可以考虑通过药物（常用转复药物有奎尼丁、胺碘酮）或电复律术转复窦性心律。复律前需要通过超声检查排除心房内附壁血栓。转复成功后可使用胺碘酮或奎尼丁维持窦性心律。不宜转复者可口服地高辛或联用地尔硫䓬、美托洛尔、阿替洛尔将心室率控制在静息时 70 次 / 分左右。

3. 抗凝适应证 左房血栓、栓塞病史、人工机械瓣膜及房颤。无禁忌证时首选华法林，使血浆凝血酶原时间（prothrombin time，PT）延长 1.5~2 倍，国际标准化比率（INR）控制在 2.0~3.0 之间。复律前 3 周和复律后 4 周需服用华法林进行抗凝治疗。

（二）二尖瓣关闭不全治疗原则

急性二尖瓣关闭不全的治疗目标是减少反流量、恢复前向血流并减轻肺淤血。由于硝普钠可以同时扩张小动脉和小静脉，并且能够降低前、后负荷，一般作为首选药物。当急性心肌梗死时，尽可能在血流动力学监测下静脉滴注硝普钠以减轻心脏前后负荷，提高主动脉输出流量，同时减少二尖瓣反流量和左心房压力；当出现低心排出量时，可联用多巴酚丁胺等正性肌力药物或使用主动脉球囊反搏（intra-aortic balloon pump，IABP）；当疾病是由感染性心内膜炎或缺血性心脏病引起时，需要同时给予病因治疗。病情稳定后行冠状动脉造影，以采取紧急、择期或选择人工瓣膜置换术或修复术。手术禁忌者可长期应用血管紧张素转换酶抑制剂（angiotensin converting enzyme inhibitor，ACEI），可改善严重二尖瓣关闭不全患者临床症状数月甚至数年。

慢性二尖瓣关闭不全时，需要根据临床症状酌情给予利尿、扩血管和强心治疗。对于房颤患者的抗凝治疗与二尖瓣狭窄患者相同。

（三）主动脉狭窄治疗原则

无症状的轻度主动脉狭窄患者无需进行治疗，但需要定期复查；一旦出现晕厥、心绞痛、左心功能不全等症状时则考虑出现重度狭窄，如内科治疗效果不明显则需要进行介入治疗或手术治疗。

（四）主动脉关闭不全治疗原则

由于心脏具有代偿功能，主动脉瓣关闭不全患者可多年呈无症状表现，一旦患者出现心脏功能不全症状时则需要手术治疗。

三、心脏瓣膜病的药物治疗研究进展

心脏瓣膜病在我国是较为常见的心脏病，其中以风湿热导致的瓣膜损害最为常见。随着人口老龄化的加重，老年性瓣膜病以及冠心病、心肌梗死后所引起的瓣膜病变也越来越常见。老年钙化性心脏瓣膜病最初被认为是一种与年龄、性别等因素相关的被动过程，但目前越来越多的证据表明，该疾病的发病与炎性反应、钙磷代谢、肠道菌群以及分子生物等多种危险因素相关，似乎与动脉粥样硬化的过程较为相近，因此，针对其病因及发病机制的预防与个体化药物治疗，使药物在钙化性主动脉瓣膜疾病患者治疗中发挥着越来越重要的作用。心脏瓣膜病的治疗包括内科治疗、外科手术治疗和介入治疗。目前尚无针对心脏瓣膜病本身的药物，药物治疗主要通过纠正心衰及其诱因而改善患者的临床症状。对于出现钠水潴留等心力衰竭表现的患者，需要使用利尿剂；对于出现快速房颤的患者需要使用地高辛、β受体拮抗剂、非二氢吡啶类钙拮抗剂等药物控制心室率；对于有血栓风险和并发症的患者，需要使用华法林等药物进行抗凝治疗。同时特别需要避免劳累和情绪激动，适当限制水钠摄入，预防感染等诱发心力衰竭的因素。

人工心脏瓣膜置换或瓣膜成形等手术治疗是治疗心脏瓣膜病的重要手段，对于已经出现心力衰竭症状的心脏瓣膜病患者，应积极评价手术的适应证和禁忌证，争取手术治疗机会。人工心脏瓣膜主要分为生物瓣膜和机械瓣膜，各有优缺点。机械瓣膜的优点是其使用寿命较长，但必须终身进行抗凝治疗，而且可能会导致血栓形成或出血等风险；生物瓣膜具有较好的生物相容性，血流动力学性能好且只需短期抗凝，而缺点则是容易因为钙化、破损、撕裂而使其使用寿命缩短，从而其造成临床应用的局限性。瓣膜置换术后容易发生血栓栓塞，血栓形成与瓣膜本身和患者自身因素有关。机械瓣膜因其使用寿命长、无需二次置换等优点而有较多的临床应用，但术后需要服用华法林进行终生抗凝治疗。由于华法林抗凝存在出血风险，需要通过频繁的监测国际标准化比值（INR）进行药物剂量调整；同时由于药物相互作用和食物相互作用限制了患者长期服用的依从性，而使肝素和低分子量肝素的胃肠外给药也受到一定限制。因此，新型口服抗凝药物

（the novel oral anticoagulants，NOACs）应运而生，其主要以直接凝血酶抑制剂和直接Xa因子抑制剂为主，主要代表药物为达比加群酯、利伐沙班与阿哌沙班。由于这类药物的药代动力学稳定、使用剂量相对固定、无须频繁监测凝血功能、与药物及食物的相互作用少以及安全性良好等诸多优点弥补了华法林的不足。但是NOACs主要应用于非瓣膜性心血管疾病的抗凝治疗，美国FDA和欧洲药品管理局建议心脏机械瓣膜患者禁止使用达比加群酯进行抗凝治疗，NOACs依然禁用于植入性机械瓣膜及二尖瓣狭窄患者。因此，NOACs对心脏机械瓣膜置换患者术后抗凝的应用价值还有待于进一步研究与探讨。

抗血小板聚集药物具有抑制血小板黏附、聚集和释放的作用。作为这类药物的代表，阿司匹林和氯比格雷主要用于心脑血管疾病的预防，也可作为心脏瓣膜置换患者及长期卧床或术后患者血栓形成和发展的预防药物，但不能单独用于心脏瓣膜置换患者血栓栓塞的预防。华法林与小剂量阿司匹林等抗血小板药物的联合抗凝治疗，有望降低华法林的抗凝强度，进一步减少血栓栓塞的发生，但是否会增加出血风险，还需要进一步评估与探讨患者的获益与风险。对于老年人群选择抗凝方案时，需要进行老年综合评估和详细用药评估，充分考量患者获益与风险，结合最新循证证据选择合适药物、适当剂量和疗程，持续监测抗凝效果与不良反应，必要时采取非药物预防策略，同时尊重患者意愿，制定最佳治疗策略。

第二节　临床药物治疗案例分析

一、二尖瓣脱垂、主动脉瓣脱垂患者药物治疗案例分析

病历摘要

患者，女性，55岁。

主诉：发热半年，胸闷一周。

现病史：患者于半年前无明显诱因出现发热，体温波动在38℃左右，伴畏寒、头痛和四肢酸痛，但无寒战、大汗、咳嗽、咳痰、呼吸困难、胸闷、胸痛、意识丧失等症状，当地就诊考虑"上呼吸道感染"，经输液治疗（具体用药不详）仍反复间断性发热。一周前患者无明显诱因突然出现胸闷，夜间平卧困难，无胸痛、头晕、咳嗽、意识丧失等症状。超声心动图显示左房内高回声（黏液瘤不除外），二尖瓣、三尖瓣中度反流，主动脉瓣重度反流。以"左房黏液瘤"入院治疗。

既往史：既往体健，无肝炎、结核、伤寒等传染病史，无外科手术史和输血、献血史，否认疫区接触史。

入院检查：患者T 36.8℃，P 101次/分，R 22次/分，BP 121/81mmHg。神志清

但精神差，双肺呼吸音粗，心前区无隆起，心尖冲动正常，无震颤及心包摩擦音，心律齐，心尖部可闻及 SM Ⅱ/6 级吹风样杂音，双下肢凹陷性水肿。实验室检查，白细胞 14.4×10^9/L，中性粒细胞百分比 72%，红细胞 3.08×10^{12}/L，血红蛋白 94g/L，血沉 142mm/ 第 1 小时。入院后连续 3 次血培养均为阴性，给予头孢替安抗感染治疗以及强心、利尿等对症治疗。超声心动图显示，二尖瓣前叶瓣根部左房处见等回声团，大小约 30mm×16mm，结构松软，基底部宽约 6mm，蒂短，随心动周期摆动，舒张期部分经二尖瓣口入左室，影响二尖瓣口开放，二尖瓣口血流速度 1.8m/s，收缩期回纳入左房，二尖瓣前叶毛糙，瓣尖见细小条带样等回声，前叶关闭时脱向左房侧，二尖瓣反流束面积 $17.6cm^2$，反流颈较宽，部分来自前叶瓣体部，考虑前叶瓣体穿孔。主动脉瓣瓣叶毛糙，瓣缘见点状强回声，右无冠瓣瓣尖脱向左室流出道。超声提示，二尖瓣前叶等回声团（考虑黏液瘤，伴感染性心内膜炎不除外），二尖瓣脱垂并重度关闭不全（前叶穿孔不除外），主动脉瓣脱垂并中重度关闭不全，三尖瓣中度关闭不全，肺动脉高压（中重度）。

入院诊断：

1. 黏液瘤？
2. 二尖瓣脱垂并重度关闭不全；
3. 主动脉瓣脱垂并中重度关闭不全；
4. 肺动脉高压（中重度）。

💊 治疗经过及用药分析

行 "二尖瓣置换术 + 主动脉瓣置换术 + 三尖瓣成形术 + 左房内肿物摘除术 + 赘生物清除术"。术中见主动脉瓣右冠瓣、无冠瓣脱垂，瓣叶对合不良，左冠瓣主动脉面可见小米粒大小赘生物，二尖瓣前瓣根部左房面见褐色黏液瘤，大小约 30mm×20mm，二尖瓣前叶 A3 区腱索断裂，A2 区可见瓣叶穿孔，对合不良，瓣尖处可见黄褐色直径约 1mm 的赘生物。病理诊断，镜检主动脉瓣及二尖瓣内均见以黏液变性为主的病理改变，左房肿物，黏液基质背景下见丰富血管及梭形细胞、炎细胞。镜下赘生物可见纤维蛋白、血小板及白细胞聚集，支持感染性心内膜炎的诊断。术后患者二尖瓣及主动脉瓣机械瓣功能正常，三尖瓣见少量反流，轻度肺动脉高压。随访半年，患者机械瓣功能正常，左房内未见新发异常回声，无肺动脉高压。药物治疗方案见表 11-1。

表 11-1　药物治疗方案

药品名称	剂量（单位）	给药途径	频次
硝苯地平控释片	30mg	口服	每日 1 次
螺内酯片	20mg	口服	每日 1 次（6am）

◎ **初始治疗方案分析**

（1）中年女性患者，T 36.8℃，P 101 次 / 分，R 22 次 / 分，BP 121/81mmHg。神志清但精神差，双肺呼吸音，心前区无隆起，心尖冲动正常，无震颤及心包摩擦音，心律齐，心尖部可闻及 SM Ⅱ /6 级吹风样杂音，双下肢凹陷性水肿。听诊其心尖部收缩期杂音是其最主要的体征，典型者为较粗糙全收缩期吹风样杂音，并向腋下及左肩胛间部传导，后瓣受损时可向心底部传导。二尖瓣脱垂时只有收缩中晚期杂音。P2 亢进、宽分裂。心尖冲动增强，向下移位；心尖区抬举样搏动及全收缩期震颤。并发肺水肿或右心衰时，出现相应体征。由于心脏瓣膜病手术一般需要术后预防高血压等疾病，所以选硝苯地平类缓控释制剂进行预防，一般 2~3 天后停药，不需要与其他药物联合治疗，用药剂量需要遵医嘱，一般不需要改变治疗方案。

（2）硝苯地平为钙通道阻滞剂，其扩张冠状动脉和周围动脉的作用最强，抑制血管痉挛效果显著，是变异型心绞痛的首选药物。同时也适用于患有呼吸道阻塞性疾病的心绞痛患者，其疗效优于 β 受体拮抗剂。但药效持续时间短，血压波动大，尚有负性肌力和负性传导作用，可能增加冠心病患者的死亡率。而螺内酯属于利尿药，用于治疗水肿性疾病和原发性醛固酮增多症，作为治疗高血压的辅助药物及低钾血症的预防药物。该药为醛固酮的竞争性抑制剂，作用于远曲小管和集合管，阻断 Na^+–K^+ 和 Na^+–H^+ 交换，而使 Na^+、Cl^- 和水排泄增多和 K^+、Mg^{2+} 和 H^+ 排泄减少，对 Ca^{2+} 和 P^{3-} 的作用不确定。由于该药仅作用于远曲小管和集合管，对肾小管其他各段均无作用，故利尿作用较弱，此外对肾小管以外的醛固酮靶器官也有作用。

◎ **用药监护要点**

患者 T 36.8℃，P 78 次 / 分，BP 80/123mmHg，注意监测患者的电解质水平情况特别是血钾，预防低钾血症，未发生用药相关不良反应。老年患者用药较易发生高钾血症和利尿过度，需要给予关注。与引起血压下降的药物合用，利尿和降压效果均加强，需要监测患者血压，并未发生明显用药相关不良反应。罕见发生的不良反应有：①过敏反应，出现皮疹甚至呼吸困难；②暂时性血浆肌酐、尿素氮升高，主要与过度利尿、有效血容量不足、肾小球滤过率下降有关；③轻度高氯性酸中毒；④肿瘤，有报道 5 例患者长期服用本药和氢氯噻嗪发生乳腺癌。该患者并未出现以上用药相关不良反应。

◎ **治疗总结**

患者入院后完善相关检查，行"二尖瓣置换术 + 主动脉瓣置换术 + 三尖瓣成形术 + 左房内肿物摘除术 + 赘生物清除术"。术后患者二尖瓣及主动脉瓣机械瓣功能正常，三尖瓣见少量反流，轻度肺动脉高压。给予硝苯地平缓释片和螺内酯片联合用药，患者症状好转出院，半年后随访，患者机械瓣功能正常，左房内未见新发异常回声，无肺动脉高压。临床药师在本次治疗中对患者进行了全程用药监护，监测患者血电解质水平情况。并向患者强调高血压非药物治疗的重要性，即减少钠盐摄入（＜6g/d）、控制体重（BMI＜24kg/m²，腰围＜90cm）、戒烟限酒，适当运动及心理平衡。通过干预生活方式可以降低血压，不仅提高药物疗效，也是药物治疗的基础，告知患者定时、按医嘱剂量服药。口服，每日1次，初始剂量为每次20mg。根据病情在医生指导下可增加至每次40~60mg。服用时不能咀嚼或掰碎服用。密切监测患者各项指标。最终患者在整个药物治疗过程中无明显药物相互作用和不良反应等事件。

二、主动脉窦瘤、腹主动脉夹层患者药物治疗案例分析

📋 病历摘要

患者，女性，37岁。

主诉：腹痛，诊断腹主动脉夹层1个月，伴胸闷1周。

现病史：患者1个月前无明显诱因出现阵发性腹痛而就诊，行CT检查诊断为腹主动脉夹层，予以保守治疗后好转，未行胸部影像学检查，故未能诊断主动脉窦部扩张。1周前患者自觉胸闷，后背不舒服就诊入院。

既往史：无特殊疾病史和家族史。

入院检查：患者T 36.5℃，身高168cm，体重60kg，BP 128/80mmHg。心脏听诊可闻及主动脉舒张期杂音；腹主动脉未见搏动性肿块。凝血功能检查显示D-二聚体2.13μg/ml（正常＜0.5μg/ml），纤维蛋白降解产物（FDP）8.42 μg/ml（正常0~5μg/ml）；其余检验均无异常。超声检查提示主动脉瓣环内径25mm，窦部前后径66mm，升主动脉37mm，左室舒张期末内径55mm，射血分数（EF）58%，主动脉瓣中量反流。增强CT显示非对称性主动脉窦瘤，窦部无明显扩张，向下后方膨凸，左房受压变形；腹主动脉夹层：肠系膜上动脉开口以远，至双侧髂总动脉起始段主动脉腔可见内膜片影，呈双腔结构。腹主动脉近端直径17mm，夹层累及最宽处为39mm。腹腔干及肠系膜上动脉显影良好，未受累。左肾动脉起自假腔，右肾动脉一支起自真腔，一支起自假腔。双肾灌注良好。3D重建显示全主动脉和腹主动脉夹层。基因检测发现FBN1突变。

入院诊断：

1. 马凡综合征（MFS）；
2. 主动脉窦瘤，腹主动脉夹层。

💊 治疗经过及用药分析

该患者行单纯Bentall手术，腹主动脉夹层予以保守治疗。术后病理显示主动脉瓣黏液样变性，主动脉壁囊性中层坏死。每三个月随访一次。药物治疗方案见表11-2。

表 11-2　药物治疗方案

药品名称	剂量（单位）	给药途径	频次
硝苯地平控释片	30mg	口服	每日 1 次
呋塞米片	20mg	口服	每日 1 次（6am）

◎ **初始治疗方案分析**

37 岁女性患者，腹痛诊断为腹主动脉夹层一个月，伴胸闷一周，于一个月前无明显诱因出现阵发性腹痛，外院就诊行 CT 检查，诊断为腹主动脉夹层，保守治疗后好转，未行胸部影像学检查，故未能诊断主动脉窦部扩张。病因分析为 MFS，是一种遗传性结缔组织疾病，为常染色体显性遗传，患病特征为四肢、手指及脚趾细长且不匀称，身高明显超出常人，伴有心血管系统异常，特别是合并的心脏瓣膜异常和主动脉瘤。该病同时可能影响其他器官，包括肺、眼、硬脊膜、硬腭等。

高血压动脉粥样硬化所导致的主动脉夹层占 70%~80%，这是由于高血压可使动脉壁长期处于应急状态，而使弹力纤维常发生囊性变性或坏死，导致夹层形成。少部分主动脉夹层是由结缔组织病 MFS、Ehlers-Danlos 综合征（皮肤弹性过度综合征）、Erdheim 中层坏死或 Behcet 病等引起。还有少部分是先天性心血管病如先天性主动脉缩窄所继发的高血压或者主动脉瓣二瓣化所引起。此外还有严重外伤可引起主动脉峡部撕裂，医源性损伤也可导致主动脉夹层。该患者为 MFS 合并主动脉夹层，首选治疗方案为手术治疗。该患者行单纯 Bentall 手术，腹主动脉夹层予以保守治疗。

◎ **初始药物治疗监护要点**

少数起病缓慢者可无明显疼痛，大多数患者突发胸背部疼痛，A 型多见在前胸和肩胛间区，B 型多在背部、腹部。疼痛剧烈呈刀割或撕裂样，起病后即达峰；大部分患者伴有高血压并因剧痛而呈休克貌，焦虑不安、大汗淋漓、面色苍白、心率加速；当主动脉夹层血肿累及主动脉瓣环或影响瓣叶支撑时，主动脉瓣关闭不全即可发生，主动脉瓣区突然出现舒张期吹风样杂音、脉压增宽，急性主动脉瓣反流就会引起心力衰竭；夹层累及内脏动脉、肢体动脉及脊髓供血时，相应脏器组织可出现缺血表现，所以首选手术治疗。术后主要通过药物控制血压和降低心率，预防术后高血压的发生。联用钙通道阻滞剂和血管扩张剂可以降低血管阻力、血管壁张力和心室收缩力，减低左室 dp/dt，血压和心率分别控制于 100~120mmHg 和 60~75 次 / 分之间，以防止病变进展。因此术后给予硝苯地平缓释片和利尿剂呋塞米片。

◎ **用药监护要点**

患者 P 88 次 / 分，BP 90/145mmHg。注意监测患者电解质水平，该患者未发生用药相关不良反应。告知患者主动脉夹层术后并不是一劳永逸，还需要定期复查，控制心率和血压。

硝苯地平服药后常见外周水肿（与剂量相关，60mg/d 的发生率为 4%，120mg/d 的发生率则为 12.5%）、头晕、头痛、恶心、乏力和面部潮红，所以通常联合利尿剂呋塞米片，需要注意监测尿量及水肿情况。同时需要注意监测患者血压，服用硝苯地平极少发生一过性低血压，多不需要停药（与剂量相关，剂量 60mg/d 时的发生率为 2%，而 120mg/d 的发生率为 5%）。个别患者发生的心绞痛可能与低血压反应有关。还可见心悸、鼻塞、胸闷、气短、便秘、腹泻、胃肠痉挛、腹胀、骨骼肌发炎、关节僵硬、肌肉痉挛、精神紧张、颤抖、神经过敏、睡眠紊乱、视力模糊、平衡失调、晕厥等，减量或与其他抗心绞痛药合用则不再发生。还需要注意监测患者血常规，极少见贫血、白细胞减少、血小板减少性紫癜、过敏性肝炎、齿龈增生、抑郁、偏执、血药浓度峰值时瞬间失明、红斑性肢痛、抗核抗体阳性关节炎等。心肌梗死和充血性心力衰竭发生率为 4%；肺水肿的发生率 2%；心律失常和传导阻滞的发生率均小于 0.5%。注意监测对该药过敏者可能出现的过敏性肝炎、皮疹，甚至剥脱性皮炎等。

◎ 治疗总结

37 岁女性患者，因腹痛诊断腹主动脉夹层一个月，伴胸闷一周。入院后完成相关检查，对该患者行单纯 Bentall 手术，腹主动脉夹层予以保守治疗。术后给予硝苯地平控释片 30mg，口服每日 1 次；呋塞米片 20mg，口服每日 1 次（6am）。治疗过程中，临床药师对患者给予全程监护，并对患者进行用药教育，进一步提高患者用药依从性。

1. 按医嘱服用药物　服用降压类药物必须按时服用，而不是按需服用，否则不但不能起到预防高血压的作用，还会增加用药风险。不可乱服补药和无关药物。

2. 定期并长期监测血压和心率　建议术后早期 2~3 天测量血压和心率，并且每天在同一时间测量血压，以便及时发现血压的异常波动。

3. 定期复查　术后 3、6、12 个月及每年复查一次。若出现胸痛、胸闷等症状需及时就诊或者与经治医生联系取得指导。

4. 健康饮食　戒烟、戒酒。高蛋白、低脂、低碳水化合物及多果蔬饮食，将体重控制在正常范围。

5. 根据心功能恢复情况按医嘱逐步恢复体力活动，包括有氧和无氧运动以及性生活等。

6. 出院后根据心功能恢复情况遵医嘱逐步恢复每日液体摄入量；减少焦虑，必要时心理干预。

三、瓣膜性心脏病、主动脉瓣重度关闭不全合并症患者药物治疗案例分析

📋 病历摘要

患者，男性，49岁。

主诉：反复活动后胸闷、气促，咳嗽1个月，加重3天。

现病史：心界向左下扩大，主动脉瓣听诊区可闻及舒张期杂音。

既往史：高血压20年，血压控制较差；2个月前诊断为慢性肾功能不全CKD5期。经胸超声心动图（TTE）显示升主动脉增宽，主动脉瓣退变伴重度关闭不全，左心增大。

入院诊断：

1. 瓣膜性心脏病；
2. 主动脉瓣重度关闭不全，心功能Ⅳ级；
3. 慢性肾功能衰竭CKD5期；
4. 高血压3级。

💊 治疗经过及用药分析

入院检查，脑钠肽830.4pg/ml，肾功能异常，D-二聚体偏高。胸部CT示心影增大，双肺斑片影。经内科治疗控制心衰症状后，行体外循环下主动脉瓣置换。术前经食管超声心动图显示瓣叶为三叶，稍厚，运动正常。左心室长轴切面测量对合缘高度（即舒张末期主动脉瓣瓣尖对合的高度）及有效高度（即舒张末期以主动脉瓣环水平到主动脉瓣对合中心最高点的垂直距离），对合缘高度约1.5mm，有效高度约7mm。右冠瓣脱向左心室流出道，主动脉瓣重度反流偏向二尖瓣前瓣。主动脉瓣环径26mm，窦部内径约40mm，窦管交界36mm。双平面超声显示右冠窦高度约39mm，冠窦高度约19mm，即从瓣环至右冠窦、无冠状窦管交界处的距离。药物治疗方案见表11-3。

表11-3　药物治疗方案

药品名称	剂量（单位）	给药途径	频次
5%葡萄糖注射液（非PVC）去乙酰毛花苷注射液	20ml 0.2mg	静脉注射	每日1次
卡托普利	12.5mg	口服	每日2次
硝酸甘油	50mg	静脉泵入	持续24h
氢氯噻嗪片	25mg	口服	每日1次

◎ 初始治疗方案分析

49 岁男性患者，主诉反复活动后胸闷、气促，咳嗽 1 个月，加重 3 天。诊断为瓣膜性心脏病，主动脉瓣重度关闭不全，心功能 IV 级；慢性肾功能衰竭 CKD5 期；高血压 3 级。经内科治疗控制心衰症状后，行体外循环下主动脉瓣置换。术后使用去乙酰毛花苷注射液、卡托普利、氢氯噻嗪等辅助治疗。

主动脉瓣关闭不全的症状不多，慢性主动脉瓣关闭不全可以持续多年无症状表现。由于主动脉瓣的反流逐渐加重，当出现左心室扩张，患者渐渐出现活动或用力后出现心慌、气短、呼吸困难、夜间阵发性端坐呼吸、类似心绞痛的症状和晕厥等。体格检查常发现动脉血压的舒张压降低，心脏可听到舒张期杂音。但主动脉瓣是否存在病变以及严重程度还需要心脏超声检查确定瓣膜的病变原因、左心室扩张的程度和左心室收缩功能降低的程度。体格检查常发现动脉血压的舒张压降低，心脏可听到舒张期杂音。由于心脏的代偿功能，主动脉瓣关闭不全的患者可以多年无症状表现，当患者出现心脏功能不全的症状时应积极手术治疗。该患者为心脏瓣膜病而且伴有心功能 IV 级、慢性肾功能衰竭 CKD5 期、高血压 3 级，所以术后的药物选择尤为重要。

◎ 初始药物治疗监护要点

（1）心功能不全患者应避免应用非甾体抗炎药物（如吲哚美辛）、I 类抗心律失常药及大多数的钙通道阻滞剂。卡托普利为人工合成的非肽类 ACEI 抑制剂，主要作用于肾素 – 血管紧张素 – 醛固酮系统（RAAS 系统）。抑制 RAAS 系统的 ACEI，阻止血管紧张素 I 转换或血管紧张素 II，并能抑制醛固酮分泌，减少水钠潴留。对于多种类型高血压均有明显降压作用，并能改善充血性心力衰竭患者的心脏功能。对于低肾素型高血压在联用利尿剂后降压作用亦明显。其降压机制为抑制血管紧张素转化酶活性、降低血管紧张素 II 水平、舒张小动脉等，该药具有轻至中等强度的降压作用，降低外周血管阻力，增加肾血流量，不伴反射性心率加快，还可以抑制血管紧张素转换酶，使血管紧张素 I 转变为 Ang II 减少，从而产生血管舒张，同时减少醛固酮分泌以利于排钠；特异性肾血管扩张药也加强排钠作用，由于抑制缓激肽的水解，减少缓激肽的灭活，此外尚可抑制局部血管紧张素 I 在血管组织及心肌内的形成，可改善心衰患者的心功能。还可使用强心药如洋地黄、去乙酰毛花苷、毒毛花苷 K 等，但需要避免药物中毒。

（2）利尿剂可导致电解质紊乱，使用时需监测血钾变化，若患者出现低血钾表现应给予含钾高的香蕉、柑橘、深色蔬菜等食物，必要时补充钾盐、硝酸甘油等血管扩张剂。减少活动量能够减少心脏负荷，使慢性心功能不全患者的心脏得以修复。根据病情不同，可协助患者在床边或室内散步加强功能锻炼，避免因长期卧床可能引起的静脉血栓、肺栓塞、坠积性肺炎、消化不良、肌肉萎缩等。

◎ 用药监护要点

患者 P 80 次 / 分，BP 90/145mmHg。注意监测患者电解质水平，该患者并未发生用药相关不良反应。

◎ 治疗总结

49 岁男性患者，主诉反复活动后胸闷、气促，咳嗽 1 个月，加重 3 天。诊断为瓣膜性心脏病，主动脉瓣重度关闭不全，心功能IV级；慢性肾功能衰竭 CKD5 期；高血压 3 级。患者经内科治疗控制心衰症状后，行体外循环下主动脉瓣置换。术后使用去乙酰毛花苷注射液、卡托普利片、氢氯噻嗪片等治疗。患者入院后完善相关检查，整个治疗过程顺利，患者症状缓解，病情好转出院。在本次治疗中临床药师对患者进行了全程监护，对患者进行用药教育提高患者用药依从性。患者需要严格按医嘱服药，不得随意改变药物的用法和用量，以免发生不良后果。有些患者因长期用药而产生厌烦情绪，总想少吃或不吃，甚至自行停药，导致心衰加重和复发，甚至死亡。如果想调药、减药，需征求医生意见。

监测体重是评判利尿剂使用是否合适的最简单指标。每日称重需保持在晨起排尿后、进食之前进行，穿同样的衣服在相同的秤上进行称重。如果体重持续增加（如 2 天内增加 4 斤）或是体重减轻并感到头晕需要与医生联系。夜间睡眠若出现气喘、胸闷时可能是心衰加重表现，需要及时端坐或采取高枕卧位，有助于缓解症状；活动后气短加重、水肿加重等也是心衰加重的表现，需要及时就诊。定期检查血常规、肝功能、肾功能、电解质，出院后 1 周、以后 1 个月、稳定后 1 季度检测一次。

合理的膳食对于钠盐和水的摄入要适当，摄入钠盐过多会导致钠盐潴留，加上饮水不当会造成水肿加重心脏负担；心衰患者服用利尿剂时排尿较多，所以需适当补盐，如果盐摄取不足会造成患者精神差、血压低、食欲差。同时，限盐过度会引起电解质紊乱，严重低钠、低氯还会造成利尿不足。服用利尿剂时要注意补钾以免出现低血钾；肾功能不全患者补钾期间，应定期复查电解质，避免因血钾过高引起危险。热能和蛋白质摄入要适当，因为蛋白质摄入过多会引起肥胖而加重心脏负担；而过度消瘦不利于抵抗和预防疾病。因此低热能饮食可以使患者体重维持正常或略低于正常水平。脂肪热能高不利于消化而使胃饱胀不适；过多脂肪能抑制胃酸分泌而影响消化；腹部脂肪过多使横膈上升，压迫心脏感到闷胀不适，所以需要限制脂肪、碳水化合物的摄入。维生素对人体健康尤为重要，可以通过水果以及蔬菜补充维生素。少量多餐，适当控制每日进食总量，以减轻胃肠道负担。心力衰竭时，由于胃肠道充血、消化机能低下而容易腹胀，若进食过多，胃部饱满易导致膈肌痉挛，影响心肺功能。因此，心力衰竭患者的饮食原则是以易消化、清淡的半流质或软食为主，并少食多餐。

四、二尖瓣发育异常患者药物治疗案例分析

📋 病历摘要

患儿，女性，1岁1个月。

主诉：发现心脏杂音一月余。

既往史：无特殊疾病史和家族史。

入院检查：胸骨右缘第二肋间可闻及Ⅳ级收缩期喷射样杂音。经胸超声心动图检查：二维超声显示主动脉瓣下可见一条带状回声，收缩期脱入左室流出道；三维超声清晰显示膜状纤维束连接于二尖瓣前叶与室间隔近心尖段室壁上；CDFI示收缩期左室流出道呈五彩镶嵌血流信号；频谱多普勒示左室流出道收缩期峰值血流速度4.4m/s，压差78mmHg（1mmHg=0.133kPa）；左室射血分数60%。

入院诊断：

1. 二尖瓣发育异常导致的先天性心脏病；

2. 先天发育畸形。

💊 治疗经过及用药分析

患儿在全麻下行左室流出道疏通术，术中见膜状纤维束附着在左室流出道近二尖瓣前瓣处，切除纤维束，用10mm探条测试流出道通畅后常规完成手术。术后1周复查超声心动图：主动脉瓣下条带状组织消失；频谱多普勒示左室流出道收缩期峰值血流速度1.6m/s，压差10mmHg。药物治疗方案见表11-4。

表11-4　药物治疗方案

药品名称	剂量	给药途径	频次
5%葡萄糖注射液（非PVC） 去乙酰毛花苷注射液	20ml 0.2mg	静脉注射	每日1次
0.9%氯化钠注射液 注射用二丁酰环磷腺苷钙	250ml 40mg	静脉滴注	每日1次（8am）

◎ 初始治疗方案分析

1岁1个月女性患儿，发现心脏杂音一月余。既往无特殊疾病史。临床诊断为二尖瓣发育异常导致的先天性心脏病，先天发育畸形。该疾病是一种罕见的先天性疾病，病因尚不明确，目前主要认为是在胚胎发育过程中发生异常而导致发育不全。先天性二尖瓣畸形的临床表现与后天获得的二尖瓣病变相似，但呈现症状时间较早，且无风湿热病史。大约30%的患者于出生后1个月内，75%的患者于出生后1年内呈现症状。常见

症状为气急、端坐呼吸、肺水肿和反复发作肺部感染。病情严重者由于并发肺循环高压，呈现充血性心力衰竭和发绀。

◎ **初始药物治疗监护要点**

注射用二丁酰环磷腺苷钙为蛋白激酶致活剂，可用于心绞痛、急性心肌梗死的辅助治疗，亦可用于心肌炎、心源性休克、手术后网膜下出血和银屑病，并可辅助其他抗癌药治疗白血病。用量大时可有嗜睡、恶心、呕吐、皮疹等。对于儿童用药仅利大于弊时使用。

先天性心脏病是一类疾病谱比较广泛的心脏病，既包括简单的房室间隔缺损，也包括如大动脉转位，单心室等复杂的心脏病。患者家属在出院或手术后经常会遇到很多问题和困惑，在用药方面：

（1）很多婴幼儿都在服用维生素 D 和钙剂，术后患儿通常还需要口服利尿剂、钾片，部分患儿甚至口服地高辛，地高辛与钙剂具有协同作用，同时应用会出现地高辛中毒，因此术后如果服用地高辛，则需暂停服用维生素 D 和钙剂。如果未服用地高辛，则两种药可以使用。

（2）许多患儿由于术后免疫力下降，会出现感染、发热、咳嗽等情况需要使用抗生素，只要在用抗生素和术后其他药物不存在配伍禁忌均可以使用。

（3）部分患儿还服用华法林等抗凝药，这时需要密切观察患儿有无牙龈出血、血尿、血便、皮肤瘀斑等，要定期的监测 INR 的值来调整用药的剂量。

◎ **用药监护要点**

由于该患者年龄较小，所以需要密切监测其不良反应。先天性二尖瓣畸形病变比较复杂，形态多样且病例很少见，手术病例数有限且临床经验很少。关于手术治疗的方法尚有异议。选择施行手术的年龄需考虑身体生长发育、体力活动能力和是否并发肺高压等情况。婴儿病例手术死亡率高达 50%，出生后 3 个月内胶原组织尚未发育成熟，瓣膜组织非常脆弱，手术时容易破损，所以为了防止急慢性收缩性心功能不全、心房颤动和阵发性室上性心动过速，需使用去乙酰毛花苷。但对于严重心肌损害及肾功能不全者需慎用。可能会伴有恶心、呕吐、食欲不振、头痛、心动过缓等不良反应。

◎ 治疗总结

1 岁 1 个月女性患儿，发现心脏杂音一月余，既往无特殊疾病。临床诊断为二尖瓣发育异常导致的先天性心脏发育畸形。经全麻下行左室流出道疏通术后效果很好，使用去乙酰毛花苷和二丁酰环磷腺苷钙没有导致任何功能性心功不全或心衰，预后良好。

五、急性心肌梗死、二尖瓣中度反流患者药物治疗案例分析

📖 病历摘要

患者，男性，67岁。

主诉：反复胸闷气促5天。

现病史：患者因突发胸闷气促于外院就诊，心电图显示室性心动过速，给予利多卡因静脉注射后心电监护仍提示室速，遂给予患者电复律，后恢复窦性心律。5天后患者心电监护显示再发室性心动过速，转至我院。

既往史：患者既往有慢性支气管炎病史，否认其他病史。

入院诊断：

1. 急性心肌梗死；

2. 二尖瓣中度反流；

3. 室性心动过速，心功不全。

🔬 治疗经过及用药分析

患者T 37.3℃，P 60次/分，R 15次/分，BP 108/67mmHg。神志清，精神尚可。双肺呼吸音粗，未闻及干湿啰音。心律齐，各瓣膜听诊区未闻及杂音。腹软，无压痛及反跳痛。双下肢无水肿。行12导联心电图显示室性心动过速。入院后多次对患者行体外电复律。在心律恢复到窦性心律时复查12导联心电图显示Ⅱ、Ⅲ、aVF、V3~V6导联ST段出现0.1~0.3mV压低。完善术前检查后，立即行冠状动脉造影（CAG），结果显示冠状动脉正常。相关检查显示，肌钙蛋白2.32ng/ml，氨基末端脑钠尿肽（NT-proBNP）1290pg/ml，其余实验室检查无异常。心脏超声显示，静息状态下左室下壁、后基底段、中段室壁活动幅度减弱，稍向外膨出，左室长轴切面测得后段膨出处基底宽约41mm，膨出约14mm；左房左室增大；二尖瓣中度反流；左室收缩功能减退；左心房内径47mm。左室舒张末内径65mm，左室收缩末内径51mm。24h动态心电图显示频发房性期前收缩、室性期前收缩。入院后患者多次发作室性心动过度，行电复律后转至窦律，为了减少猝死风险，为患者安装了可植入的心脏复律除颤器（ICD）。患者无不适，于术后7天出院，术后给予抗血小板、改善心功能及对症治疗，1个月随访及6个月随访均无明显不适症状。药物治疗方案见表11-5。

表 11–5　药物治疗方案

药品名称	剂量（单位）	给药途径	频次
5% 葡萄糖注射液（非 PVC） 去乙酰毛花苷注射液	20ml 0.2mg	静脉注射	每日 1 次
阿司匹林肠溶片	100mg	口服	每日 1 次

◎ **初始治疗方案分析**

67 岁男性患者，主诉反复胸闷气促五天，因突发胸闷气促就诊。患者既往有慢性支气管炎病史，否认其他病史。临床诊断为急性心肌梗死，二尖瓣中度反流，室性心动过速，心功不全。立即行冠脉造影。其二尖瓣反流是由于老年环形钙化或环形扩张和丧失小叶接合，胶原病，导致严重环扩张和（或）腱破裂。急性或慢性缺血，由于乳头肌机能障碍也可以造成二尖瓣反流。老年钙化性心脏瓣膜病起病隐匿，进展缓慢，无症状期相对较长，一旦出现心悸、胸闷、呼吸困难等临床症状后，病情进展迅速，可出现心力衰竭、心律失常、猝死等。

该患者与患二尖瓣狭窄的患者相似，所有二尖瓣反流和房颤的患者都需要进行抗凝治疗。当患者依然为窦性心律时是否抗凝尚不太确切。然而，当左心房体积增加、流速变缓时极易形成血栓，通过使用阿司匹林预防血栓的形成。阿司匹林肠溶片可以抑制血小板聚集，降低急性心肌梗死疑似患者的发病风险；还可以作为心肌梗死复发中风的二级预防药物，降低短暂性脑缺血发作及其继发的脑卒中风险，从而降低稳定性和不稳定型心绞痛患者的发病风险；同时还可以预防动脉外科手术或介入手术（如经皮冠脉腔内成形术、冠状动脉旁路术、颈动脉内膜剥离术、动静脉分流术）后的深静脉血栓和肺栓塞而降低心血管高危险患者（冠心病家族史、糖尿病、血脂异常、高血压、肥胖、抽烟史、年龄大于 50 岁者）心肌梗死的发作风险。对于急慢性收缩性心功能不全、心房颤动和阵发性室上性心动过速时，需使用去乙酰毛花苷进行对症治疗，但注意避免用药过量。

◎ **用药监护要点**

阿司匹林肠溶片具有抑制血小板聚集的作用，其适应证为降低急性心肌梗死疑似患者的发病风险、心肌梗死复发中风的二级预防、降低短暂性脑缺血发作（TIA）以及继发脑卒中的风险降低稳定性和不稳定型心绞痛。但以下情况需要慎用：对止痛药、抗炎药及抗风湿药过敏或存在其他过敏反应时；存在胃、十二指肠溃疡史以及胃肠道出血史的患者；与抗凝药合用时；肾功能或心血管循环受损时，因阿司匹林可能进一步增加肾脏受损和急性肾衰竭的风险；对于严重葡萄糖 -6- 磷酸脱氢酶缺乏症患者须慎用，因阿司匹林可能诱导溶血或者溶血性贫血；高剂量、发热和急性感染等可能增加溶血风险的因素存在时；肝功能损害时；联用布洛芬时，阿司匹林的作用可能受到干扰，必要时咨询医生；支气管哮喘、花粉热、鼻息肉或慢性呼吸道感染时，阿司匹林可能导致支气管痉挛并引起哮喘发作或其他过敏反应；阿司匹林对血小板聚集的抑制作用可持续数天，可能导致手术中或手术后增加出血；低剂量阿司匹林因降低尿酸消除而可能诱发痛风。

◎ 治疗总结

67 岁男性患者，主诉反复胸闷气促五天，因突发胸闷气促就诊。临床诊断为急性心肌梗死、二尖瓣中度反流、室性心动过速和心功不全。完善术前检查后，立即行冠状动脉造影（CAG），结果显示冠状动脉正常。入院后多次发作室性心动过度，行电复律后转至窦律。为了减少猝死风险，为患者安装了可植入的心脏复律除颤器（ICD）。患者无不适于术后 7 天出院，术后给予抗血小板、改善心功能及对症治疗，随访 1 个月及 6 个月随访无明显不适症状。

由于尼古丁、酒精、咖啡因等成分均会使人出现兴奋、亢奋等状态，刺激心脏，继而引起室上性心动过速，此外浓茶、体力活动、情绪激动都会导致疾病复发，在日常生活中需要给予特别注意。该类患者应尽量避免乘坐飞机和进行刺激性娱乐项目。服药期间需严格遵医嘱服药，不可以擅自增减药量，更不可停用，如需要加服其他药物需咨询医生，避免因药物相互作用而出现严重不良反应。

六、急性下壁心肌梗死、二尖瓣关闭不全患者药物治疗案例分析

📋 病历摘要

患者，男性，35 岁，

主诉：胸痛 18h。

现病史：18h 前患者无明显诱因出现心前区胸痛，症状持续不缓解。症状发作 8h 后就诊于当地医院，心电图检查提示下壁导联病理性 Q 波以及 T 波倒置，肌钙蛋白 T 检查结果为 228ng/L。患者遂转诊至我院。入院检查心电图提示下壁导联 ST 段抬高 0.2mV，病理性 Q 波形成。急诊超声心动图可见下壁节段性室壁运动减弱，各个瓣膜功能未见异常，左室舒张末径 57mm，射血分数 60%。以"急性下壁心肌梗死"入院，准备进行急诊介入治疗。患者自发病以来精神尚可，饮食正常，大小便无明显异常，体重无明显下降。

既往史：平素体健，否认高血压、糖尿病、高脂血症等病史和饮酒史。吸烟 15 年，每日 10 支。否认家族遗传病史，否认血液疾病史。

入院查体：T 36.6℃，BP 108/58mmHg，P 75 次 / 分，R 19 次 / 分。神志清楚，对答反应灵敏。双肺呼吸音略粗，无明显干湿啰音，无胸膜摩擦音，心界不大，P 75 次 / 分，

律齐且心音正常，A2=P2，心脏各瓣膜区未闻及杂音，无心包摩擦音，腹部查体未见异常，双下肢无水肿。

入院诊断：

1. 急性下壁心肌梗死；

2. 二尖瓣关闭不全。

治疗经过及用药分析

患者急诊转运至导管室，造影检查提示前降支及回旋支通畅，右冠状动脉中段闭塞。光学相干成像（OCT）提示右冠状动脉中段侵蚀斑块伴有血栓形成，进行血栓抽吸后再次复查 OCT 提示血管内膜较光滑，未见破裂斑块，最小管腔面积 2.87mm²，遂未植入支架治疗。术后转入 CCU 继续治疗。在第 3 天查房过程中，闻及心尖部二级收缩期吹风样杂音，当时患者无胸闷气促等不适，床旁胸部 X 线片检查未见到肺淤血以及肺水肿表现。床旁超声检查提示：下壁节段性室壁运动减弱，二尖瓣前叶脱垂，二尖瓣中大量反流。进行超声复查提示瓣叶结构正常，瓣环无明显扩张。心尖长轴位提示二尖瓣后叶固定，前叶 A2，A3 区脱垂致瓣叶对合不良，二尖瓣中大量反流。磁共振检查提示下壁室壁变薄，运动减弱。二尖瓣中度关闭不全。未见二尖瓣乳头肌以及腱索断裂征象。

心外科及心内科联合诊断认为该二尖瓣前叶脱垂是功能性的，患者无明显的心功能不全表现，暂时无急诊外科手术指征，应用利尿剂、ACEI 类药物等进行保守治疗，长期随诊定期复查心脏超声，如果以后出现有症状的重度二尖瓣反流，可以考虑进行二尖瓣修复治疗。患者住院 7 天后出院，未发生其他并发症。出院后 1 个月及 6 个月随访无明显不适症状，未发生心血管不良事件，进行超声检查时仍提示二尖瓣前叶后叶对合不良致二尖瓣中度关闭不全。建议患者每半年随诊时进行心脏超声检查。药物治疗方案表 11-6。

表 11-6　药物治疗方案

药品名称	剂量（单位）	给药途径	频次
阿司匹林肠溶片	100mg	口服	每日 1 次
培哚普利片	8mg	口服	每日 1 次
呋塞米注射液	40mg	静脉注射	每日 1 次
5% 葡萄糖注射液（非 PVC） 去乙酰毛花苷注射液	20ml 0.2mg	静脉注射	每日 1 次

◎ 初始治疗方案分析

二尖瓣关闭不全的 X 线检查，轻度患者可无明显异常发现。严重者左心房和左心室明显增大，明显增大的左心房可推移和压迫食管。肺动脉高压或右心衰竭时，右心室增大。可见肺静脉淤血和肺间质水肿和 Kerley B 线，常有二尖瓣叶和瓣环的钙化。左心室造影可对二尖瓣反流进行定量。心电图检查，轻度者心电图可正常，严重者可有左心室肥大和劳损；肺动脉高压时可出现左、右心室肥大的表现；慢性二尖瓣关闭不全伴左心房增大者多有心房颤动；窦性心律者 P 波增宽且呈双峰形，提示左心房增大。超声心动图检查是检测和定量二尖瓣反流最准确的无创性诊断方法，二维超声心动图上可见二尖瓣前后叶反射增强、变厚，瓣口在收缩期关闭对合不佳；腱索断裂时，二尖瓣可呈连枷样改变，在左心室长轴面上可见瓣叶在收缩期呈鹅颈样钩向左心房，舒张期呈挥鞭样漂向左心室。M 型超声可见舒张期二尖瓣前叶 EF 斜率增大，瓣叶活动幅度增大左心房扩大，收缩期过度扩张；左心房扩大及室间隔活动过度。多普勒超声显示左心房收缩期反流。左心声学造影可见造影剂在收缩期由左心室返回左心房。放射性核素检查：放射性核素血池显像示左心房和左心室扩大，左心室舒张末期容积增加。肺动脉高压时，可见肺动脉主干和右心室扩大。右心导管检查显示，右心室、肺动脉及肺毛细血管压力增高，肺循环阻力增大，左心导管检查显示左心房压力增高，压力曲线 V 波显著，而心排血量减低。二尖瓣关闭不全急性期治疗目标为减少反流量、恢复前向血流、减轻肺淤血。硝普钠可同时扩张小动脉、小静脉并降低前、后负荷，应作为首选。低心排时，可联用多巴酚丁胺等正性肌力药物或使用主动脉球囊反搏（IABP）。当病因为感染性心内膜炎、缺血性心脏病时，同时给予病因治疗。慢性期时根据临床症状酌情给予利尿、扩血管、强心治疗。房颤者抗凝治疗同二尖瓣狭窄。

◎ 用药监护要点

阿司匹林肠溶片具有抑制血小板聚集的作用，其适应证为降低急性心肌梗死疑似患者的发病风险、心肌梗死复发中风的二级预防、降低短暂性脑缺血发作（TIA）以及继发脑卒中的风险降低稳定性和不稳定型心绞痛。与抗凝药联用会产生药物相互作用，增加出血的风险。培哚普利需慎用于肾动脉狭窄、肾功能不全者。与钾盐或含钾药物合用可引起高钾血症，需注意监测电解质浓度。呋塞米注射液的适应证为水肿性疾病，包括充血性心力衰竭、肝硬化、肾脏疾病，尤其是应用其他利尿药效果不佳时使用本类药物仍可能有效。下列情况需慎用：①无尿或严重肾功能损害者，后者因需加大剂量，故用药间隔时间应延长，以免出现耳毒性等不良反应；②糖尿病；③高尿酸血症或有痛风病史者；④严重肝功能损害者，因水电解质紊乱可诱发肝昏迷；⑤急性心肌梗死，过度利尿可促发休克；⑥胰腺炎或有此病史者；⑦有低钾血症倾向者，尤其是应用洋地黄类药物或有室性心律失常者；⑧红斑狼疮，本药可加重病情或诱发活动；⑨前列腺肥大。

随访检查：①血电解质，尤其是合用洋地黄药物或皮质激素类药物、肝肾功能损害者；②血压，尤其是用于降压，大剂量应用或用于老年人；③肾功能；④肝功能；⑤血糖；⑥血尿酸；⑦酸碱平衡情况；⑧听力。洋地黄类是快速强心药，能加强心肌收缩，减慢心率与传导，但作用快而蓄积性小，治疗量与中毒量之间的差距较大于其他洋地黄类强心苷。

◎ 治疗总结

35 岁男性患者，胸痛 18h 后入院，初步诊断为急性下壁心肌梗死，二尖瓣关闭不全。心外科及心内科联合诊断认为该二尖瓣前叶脱垂是功能性的，患者并无明显心功能不全表现，暂时无急诊外科手术指征，应用利尿剂、ACEI 类药物等进行保守治疗，长期随诊定期复查心脏超声，若再次出现有症状的重度二尖瓣反流，可以考虑二尖瓣修复治疗。患者住院七天后出院，未发生其他并发症。出院后 1 个月及 6 个月随访均无明显不适症状，未发生心血管不良事件，目前预后良好。

心肌梗死后必须做好二级预防，避免再发心肌梗死。患者应采用低脂肪、低胆固醇的合理膳食，戒烟、限酒，适度运动，保持心态平衡。坚持服用抗血小板药物（如阿司匹林）、β 受体拮抗剂、他汀类调脂药及 ACEI 制剂，控制高血压及糖尿病等危险因素，定期复查。

加强有关心肌梗死知识的普及，预防心肌梗死发生，一旦发生能早期诊断和及时治疗。除上述二级预防所述内容外，在日常生活中还需注意如下。

1. 避免过度劳累，避免搬抬过重物品。避免诱发老年冠心病患者的心肌梗死。

2. 放松精神，愉快生活，保持平和心态。

3. 不得在饱餐或饥饿情况下洗澡。水温最好与体温相当，洗澡时间不宜过长。较严重冠心病患者洗澡时需借助他人帮助。

4. 严寒或强冷空气影响下，冠状动脉可发生痉挛而诱发急性心肌梗死。所以气候恶劣时，冠心病患者要注意保暖或适当防护。

5. 懂得识别心肌梗死先兆症状并给予及时处理。心肌梗死患者大约 70% 有先兆症状，主要表现为：

（1）既往无心绞痛的患者突然发生心绞痛，或原有心绞痛的患者突然发作明显加重，或无诱因自发发作；

（2）心绞痛性质较以往发生改变、时间延长，使用硝酸甘油未缓解；

（3）疼痛伴有恶心、呕吐、大汗或明显心动过缓或过速；

（4）心绞痛发作时伴气短、呼吸困难；

（5）冠心病患者或老年人突然出现不明原因的心律失常、心力衰竭、休克或晕厥等情况时，需怀疑心肌梗死的可能。

上述症状一旦发生，必须认真对待，患者首先应卧床，保持安静，避免精神过度紧张；舌下含服硝酸甘油或喷雾吸入硝酸甘油；若不缓解，5min 后可再含服一片。心绞痛缓解后立即就诊。若胸痛 20min 不缓解或严重胸痛伴恶心、呕吐、呼吸困难、晕厥，应呼叫救护车送往医院就诊。

（张波　苏喆　白云舒　肖国辉）

参考文献

［1］Mrsic Z, Hopkins SP, Antevil JL, et al. Valvular Heart Disease［J］. Prim Care. 2018，45（1）：81-94.

［2］Haude M. Management of valvular heart disease［J］. ESC/EACTS guidelines 2017. Herz, 2017，42（8）：715-720.

［3］Love JW. Future directions in tissue heart valves：impact of recent insights from biology and pathology［J］. J Heart Valve Dis, 2000，9（1）：168-169.

［4］Hermans H, Vanassche T, Herijgers P, et al. Antithrombotic therapy in patients with heart valve prostheses［J］. Cardiol Rev, 2013，21（1）：27-36.

［5］高润霖. 新型口服抗凝药物临床研究进展［J］. 中华医学杂志，2013,93（31）：2523-2526.

［6］Hudzik B, Lekston A, Polonski L. Antiplatelet therapy and anticoagulants［J］. Lancet, 2013，382（9886）：24.

［7］Michota F. Transitions of care in anticoagulated patients［J］. J Multidiscip Healthc, 2013，6：215-228.

第十二章
肺动脉高压的药物治疗

第一节　概述

肺动脉高压（pulmonary hypertension），简称肺高压，是指由多种异源性疾病（病因）和不同发病机制所致肺血管结构或功能改变，引起肺血管阻力和肺动脉压力升高的临床和病理生理综合征，继而发展成右心衰竭甚至死亡。其血流动力学定义为：海平面、静息状态下，经右心导管检查（right heart cathe terization，RHC）测定的肺动脉平均压（mean pulmonary artery pressure，mPAP）≥ 25mmHg（1mmHg=0.133kPa）。临床上将肺高压分为五大类（表 12-1）：

1. 动脉性肺动脉高压（pulmonary arterial hypertension，PAH）；

2. 左心疾病所致肺动脉高压；

3. 肺部疾病和（或）低氧所致肺动脉高压；

4. 慢性血栓栓塞性肺动脉高压（chronic thromboembolic pulmonaryhypertension，CTEPH）和（或）其他肺动脉阻塞性病变所致肺动脉高压；

5. 未明和（或）多因素所致肺动脉高压。

肺高压在全球范围内并不罕见，其全球患病率约为 1%。在 65 岁以上的老年人群，肺高压患病率大约为 10%。但不同类型肺高压的发病率和患病率有显著差别。在发达国家，成人肺动脉高压的每年发病率约为百万分之 1.1~7.6，而患病率约为百万分之 6.6~26.0。在 65 岁以上人群中，大约存在 3000 万左心疾病所致的肺高压患者。肺部疾病和（或）低氧所致肺高压的患病率和左心疾病所致肺高压类似。肺动脉高压以往被认为主要影响年轻女性，但近年来的研究显示，肺动脉高压患者的平均年龄有所增加。

近十多年来，有关肺动脉高压治疗的临床循证医学研究取得重大进展，多种靶向药物应用于临床，使肺动脉高压的临床治疗策略不断更新，患者预后显著改善。

表 12-1　肺高压的临床分类

分类	亚类
1. 动脉性肺动脉高压（PAH）	1.1 特发性肺动脉高压（IPAH） 1.2 遗传性肺动脉高压（HPAH） 1.3 药物和毒物相关肺动脉高压 1.4 疾病相关的肺动脉高压 　　1.4.1 结缔组织病 　　1.4.2 HIV 感染 　　1.4.3 门脉高压 　　1.4.4 先天性心脏病 　　1.4.5 血吸虫病 1.5 对钙通道阻滞剂长期有效的肺动脉高压 1.6 具有明显肺静脉 / 肺毛细血管受累（肺静脉闭塞病 / 肺毛细血管瘤病）的肺动脉高压 1.7 新生儿持续性肺动脉高压（PPHN）
2. 左心疾病所致肺动脉血压	2.1 射血分数保留的心力衰竭 2.2 射血分数降低的心力衰竭 2.3 瓣膜性心脏病 2.4 导致毛细血管后肺动脉高压的先天性 / 获得性心血管病
3. 肺部疾病和（或）低氧所致肺动脉高压	3.1 阻塞性肺疾病 3.2 限制性肺疾病 3.3 其他阻塞性和限制性并存的肺疾病 3.4 非肺部疾病导致的低氧血症 3.5 肺发育障碍性疾病
4. 慢性血栓栓塞性肺动脉高压和（或）其他肺动脉阻塞性病变所致肺动脉高压	4.1 慢性血栓栓塞性肺动脉高压（CTEPH） 4.2 其他肺动脉阻塞性疾病：肺动脉肉瘤或血管肉瘤等恶性肿瘤、肺血管炎、先天性肺动脉狭窄、寄生虫（包虫病）
5. 未明和（或）多因素所致肺动脉高压	5.1 血液系统疾病（如慢性溶血性贫血、骨髓增殖性疾病） 5.2 系统性和代谢性疾病（如结节病、戈谢病、糖原储积症） 5.3 复杂性先天性心脏病 5.4 其他（如纤维性纵隔炎）

一、肺高压临床表现和诊断

（一）临床表现

肺高压的临床症状缺乏特异性，主要表现为进行性右心功能不全的相关症状，常为劳累后诱发，表现为疲劳、呼吸困难、胸闷、胸痛和晕厥，部分患者还可表现为干咳和运动诱发的恶心、呕吐。晚期患者静息状态下可有症状发作。随着右心功能不全的加重可出现踝部、下肢甚至腹部、全身水肿。导致肺高压的基础疾病或伴随疾病也会有相应的临床表现。部分患者的临床表现与肺高压的并发症和肺血流的异常分布有关，包括咯血、声音嘶哑、胸痛等。严重肺动脉扩张可引起肺动脉破裂或夹层。综合来看，右心失去正常功能，发生右心衰竭是肺动脉高压患者住院和死亡的首位原因。因此，临床中，将右心结构和功能尽量维持在代偿水平是肺动脉高压治疗的重要目标。右心评估也是肺动脉高压治疗中常规且必要的流程，非常有助于医生对于疾病进展的判断，是治疗方案制定与调整的重要参考因素。

（二）临床诊断

肺高压的诊断建议从疑诊、确诊、求因和功能评价四个方面进行。

1. 疑诊　通过病史、症状以及心电图、胸部 X 线片等怀疑有肺高压的患者，进行超声心动图的筛查，以明确发生肺高压的可能性。

2. 确诊　如果心脏彩超怀疑有肺高压，需要用右心导管检查来加以确认和鉴别（mPAP ≥ 25mmHg）。

3. 求因　进一步完善核素肺通气/灌注显像，肺动脉CTA，肺动脉造影，心脏核磁，免疫全套等检查，寻求产生肺高压的原因。

4. 功能评估　对于明确诊断为肺高压的患者，需要根据 WHO 功能分级、6 分钟步行试验及相关检查结果等进行严重程度评估，以利于制定治疗方案（表 12-2）。这四个方面并非严格按照流程分步进行，临床操作过程中可能会有交叉，其中病因诊断贯穿于肺高压诊断的全过程。

表 12-2　动脉性肺动脉高压（PAH）的危险分层

预后因素	低危	中危	高危
A：WHO 功能分级	Ⅰ、Ⅱ	Ⅲ	Ⅳ
B：6MWD	>440m	165~440m	<165m
C：血浆 NT-pro BNP/BNP 水平或 RAP	BNP<50ng/L NT-pro BNP<300ng/L 或 RAP<8mmHg	BNP 50~300ng/L NT-pro BNP 300~1400ng/L 或 RAP 8~14mmHg	BNP>300ng/L NT-pro BNP>1400ng/L 或 RAP>14mmHg
D：CI 或 SvO$_2$	CI ≥ 2.5L/（min·m^2）或 SvO$_2$>65%	CI 2.0~2.4L/（min·m^2）或 SvO$_2$ 60%~65%	CI<2.0L/（min·m^2）或 SvO$_2$<60%

注：评判标准：ABCD 四个标准综合分析。低危：至少符合三项低危标准且不具有高危标准；高危：符合两项高危标准，其中包括心脏指数或混合静脉血氧饱和度；中危：不属于低危和高危者均属于中危。BNP：脑钠肽；NT-pro BNP：N 末端 B 型利钠肽前体；CI：心脏指数；RAP：右心房压力；6MWD：6 分钟步行距离；SvO$_2$：混合静脉血氧饱和度。1mmHg=0.133kPa

二、药物治疗目的和原则

（一）治疗目的

动脉性肺动脉高压（PAH）患者总体的治疗目标是达到并处于低危状态，表现为良好的运动耐量、生活质量、右心功能和低死亡风险。建议患者每 3~6 个月进行随访评估和治疗方案的调整。

（二）治疗原则

1.非药物治疗 对 PAH 患者进行规范化的管理和指导，包括患者日常起居、运动锻炼、药物治疗与调整等，不仅可提高患者的生活质量、改善预后，而且可让患者正视疾病、调整心态，以最佳状态进行生活和工作。因此 PAH 的综合管理需要建立包括临床医师、临床药师、康复治疗师、护士和心理医生、精神科医师等多学科协作团队。

（1）氧疗：吸氧可预防和治疗低氧血症，保持动脉血氧饱和度持续＞90%；尤其是 COPD 合并 PAH 者，动脉氧分压持续在 60mmHg 者应每天吸氧在 15h 以上。

（2）运动与锻炼：推荐 PAH 患者日常生活中应坚持每天适当的低强度运动和锻炼，能够改善患者内皮功能、运动耐力和生活质量。运动形式包括平地或爬坡行走、哑铃训练等，建议每周 5 天，每次 30~60min。中国传统运动项目如太极拳和太极剑等是否有效尚不明确。

（3）预防感染：PAH 患者易合并肺部感染，而感染后加重心衰和猝死风险。推荐 PAH 患者随着季节预防性注射流感疫苗和肺炎疫苗。

（4）育龄期女性避免妊娠：PAH 合并妊娠显著增加患者死亡率，因此一旦发现妊娠应尽早终止妊娠。

（5）心理支持：多数 PAH 患者由于生活质量下降而产生焦虑和情绪低落，因此应进行必要的心理干预和指导。

此外，PAH 患者应避免到高海拔地区旅游和生活，避免感染。

2.一般措施

（1）体力活动和专业指导下的康复：肺动脉高压患者应在药物治疗的基础上，在专业指导下进行运动康复训练。研究分析发现运动康复可以改善肺动脉高压患者 6 分钟步行距离、心肺功能和生活质量评分。

（2）妊娠、避孕及绝经后激素治疗：建议肺动脉高压患者避免怀孕。若妊娠期间被确诊为肺动脉高压，最好在孕 22 周前终止妊娠；选择继续妊娠者，必须转至专业的肺高压中心进行全面评估和密切随访。

（3）择期手术：对肺动脉高压患者，即使进行择期手术也会增加手术风险，接受择期手术者，硬膜外麻醉可能比全身麻醉耐受性好。

（4）预防感染：肺动脉高压患者容易合并肺部感染，而肺部感染是加重心衰甚至导致死亡的重要原因之一。因此，尽管没有有效证据，仍推荐肺高压患者预防性应用流感疫苗和肺炎链球菌疫苗。

3.基础治疗

（1）抗凝治疗：抗凝治疗与预后改善相关，建议对 IPAH、HPAH 和食欲抑制剂相关肺动脉高压患者进行个体化抗凝治疗。

（2）利尿剂：常用利尿剂包括袢利尿剂（呋塞米、托拉塞米）和醛固酮受体抑制剂（螺内酯）。应用利尿剂治疗时需要监测体重、肾功能、电解质等血生化指标，避免低血容量和电解质紊乱。推荐对存在右心功能不全、液体潴留的肺高压患者进行利尿治疗。

（3）氧疗：目前尚缺乏随机对照研究证实肺动脉高压患者长期氧疗获益。基于慢性阻塞性肺疾病患者的证据，建议动脉血氧分压 < 60mmHg（外周血氧饱和度的 < 91%）的肺动脉高压患者进行氧疗，以使动脉血氧分压 ≥ 60mmHg（外周血氧饱和度的 > 91%）。

（4）地高辛及其他心血管药物：地高辛可以增加心脏收缩力，改善心输出量，但其在肺动脉高压患者中的长期疗效尚不确切；可用于降低肺动脉高压患者发生快速房性心律失常的心室率。不建议应用血管紧张素转化酶抑制剂、血管紧张素 II 受体拮抗剂、β 受体拮抗剂、硝酸酯类或伊伐布雷定等药物治疗肺动脉高压，如因合并左心疾病（高血压、冠心病等）需要应用以上药物者，需观察血压、心率等，注意药物间相互作用。

（5）贫血的治疗：研究显示肺动脉高压包括 IPAH、CHD-PAH 以及 CTD-PAH 等患者常伴有铁缺乏，并且铁缺乏与肺动脉高压严重程度和预后相关。缺铁的肺动脉高压患者经静脉补铁治疗 2 个月后缺铁状况和 6MWD 明显改善。推荐肺动脉高压患者进行铁代谢检测，对铁缺乏的肺动脉高压患者进行补铁治疗（首选静脉补铁）。

（三）特异性药物治疗

1. 药物分类 钙拮抗剂（CCB），内皮素受体拮抗剂（ERA），磷酸二酯酶 -5（PDE5）抑制剂，可溶性鸟苷酸环化酶（sGC）激动剂，前列环素类似物和前列环素受体激动剂。

2. 药物治疗策略 对于特发性肺动脉高压、遗传性肺动脉高压、药物和毒物相关肺动脉高压患者进行急性血管反应试验，阳性者逐步滴定后给予高剂量钙拮抗剂治疗；治疗 3~6 个月后进行全面评估，如血流动力学持续改善，且 WHO 功能维持 I~II 级的患者建议继续高剂量 CCBs 治疗，否则应启用靶向药物治疗。

急性血管反应试验阴性的患者建议初始靶向药物联合治疗，高危的患者建议联合静脉前列环素类药物。对以下患者可考虑初始单药治疗：

（1）急性血管反应试验阳性的特发性肺动脉高压、遗传性肺动脉高压、药物和毒物相关肺动脉高压患者，在 CCB 治疗 1 年后 WHO 功能分级仍为 I / II 级，且有持续的血液动力学改善（与最初急性血管反应试验结果相同或更好）；

（2）长期接受单药治疗（> 5~10 年），病情稳定于低危状态的肺动脉高压患者；

（3）年龄 > 75 岁的特发性肺动脉高压患者，存在多个射血分数保留左心衰竭的危险因素（高血压、糖尿病、冠心病、房颤、肥胖）；

（4）疑诊或高度可能是肺静脉闭塞病 / 肺毛细血管瘤病患者；

（5）HIV、门脉高压或未矫正的先天性心脏病等相关肺动脉高压患者（上述患者未纳入起始联合的临床随机对照研究）；

（6）轻症肺动脉高压患者（如 WHO 功能分级 I 级，肺血管阻力 3~4WU，mPAP < 30mmHg，超声心动图提示右心室功能正常）；

（7）无法获得联合治疗或存在禁忌证（如严重肝病）。

3. 靶向药物联合治疗 联合治疗的定义就是同时联用两种或多种不同类型的药物对

患者予以治疗。在肺动脉高压发病机制中3条通路（前列环素通路，内皮素通路，一氧化氮通路）均可由特异性的靶向药物予以阻断。从理论上讲，联合治疗通过调控多种发病通路，发挥药物之间的协同作用及减少单药用量，取得比单药治疗更好的效果，但同时要考虑不良反应的增多和药物相互作用的问题（表12-3）。

表12-3　PAH靶向药物用法用量和常见不良反应

靶向药物	用法用量	不良反应
前列环素类似物		
依前列醇	2~4ng/（kg·min）起始，持续静脉泵入，逐渐加到目标剂量	头痛、消化道症状、输注路径感染
伊洛前列素	每次10~20μg，一日吸入6~9次	头痛、脸红、低血压
曲前列尼尔	1.25ng/（kg·min）起始，静脉或皮下注射，逐渐加到目标剂量	输注部位疼痛、头痛、腹泻
贝前列素	20~80μg，qid，口服	头痛、面色潮红
前列环素受体激动剂		
司来帕格	200μg，bid逐渐上调至耐受剂量，最大剂量1600μg bid	头痛、腹泻、恶心呕吐、下颌疼痛
内皮素受体拮抗剂		
波生坦	62.5~125mg，bid	氨基转移酶升高、外周水肿、贫血
安立生坦	5~10mg，qd	头痛、外周水肿、贫血
马昔腾坦	10mg，qd	贫血
磷酸二酯酶5型抑制剂		
西地那非	20mg，tid	头痛、脸红、视觉障碍等
他达那非	20~40mg，qd	头痛、脸红、肌痛
伐地那非	5mg，bid	头痛、脸红、肌痛
鸟苷酸环化酶激动剂		
利奥西呱	1mg，tid，根据血压情况每2周上调一次剂量，直至2.5mg，tid	消化道症状、低血压、咯血

注：qd，每日1次；bid，每日2次；tid，每日3次；qid，每日4次

肺动脉高压是一个进展性疾病，延迟达标治疗（达到低危状态）可能会影响患者的长期预后。建议肺动脉高压起始联合治疗，尽早达标。对于初始治疗肺动脉高压的患者，如果为低或中危状态，建议起始联合不同通路靶向药物治疗。如果为高危状态，起始联合治疗建议包括静脉前列环素类靶向药物治疗。对于已经治疗过的肺动脉高压患者，若仍未达到低危状态，需进行序贯联合治疗。已有多项临床研究证实序贯联合较单药治疗能取得更好疗效。

（四）手术治疗

手术是切除或者修复身体某个部分的操作，治疗肺动脉高压患者的手术不止一种，但并不是所有的患者都适合手术治疗，应该由肺高压诊疗中心的专业团队进行严格的判断。对于肺动脉高压患者，首先应给予充分的靶向药物联合治疗，当危险分层评估处于高危，且经充分靶向药物治疗后病情尚不能改善的，则应选择肺移植治疗。对于高危重

症患者，房间隔造口术作为一种姑息治疗方法，可以为有条件等待肺移植手术的患者提供时间，作为一种桥接治疗方法。

三、动脉性肺动脉高压（PAH）的药物治疗研究进展

目前肺动脉高压的临床治疗药物有限，主要为肺血管扩张剂，但该类药物只能改善症状，无法直接改善肺血管重构异常，无法降低患者的死亡率，疗效有限。随着肺动脉高压发病机制的深入研究，一些作用于其他路径的药物也展现出一定的降肺动脉压力作用，可能提供新的药物治疗方案。

（一）Rho 激酶抑制剂

临床试验表明，静脉注射法舒地尔可明显降低 17% 严重 PAH 患者的肺动脉阻力，并可改善心脏指数；吸入法舒地尔也可改善肺动脉平均压，但不降低血管阻力。

目前已有很多临床研究确认法舒地尔的急性效应，但其长期疗效和安全性仍有待进一步评估。

（二）受体酪氨酸激酶抑制剂

伊马替尼通过阻止血小板衍生生长因子受体激活，进而抑制新生血管内膜的形成与平滑肌细胞向内皮层转移，遏制 PAH 的发展。研究表明，在联合使用至少 2 种药物进行 PAH 治疗的晚期患者中，伊马替尼可以改善心输出量，适度降低患者的 mPAP。然而由于不良反应严重，不鼓励其超说明书用于 PAH。尽管如此，靶向生长因子仍是值得继续研究的策略，更好地理解这种治疗方法，从而在不产生严重不良反应的情况下阻断增殖途径，可能有利于未来新药的研发。

（三）神经激素调节剂

PAH 的发生与神经激素的激活有关，患者体内可发现肾素 - 血管紧张素 - 醛固酮系统上调。肾素和血管紧张素 I 和 II 水平升高的程度与预后不良呈正相关。此外，β 受体拮抗剂、血管紧张素转化酶 II 激活剂、血管紧张素 II 受体拮抗剂、醛固酮抑制剂均在临床试验中表现出一定的疗效。

（四）5- 羟色胺受体拮抗剂

色氨酸羟化酶 -1 催化色氨酸合成血清素，引起肺动脉血管收缩和肺动脉平滑肌细胞增殖。研究发现，PAH 患者重构的血管中过表达 TPH-1 基因，敲除 TPH-1 基因的小鼠患 PAH 几率降低。抑制 TPH-1 基因表达是拮抗 5- 羟色胺（5-HT）的潜在靶点。此外，已有研究报道 5-HT$_{2B}$ 拮抗剂可以有效治疗小鼠 PAH。关于 5-HT 受体用于 PAH 治疗的证据越来越多，可能的治疗靶标有待更深入的研究与确证。其中，包含线粒体和代谢适应性改变，前者包括线粒体超极化、线粒体裂变融合失衡和线粒体热休克蛋白聚

集等，导致细胞代谢从葡糖糖氧化转向糖酵解，后者包括 PAH 患者合并葡糖糖耐受不良和胰岛素抵抗等。

（五）表观遗传学改变

涉及 DNA 甲基化、组蛋白修饰和非编码 RNA 调节等，且研究发现 PAH 患者中的表观遗传 / 代谢 /DNA 损伤反应轴与癌症中改变极为相似。

（六）炎症介质、氧化应激、多种生长因子受体

炎症介质、氧化应激、多种生长因子受体（如转化生长因子 β 超家族）和转录因子 PPAR-γ 等。总之，这些临床前研究已经初步发现了一些针对肺血管重构和右心室重构的治疗新靶点，但最大困难和挑战是寻找和验证将临床前研究靶点转变为临床研究的有效治疗 PAH 的新靶点。尽管如此，在已有的 PAH 发病机制认识和治疗靶点的基础上，

尽管如此，在已有的 PAH 发病机制认识和治疗靶点的基础上，期待未来的基础与临床研究获得更大地突破和发展。

第二节　临床药物治疗案例分析

一、肺动脉高压（重度）患者药物治疗案例分析

📋 病历摘要

患者，女性，48 岁。

主诉：反复胸闷、气促 1 余年，再发加重 20 余天。

现病史：1 余年前患者无明显诱因出现胸闷、气促，爬坡及长时间行走时症状明显加重，无心悸、胸痛，无头晕、头痛，无腹痛、腹胀等不适，就诊于当地医院后好转出院（具体诊疗不详）。随后患者胸闷、气促症状反复发作，再次就诊于外院，完善相关检查后考虑"肺动脉高压"，予以对症支持治疗后好转出院（具体诊疗不详）。2019 年 11 月，患者因上述症状再发，就诊于我院，完善右心导管＋选择性肺动脉造影术，术后诊断：肺动脉高压（重度）全肺阻力显著升高；经降肺动脉压力、抗心衰治疗后好转出院。出院后患者规律口服"波生坦 62.5mg qd"降肺动脉高压。20 余天前，患者自行停药，受凉后再次出现胸闷、气促，活动严重受限，不能平卧，伴双下肢凹陷性水肿，小便量减少，咳嗽、咳痰，痰为白色黏痰，无心悸、胸痛，无头晕、头痛等不适，在家自行口服"感冒药"后症状无缓解，遂就诊于我院急诊，以"慢性心衰"收住。起病以来，患者精神、饮食、睡眠欠佳，小便量少，大便正常，体重无明显增减。

既往史：慢性肾功能不全病史 1 余年；否认高血压、冠心病、糖尿病病史；否认

"伤寒、结核、新冠肺炎"等传染病史；否认长期口服减肥药；余无特殊。

个人史、婚育史、月经史、家族史无特殊。

体检：T 36.4℃，P 98 次/分，R 22 次/分，BP 102/67mmHg，SaO$_2$ 97%（无创呼吸机辅助呼吸）。端坐卧位，神志清楚，问答切题。颜面部浮肿，双侧瞳孔等大等圆，直径约 3mm，对光反射灵敏。口唇发绀，伸舌居中，咽无充血，双侧扁桃体不大。颈软，颈静脉充盈，肝颈静脉回流征阳性，气管居中，甲状腺无肿大。胸廓对称无畸形，双肺呼吸音粗，可闻及少量湿啰音。心前区未见异常隆起、凹陷或搏动，未扪及震颤，心脏绝对浊音界扩大，心率 98 次/分，律齐，三尖瓣区可闻及收缩期 3/6 级杂音。腹平软，未见胃肠型、蠕动波，无腹壁静脉曲张，无反跳痛及肌紧张，肝、脾未扪及，肝肾区无叩击痛，肠鸣音 4 次/分。双下肢中度对称性凹陷性水肿。余查体无特殊。

既往辅助检查：2019 年 11 月免疫全套：ANA、ENA、免疫球蛋白、补体、免疫固定电泳未见异常。

吸入支气管剂后肺功能：

1. 轻度阻塞性肺通气功能障碍；

2. 小气道功能障碍；

3. 气道阻力正常。

肺动脉 CTA：

1. 未见明显肺动脉栓塞征象；

2. 左肺下叶钙化灶；

3. 心脏增大，肺动脉高压征象。

冠脉 CTA：

1. 左前降支中段心肌桥；

2. 心脏增大，肺动脉高压征象。

心脏彩超：LA 28mm，RA 61mm×60mm，LV 32mm，RV 30mm，估测肺动脉收缩压 149mmHg；右心增大，三尖瓣大量反流，肺动脉高压（重度）。

右心导管检查+肺动脉造影：下腔静脉、右心房、上腔静脉、右心室、肺动脉、外周动脉压分别为：13/7/9mmHg、13/6/8mmHg、13/6/8mmHg、130/8/49mmHg、130/57/82mmHg、118/70/87mmHg；全肺阻力为 31.8WU；造影见肺动脉分支稀疏，肺静脉回流时间正常，未见肺动脉血栓、狭窄，远端血管分支清楚通畅。术后诊断：肺动脉高压（重度）全肺阻力显著升高。

入院诊断：

1. 慢性心力衰竭急性加重，心功能Ⅳ级（NYHA 分级）；

2. 肺动脉高压（重度）；

3. 社区获得性肺炎？

4. 三尖瓣反流（重度）；

5. 慢性肾功能不全。

🔖 治疗经过及用药分析

患者1余年前明确诊断为肺动脉高压，且结合患者的辅助检查分析，其具体分型很可能是PAH中的特发性肺动脉高压。长期口服波生坦治疗。患者此次入院以右心衰为表现，诱因为肺部感染。因此，该患者的治疗可分为：

（1）祛除诱因：抗感染（头孢呋辛1.5g q12h）；无创呼吸机辅助呼吸。

（2）抗心衰严格的容量管理，控制出入量；小剂量多巴胺（改善肾血流）+利尿剂充分利尿；左西孟旦增强心肌收缩力。

（3）降肺动脉压力：患者此次入院时，PAH危险分层为中等～高风险，因此我们调整以前的单药治疗为联合治疗，结合患者经济情况，最终选定的治疗方案为西地那非25mg tid+波生坦125mg bid。生化指标见表12-4。

表12-4　生化指标变化

日期	WBC	N%	Cr	BNP	PO$_2$
第一天（无创）	12.05	71.3	131.93	10189	70.7
第三天（无创）	6.56	62.2	90.9	2352	138
第四天（鼻导管）	5.5	58.3	81.62	1474	73.1

患者经上述治疗后，症状明显好转，住院6天后办理出院。出院后嘱咐患者继续双联抗肺动脉高压药物治疗，并定期门诊随访。若患者能长期耐受当前药物，且处于危险分层的低风险阶段，则可无需调整药物种类，否则应进行药物剂量和药物种类的更改。

🎯 治疗总结

1. 对肺动脉高压患者应加强健康教育，提高患者医从性，定期门诊随访，调整药物治疗方案。

2. 肺动脉高压合并右心衰竭患者的治疗原则应包括治疗诱发因素（贫血、心律失常、感染、药物、活动、合并症等）、优化容量管理、降低右心室后负荷（联用PAH靶向治疗药物）、应用正性肌力药物（如多巴酚丁胺，对于心率偏快患者可选择左西孟旦）改善心输出量以及维持体循环血压（去甲肾上腺素和多巴胺）。

3. 若经充分的内科药物治疗，仍合并严重血流动力学受损、运动耐量显著下降、严重右心衰竭，应考虑行肺移植或心肺联合移植。

二、房间隔缺损、房水平左向右分离、重度肺动脉高压患者药物治疗案例分析

病历摘要

患者，女性，37 岁。

主诉：活动时胸闷、气促 1 余年，加重 2 个月。

现病史：1 余年前，患者于活动时出现胸闷、气促，活动耐量下降，平地行走 2min 即感胸闷、气促，休息后可缓解，未予重视及诊治。2 个月前，患者上述症状加重，轻微活动即感胸闷、气促，无胸痛、心悸、晕厥等不适，就诊于外院，完善心脏超声提示：

1. 房间隔缺损　房水平左向右分离；

2. 重度肺动脉高压；

3. 三尖瓣重度反流。

今为求进一步诊治，就诊我院。

既往史、个人史、婚育史、家族史无特殊。

入院后完善检查：

血常规：WBC 7.63×10^9/L，Hb 160g/L，PLT 220×10^9/L。

血气分析：未吸氧，pH 7.447，PO_2 77.2mmHg，PCO_2 25.7mmHg，氧饱和度 93.2%，NT-pro BNP 1152pg/ml。

甲功三项：T3、T4 正常，TSH < 0.005，TGAb+，TRAb+。

肝肾功能、电解质、心肌酶学、DIC 未见明显异常。

6 分钟步行试验：100m。

心脏彩超（2021-01-18）：见图 12-1。

肺动脉 CTA：

1. 考虑动脉导管未闭，房间隔缺损，肺动脉高压，右心增大；

2. 右肺中叶纤维灶并局部支气管扩张；

3. 前纵隔密度增高影，考虑胸腺退化不全。

左房前后径	25	mm	右室前后径	35	mm	主肺动脉径	39	mm
主动脉瓣环径	17	mm	室间隔厚度	10	mm	右肺动脉径	32	mm
升主动脉径	22	mm	左室舒末径	35	mm	左肺动脉径	15	mm
窦部前后径	25	mm	左室后壁厚度	7	mm	右房径	46*38	mm

LVSF: EF: 71 % 正常
LVDF: E峰 72cm/s 　A峰 52cm/s 　E/A>1 　TDI: Em 5.46cm/s 　Em/Am<1 　降低

	单位	二尖瓣		三尖瓣		主动脉		肺动脉		升主动脉	房间隔	室间
		正	反	正	反	正	反	正	反			
速流	cm/s			543	93			109	398			
压差	mmHg			118	3			5	63			

多普勒超声

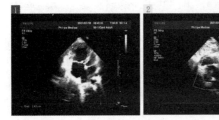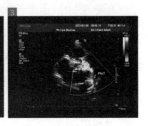

超声所见

右室增大，余房室腔内径正常范围。室间隔及左室壁厚度正常，右室壁增厚，厚约10mm，运动协调，收缩幅度正常。房间隔中部回声连续性中断，宽约25mm，下腔静脉侧无残端。各瓣膜形态、结构、启闭运动未见明显异常。肺动脉增宽，大动脉关系正常。主动脉峡部与左肺动脉起始部似见管道样回声交通，宽约9mm。心包腔未见异常。

多普勒超声检查：MR、AR、TR+++、PR+++；房水平探及双向分流，以右向左为主。主动脉峡部与左肺动脉起始部管道样回声探及右向左分流。估测肺动脉收缩压123mmHg。

诊断提示

先天性心脏病：

房间隔缺损（II孔型），房水平右向左为主双向分流；

动脉导管未闭可疑，大动脉水平右向左分流，建议CTA检查

右室增大，右室壁增厚，肺动脉增宽

肺动脉高压（重度）

三尖瓣、肺动脉瓣大量反流

图 12-1　心脏彩超

🦠 治疗经过及用药分析

1. 入院后予以吸氧、抗心衰等支持治疗后，好转出院。

治疗方案：

枸橼酸西地那非片　每次 1/4 片（25mg）　每日 3 次

马昔滕坦片　每次 1 片（10mg）　每日 1 次

呋塞米片　每次 1 片（20mg）　每日 1 次

螺内酯片　每次 1 片（20mg）　每日 1 次

2. 三个月后复查患者胸闷、气促症状较前明显改善。心脏彩超（2021-04-23）：见图 12-2。

申请科室：	XXGNKYSZ-心血管内科			检查部位：	心脏超声+心脏收缩功能+左室舒张功能组织多		
左房前后径	31	mm	右室前后径	33	mm	主肺动脉径	33	mm
主动脉瓣环径	18	mm	室间隔厚度	7	mm	右肺动脉径	21	mm
升主动脉径	26	mm	左室舒末径	30	mm	左肺动脉径	15	mm
裹部前后径	23	mm	左室后壁厚度	8	mm	右房径	53*48	mm

LVSF: EF: 76 % 正常

LVDF: E峰 86 cm/s A峰 48cm/s E/A>1 TDI: Em 12.6 cm/s Em/Am>1 正常

多普勒超声

	单位	二尖瓣		三尖瓣		主动脉		肺动脉		升主动脉	房间隔	室间
		正	反	正	反	正	反	正	反			
速流	cm/s			493	120	136	398					
压差	mmHg			97	6	7	63					

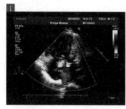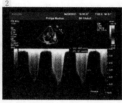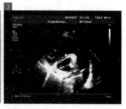

超声所见

右心增大，余房室腔内径正常范围。室间隔及左室壁厚度正常，右室壁增厚，厚约10mm，运动协调，收缩幅度正常。房间隔中部回声连续性中断，宽约26mm。下腔静脉侧无残端。各瓣膜形态、结构、启闭运动未见明显异常。肺动脉增宽，大动脉关系正常。主动脉峡部与左肺动脉起始部似见管道样回声交通，宽约7mm。心包腔未见异常。

多普勒超声检查：TR+++、PR+++；房水平探及左向右为主双向分流信号。主动脉峡部与左肺动脉起始部管道样回声探及可疑右向左分流。估测肺动脉收缩压107mmHg。

诊断提示

先天性心脏病：

房间隔缺损（II孔型），房水平左向右为主双向分流；

动脉导管未闭可疑，大动脉水平右向左分流，建议CTA检查

右心增大，右室壁增厚，肺动脉增宽

肺动脉高压（重度）

图 12-2 心脏彩超

（1）右心导管检查：下腔静脉、右房、上腔静脉、右心室、肺动脉，压力分别为13/5/8mmHg、13/7/10mmHg、13/6/8mmHg、108/5/40mmHg、106/35/59mmHg。血氧饱和度分别为73.4%、82.8%、60.4%、82.3%、80.3%。

Qp/Qs=1.979，肺血管阻力 7.288WU，PVRI 9.40。

全肺阻力：8.599WU。

（2）6分钟步行试验：340m。

心脏外科会诊暂不考虑手术，继续靶向药物治疗。

（3）治疗方案

枸橼酸西地那非片 每次 1/4 片（25mg） 每日 3 次

马昔滕坦片 每次 1 片（10mg） 每日 1 次

司来帕格片 每次 1 片（0.2mg） 每日 2 次

呋塞米片 每次 1 片（20mg） 每日 1 次

螺内酯片 每次 1 片（20mg） 每日 1 次

3.一年后复查患者日常活动，不再有胸闷、气促、呼吸困难不适。心脏彩超（2022-02-09）：见图 12-3。

患者 ID　0003913675　　　　　　　　　　　　　仪器

| 姓　　名： | ▬ | 性　别 | 女 | 年　龄： | 38 | 岁 | 住院号 | 01758346 | 床号 | 二区66 |

申请科室：　XXGNKYSZ-心血管内科　　　　检查部位：　心脏超声+心脏收缩功能+左室舒张功能组织多

左房前后径	26	mm	右室前后径	26	mm	主肺动脉径	27	mm
主动脉瓣环径	16	mm	室间隔厚度	11	mm	右肺动脉径		
升主动脉径	21	mm	左室舒末径	33	mm	左肺动脉径		
窦部前后径	23	mm	左室后壁厚度	6	mm	右房径	50*55	

LVSF：EF：　62 % 正常
LVDF：E峰90cm/s　　A峰61cm/s　　E/A＞1　　TDI：　Em9.2 cm/s Em/Am＞1　　　　　正常

多普勒超声

	单位	二尖瓣		三尖瓣		主动脉		肺动脉		升主动脉		房间隔		室间
		正	反	正	反	正	反	正	反					
速流	cm/s			457	134			178	355					
压差	mmHg			84	7			12	45					

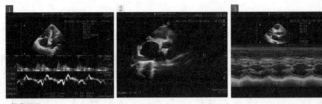

超声所见
　　右心房室扩大，左心内径正常；右室前壁厚10mm，室壁运动正常，收缩增厚率正常。房间隔伸展径48mm，房间隔中部回声脱失约27mm，距二尖瓣、心房各边及下腔静脉距离＞5mm，距下腔静脉约4mm；室间隔延续完整。三尖瓣瓣环扩大，瓣膜闭合欠佳。余瓣膜形态、结构，启闭正常。大动脉关系及发育正常，主动脉弓降部正常。
　　多普勒检查：TR+++、PR+++。房水平双向分流。估算肺动脉收缩压约94mmHg。

诊断提示
　　先天性心脏病
　　II孔型房间隔缺损（中央型）房水平双向右分流
　　肺动脉瓣、三尖瓣大量返流
　　肺动脉高压（重度）

图 12-3　心脏彩超

　　（1）右心导管检查：下腔静脉、右房、上腔静脉、左心房、右心室、肺动脉，压力 分 别 为 9/5/6mmHg、10/2/6mmHg、10/3/5mmHg、10/6/8mmHg、92/31/51mmHg、92/29/50mmHg。血氧饱和度分别为：76.4%、81.9%、61.50%、95.1%、80.7%、80.5%

　　Qp/Qs=1.714，肺血管阻力 7.2WU，PVRI 9.22。

　　（2）全肺阻力：8.3WU。

　　（3）6分钟步行试验：480m。

　　（4）心肌核磁扫描：左室 EF 61.03%，CO 3.91L/min，左室舒张末期容积 EDV 83.12ml，左室 ED-ES Mass 65.25g。右室 EF 16.03%，CO 14.47L/min，右室舒张末期容积 EDV 231.83ml。右心体积明显增大，右室壁变薄，右房前后径 60mm，右室流出道扩张，右室壁未见明显脂肪浸润。入院后检查对照指标见表 12-5。

　　4.心脏外科再次会诊暂不考虑手术，继续靶向药物治疗。

治疗方案：

　　枸橼酸西地那非片　每次 1/4 片（25mg）　每日 3 次

　　马昔滕坦片　每次 1 片（10mg）　每日 1 次

　　司来帕格片　每次 1 片（0.6mg）　每日 2 次

　　呋塞米片　每次 1 片（20mg）　每日 1 次

　　螺内酯片　每次 1 片（20mg）　每日 1 次

表 12-5　入院后检查对照指标

指标	2021-04	2022-02
右室前后径	33mm	26mm
右房径	53mm×48mm	50mm×55mm
PASP	107mmHg	94mmHg
PVR	7.28WU	7.2WU
Qp/Qs	1.979	1.741
下腔静脉	13/5/8mmHg	9/5/6mmHg
右房	13/7/10mmHg	10/2/6mmHg
上腔静脉	13/6/8mmHg	10/3/5mmHg
右心室	108/5/40mmHg	92/31/51mmHg
肺动脉	106/35/59mmHg	92/29/50mmHg
下腔静脉血氧	73.4%	76.4%
右房血氧	82.8%	81.9%
上腔静脉血氧	60.4%	61.5%
右心室血氧	82.3%	80.7%
肺动脉血氧	80.3%	80.5%
6分钟步行实验	340m	480m

🎯 治疗总结

1. 该患者先天性心脏病相关肺动脉高压诊断明确，首次入院时评估为中危状态，经吸氧、抗心衰治疗后好转，出院时给予初始联合治疗（西地那非＋马昔腾坦）。三个月后复查，评估患者为低危状态，右心导管检查示肺循环阻力升高，心脏外科暂不考虑手术治疗，考虑到患者较年轻，为积极创造手术条件，进一步降低肺循环阻力和肺高压，予以加用司来帕格片行三药联合治疗。一年后复查，患者继续维持低危状态，未诉特殊不适，肺循环阻力和肺高压较前稍好转，心脏外科再次评估仍不具备手术条件，考虑到患者经济条件有限，故继续予以三联药物口服治疗，拟择期再次评估。

2. 对于此类患者，应加强随访，保证患者有良好的医从性，定期复查评估患者一般情况、右心功能、肺高压和肺循环阻力情况，若达到外科手术条件，及早行外科手术治疗先天性心脏病。

3. 若经充分的内科药物治疗，仍无外科封堵手术条件，且合并严重血流动力学受损、运动耐量显著下降、严重右心衰竭，应考虑行心肺联合移植。

三、慢性阻塞性肺疾病合并肺动脉高压患者药物治疗案例分析

📋 病历摘要

患者，男性，54岁。

主诉： 因"反复间断咳嗽、咳痰10余年加重伴显著活动后气促1个月"入院；患者平时平地行走数十米左右即感憋气，呼吸困难，需休息十余分钟后可缓解，症状进行性加重；近1个月受凉后咳嗽、咳痰及气短症状明显加重，当地医院诊断为"肺动脉高压、肺心病"，给予强心、利尿治疗后好转。出院后间断低流量吸氧，不规律服用地高辛、氢氯噻嗪、卡托普利和茶碱缓释片等药物，症状无改善，活动后气短进行性加重，并出现双下肢凹陷性水肿和全身乏力。长期吸烟史。外院心脏彩超示右心房右心室增大、室壁运动异常、三尖瓣关闭不全、中度肺动脉高压，估测肺动脉压力90mmHg。否认输血史及传染疾病史，否认遗传病及心血管病家族史。

查体： 体温36.6℃，脉搏116次/分，呼吸20次/分，血压112/78mmHg，SaO_2 86%。神志清，口唇发绀，颈静脉怒张，桶状胸，呼吸动度减弱，叩诊过清音。双肺呼吸音清，左下肺可闻及少量湿啰音。心音遥远，心率116次/分，律齐，肺动脉瓣区第二心音（P2）＞主动脉瓣区第二心音（A2），各听诊区未闻及病理性杂音。肝肋下约1.5cm，双下肢不肿，无杵状指。

实验室检查： 血常规：白细胞$6.68×10^9/L$，中性粒细胞百分比68.4%，血红蛋白168g/L。心电图：Ⅱ、Ⅲ、aVF导联T波倒置，ST段压低0.1mV，V1~V6导联T波双向或倒置。腹部B超：肝剑突下5.2cm，季肋下1.8cm。血气分析（吸氧2L/min）：pH 7.371，PCO_2 66.4mmHg，PO_2 68.8mmHg，HCO_3^- 36.2mmol/L。胸部CT检查示双肺肺气肿；肺功能（吸入支气管扩张剂后）示第1s用力呼气容积（FEV1）%为16.6%，FEV1/用力肺活量（FVC）为39.78%，残气量/肺总量（RV/TLC）为66.4%，一氧化碳弥散量（DLCO）为28.4%；支气管扩张剂可逆试验阴性；心脏彩超提示重度肺动脉高压（估测肺动脉收缩压为85mmHg）、左心房和右心房及右心室增大、三尖瓣轻度关闭不全、主肺动脉轻度增宽。双下肢深静脉超声检查：双下肢深静脉未见明显血栓。CT肺动脉造影：未见明显肺血栓栓塞征象，主肺动脉增宽，符合肺动脉高压。6分钟步行试验无法完成。右心导管检查和急性血管扩张试验结果：PAP 56/28（35）mmHg、RVP 54/27（33）mmHg、RAP 21/14（19）mmHg；吸入20μg伊洛前列素后分别为40/19（26）；肺毛细血管楔压（PCWP）为11mmHg，用药后为14mmHg，心输出量和肺血管阻力分别为6.8L/min和3.1WU，用药分别为5.4L/min和2.0WU。

入院诊断：

1. 慢性阻塞性肺疾病（COPD）合并肺动脉高压；

2. 慢性肺源性心脏病；

3. 2 型呼吸衰竭。

〇〇 治疗经过及用药分析

入院后予低流量吸氧、沙美特罗 / 氟替卡松吸入（50/500μg bid）、噻托溴铵吸入（18μg qd）、华法林抗凝、$N-$ 乙酰半胱氨酸口服（0.4g tid）治疗。治疗 27 天后复查血气分析（吸氧 2L/min）：pH 7.41、P_aCO_2 42.2mmHg，P_aO_2 86.1mmHg；超声心动图：估测肺动脉压 42mmHg；肺功能：FEV1% 39.6%，FEV1/FVC 49.22%，RV/TLC 71.2%，DLCO 74.4%；6 分钟步行试验为 566m。

◎ 初始治疗方案分析

慢性肺部或低氧性疾病一般导致轻中度肺动脉压力升高，一旦肺动脉压力显著升高〔mPAP ≥ 35mmHg 或 mPAP ≥ 25mmHg 且伴心脏指数< 2.0L/（min·m^2）〕时，需要排除是否合并其他疾病，如左心疾病、CTEPH 和 PAH 等。根据目前国内外指南推荐，肺部疾病和（或）低氧导致的肺动脉高压主要针对原发病治疗，推荐长期氧疗，不推荐常规靶向药物治疗。本病例诊治符合指南推荐，具有特点：

（1）男性，54 岁，长期间断咳嗽、咳痰，伴活动后憋喘 1 月余；

（2）重度吸烟史；

（3）查体与肺部 CT 提示严重肺气肿；

（4）肺功能提示混合性通气功能障碍，可逆试验阴性，弥散功能障碍，血气分析示 2 型呼吸衰竭；

（5）超声心动图示重度肺动脉高压，左心房和右心房及右心室增大；

（6）CTPA 未见肺血栓栓塞征象，双下肢深静脉未见明显血栓；

（7）急性血管扩张试验阴性；

（8）临床诊断为 COPD 合并肺动脉高压、慢性肺源性心脏病合并 2 型呼吸衰竭；

（9）治疗方案支气管扩张剂加华法林抗凝治疗有效，症状减轻，肺功能有改善，肺动脉压力下降；

（10）未使用降肺动脉高压靶向药物。

◎ 用药监护要点

患者需要长期氧疗，并重视感染预防，长期使用支气管扩张剂，抗凝治疗可能待肺动脉压力降至正常或接近正常水平时谨慎使用。定期复查超声心动图评估肺动脉压力和心脏功能。目前大部分研究发现，使用肺血管靶向药物治疗后，患者的血流动力学指标虽有改善，但运动耐量未必改善，且同时加重患者缺氧。目前普遍认为，现有的靶向药物不适合用于 COPD 相关性肺动脉高压的治疗。这与缺氧引起的肺血管收缩是一种保护机制，强行扩张肺血管会导致通气血流比例失调，从而进一步加重缺氧。

四、特发性肺动脉高压患者药物治疗案例分析

📖 病历摘要

患者，女性，35岁。

主诉： 因"活动后胸闷、气促3余年，加重1年多"入院；3年前无明显诱因出现活动后气促、活动耐力下降，伴胸闷并晕厥1次，自诉1min左右自行苏醒，无咳嗽、咳痰，无胸痛，无发热、皮疹及关节痛。就诊于当地某三甲医院，行心导管检查示肺动脉高压升高为"肺动脉压102/25/51mmHg"，予以"西地那非、贝前列腺素钠和呋塞米"治疗后症状无明显好转。2年前反复晕厥、咯血，就诊多家三甲医院，给予口服"马昔腾坦＋西地那非＋司来帕格以及利伐沙班"治疗，并长期家庭氧疗，后因消化道出血而停用利伐沙班。现因上述症状加重入院治疗。无高原居住史，无粉尘、毒物及特殊药物等接触史，无慢性阻塞性肺疾病（COPD）史、无下肢静脉炎史，家族父母及兄妹中未发现肺动脉高压。否认输血史与传染疾病史。

查体： 体温36.1℃，脉搏75次/分，呼吸20次/分，血压94/66mmHg，SaO_2 89%（吸氧2L/min）。神志清，口唇发绀，颈静脉无怒张，无桶状胸；心率75次/分，律齐，听诊肺动脉瓣区第二心音（P2）＞主动脉瓣区第二心音（A2），三尖瓣区闻及收缩期杂音。肝脾未触及，双下肢无水肿。无杵状指。

实验室检查： 心脏超声心动图示右心增大、三尖瓣重度反流、右室收缩功能尚可、重度肺动脉高压、EF54%。右心声学造影示未见心内水平与大动脉水平分流。肺功能测定：FEV1%Pred 77.1%、FEV1/FVC 97.58%。冠脉CTA示左右冠脉未见狭窄、回旋支短小。NT-pro BNP为121pg/ml。抗环瓜氨酸肽抗体、风湿三项、类风湿因子、抗核抗体、抗心磷脂抗体检测均阴性。肺动脉CTA示符合肺动脉高压症、双肺散在细支气管炎、心脏体积增大、右心为著。血管超声示双下肢深静脉和颈内静脉未见异常。甲状腺彩超未见异常。血清铁蛋白正常。肺灌注显像示双肺多发血流受损灶，以双肺上叶、左肺下叶背段胸膜下为著，符合肺动脉高压表现。半年前外院右心导管检查：基础状态肺动脉平均压83mmHg，肺血管阻力20.9WU，心脏指数3.47L/（min·m²）；吸氧后肺动脉平均压85mmHg，肺血管阻力16.1WU；心脏指数9.84L/（min·m²），急性肺血管扩张试验阴性，心导管检查诊断为重度肺动脉高压。6分钟步行试验为214m。

入院诊断：

1. 特发性肺动脉高压（重度）；
2. 慢性右心衰，WHO功能Ⅲ分级，危险分层：中危。

❦❦ 治疗经过及用药分析

入院后复查右心导管检查：基础状态上腔静脉压 15/6/11mmHg，SaO_2 68%；右房压 17/4/11mmHg；右室压 155/-11/66mmHg；肺动脉压 157/53/88mmHg，SaO_2 71%；下腔静脉压 16/5/11mmHg；肺小动脉楔压 15/9/11mmHg；指脉氧 100%；心输出量 6.3L/min（Fick's 法）、心指数 CI 4.6L/（min·m²）（Fick's 法）；肺血管阻力 12.2WU；体循环阻力 11.3WU；结果提示毛细血管前性肺动脉高压。6 分钟步行试验为 188m。给予 "西地那非 + 司来帕格 + 马昔滕坦" 三联治疗用药情况下患者仍未达到低危状态，活动耐力较前降低，故调整治疗方案为：曲前列尼尔皮下注射 + 西地那非 + 马昔滕坦。同时给予适当利尿、静脉用去乙酰毛花苷和扩血管药物等。经上诉方案治疗 2 周后，患者自觉活动后气促、胸闷症状减轻，食欲好转；再次评估 6 分钟步行试验为 312m。

◎ 初始治疗方案分析

患者诊断为特发性肺动脉高压（IPAH），但未行基因检测明确基因突变情况。根据世界肺动脉高压大会建议，WHO 肺动脉高压功能分级决定治疗方案，推荐 Ⅱ 级患者选择口服内皮素受体拮抗剂，代表药物有波生坦、安立生坦和马昔滕坦，或口服磷酸二酯酶 -5 抑制剂，代表药物有西地那非和他达那非，还有可溶性鸟苷酸环化酶激动剂利奥西呱；推荐 Ⅲ 级患者口服内皮素受体拮抗剂或磷酸二酯酶 -5 抑制剂，或使用前列环素类，代表药物依前列醇静脉注射、伊洛前列素吸入；推荐 Ⅳ 级患者应首选持续性静脉滴注依前列醇。用药过程中检测有无药物不良反应，如内皮素受体拮抗剂对肝功能可能的影响、西地那非潜在的胃肠道和眼部不良反应。同时，还应定期评估病情，如定期复查 6 分钟步行试验、超声心动图、BNP/ NT-pro BNP，并进行 WHO 功能分级。若疗效不满意应及时调整药量、用药方案，必要时尽早联合用药。

联合用药的目的是通过干预肺动脉高压病理生理过程的不同靶点，充分发挥药物的最大疗效及协同作用，使无效或疗效下降的治疗变为有效治疗，在达到良好治疗效果的同时，减少单药剂量，降低药物毒性。患者为经治患者未达标，即未达到低危状态，故改为皮下注射曲前列地尔，并西地那非和马昔滕坦口服治疗。同时积极控制心衰，改善心功能。

患者既往行急性肺血管扩张试验为阴性。研究发现，IPAH 患者中急性肺血管扩张试验阳性者不足 10%，而长期对 CCBs 有效者比例则更低。指南建议，对于单用 CCBs 治疗的急性肺血管扩张试验阳性的 IPAH 患者，应至少每 3 个月复查 1 次心脏超声，且服药 1 年后应复查 RHC，如患者 WHO 心功能分级可维持在 Ⅰ～Ⅱ 级、右心结构和功能基本正常，且 RHC 结果提示 mPAP 接近正常（≤ 30mmHg），可判定患者对 CCB 治疗持续敏感，可继续长期治疗。如未能满足上述标准，则应改为靶向药物治疗。

IPAH 患者合并严重右心衰时，应在靶向药物治疗的同时，积极治疗诱发因素，优化容量管理，合理使用血管活性药物，维持各脏器灌注。控制诱因方面包括积极控制感染、贫血、心律失常（尤其是室上性，如房扑和房颤）等；重症患者容量管理最为关键，应使用袢利尿剂和超滤等降低容量负荷；低心输出量可使用正性肌力药物如多巴酚丁胺和米力农等，增强心肌收缩力；去甲肾上腺素是最常用的升压药物，可避免心率增快和左室舒张末压升高。

随着靶向药物的广泛应用临床，IPAH 患者预后显著改善。传统治疗时代，未经治疗的 IPAH 中生存时间为 2.8 年，而 1、3 和 5 年生存率分别为 68%、48% 和 34%。靶向药物应用后，IPAH 患者 1、3、5 和 7 年的生存率分别为 85%、68%、57% 和 49%。日本一项研究显示 IPAH 患者 5 年生存率达 96%，10 年生存率为 78%。2011 年我国研究表明，IPAH 患者的 1 年和 3 年生存率分别为 92.1% 和 75.1%，与国外报道相近。

◎ 用药监护要点

马昔滕坦是新型双重内皮素受体拮抗剂，组织亲和力强，不影响胆汁酸盐输出，代谢产物也有相似作用，半衰期长。临床使用过程中不需要监测肝功能。但常见不良反应贫血，临床使用需监测血常规。西地那非是一种特异性 PDE5 抑制剂，由细胞色素 P450 同工酶 CYP3A4（主要途径）和 CYP2C9（次要途径）代谢，当存在 CYP3A4 底物、抑制剂及 CYP3A4 底物联合 β 受体拮抗剂时，西地那非生物利用度升高、清除率降低头痛、脸红、视觉障碍等常见不良反应。曲前列尼尔在室温下化学性质稳定，半衰期长（2~4h），与依前列醇具有相似的药理学性质。多项临床研究证实曲前列尼尔长期应用的有效性和安全性。皮下注射曲前列尼尔最常见不良反应为注射部位疼痛，需在有经验的中心指导局部注射部位的护理。靶向药物联合治疗时需考虑到药物间的相互作用，当西地那非与波生坦等 P450 同工酶诱导物合用时会导致清除增加，从而影响西地那非疗效，因此，临床中合并用药时需要注意。

五、慢性血栓栓塞性肺动脉高压患者治疗案例分析

🗎 病历摘要

患者，男性，40 岁。

主诉：因"反复劳力性气促、腹胀 4 年，咯血 1 月"入院。4 年前股骨骨折术后出现肺栓塞，予以治疗后出院，之后逐渐出现劳力性气促，伴活动耐力下降、腹胀和尿少等，于上海胸科医院和重庆西南医院等行心导管检查提示肺动脉高压（肺动脉压力超过 60mmHg），长期口服利尿剂、抗凝药等治疗，但症状无显著好转。1 月前因"咯血"于我院介入科诊断支气管 – 肺动脉瘘，予以动脉栓塞治疗（术中栓塞 8 支血管）后好转后出院。但出院后仍感气促和活动后呼吸困难等，为进一步治疗再次就诊我院门诊，

以"肺动脉高压"收入院。体格检查：血压 128/78mmHg，心率 92 次 / 分，SaO_2 84%。口唇发绀；双肺底有少许湿啰音，心界无扩大，心律整齐，P2 亢进，各瓣膜听诊区未闻及杂音，无杵状指。辅助检查：心脏彩超提示 LVd 38mm，LA 30mm，RVd 76mm，RAs 76mm，右心功能（TAPSE 14mm，TDIS 7cm/s；FAC < 50%），右心明显增大，肺动脉收缩压约 101mmHg。胸部 CT 提示肺动脉段突出，其余未见异常。6 分钟步行试验 259m。肺动 CTA：肺动脉高压、左肺下叶背段分支血管，右肺动脉尖段，双下叶肺动脉远端分支栓塞。甲功、HIV、抗核抗体等风湿免疫指标等均阴性。NT-pro BNP 4152pg/ml。心电图提示心房扑动。

入院诊断：

1. 慢性血栓栓塞性肺动脉高压；
2. 慢性右心衰，WHO 功能Ⅲ分级，心房扑动。危险分层：高危。

治疗经过及用药分析

入院后行右心导管检查：基础状态上腔静脉压 18/14/17mmHg，SaO_2 53%；肺动脉压 66/32/43mmHg，SaO_2 54%；肺小动脉楔压 10/7/8mmHg；指脉氧 96%；降主动脉压 95/72/85mmHg，SaO_2 96%；心输出量 3.3L/min（Fick's 法）；肺血管阻力 13.3WU；结果提示重度肺动脉高压。

◎ 治疗方案

（1）抗感染治疗；
（2）合理利尿口服和静脉使用呋塞米、螺内酯；
（3）增强心肌收缩力先后静脉使用去乙酰毛花苷、多巴酚丁胺和米力农等；
（4）抗凝治疗华法林；
（5）靶向治疗联合应用安立生坦 + 利奥西呱；
（6）球囊肺动脉成形术术中处理右肺动脉 A8、A9、A10 段血管。

术后患者恢复良好，无手术并发症。患者自觉活动后气促、胸闷症状减轻，食欲好转；再次评估 6 分钟步行试验为 328m。院外继续口服利尿剂、华法林、安立生坦及利奥西呱等。

◎ 初始治疗方案分析

患者诊断为慢性血栓栓塞性肺动脉高压（CTEPH）。CTEPH 是以肺动脉血栓机化、肺血管重构致血管狭窄或闭塞，肺动脉压力进行性升高，最终导致右心功能衰竭为特征的一类疾病，属于肺动脉高压的第四大类，也是可能治愈的一类肺动脉高压。目前 CTEPH 的病理生理过程仍然以"双室学说"为主，即血栓栓塞和肺血管重构共同作用的结果。血栓以及局部低氧微环境等因素可致肺动脉血管内皮受损，进而触发肺动脉中膜肥厚、外膜增生，最终致血管重塑。因此，CTEPH 常具有 PTE 和动脉性肺动脉高压的双重特点，这也是 CTEPH 应用靶向药物治疗降低肺动脉高压使用的病理基础。

该例患者基础治疗包括长期抗凝治疗、家庭氧疗、利尿治疗和康复治疗等。抗凝治疗药物通常选择华法林，国际标准化比值（INR）应保持在 2~3。利尿治疗建议应用于有心衰的症状患者，小剂量长期利尿剂维持患者无水肿状态。缺氧的患者需要进行氧疗，保证血氧饱和度保持在 90% 以上。

对于 CTEPH 患者，肺动脉血栓内膜剥脱术（pulmonary endarterectomy，PEA）是目前治疗 CTEPH 最有效的方法，但仅针对外科手术可及的肺动脉主干、叶或者段肺动脉的血栓，该例患者为段以下的分支血管不适合行 PEA。

对于血栓位于远端手术不可及部位或者手术耐受性差或拒绝手术的患者可行球囊肺动脉成形术（balloon pulmonary angioplasty，BPA），对于局限性狭窄的患者效果尤佳。目前研究证实，BPA 可使患者 mPAP 下降约 10~20mmHg，缓解患者的症状及血流动力学指标，达到一定程度改善生活质量的目的。研究表明，BPA 治疗 CTEPH 平均手术次数约 5 次可取得良好的临床效果。

靶向药物治疗目前研究证据比较充分主要是可溶性鸟苷酸环化酶激动剂，如利奥西呱，现国内已上市，常用剂量为 1.0mg，每日 3 次起始，逐渐加量至 2.5mg，每日 3 次。其他靶向药物的疗效尚待进一步确定，但多数研究显示，应用靶向药如前列环素类药物、磷酸二酯酶 -5 抑制剂、内皮素受体拮抗剂等可有一定程度的获益。目前中国只有利奥西呱具有 CTEPH 适应证。

PEA、BPA 和靶向药物联合治疗是 CTEPH 的治疗趋势，有望让患者实现 CTEPH 治愈。许多专家建议手术之前使用靶向药物，改善患者心功能，提高手术耐受性，降低手术风险，但不能因为靶向药物的使用而延长手术时间。术后何时停靶向药，仍需要探讨。

◎ **用药监护要点**

利奥西呱是一种新型的 sGC 激动剂，具有独特的双重激活 sGC 机制，其作用效果不依赖于体内 NO 水平，可单独或与 NO 协同提高血浆中的 cGMP 水平，引起血管舒张和抗重塑作用。是目前唯一获批 CTEPH 适应证的靶向治疗药物。在不能手术或术后复发 / 持续肺动脉高压的 CTEPH 患者中，利奥西呱治疗 16 周后显著改善了患者的 6MWD、WHO 功能分级以及血流动力学，在不能手术或术后复发 / 持续肺动脉高压的 CTEPH 患者中，利奥西呱治疗长期耐受性和安全性良好，运动和心功能改善持续获益，估测的 1 年生存率和无临床恶化生存率分别为 97% 和 88%，估测的 2 年生存率和无临床恶化生存率分别为 93% 和 82%。利奥西呱的常见不良反应：消化道症状（恶心、呕吐、腹泻）最为常见（49%），约 9% 的患者出现低血压，6% 的患者出现咯血。大多数患者不良反应为轻中度，约 11% 的患者因无法耐受而停药。研究发现其他靶向药物在 CTEPH 的治疗中也有不同程度的获益。选择性 ERA 拮抗剂安立生坦，可通过 ET-1 阻断 ETA 活化，减少参与 PAH 发病的血管收缩和潜在的平滑肌细胞增殖，增加肺动脉血流量。美国 FDA 批准其应用于治疗有 WHO Ⅱ 级或Ⅲ级症状的 PAH 患者，以改善运动能力和延缓临床恶化。在成人患者中，安立生坦的起始剂量为 5mg，每日 1 次（空腹或进餐后口服）；如果耐受则可考虑调整为 10mg，每日 1 次。此外，最好固定在每天的某个时间服用，服药时不要碾压或咀嚼药片。研究显示安立生坦 5mg 和 10mg 两个剂量均能显著改善患者 6MWD，呈较明显的剂量 - 效应关系。与其他内皮素受体拮抗剂相比，安立生坦的肝损伤风险较低，无需常规监测肝功能，且与其他药物如华法林等应用无相互作用，可安全合并使用。常见不良反应为外周水肿，多数患者为轻中度，仅1.6% 的患者长期服用会发生重度的外周水肿。

◎ 治疗总结

CTEPH 发病的病理生理机制非常复杂，有多种因素共同参与。PEA 对于可手术患者的最佳选择，而对于不能手术或术后残余或持续 PH 者，也可选择靶向药物或 BPA 治疗。CTEPH 患者治疗中靶向药物治疗、BPA 与手术的地位，主要看疾病的解剖分布，并不是完全固定的。规范的 CTEPH 患者管理应进行充分的影像学检查和病情评估，对患者实施个性化、多元化的治疗。

（吴代琴　赵然尊　贺世鑫　赵鸿彦）

参考文献

［1］中华医学会呼吸病学分会肺栓塞与肺血管病学组，中国医师协会呼吸医师分会肺栓塞与肺血管病工作委员会，全国肺栓塞与肺血管病防治协作组，等. 中国肺动脉高压诊断与治疗指南（2021 版）［J］. 中华医学杂志，2021，101（1）：11-51.

［2］Galiè N, Channick RN, Frantz RP, et al. Risk stratification and medical therapy of pulmonary arterial hypertension［J］. Eur Respir J, 2019，53（1）：1801889.

［3］王冉冉，方莲花，杜冠华. 抗肺动脉高压药物及其作用机制研究进展［J］. 中国药理学通报，2020，36（7）：893-897.

［4］Zhang Y, Wu S. Effects of fasudil on pulmonary hypertension in clinical practice［J］. Pulm Pharmacol Ther, 2017，46：54-63.

［5］Hoeper M M, Barst R J, Bourge R C, et al. Imatinib mesylate as add-on therapy for pulmonary arterial hypertension：results of the randomized IMPRES study［J］. Circulation, 2013，127（10）：1128-1138.

［6］Vaillancourt M, Chia P, Sarji S, et al. Autonomic nervous system involvement in pulmonary arterial hypertension［J］. Respir Res, 2017，18（1）：201.

［7］WestJ D, Carrier EJ, Bloodworth N C, et al. Serotonin 2B Receptor Antagonism Prevents Heritable Pulmonary Arterial Hypertension［J］. PLoS One, 2016，11（2）：1-18.

第一节　病毒性心肌炎

一、概述

　　心肌炎在临床上和病理学上是一种由组织学、免疫学和免疫组化标准诊断的心肌炎症性疾病。据 2015 年统计研究报道，心肌炎的总发病率是 3%，全球约有 354000 人死于心肌炎和心肌病，病死率为 4.8/10 万。心肌炎是导致 2% 的婴儿、5% 的儿童和 5%~12% 的年轻运动员心血管死亡的重要原因。心肌炎的常见病因包括感染、免疫性疾病、药物或毒物等，分别引起感染性心肌炎、自身免疫性心肌炎和中毒性心肌炎等。病毒、细菌、真菌、寄生虫等病原体均可引起感染性心肌炎，临床上以病毒性心肌炎最为常见。这些病毒有进入心肌的倾向，最终导致心肌细胞功能障碍和收缩力受损，是扩张型心肌病和心源性猝死的常见原因，通常由于病毒感染所致炎症激活导致心肌破坏。由于不同的病因和不同的临床表现，心肌炎没有明显的特征性表现，近几年随着心脏核磁的应用和心肌内膜的活检，提高了对该病在临床诊断和病理生理机制方面的认识。

二、临床表现和诊断

（一）临床表现

　　心肌炎的临床表现取决于病变的广泛程度和严重性，从亚临床疾病到类似心肌梗死或心包炎的胸痛，顽固性心源性休克，或心室颤动引起的心源性猝死，根据左室功能障碍的程度不同，可发生急性和慢性心衰等引起的心悸、呼吸困难，并伴有心律失常。包括呼吸系统或胃肠道的病毒感染表现与相关的全身症状可能先于心脏症状的出现，如发热、全身肌肉酸痛以及恶心、呕吐、腹泻等胃肠道症状，虽然这种病毒感染表现的发生有很大的变数，在体征中，也不具有特异性，在心律失常中，以房室传导阻滞和期前收缩最常见，心率增快可与体温不相称。体格检查可发现：①心脏增大：病情轻者通常无心脏增大，重者可出现心脏轻到中度增大；②心率和心律的改变：与发热不平行的心动过速、心率异常缓慢和各种心律失常，其中以室性期前收缩最常见；③心音变化：第一心音减弱或分裂，心音可呈胎心律样；④若同时有心包受累，则可闻及心包摩擦音；⑤合并心力衰竭的其他体征：肺部湿啰音、颈静脉怒张、肝脏增大和双下肢水肿等；⑥病情严重者可出现心源性休克的体征。在心肌炎病例中，血清心脏生物标志物，特别是肌钙蛋白 I 和肌钙蛋白 T 可升高，有助于确诊，但缺乏敏感性。其他血清炎症标志物，包括白细胞计数、红细胞沉降率和 C- 反应蛋白水平，在急性心肌炎中均可升高，但在确定是否存在活性心肌炎症方面既不敏感也不特异。

（二）临床诊断

病毒性心肌炎的确诊相当困难，原因是病毒性心肌炎临床表现及多数辅助检查均缺乏特异性。当怀疑为心肌炎时，应排除更常见的心血管疾病原因，如动脉粥样硬化和瓣膜病等。心肌炎的诊断主要为临床诊断，依据发病前的胃肠道及呼吸道感染病史、心脏损害的临床表现以及体征和辅助检查如心电图、血清生物标记物和心脏核磁等支持心肌损伤的证据，有助于诊断成立。确诊有赖于心内膜心肌活检。

三、药物治疗目的和原则

目前，心肌炎无特异性治疗，治疗主要集中在支持治疗上，应尽早卧床休息，减轻心脏负荷，进食易消化和富含蛋白质的食物。应用抗病毒药物抗病毒治疗。急性心肌炎时应用自由基清除剂，包括静脉或口服维生素 C、辅酶 Q10、维生素 Bco、ATP、肌苷、环磷腺苷、细胞色素 C、丹参等营养心肌。注意心衰和心律失常的治疗，针对心力衰竭患者，以纠正心力衰竭为主，心律失常者可抗心律失常治疗，若合并心脏传导阻滞者，依据病情决定是否实施临时起搏器安置。出现血流动力学衰竭的患者可能需要机械支持，作为移植或康复的过渡状态。

四、病毒性心肌炎疾病的药物治疗研究进展

肌钙蛋白浓度升高或 ECG 改变提示无心血管症状的心肌炎或心包炎患者的最佳治疗策略尚不清楚。这些患者经常在非心血管疾病的就诊如呼吸道感染或胃肠炎等就诊期间遇到。亚临床急性心肌炎的短期预后可能是好的，但长期预后未知。如果心室功能正常，最好在 1~2 周后对患者重新进行临床评估，以确保肌钙蛋白浓度恢复正常，不出现心衰或心律失常症状。如果左室射血分数低于 40%，建议给予血管紧张素转换酶抑制剂或血管紧张素受体拮抗剂，可能还会给予 β 受体拮抗剂。

大多数急性心肌炎患者对标准心衰治疗反应良好。除药物治疗外，急性心肌炎患者在急性感染后 6 个月或直到无创影像证实心室恢复之前不要参加剧烈运动。对于可能或明确的急性病毒性或淋巴细胞性心肌炎，成人不建议使用免疫抑制药物进行常规治疗。在急性心肌炎中，炎症往往具有彻底清除病毒的有益作用。在急性儿童心肌炎可能或明

确的淋巴细胞性心肌炎或川崎病，静脉注射免疫球蛋白是有效的。然而，在心肌炎和急性心肌病干预试验中，在心肌病持续时间少于 6 个月的成年患者中，静脉注射免疫球蛋白治疗疗效不肯定。

1. 免疫调节治疗　静脉注射免疫球蛋白（IVIG）是一种有效的免疫调节疗法，通常用于全身抗体介导的自身免疫性疾病，包括巨细胞心肌炎。到目前为止，IVIG 在病毒性心肌炎中的作用仍处于研究阶段。

对儿科人群的研究也表明，使用大剂量 IVIG 治疗急性心肌炎与改善左室功能恢复和增加发病后第一年的生存几率有关，然而，仍需要在成人患者中进行多中心安慰剂对照试验，以确定其对活检证实的心肌炎患者的疗效。

由于在心肌炎患者中检测到多种以心肌细胞蛋白为靶点的自身抗体，推测其可能具有致病作用，因此提出了免疫吸附致病抗体等治疗策略。应用免疫吸附法的基本原理源于它在其他自身免疫和抗体介导疾病中的应用。在小型研究中，扩张型心肌病患者的免疫吸附已被证明可以改善左室收缩功能和心衰生物标志物水平，减少心肌炎症，改善重要的血流动力学参数，包括全身血管阻力和心输出量指数。尽管有希望，但由于缺乏大规模、随机、对照试验来评价这种治疗策略，目前的指南没有推荐免疫吸附疗法用于心肌炎患者。

2. 抗病毒治疗　目前，没有批准的针对病毒性心肌炎患者的病原体导向或抗病毒疗法。可以考虑使用阿昔洛韦、更昔洛韦或伐昔洛韦治疗疱疹病毒感染，尽管它们对心肌炎患者的疗效尚未直接评估，但在未来可能是一个有价值的选择，虽然还没有在心肌炎试验中进行测试。在动物实验研究中，IFN-α 和 IFN-β 降低了心肌病毒复制和损伤，在完全消除心脏病毒载量方面，IFN-β 治疗比 IFN-α 治疗更有效。IFN-β 的自发和治疗相关病毒清除与心肌炎患者的临床和血流动力学改善有关，而病毒持续存在仍是进行性左室功能障碍导致不良预后的标志。然而 IFN-β 治疗已被证明在清除细小病毒 B19 感染方面效果较差，同样，需要进行大型、随机、安慰剂对照试验来确定心肌炎患者抗病毒治疗的疗效。

五、酷似急性心肌梗死的成人重症病毒性心肌炎药物治疗案例分析

📖 病历摘要

患者，女性，58 岁。

主诉："胸痛 3 天，加重 7h"于 2020 年 6 月 7 日 15:00 由急诊科入院。患者入院 3 天前活动时出现胸痛，伴胸闷、气短，以心前区为著，伴咽痛、咳嗽，无咳痰、咯血、呼吸困难，无发热、恶心、呕吐，无腹痛、腹泻，未予重视。此后几日，上述症状逐渐加重，上 2 层楼即感胸痛，休息数十分钟症状逐渐缓解，仍未就诊。入院前 7h 休

息时，上述症状再次出现，呈持续性，半小时以上胸痛症状不缓解，未服药物，由家属送至当地医院，查心电图：窦性心律，完全性右束支传导阻滞，胸前导联 V1~V5 ST 段抬高 0.1~0.3mv，肌酸激酶 672μ/L，肌酸激酶同工酶 83μ/L，考虑"冠心病 急性前壁 ST 段抬高型心肌梗死"，立即转诊我院急诊科。

既往史：否认高血压病、糖尿病、冠心病等病史，否认肝炎结核等传染病病史，否认外伤史及输血史，无吸烟史，无饮酒史；无手术史。

查体：体温 36.2℃，脉搏 70 次 / 分，呼吸 26 次 / 分，血压 115/90mmHg，神清，精神差，全身皮肤正常，颈静脉无充盈，心界不大，心率 70 次 / 分，节律整齐，心音正常，各瓣膜听诊区未闻及病理性杂音，双肺呼吸音清，未闻及干湿啰音，腹软，无压痛及反跳痛，肠鸣音正常，双下肢无水肿。

辅助检查：复查心电图较前对比，无动态改变，查肌钙蛋白 2.4ng/ml，肌酸激酶 716μ/L，肌酸激酶同工酶 106μ/L。查血常规：单核细胞绝对值 0.63×10^9/L，单核细胞百分比 11.6%，红细胞、血小板均正常，D-二聚体 0.2μg/ml，肝功能、肾功能均正常，钾离子 3.97mmol/L。NT-pro BNP 3497pg/ml。血气分析：pH 7.42，二氧化碳分压 36mmHg，氧分压 52mmHg。病毒 IgG 测定：抗巨细胞病毒 IgG ＞ 250U/L，抗单纯疱疹病毒 IgG 阳性，抗风疹病毒 IgG 阳性，血沉 14mm/h。降钙素原＜ 0.05ng/ml，尿常规、甲状腺激素未见异常，超敏 C- 反应蛋白 5.44mg/L。主动脉 CTA 及肺动脉 CTA 胸痛两联检查未见主动脉夹层及肺栓塞。腹部彩超未见异常。心脏彩超提示：左心室下壁、后壁心肌运动幅度减弱，左心室舒张功能减退，左心室射血分数 56.7%。

入院诊断：

1. 冠状动脉粥样硬化性心脏病；
2. 急性广泛前壁 ST 段抬高型心肌梗死。

治疗经过及用药分析

急诊科立即给予阿司匹林肠溶片 300mg 嚼服，替格瑞洛片 180mg 及瑞舒伐他汀钙 20mg 口服，于 2020 年 6 月 7 日 16:00 行急诊冠脉造影检查，术中示：冠状动脉解剖正常，未见明显狭窄。排除急性心肌梗死后，完善心脏核磁提示：晚期增强，左心室心外膜外侧游离壁的斑片状分布，符合心肌炎表现，诊断成人急性病毒性心肌炎。收住心脏重症监护室后给予吸氧、经皮血氧饱和度监测、心电监测、有创血压监测，记 24h 出入量，绝对卧床休息，立即给予甲基泼尼龙 80mg 静脉滴注，更昔洛韦 0.5g 静脉滴注，静脉注射人免疫球蛋白 10g 静脉滴注，维生素 C、维生素 B 静脉滴注，同时给予静脉滴注质子泵抑制剂保护胃黏膜，门冬氨酸钾镁 20ml 静脉泵入，口服胸腺肽、曲美他嗪，并给予呋塞米 20mg 静脉注射，监测尿量。2h 后患者胸痛及胸闷气短症状明显减轻，体温 36.4℃，脉搏 78 次 / 分，呼吸 20 次 / 分，血压 130/95mmHg，神清，精神明显好转。第 2 天患者稍感胸闷气短，无胸痛，神清，精神尚可，心肺腹查体未见异常，甲基泼尼龙 80mg 静脉滴注连用 3 天后改至口服，更昔洛韦 0.5g 静脉滴注连用 6 天，静脉注射人免疫球蛋白 10g 静脉滴注连用 3 天，呋塞米利尿治疗连用 4 天，门冬氨酸钾镁 20ml 静脉泵入 6 天，同时给予补钾、监测电解质，患者胸闷、胸痛症状消失，无心悸、气短，无腹痛、腹泻，无恶心、呕吐等不适症状，生命体征平稳，神清，精神佳，心肺腹查体未见异常。复查血常规 +C- 反应蛋白正常；超敏肌钙蛋白 T 0.021ng/ml，N 末端脑钠肽前体 211pg/ml，肌酸激酶同工酶 14.1U/L，肌酸激酶 54U/L。复查心电图提示 ST 段回落，R 波逐渐恢复。复查心脏彩超：EF 值 61%，心脏结构及心功能测定正常，二尖瓣、三尖瓣、肺动脉瓣微量反流。

◎ 治疗总结

出院后 2 周、3 个月、半年随访，患者无任何不适症状，复查血常规、C- 反应蛋白、心肌酶、超敏肌钙蛋白、心电图、心脏彩超未见异常。

六、急性重症病毒性心肌炎心功能Ⅲ～Ⅳ级患者药物治疗案例分析

📋 病历摘要

患者，男性，32 岁。

主诉："间断胸闷 4 天，加重伴胸痛 5h 于 2021 年 06 月 20 日 03:00"急诊入院。入院 4 天前无明显诱因出现胸闷，位于心前区，性质呈憋闷感，范围约巴掌大小，持续时间约十几分钟，休息后可缓解，活动后加重，伴发热，最高体温 37.5℃，伴腹泻，每日 4~5 次，呈水样便，就诊于当地医院，完善相关检查后诊断为"肠胃炎"，给予左氧氟沙星、双歧杆菌三联活菌等药物，上述症状未见明显好转。患者于入院 5h 前无明显诱因突然出现胸痛，以心前区为主，呈压榨样疼痛，伴烦躁不安，全身大汗，有濒死感，疼痛向肩背部及咽喉部放射，持续不缓解，伴胸闷、气短，伴恶心、呕吐，呕吐物为少量胃内容物，伴晕厥 2 次，再次就诊于当地医院，急查心电图示：窦性心律，Ⅱ、Ⅲ、aVF，V4~V6 导联 ST 段弓背向上抬高 0.05~0.1mv，高度房室传导阻滞、三度房室传导阻滞，为进一步诊治，就诊于我院。

既往史：否认高血压病、糖尿病、冠心病等病史，否认肝炎结核等传染病病史，否认外伤史及输血史，无吸烟史，无饮酒史；无手术史。

查体：体温 36.7℃，脉搏 32 次 / 分，呼吸 30 次 / 分，血压 75/55mmHg，神清，精神差，全身皮肤湿冷，颈静脉充盈，心界不大，心率 32 次 / 分，节律不齐，心音低钝，各瓣膜听诊区未闻及病理性杂音，腹软，无压痛及反跳痛，双下肢无水肿。

辅助检查：复查心电图较前无明显变化，血沉、降钙素原、便常规正常，血常规 +C-

反应蛋白：白细胞 10.57×10^9/L，中性粒细胞百分比 87.5%，C- 反应蛋白 38.25mg/L；肌钙蛋白 I 10ng/ml，肌红蛋白 143.6ng/ml，超敏肌钙蛋白 T 3.53ng/ml，N 末端脑钠肽前体 1540.2pg/ml；肌酸激酶同工酶 156.0U/L，肌酸激酶 2544U/L；病原学检查提示：巨细胞病毒 IgG 抗体阳性，单纯疱疹病毒 I 型 IgG 抗体阳性；心脏彩超提示：EF 42%，心脏结构及心功能测定正常，二尖瓣、三尖瓣、肺动脉瓣微量反流；床旁胸部 X 线片未见异常。腹部彩超提示：肝、门静脉、胰、脾、双肾声像图未见明显异常；颈部动脉血管彩超提示：双侧颈动脉未见明显狭窄及扩张性病变。

入院诊断：

1. 急性重症病毒性心肌炎心功能 Ⅲ~Ⅳ 级；
2. 心律失常高度房室传导阻滞三度房室传导阻滞；
3. 心源性休克，急性胃肠炎。

治疗经过及用药分析

患者收住心脏重症监护病房后给予吸氧、经皮血氧饱和度监测、心电监测、有创血压监测，记 24h 出入量，绝对卧床休息，床旁心电监测提示反复出现 RR 长间隙，最长 7~8s，心室率最慢 28 次 / 分，反复出现短暂抽搐，立即给予甲基泼尼龙 120mg 静脉滴注，静脉注射人免疫球蛋白 12g 静脉滴注，更昔洛韦 0.5g 静脉滴注，给予异丙肾上腺素 1mg 溶于 500ml 0.9% 氯化钠注射液中缓慢滴注，多巴胺 8μg/min 静脉泵入，1h 后心率 58 次 / 分，抽搐消失，心电监测提示二度房室传导阻滞，血压 100/60mmHg，四肢末端皮温回暖，同时给予质子泵抑制剂保护胃黏膜，维生素 C、维生素 B 静脉滴注，口服胸腺肽、曲美他嗪。2h 后心率 72 次 / 分，停用异丙肾上腺素，心电监测提示窦性心律，房室传导阻滞消失，血压 120/70mmHg，精神转佳，多巴胺调至 3μg/min 静脉泵入，并给予呋塞米 20mg 静脉注射，监测尿量。第 2 天、第 3 天甲基泼尼龙减量至 80mg 静脉滴注后改至口服，静脉注射人免疫球蛋白 12g 静脉滴注连用 3 天，呋塞米利尿治疗连用 3 天，同时补钾、监测电解质，更昔洛韦 0.5g 静脉滴注连用 5 天后，患者无胸闷、胸痛，无心悸、气短，无腹痛、腹泻，无恶心、呕吐，血压 120/80mmHg，心率 78 次 / 分，神清，精神佳，全身皮肤温暖，颈静脉无充盈，心界不大，心率 78 次 / 分，节律整齐，心音正常，各瓣膜听诊区未闻及病理性杂音，腹软，无压痛及反跳痛，双下肢无水肿。复查心电图提示窦性心律，抬高的 ST 段回落至等电位线，T 波低平；复查心脏彩超：EF 63%，心脏结构及心功能测定正常，二尖瓣、三尖瓣、肺动脉瓣微量反流；血常规 +C- 反应蛋白正常；超敏肌钙蛋白 T 0.025ng/ml，NT-pro BNP 65.77pg/ml；肌酸激酶同工酶 11.1U/L，肌酸激酶 125U/L。2021-06-25 行冠状动脉造影术，造影结果：右优势型，右冠脉未见明显狭窄，左主干未见明显狭窄；前降支中段肌桥，收缩期压缩 40%，回旋支未见明显狭窄；冠脉造影诊断：冠脉肌桥。完善心脏核磁提示：左房径、左室径不大，左室侧壁增厚，左室侧壁肌小梁明显增多，前组乳突肌增粗，左室侧壁运动减弱，左室整体收缩功能大致正常，心肌舒张顺应性略减低，侧壁 T2WI 压脂后可见明显高信号改变。右房、右室不大，右室壁未见脂肪信号浸润，心肌首过灌注未见明显灌注减低或缺损，延迟扫描左室侧壁大部近外膜可见条带状强化，左室侧壁增厚水肿，符合急性心肌炎表现。患者口服甲泼尼龙逐渐减量，2 周后停药，口服胸腺肽 1 个月后停药，长期口服曲美他嗪。出院后 2 周、3 个月、半年随访，患者无任何不适症状，复查血常规、C- 反应蛋白、心肌酶、超敏肌钙蛋白、心电图、心脏彩超未见异常。

◎ 治疗总结

急性病毒性心肌炎的临床表现多种多样，临床上存在一定的误诊率，部分成人重症病毒性心肌炎的心电图可出现急性心肌损伤，酷似急性心肌梗死的心电图表现和血清心肌酶升高，极易误诊为急性心肌梗死。心电图表现为 2 个以上导联 ST 段抬高的急性病毒性心肌炎患者更容易误诊为 ST 段抬高型急性心肌梗死，从而可能错误地实施溶栓治疗或急诊经皮冠状动脉介入治疗。对此型心肌炎早期诊断、早期治疗，可极大提高抢救成功率，对患者的预后将有极为重要的意义。成人急性病毒性心肌炎多见于既往健康，常无高血压、糖尿病、肥胖及吸烟等心血管疾病危险因素和冠心病病史，起病前常有病毒感染史，心电图呈多导联的 ST-T 变化，包括 ST 抬高、压低、T 波倒置，部分有病理 Q 波，主要见于前壁、下壁导联，推测可能与该部位损伤更严重有关，ST 抬高在对应导联上无镜面影像。

七、用药分析

上述 2 例患者既往均体健，起病前均有病毒感染史，心电图表现为下壁及前壁导联 ST 段抬高；急性心肌梗死样改变呈一过性和可逆性改变，变化迅速，Q 波消失快，无心肌梗死的典型动态演变。心脏超声多无明显节段性室壁活动障碍，心肌酶谱升高更为明显（因无冠状动脉阻塞区，坏死心肌细胞释放的心肌酶更容易进入血液）。心肌活检目前仍是心肌炎诊断的金标准，但临床应用困难。心脏核磁共振成像可以提供无创检查诊断依据，有代替心肌活检可能，2 例患者均心脏核磁确诊。治疗上以综合治疗为主，改善心肌代谢、清除氧自由基、应用免疫调节剂、对症支持治疗等，尤其及时使用大剂量皮质激素以抑制免疫反应、减轻免疫损伤和稳定心肌细胞溶酶体膜，减轻心肌炎性水肿和坏死，可以帮助患者度过危险期，同时有效防治各种严重并发症也是救治中的重要环节。2 例患者均使用皮质激素抑制免疫反应，尤其合并严重房室传导阻滞及心源性休克的患者使用大剂量皮质激素后，心率、血压趋于稳定。对临床上无法鉴别是成人重症病毒性心肌炎还是急性心肌梗死的患者进行冠状动脉造影，对于尽早明确诊断及早期治疗、改善患者的预后有非常重要的意义。

第二节 高血压急症

高血压急症（hypertensive emergencies，HE）是指原发性或继发性高血压患者，在某些诱因作用下，血压突然和明显升高（一般超过 180/120mmHg），伴有进行性心、脑、肾等重要靶器官功能不全的表现。高血压急症包括高血压脑病、颅内出血（脑出血和蛛网膜下腔出血）、脑梗死、急性心力衰竭、急性冠状动脉综合征（不稳定型心绞痛、急性非 ST 段抬高和 ST 段抬高心肌梗死）、主动脉夹层、子痫、急性肾小球肾炎、胶原血管病所致肾危象、嗜铬细胞瘤危象及围术期严重高血压等。少数患者病情急骤发展，舒张压持续 ≥ 130mmHg，并有头痛，视力模糊，眼底出血、渗出和视盘水肿，肾脏损害突出，持续蛋白尿、血尿与管型尿，称为恶性高血压。应注意血压水平的高低与急性靶器官损害的程度并非呈正比，通常需要使用静脉降压药物。高血压亚急症是指血压明显升高但不伴严重临床症状及进行性靶器官损害。患者可以有血压明显升高造成的症状，如头痛、胸闷、鼻出血和烦躁不安等。血压升高的程度不是区别高血压急症与亚急症的标准，区别两者的唯一标准是有无新近发生的急性进行性靶器官损害。

（一）高血压性脑病

高血压性脑病（hypertensive encephalopathy）是指血压快速和显著升高，并伴有以下一种或多种症状：癫痫发作、嗜睡、昏迷和皮质盲（corticalblindness，是大脑枕叶皮质受血管痉挛缺血或毒素影响而引起的一种中枢性视功能障碍，尤以血管痉挛性损害最为常见。临床表现为双眼视觉完全丧失，瞳孔光反射正常，眼底正常，可有偏瘫等）等。需要强调的是，有超过 1/3 的高血压性脑病患者缺乏晚期高血压视网膜病变的改变。但上述典型症状出现前会表现出一些细微的神经系统症状，因此，需要格外注意神经系统症状体征。

（二）恶性高血压

恶性高血压（malignant hypertension，MH）是指血压显著升高（通常 > 200/120mmHg）同时可伴有显著视网膜病变（双侧火焰状出血、棉絮斑或视盘水肿）。研究显示，在没有接受治疗的情况下，此类患者的生存期有限，这也是恶性高血压一词的由来。需要指出的是，全身微循环损伤是恶性高血压的病理特征，在肾脏和脑急性微血管损伤的患者中可能不同时存在视网膜病变。因此，有指南建议将"急性高血压微血管病"作为恶性高血压的替代术语。

（三）高血压血栓性微血管病

高血压血栓性微血管病（hypertensive thrombotic microangiopathy，HTM）是指出现血压显著升高，伴有 Coombs 试验阴性的溶血（乳酸脱氢酶水平升高，结合珠蛋白降低或检测不到可见破碎红细胞）及血小板减少；降压治疗可使上述相应症状有所改善时应考虑此病。

（四）高血压亚急症和高血压危象

高血压亚急症曾被用来描述血压＞ 180/110mmHg，需要接受治疗但没有急性高血压导致的靶器官损伤的情况。研究显示，与未控制高血压的患者相比，在急诊接受降压治疗的高血压患者，其 6 个月预后及心血管疾病发生风险并未改善；在急性高血压导致的器官损伤的患者与无症状的未控制的高血压患者之间，所采用的治疗并无显著差异性。因此，目前只使用高血压急症来指那些需要立即治疗的情况，而不建议使用"高血压亚急症"和"高血压危象"。

一、临床表现和诊断

（一）临床表现

1. 常见临床表现　短时间内血压急剧升高，同时出现明显的头痛头晕、眩晕、高血压视物模糊与视力障碍、烦躁、胸痛、心悸呼吸困难等表现，此外还可能出现一些不典型的临床表现，如胃肠道症状（腹痛、恶心、厌食等）等。一些非靶器官损伤症状如自主神经功能紊乱等容易被误判为靶器官损伤，需要注意区分。高血压急症临床表现见表 13-1。

表 13-1　高血压急症临床表现

疾病名称	临床表现
急性冠脉综合征	急性胸痛、胸闷、放射性肩背痛、咽部紧缩感、烦躁、大汗、心悸、心电图有缺血表现
急性心力衰竭	呼吸困难、发绀、咳粉红泡沫痰、肺部啰音、心脏扩大、心率增快、奔马律等
急性脑卒中脑梗死	失语、面舌瘫、偏身感觉障碍、肢体瘫痪、意识障碍、癫痫样发作
脑出血	头痛、喷射样呕吐、不同程度意识障碍、偏瘫、失语，以及上述表现可进行性加重
蛛网膜下腔出血	剧烈头痛、恶心、呕吐、颈背部痛、意识障碍、抽搐、偏瘫、失语、脑膜刺激征
高血压脑病	血压显著升高并伴有嗜睡、昏迷、癫痫发作和皮质盲
急性主动脉夹层	撕裂样胸背部痛（波及血管范围不同差异显著，双侧上肢血压测量值不一致）
子痫前期和子痫	从妊娠 20 周到分娩第一周期间出现血压高、蛋白尿、水肿，可伴神经系统症状如抽搐、昏迷等

2. 嗜铬细胞瘤　临床表现为阵发性或持续性效血压升高伴"心动过速、头痛、多汗"三联征，并可伴有糖、脂代谢异常。发生嗜铬细胞瘤危象时，大量儿茶酚胺释放人血，导致血压急剧升高，出现心、脑、肾等脏器功能损伤，甚至危及生命。

3. 交感神经反应亢进　由各种原因所导致的交感神经兴奋性增强，而引起效应器官表现出的一系列综合症状。其中苯丙胺类药物中毒，如安非他命、拟交感神经药物或可卡因中毒而引起的高血压急症在急诊均可能遇到。

（二）临床诊断

1. 病史采集　高血压急症患者基础条件不同，临床表现形式各异，简洁且完整的病史收集有助于了解高血压的持续时间、严重程度、合并症、药物使用情况，以及是否有心血管、肾脏、神经系统疾病病史。病史采集时，应着重询问患者有无高血压病史。如有高血压病史应继续询问药物治疗和平时血压控制情况。应注意此次有无导致血压快速升高的诱因，包括：突然停止降压治疗、急性感染、急性尿潴留、急慢性疼痛、惊恐发作、服用拟交感神经药品或限制降压治疗效果的药物等。

2. 体格检查　体格检查的核心是了解靶器官损伤程度，同时评估有无继发性高血压的可能。特别是对于症状不典型但血压显著升高的急诊就诊患者。系统详实的体格检查有助于尽早明确高血压急症的诊断。

（1）在保障患者安全的前提下，测量患者平卧和站立两种姿势下的血压，以评估患者容量状态；

（2）双上臂血压差异明显需警惕大血管病变，如主动脉夹层或大动脉炎；

（3）循环系统查体侧重于心力衰竭的判定，如颈静脉怒张、双肺湿啰音、病理性第三心音或奔马律；

（4）神经系统查休注意评估意识状态、脑膜刺激征、视野改变及病理征等；

（5）眼底镜检查发现新发的出血、渗出、视神经盘水肿均提示高血压急症可能。

3. 实验室检查　常规检查项目包括血常规、尿常规、血液生化凝血功能、D-二聚体、血气分析和心电图，还可进一步完善心肌损伤标志物、脑钠肽（BNP/ NT-pro BNP）等项目。需要指出的是，对患者靶器官损伤的评估应动态进行，必要时复查相关项目。

4. 影像学检查　影像学检查包括胸部 X 线、超声心动图、头颅 CT/MRI、胸部 / 腹部 CT、血管造影术等。

5. 严重程度评估　评估可以从以下三个方面对高血压急症的严重程度进行评估：

（1）过了解基础血压可以反映血压急性升高的程度，以评估对脏器损伤存在的风险；

（2）急性血压升高的速度和持续时间与病情严重程度相关，血压缓慢升高和（或）持续时间短则严重性较轻，反之则较重；

（3）影响短期预后的脏器损伤表现包括肺水肿、胸痛、抽搐及神经系统功能障碍等。

二、药物治疗目的和原则

（一）治疗目的

减少血压过高对靶器官的持续损伤，同时避免降压过快导致脏器灌注不足，积极寻找血压升高的诱因并尽快纠正。所有高血压急症都应给予起效快、可控性强的静脉降压药物，根据不同疾病的特点单用一种或者联合使用静脉降压药物进行快速而又平稳的降压，最终达到目标血压。

（二）治疗原则

1. 基本原则　在遇到血压显著升高的患者时首先不应该盲目给予降压处理而是要通过病史采集、体格检查以及必要的实验室检查对患者进行评估，找到引起患者血压急性升高的临床情况和诱因。评估患者是否有靶器官损害、损害的部位以及程度。初步诊断为高血压急症的患者应及时给予紧急有效的降压治疗，给予静脉降压药物，根据临床情况选择单药或联合使用以预防或减轻靶器官的进一步损害同时去除引起血压急性升高的可逆临床情况或诱因。在短时间内使病情缓解，预防进行性或不可逆性靶器官损害，降低患者病死率。降压应遵循迅速平稳降低血压、控制性降压、合理选择降压药物的原则。

2. 血压控制节奏和降压目标　高血压急症的血压控制并非越快越好，也并非越低越好，需要在对患者充分评估的基础上，制定个体化的治疗方案。有节奏有目标地降低血压，以下是高血压急症总体的降压目标，针对不同合并症，需要细化并个体化治疗。

降压治疗第一目标：在30~60min将血压降低到一个安全水平。由于患者基础血压水平各异，合并的靶器官损害不一，这一安全水平应根据患者的具体情况决定。除特殊情况外建议第1~2h使平均动脉血压迅速下降但不超过25%。在紧急降压治疗时，应充分认识到血压自身调节的重要性。如果通过治疗血压急骤降低，缩小血管床的自身调节空间，有时可导致组织灌注不足和（或）梗死。

降压治疗第二目标：在达到第一目标后，应放慢降压速度，加用口服降压药，逐步减慢静脉给药的速度，逐渐将血压降低到第二目标。建议给予降压治疗后2~6h将血压降至约160/100mmHg，根据患者的具体病情适当调整。

降压治疗第三目标：若第二目标的血压水平可耐受且临床情况稳定，在以后24~48h逐步降低血压达到正常水平。合并不同靶器官损害者降压目标不同。

3. 注意事项

（1）高血压急症的临床病理生理学较复杂，治疗时需要个体化；

（2）通常需静脉给药，宜采用半衰期短的药物为主，口服或舌下含服药物除非静脉液路建立困难等特殊情况适用，应注意可能引起不可控的低血压出现；

（3）加强一般治疗：吸氧，安静休息，心理护理，监测生命体征，维持水电解质平衡，防治并发症等。

4. 相关疾病的降压原则

（1）急性冠脉综合征（ACS）：ACS 患者应当严格控制血压和心率，主要目的是降低心脏后负荷，减少心肌耗氧量，改善心肌缺血。建议 ACS 患者血压控制在 130/80mmHg 以下，但维持 DBP > 60mmHg。推荐药物：硝酸酯类、受体拮抗剂、地尔硫䓬。硝酸酯类是 ACS 治疗的首选扩血管药物，当合并血压升高或心率偏快时需要在控制心率的情况下降低后负荷，减少心肌耗氧量，而不影响舒张期充盈时间。如果能除外急性左心衰建议硝酸酯类联合应用受体拮抗剂。如果硝酸酯类联合 β 受体拮抗剂情况下血压仍难以控制可以选用乌拉地尔降压，也可联合使用血管紧张素转化酶抑制剂（ACEI）/ 血管紧张素 II 受体拮抗剂（ARB）及利尿剂。ACS 不推荐应用硝普钠降压，因为其可能引起冠脉缺血，并诱发反射性心动过速，增加心肌耗氧。ACS 合并难以控制的心绞痛时，在使用受体拮抗剂无效情况下可应用地尔硫䓬。

（2）急性心力衰竭：急性心力衰竭常常表现为充血性急性左心衰，并伴有肺水肿的发生。大部分急性心力衰竭患者血压往往升高（SBP > 140mmHg），部分患者血压正常或降低。急性心力衰竭发作时降低心脏前、后负荷，减轻心脏负担是治疗关键所在。主要是静脉给予袢利尿剂和血管扩张药。急性心力衰竭合并血压升高时应尽快降压，但在初始 1h 内平均动脉压的降低幅度不超过治疗前水平的 25%，目标血压 SBP 降至 140mmHg 以下，但为保证冠脉灌注血压应不低于 120/70mmHg。推荐扩血管药物：硝酸酯类、硝普钠、乌拉地尔并联合 ACEI/ARB 等药物。严重心衰发作合并血压升高时建议应用硝普钠扩张血管。如果硝普钠有禁忌，可以选择乌拉地尔。

（3）急性缺血性卒中：急性缺血性卒中一般情况下缺血性卒中后 24h 内血压升高的患者降压应谨慎。但当血压持续升高 SBP > 220mmHg 或 DBP > 120mmHg，或伴有其他高血压急症或需要溶栓治疗伴有血压 > 180/110mmHg 可给予降压治疗，但 SBP 不低于 160mmHg。降压目标为 1h 内 MAP 降低不超过 15%，急性缺血性卒中准备溶栓者血压应控制在 < 180/110mmHg，推荐降压药物：拉贝洛尔、尼卡地平，必要时可选用硝普钠。

（4）急性脑出血：急性脑出血应积极使用静脉降压药物降低血压，减少出血进一步加重风险。既往可把 160/90mmHg 作为参考的降压目标值。多项研究表明，发病 6h 内把 SBP 降至 140mmHg 以下是安全的。所以推荐强化降压治疗当 SBF150~220mmHg 时，没有明显禁忌证情况下，快速把 SBP 降至 140mmHg 是安全有效的。但最新的指南建议当 SBP > 180mmHg 时给予降压治疗。SBP 维持在 130~180mmHg 是恰当的。脑出血量大占位效应明显需要使用甘露醇等脱水治疗。推荐药物：拉贝洛尔、尼卡地平、乌拉地尔。

（5）蛛网膜下腔出血（SAH）：SAH 分为外伤性和非外伤性，后者主要原因是动脉瘤破裂。动脉瘤手术之前控制血压是主要治疗之一，降低血压减少出血加重风险，但要避免血压过低影响脑灌注。一般建议血压维持在基础血压以上 20%。动脉瘤手术之后

SBP 可以维持在 140~160mmHg。推荐药物：尼卡地平、乌拉地尔、尼莫地平。

（6）高血压脑病：高血压脑病的诊断必须要除外出血性、缺血性卒中。高血压脑病的降压策略是控制性降压，避免血压下降过快导致脑灌注不足。第 1h 将 MAP 降低 20%~25% 初步降压目标 160~180/100~110mmHg，等病情平稳后逐渐降至正常水平。推荐降压药物：拉贝洛尔、尼卡地平、硝普钠，可以联合使用脱水降颅压药物甘露醇、利尿剂等。

（7）主动脉夹层：主动脉夹层的治疗关键就是快速降低血压和控制心率，原则上在不影响重要脏器灌注的情况下快速把血压和心率降至尽可能低的水平。目标血压 SBP 至少＜ 120mmHg，心率（ HR ）50~60 次 / 分。推荐首先使用受体拮抗剂，并联合硝普钠、尼卡地平、乌拉地尔等药物把血压和心率控制到目标水平。

（8）子痫前期和子痫：子痫前期和子痫在严密观察母婴状态的前提下，应明确治疗的持续时间、降压目标、药物选择和终止妊娠的指征。对重度先兆子痫或子痫。建议静脉应用硫酸镁，并确定终止妊娠的时机。推荐静脉应用降压药物控制血压＜ 160/110mmHg。当存在脏器功能损伤时血压控制在＜ 140/90mmHg，但要避免降压过快影响胎儿供血。推荐药物：尼卡地平、拉贝洛尔、肼屈嗪、硫酸镁、乌拉地尔。硝普钠可致胎儿氰化物中毒，不能应用。

（9）恶性高血压：恶性高血压可同时存在急性肾衰竭和（或）血栓性微血管病（ TMA ），其降压速度不宜过快，建议数小时内 MAP 降低 20%~25% 待病情稳定后再逐渐降至正常。推荐药物：拉贝洛尔、尼卡地平乌拉地尔。

（10）嗜铬细胞瘤危象：嗜铬细胞瘤危象目前没有明确的降压目标和降压速度，但由于周期性释放的儿茶酚胺半衰期短，导致嗜铬细胞瘤患者血压波动较大，降压时一定进行严密监测避免低血压的发生。嗜铬细胞瘤危象时控制血压首选 α 受体拮抗剂如酚妥拉明、乌拉地尔，也可选择硝普钠、尼卡地平。当合并心动过速和心律失常时可以联合应用受体拮抗剂，但不推荐单独使用受体拮抗剂。手术切除肿瘤是根本的治疗方法。嗜铬细胞瘤危象术前血压控制在 160/90mmHg 以下，首选 α 受体拮抗剂如酚妥拉明、乌拉地尔，也可选择硝普钠、尼卡地平。

三、高血压疾病的药物治疗研究进展

沙库巴曲缬沙坦钠是血管紧张素受体脑啡肽酶抑制剂（ARNI）类药物，是沙库巴曲和缬沙坦两种成分以 1：1 摩尔比例结合而成。以独特双重机制：抑制 RAAS 系统的同时调节利钠肽系统，从而增强血管舒张，降低血压，多靶点降压，降压更全能，作用机制更加全面：幅度、速度、维度、广度、精度。已有大量的循证医学证据证明，在治疗心力衰竭和高血压方面疗效确切且安全性良好，同时在急性心肌梗死及心律失常等心血管疾病中表现出潜在的治疗效果。《沙库巴曲缬沙坦在高血压患者临床应用的中国专家建议》和《中国动态血压监测指南》一致推荐其用于高血压的治疗。

肾动脉交感神经射频消融术（RDN）是一种通过微创手术实现降压的革命性创新

方法，RDN 通过射频能量对分布于肾动脉外交感神经进行消融，一定程度上阻断大脑和交感神经之间的信号传到，从而降低高血压患者的交感神经兴奋性，实现一次微创手术长期降压的效果，RDN 作为高血压的辅助治疗手段之一，实现了高血压治疗从"单纯药物治疗"到"微创介入治疗"的医学科技提升，为数以万计的高血压患者带来了长期、稳定控制血压的新选择和新希望。鉴于目前有关 RDN 治疗难治性高血压的疗效和安全性方面的证据仍不充足，因此该方法仍处于临床研究阶段，或许今后，在有证据显示交感神经过度激活的高血压患者中，RND 会成为首选的治疗方法。

第三节　临床药物治疗案例分析

一、高血压急症、急性心力衰竭、心功能Ⅳ级（NYHA 分级）患者药物治疗案例分析

📋 病历摘要

患者，男性，34 岁。

主诉：胸闷、气短 15 天，加重伴双下肢浮肿 5 天。

现病史：患者自诉 15 天前开始出现活动后（上 3 层楼）胸闷、气短不适，伴喘息、心悸，伴视物不清，无胸痛、头晕、头痛，无一过性黑矇及晕厥，无咳嗽、咳粉红色泡沫样痰，无恶心、呕吐及腹痛、腹胀等不适。未就诊检查治疗。5 天前出现上 2 层楼即感胸闷、气短不适，伴双下肢凹陷性水肿，伴心悸、视物不清。2 天前胸闷气短加重，伴夜间阵发性呼吸困难，下肢水肿加重，伴胫前张力性水疱形成。今日为求进一步检查治疗就诊我院急诊科测血压 220/130mmHg，查血常规：白细胞 11.48×10^9/L，中性粒细胞计数 9.31×10^9/L，中性粒细胞百分比 81.0%，超敏 C- 反应蛋白 20.28mg/L。凝血全套：超敏 D- 二聚体 0.578μg/ml。生化：白蛋白 33.5g/L，尿酸 640μmol/L，肌酐 260.8μmol/L，钾 3.12mmol/L，尿常规：尿蛋白 3+g/L。心肌两项：TnI 0.18ng/ml；肌红蛋白 273ng/ml。NT-pro BNP ＞ 35000pg/ml。心电图：窦性心动过速；左前分支阻滞。颅脑 CT：头颅 CT 平扫未见明显异常。心脏彩超：左房前后径 45.0mm，左室舒末径 48.2mm，EF 42.8%。超声诊断：室壁节段性运动异常（缺血性改变）；左心室收缩功能受损、舒张功能减退；三尖瓣中度反流，二尖瓣轻度反流，肺动脉瓣微量反流轻度肺动脉高压，未见明显肺动脉扩张。腹部超声：肝回声增粗；右肾实质回声增强；门静脉、胰、脾、左肾声像图未见明显异常。经会诊后以"高血压急症、心功能Ⅳ级（NYHA 分级）"收住。

既往史：否认高血压、冠心病、糖尿病等慢性病病史。无药物、食物过敏史。

个人史：有吸烟史，饮酒史。

家族史：否认高血压家族史。

入院查体：脉搏 110 次 / 分，呼吸 21 次 / 分，血压 220/130mmHg，体重 80kg，神清合作，颈软、无抵抗，颈静脉充盈，肝颈静脉回流征阴性。双肺呼吸音粗，双下肺可闻及散在湿啰音。心脏浊音界正常，心率 110 次 / 分，律齐，心音正常，各瓣膜听诊区未闻及病理性杂音。腹软无压痛，肠鸣音正常。双下肢重度凹陷性水肿，胫前皮肤散在张力性水泡。

辅助检查：

1. 血常规：WBC 11.48×10⁹/L，NEUT% 81.0% ↑，Hb 128g/L，PLT 164×10⁹/L；血生化：ALT 20U/L，AST 18U/L，Scr 260.8μmol/L ↑，尿酸 640μmol/ L ↑，血钾 3.18mmol/L ↓；CRP28.52mg/L ↑；心肌酶：肌酸激酶 330U/L，肌酸激酶同工酶 13.0U/L，乳酸脱氢酶 430U/L ↑，羟丁酸脱氢酶 325U/L ↑；肌钙蛋白 0.18ng/ml ↑；尿微量白蛋白 230.7mg/L（0~20mg/L）↑；24h 尿蛋白定量 940mg/24h（0~150mg/24h）↑；血浆 D- 二聚体测定 0.578μg/ml ↑；NT-pro BNP > 35000pg/ml ↑；皮质醇测定 17.907μg/dl。高血压四项：醛固酮（立位）172.33pg/ml；醛固酮（卧位）304.68pg/ml；皮质醇（8 时）25.3μg/dl ↑；皮质醇（16 时）13.9μg/dl。

2. 尿常规：蛋白 3+。

3. 甲状腺激素五项、风湿免疫全套、便常规未见异常。心电图：窦性心动过速，心率 110 次 / 分；左心室高电压，T 波改变。

4. 胸部 CT：双肺未见活动性病变，心影增大，左心室增大为主。

5. 头颅 CT：未见明显异常。

6. 心脏核磁：左室壁增厚伴收缩功能减低，考虑高血压继发改变，心肌未见纤维化。

入院诊断：

1. 高血压急症、急性心力衰竭、心功能Ⅳ级（NYHA 分级）；

2. 肾功能不全；

3. 高尿酸血症；

4. 低钾血症。

ᗧ੦੦ 治疗经过及用药分析

降压：注射用硝普钠 50μg/min 静脉泵入，呋塞米 40mg+0.9% 氯化钠注射液 46ml 10ml/h 静脉泵入，同时静脉及口服补钾，记录 24h 出入量，口服 β 受体拮抗剂比索洛尔片 5mg 每日 1 次，1h 后复测血压 165/100mmHg，继续静脉泵入 3h 后复测血压 140/90mmHg，逐渐减量静脉用药剂量，加用口服硝苯地平控释片 30mg 每日 1 次、沙库巴曲缬沙坦钠片 200mg 每日 1 次。

治疗总结

3 天后血压降至 130/80mmHg，心率 75 次 / 分，体重 76kg，肺部啰音消失，下肢水肿消退，复查 NT-pro BNP 4002pg/ml，Scr 179μmol/L，尿酸 355μmol/L，血钾 3.60mmol/L。6 天后复查 NT-pro BNP 1545pg/ml，Scr 150μmol/L，尿酸 298μmol/L，血钾 4.0mmol/L，心脏彩超：左房前后径 42.0mm，左室舒末径 47.2mm，EF 58.8%。行肾上腺增强 CT 及肾上腺核磁均未见异常。建议行肾穿刺活检，患者拒绝。院外规律服用硝苯地平控释片 30mg 每日 1 次、沙库巴曲缬沙坦钠片 200mg 每日 1 次、比索洛尔片 5mg 每日 1 次，严格控制生活方式，减重，3 个月后复查体重 70kg。降压药物调整为沙库巴曲缬沙坦钠片 200mg 每日 1 次，比索洛尔片 5mg 每日 1 次，血压控制在 140/90mmHg 以下，未在出现心力衰竭，复查肾功能正常，明确为原发性高血压。

二、嗜铬细胞瘤危象患者药物治疗案例分析

病历摘要

患者，男性，36 岁。

主诉：家属代诉：心悸、大汗淋漓一天。家属送至患者到急诊科，神志模糊，极度烦躁，问答不应，昨日早上至今日持续心悸、大汗淋漓，伴头痛，至医院时全身湿冷，冰凉，汗出如油。

既往史：否认高血压、糖尿病等慢性疾病病史。既往 2 年反复发作性头痛、心悸、出汗，每次持续 2~8h 可自行缓解。

体格检查：P 172 次 / 分，R 38 次 / 分，BP 221/140mmHg，SaO$_2$ 290%，神志欠清，烦躁不安，问答不应，全身皮肤湿冷，双肺未闻及干湿啰音，心界不大，心率 172 次 / 分，律齐，各瓣膜听诊区未闻及病理性杂音，腹主动脉、肾动脉听诊未闻及血管杂音，双下肢无水肿。

实验室检查：

1. 血常规：WBC 20.80×10^9/L，NEUT% 84.5% ↑，Hb 215g/L ↑，PLT 184×10^9/L；NT-pro BNP 12100pg/ml ↑；肌酸激酶 1482U/L，肌酸激酶同工酶 58.8U/L；肌钙蛋白 I 0.018ng/ml；血生化：ALT 37.6U/L，AST 47.9U/L，Scr 174.6μmol/L ↑，尿酸 578μmol/L ↑，血钾 4.06mmol/L；CRP 58.67mg/L ↑；尿常规：蛋白质 +。

2. 心电图：窦性心动过速。

3. 心脏彩超：心功能测定正常，三尖瓣、肺动脉瓣微量反流，左心室心肌肥厚。

4. 肾血管彩超：双肾动脉肾外段未见明显狭窄。

5. 泌尿系彩超、颈部血管彩超：未见明显异常。

入院诊断:

嗜铬细胞瘤危象?

🔵🔵 治疗经过及用药分析

给予酚妥拉明 2mg 静脉注射, 然后 0.25~0.5mg/min 持续泵入; 酚妥拉明泵入 20min 后开始泵入艾司洛尔; 快速补液扩容; 1000ml 晶体 +500ml 胶体。完善肾上腺 B 超: 双肾肾上腺区未见异常, 脾肾间隙囊实混合占位 (肾囊肿? 腹膜后?); 甲状腺激素: 未见异常。

诊断考虑嗜铬细胞瘤, 嗜铬细胞瘤危象可能性大。患者病情逐渐稳定, 血压控制在 140~160/90~100mmHg, 心率 100~120 次 / 分后收住心脏重症监护病房。入院后治疗: 继续酚妥拉明及艾司洛尔泵入, 依据血压调节泵速, 期间患者出现低血压与高血压交替, 血压低时停止泵药, 补液, 血压升高后再次泵入药物; 继续补液扩容; 第一天共补液 3500ml (其中晶体 2500ml。胶体 1000ml), 第二天继续补液 2500ml; 继续完善相关检查: 完善 MN 及 NMN 示: 游离 (MN+NMN) 58017.2pg/ml, 游离甲氧基去甲肾上腺素 41499.8pg/ml, 游离甲氧基肾上腺素 16517.4pg/ml。完善肾上腺增强 CT: 左侧腹膜后囊实性占位, 病灶似与左肾上腺关系密切, 考虑嗜铬细胞瘤可能性大。患者确诊为嗜铬细胞瘤, 嗜铬细胞瘤危象。酚妥拉明及艾司洛尔持续泵入 3 天后患者血压逐渐平稳, 改为口服酚妥拉明片及美托洛尔片。酚妥拉明 10mg bid 起始, 逐渐加量至 30mg bid, 美托洛尔 25mg bid 起始, 逐渐加量至 50mg bid。患者血压控制在 120~140/80~90mmHg; 高钠饮食, 扩容, 积极进行手术准备。于 2021-6-20 腹腔镜下行嗜铬细胞瘤切除术, 术中切除一 8cm×7cm×3.5cm 肿物, 术后完善病理学检查提示: 嗜铬细胞瘤。

🎯 治疗总结

术后 3 周随访, 患者血压正常, 随后术后半年、1 年随访血压正常, 上述症状消失。

三、主动脉缩窄患者药物治疗案例分析

📋 病历摘要

患者, 男性, 20 岁。

主诉: "胸闷气短 1 年, 血压升高 1 天", 于 2022 年 07 月 29 日由门诊收住入院。

患者 1 年前无明显诱因感胸闷、气短, 呈憋闷样, 持续时间大约半小时左右, 无放射痛疼痛, 无咽部紧缩感, 活动后无明显加重, 无呼吸困难, 无黑矇、晕厥, 无视物旋转，无肢体抽搐，无腹痛、腹胀、腹泻，无恶心、呕吐。就诊于当地医院，完善心脏彩超提示主动脉窦部膨出，室间隔增厚，主动脉瓣反流（轻度），左室舒张、收缩功能正常。患者及家属为求进一步诊治，就诊于门诊，测右上肢血压 193/106mmHg，左上肢血压 175/98mmHg，右侧踝动脉 116/69mmHg，左侧踝动脉 116/84mmHg，平均脉率 90次/分。门诊以"高血压急症"收住入院。

既往否认高血压病、糖尿病、冠心病等病史，否认肝炎结核等传染病病史，否认外伤史及输血史，无吸烟史，无饮酒史；无手术史。

查体：体温 36.5℃，脉搏 80 次/分，呼吸 20 次/分，右上肢血压 193/106mmHg，左上肢血压 175/98mmHg，右侧踝动脉 116/69mmHg，左侧踝动脉 116/84mmHg。左侧足背动脉搏动未及，左侧股动脉搏动较右侧弱，颈静脉无充盈，肝颈静脉回流征阴性，双肺呼吸音清，未闻及干湿啰音及胸膜摩擦音，心前区无隆起，心脏浊音界正常，无震颤，无心包摩擦感，节律整齐，心音有力，主动脉瓣听诊区可闻及 4 级收缩期吹风样杂音，主动脉瓣第二听诊区可闻及 2 级收缩期吹风样杂音，无心包摩擦音，腹部平坦，无压痛，无反跳痛。双下肢无水肿。完善血常规、尿常规、便常规、凝血、肝功能、肾功能、甲状腺功能、心肌酶谱、ANA 抗体、ANCA 抗体、ACTH 未见明显异常，血脂：总胆固醇 3.06mmol/L，卧位醛固酮 311.3pg/ml；立位醛固酮 314.8pg/ml。心电图未见异常，泌尿系统、肾上腺彩超及增强 CT、肾动脉 CTA 均未见异常，心脏彩超：EF 值 63.3%，主动脉弓内径 16.5mm，主动脉峡部内径明显变窄，最窄处内径 4.9mm，主动脉弓缩窄，主动脉窦部扩张。主动脉 CTA：主动脉弓管腔明显变细，提示主动脉缩窄。动态血压监测：24h 平均血压值 161/94mmHg，白昼血压平均值 170/95mmHg，夜间血压平均值 165/92mmHg，最高收缩压 195mmHg，最高舒张压 125mmHg。

入院诊断：

主动脉缩窄。

🫧 治疗经过及用药分析

患者青年男性，不明原因血压升高，入院后给予多沙唑嗪降低血压，降压效果不明显，上肢血压较下肢血压显著升高，主动脉瓣听诊区可闻及收缩期杂音，左侧足背动脉搏动未及，左侧股动脉搏动较右侧弱，无明确的高血压家族史，主动脉彩超及主动脉 CTA 提示主动脉弓狭窄，故考虑诊断为主动脉缩窄致继发性高血压。请血管外科会诊，考虑患者存在手术指征，遂转至血管外科行手术治疗。于 2022 年 7 月 30日行主动脉造影 + 主动脉弓球囊扩张成形术 + 覆膜支架置入术，术后监测患者血压波动在 110~125/70~90mmHg，查体见右侧股动脉及足背动脉搏动正常，右侧股动脉及足背动脉搏弱，左上肢血压 110/70mmHg，左下肢血压 115/65mmHg，右上肢血压 125/75mmHg，右下肢血压 110/80mmHg。术后复查主动脉 CTA 提示主动脉缩窄支架术后改变。

治疗总结

1 个月后患者至门诊随访，诉监测血压约 140~155/80~90mmHg，无胸闷、气短、头痛、头晕等不适，诊间测患者血压为 145/90mmHg，复查立位醛固酮较住院时明显下降，恢复至正常范围。后予以加用硝苯地平控释片 30mg 每日 1 次口服控制血压，监测血压波动在 130/80mmHg 左右。

四、药物引起心脏骤停患者药物治疗案例分析

病历摘要

患者，男性，27 岁。

主诉：因"发现下颌包块 2 月"入院。2 月前无诱因扪及双下颌"枣核"大小包块，无压痛，不活动。后下颌包块进行性增大，伴吞咽困难，咳嗽、咳痰入院。入院后查体双下颌扪及包块，左侧约 3mm×2mm，右侧约 3mm×1.5mm，无压痛，无活动，与周围组织无粘连；颈部、双侧腹股沟可扪及数枚肿大淋巴结。

淋巴结 B 超：颌下、颈部、腋窝淋巴结明显肿大，双侧腹股沟淋巴结明显肿大，为明确诊断，行右侧腹股沟包块切除术＋局部皮瓣转移术，术后病理弥漫大 B 细胞性淋巴瘤。

◎ 入院诊断

非霍奇金淋巴瘤。

治疗经过及用药分析

专科评估为弥漫大 B 细胞淋巴瘤Ⅳ期 A 组，IPI 评分 5 分。

根据 2018NCCN 指南，结合患者合并多种基础疾病，且入院后两次心电图提示房颤心律，超声心动图示：左室射血分数 59%，故选用 CDOP 方案（长春地辛 3mg 1 日，盐酸多柔比星脂质体注射液 20mg 1~2 日，环磷酰胺 600mg 1 日，地塞米松 10mg 1~5 日）。PICC 专科护士从患者右上臂置入 PICC 管道，置管后 PICC 前端胸部 X 线片定位于右第六胸椎水平。输注前半小时常规抗过敏，将盐酸多柔比星脂质体 20mg 配伍 5% 葡萄糖 250ml，按 15 滴 / 分滴注，静脉滴注时间不少于 1h，滴注期间上心电监护，拟输注多柔比星后再依序使用其他化疗药物。

15:35 盐酸多柔比星脂质体开始输注，10min 后患者突发意识丧失，心率迅速下降至 20 次 / 分，呼吸 10 次 / 分，指氧饱和度 95%。查体：呼之不应，双侧瞳孔直径约 3.5mm，对光反射消失，口唇逐渐发绀，大动脉搏动消失，血压测不出，未闻及心

音。立即停止多柔比星脂质体输注，高流量鼻导管吸氧，胸外心脏按压，静脉注射肾上腺素、阿托品、甲泼尼龙，按压 5min 后意识恢复，心电监护示房颤心律，氧饱和度100%，心率 98 次 / 分，呼吸 19 次 / 分，血压 90/50mmHg。呼之能应，对答切题，双侧瞳孔等大等圆，对光反射灵敏，疼痛刺激反应正常，无颈项强直，双肺呼吸音粗，可闻及心音，律不齐，脉搏短绌，无反跳痛、肌紧张。双下肢无明显水肿，病理征阴性。急查凝血象：D- 二聚体 1.99mg/L，纤维蛋白原降解产物 7.9μg/ml；心肌酶谱：肌红蛋白 182.0μg/L，肌酸激酶同工酶 3.0μg/L，肌钙蛋白 0.074μg/L；血气分析：氧分压66mmHg，血氧饱和度 93%。常规心电图：心房颤动；T 波改变。动态心电图：①心房颤动（平均心室率 87 次 / 分），偶伴室内差异性传导。② ST 段未见明显异常。③未见病理性 Q 波。1h 后心电监护示房颤心律，氧饱和度 100%，心率 79 次 / 分，呼吸 19 次 / 分，血压 126/72mmHg，患者未诉不适，抢救成功。

盐酸多柔比星脂质体注射液是临床上常用的蒽环类药物，广泛应用于治疗血液系统恶性肿瘤和实体瘤，如淋巴瘤、乳腺癌、卵巢癌、骨髓瘤等。脂质体为单个或多个双层磷脂膜的囊泡，类似生物膜结构的双分子小囊，磷脂为其主要构成成分。患者基础疾病多，而大部分化疗药物对患者都存在一定器官毒性，患者常因为多器官功能受损或感染而被迫终止治疗，严重的还会造成患者死亡。盐酸多柔比星脂质体主要有手足综合征（PPE）、骨髓抑制、口腔黏膜炎、超敏反应、滴注反应、胃肠道反应等不良反应。盐酸多柔比星脂质体过敏反应的发生率低，多以皮疹为主，过敏症状表现为血压改变、呼吸困难、面色潮红、皮疹和窒息等，以心脏骤停为首发表型的报道较少。

患者既往无药物及食物过敏史，口服药物长期服用，静脉药物已使用一周未出现过敏反应，后期继续试用口服、静脉药物无不适症状。冠心病、房颤引发的心脏骤停原因主要是冠状动脉缺血、缺氧导致心肌梗死或者肺栓塞脱落，患者发病前后监测血清肌钙蛋白、肌酸激酶同工酶、肌红蛋白未发生明显变化，发病后心电图 T 波、ST 段未见异常，未见病理性 Q 波，同时询问患者在发病前未出现胸痛、大汗淋漓、黑朦等心肌梗死症状，进而排除冠心病导致的心脏骤停。房颤病史，发病前后动态心电图监测，最快心室率 96 次 / 分，最慢心室率 47 次 / 分，排除由心率过慢或过快引发的心脏骤停；纤维蛋白原、D- 二聚体虽有异常。但增高不明显，栓塞可能性小，且患者心跳恢复后数天内也未出现栓塞相关症状，

进而推测因房颤引发栓子脱落导致心脏骤停可能性不大。同时盐酸多柔比星脂质体具有心脏毒性，但研究发现蒽环类化疗药物导致的心脏毒性常出现在给药后几小时或者几天内，与药物累计剂量相关，而患者心脏骤停是首次用药后 10min 出现，进而推测药物心脏毒性引发心功能衰竭导致的心脏骤停可能性也较小。

患者输注盐酸多柔比星脂质体注射液，按药物说明给予地塞米松预防用药，给药速度符合相求，输注 10min 后，量约 10ml，多柔比星脂质体约 1mg，患者即意识丧失，呼之不应，对光反射消失，大动脉未扪及搏动，血压测不出。停止使用盐酸多柔比星脂质体注射液，高流量鼻导管吸氧，胸外心脏按压，静脉注射肾上腺素 1.0mg、阿托品

0.6mg、甲泼尼龙40mg，5min后患者意识恢复，逐渐好转，停用该药后未再出现过心脏骤停。故从临床表现看，使用盐酸多柔比星脂质体注射液与不良反应的发生关系密切，且有合理的时间关系，在时间上符合要求，因此推断盐酸多柔比星脂质体注射液导致的心脏骤停。采用Naranjo标准化算法评定法，评分为5分，该药品不良反应判定为很可能。

◎ 治疗总结

患者在多柔比星脂质体输注过程中出现心脏骤停，考虑药物类过敏反应。药物类过敏反应是指药物首次进入人体后，没有潜伏期，没有致敏过程，没有抗体或淋巴细胞的参与，即可产生过敏样症状，表现为局部皮肤、消化系统症状、呼吸循环系统症状如胸闷、心悸、血压升高、呼吸困难，严重可致休克、死亡。不同的是药物类过敏反应通常在给药后几分钟或半小时内出现。脂质体药物、放射性造影剂、中药注射剂等均可引起类过敏反应。患者不良反应在多柔比星脂质体首次输注且给药后10min发生，与药物类过敏临床表现相似。类过敏反应发生的机制复杂，目前尚不完全清楚，大部分学者认为是药物成分直接作用于肥大细胞和嗜碱性粒细胞释放活性介质，或激活补体系统途径。研究姜黄素脂质体不良反应机制发现补体激活可压迫心肺，而产生的不良反应可能会成为心脏病患者的安全隐患，对于心脏病患者，选择应谨慎。还有研究表明几毫克的脂质体即能引起动物产生的严重不良反应，表现为肺动脉压升高、血压下降、心输出量减少等。患者很可能是脂质体进入人体后导致补体激活压迫心肺，心输出量减少而诱发的心脏骤停。盐酸多柔比星脂质体注射液引发心脏骤停罕见，一旦发生，死亡率高，提醒临床医务人员引起重视。该药对有心脏疾患的患者更应慎用，输注前给予心电监护，输注中尤其是首次输注过程应密切观察药物的不良反应，严格把控输注速度，输注前使用抗过敏药物，同时医护人员应加强监护、早发现、早处理，提前备好抢救药物，如盐酸肾上腺素、地塞米松、阿托品等，为抢救争取宝贵时间。

（席少静　田凤平　李伏　马丽娜　石文斌）

参考文献

［1］中华心血管病杂志编辑委员会心肌炎心肌病对策专题组．关于成人急性病毒性心肌炎诊断参考标准和采纳世界卫生组织及国际心脏病学会联合会工作组关于心肌病定义和分类的意见［J］．中国循环杂志，2001，16（4）：307-308.

［2］中华医学会心血管病学分会精准医学学组，中华心血管病杂志编辑委员会，成人暴发性心肌炎工作组．成人暴发性心肌炎诊断与治疗中国专家共识［J］．中华心血管病杂志，2017，45（9）：742-752.

［3］MARON BJ，UDELSONJ E，BONOW R O，et al. Eligibility and Disqualification Recommendations for Competitive Athletes With Cardiovascular Abnormalities：Task Force

3：Hypertrophic Cardiomyopathy, Arrhythmogenic Right Ventricular Cardiomyopathy and Other Cardiomyopathies, and Myocarditis：A Scientific Statement From the American Heart Association and American College of Cardiology［J］. Circulation，2015，132（22）：e273-280.

［4］邱露虹，刘颖娴，徐希奇. 不容忽视的心肌炎—来自《2021 年 ESC 急慢性心力衰竭诊断与治疗指南》的启示［J］. 协和医学志，2022，13（4）：530-534.

［5］孙英贤，赵连友，田刚，等. 高血压急症的问题中国专家共识［J］. 中华高血压杂志，2022，3：207-218.

［6］中国心血管健康与疾病报告编写组. 中国急诊高血压诊疗专家共识（2017 修订版）［J］. 中国实用内科杂志，2018，38（5）：421-433.

［7］何新华，杨艳敏，郭树彬，等. 中国高血压急症诊治规范［J］. 中国急救医学，2020，40（9）：795-803.

［8］中国心血管健康与疾病报告编写组. 中国心血管健康与疾病报告 2020 概要［J］. 中国循环杂志，2021，36（6）：521-545.

［9］中国医师协会全科医师分会. 沙库巴曲缬沙坦钠在基层心血管疾病临床应用的专家共识［J］. 中国全科医学，2021，24（23）：28-32.